U0602915

讚美詩
·新編·
补充本

讚美詩·新編·补充本

中国基督教两会出版

50102112
定价: 7.00元

中国基督教两会出版

讚美詩
·新編·
补充本

讚美詩·新編·补充本

中国基督教西

急危重病例救治与分析

编　　著　景炳文

助　　编　林兆奋

编　　务　张　强　　马林浩

　　　　　　孙孜孜　　沈薜君

责任编辑　丁有如

CASES OF EMERGENCY AND CRITICAL DISEASES FOR TREATMENT AND DISCUSSION

世界图书出版公司

上海 · 西安 · 北京 · 广州

图书在版编目(CIP)数据

急危重病例救治与分析 / 景炳文编著. —上海：上海世界
图书出版公司,2008.1(2013.2 重印)

ISBN 978 - 7 - 5062 - 8929 - 0

Ⅰ. 急… Ⅱ. 景… Ⅲ. ①急性病—诊疗 ②险症 - 诊疗
Ⅳ. R459.7

中国版本图书馆 CIP 数据核字(2007)第 175759 号

急危重病例救治与分析

景炳文 编著

上海世界图书出版公司出版发行

上海市广中路 88 号

邮政编码 200083

上海市印刷七厂印刷

如发现印装质量问题,请与印刷厂联系

(质检科电话：021 - 59110729)

各地新华书店经销

开本：787 × 1092 1/16 印张：24.5 字数：540 000

2013 年 2 月第 1 版第 3 次印刷

ISBN 978 - 7 - 5062 - 8929 - 0/R · 212

定价：180.00 元

http://www.wpcsh.com.cn

http://www.wpcsh.com

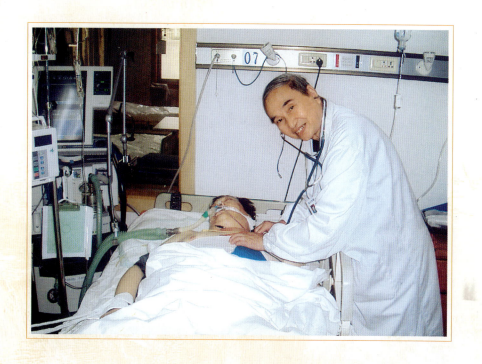

    景炳文教授　主任医师，男，1933年3月出生浙江海盐。共产党员。1951年1月入伍进浙江军区军政干校学习，1952年浙江医学院进修，1954年南京第七军医中学任生理生化教员，1957年入重庆第七军医大学医疗系学习，1962年毕业后在解放军184医院任内科副主任，1977年调福州军区总医院任心内科副主任，1983年调入第二军医大学附属长征医院，从事心血管和急、危、重症临床与科研工作。先后赴美、加、德、日、法、比利时和以色列等国参加国际医学会议并与国外医院进行学术交流。曾担任全国中华急诊医学会副主任委员，危重病医学专业组组长，全军急救医学专业委员会副主委，上海市急诊、ICU质量控制中心主任，享受国务院政府特殊津贴。

    主要从事急危病医学，20世纪80年代初率先在上海开展ICU、急危重病医学，实行急诊与ICU紧密结合"一体化"模式，开通快速急救"绿色通道"，在中国急救医学杂志发表"一科二室"即急救科前沿阵地为"急诊部"、后方基地为全院综合性ICU，以减少环节，缩短救治时间，有利于提供救治成功率，使仪器设备资源共享，为全国急危重救治体制奠定了基础。

    景炳文教授既有较高理论水平，又有丰富临床实践经验，其心肺脑复苏、难治性休克、多脏器功能障碍（MODS）与衰竭（MOF）、多发伤复合伤等危重病诊治水平在国内领先，经常受全国各地邀请会诊抢救复杂疑难危重患者并获得好评。

先后招收研究生15名，探索亚低温、高压氧、生长激素、乌司他丁等对心肺复苏中脑细胞保护及功能恢复、MODS和MOF、消化道功能失调造成肠源性感染和免疫功能障碍。他在危重病领域率先应用中药生大黄对胃肠功能防治做了系列基础研究和临床实践，取得了理想效果，为中医药在急危重病急救治疗开辟了一条新途径，获军队科技进步二等奖、三等奖和上海市优秀发明奖；MOF的临床救治水平在国内领先并获医学进步奖；其具有特别意义的"急性放射病综合救治成果"获军队科技一等奖。

他先后发表论文80余篇，有专著《急症急救学》、《急诊医学》，参与《交通医学》、《灾害医学》、《现代急诊医学》、《急症内科学》、《内科诊疗常规》、《危重病急救手册》等书籍的编写。担任《中华急诊医学》、《中国急救医学》、《中国危重病急救》、《内科急危症》、《实用内科》、《岭南急诊医学》等杂志的副主编或编委。

曾立三等功8次，书面嘉奖6次，是全国急救医学开拓者之一，享有较高的知名度和学术威望。

谢　　词

　　本人一生从事医学科研、教学和临床工作,曾得到历届各级领导的关心和指导。在本书的编写过程中亦得到国内医学界同道们的大力支持,尤其是上海长征医院急救科全体医护人员的积极配合和鼎力帮助,在此深表谢意。

　　下列为对本书编写工作给予关心支持的领导、专家和同道。按姓氏笔画排序。

丁良才	丁国善	干建新	于明琨	于学忠	于荣国	于健春	万　健
马玉英	马宇洁	马丽琼	马林浩	马承先	马承恩	马　钧	马　遂
王一山	王一镗	王士雯	王大明	王小军	王小雄	王介非	王今达
王正国	王世英(女)	王世英(男)	王可富	王　左	王　东	王立祥
王永芳	王在义	王伟忠	王均招	王　辰	王其新	王松林	王昌明
王明明	王佩燕	王学斌	王荣升	王树云	王根华	王　虑	王晓东
王　玺	王家林	王培东	王　雪	王越波	王道标	王瑞兰	王锦权
王静恩	王黎恩	尤荣开	牛文凯	牛惠燕	仇　明	卜晓星	文　亮
方伟敏	方　强	邓克勤	邓　杰	孔宪涛	厉振凯	石汉文	卢一郡
卢中秋	卢亦成	卢　建	卢黎明	申　捷	叶剑鸿	叶朝阳	叶曜琴
付　强	白春学	白荣山	宁　晔	冯　刚	成志军	吕一刚	吕传珠
朱义用	朱元珏	朱有华	朱宏泉	朱炎苗	朱建华	朱　涛	朱寅南
仲剑平	任新生	华积德	刘士远	刘大为	刘中民	刘成国	刘军英
刘红梅	刘远飞	刘克喜	刘励军	刘青乐	刘明璞	刘绍泽	刘　保
刘保池	刘　勇	刘振全	刘晓楣	刘唐威	刘雪峰	米世簪	江观玉
汤定华	汤益民	汤展宏	汤颖川	汤耀卿	安友仲	安敏飞	许永华
许国斌	许建生	许荣廷	许　航	孙仁华	孙东明	孙兴义	孙运波
孙　均	孙志扬	孙　波	孙树印	孙晓勤	孙海晨	孙跃昌	严文海
严　鸣	严　静	芦宝龙	苏雪娥	苏　渊	苏　磊	杜小强	杨　华
杨兴易	杨秀疆	杨春丽	杨　莉	杨涵铭	杨　辉	杨瑞和	杨群庆
李小民	李子龙	李文放	李　石	李亚民	李　光	李远建	李秀疆
李　兵	李茂琴	李或永	李奇林	李国平	李　岩	李荣峰	李树贞
李振富	李　娟	李能平	李　萍	李维勤	李惠民	李新宇	李　静
李燕玲	励幼年	连　斌	肖正伦	肖　东	肖湘生	吴化奎	吴允孚
吴玉祥	吴立峰	吴先正	吴　坚	吴　灿	吴　非	吴宗舜	吴孟超
吴恒义	吴萍嘉	吴嗣洪	邱泽武	邱海波	何　庆	何国平	何振扬

余旻　余健民　余润泉　邹颀　闵军　闵志廉　况铣　沈金松
沈宝娣　沈洪　沈震　宋志芳　宋秀琴　宋启京　宋青　宋祖军
宋振岚　宋维　宋琼　张云群　张文武　张为民　张书丽　张世范
张立群　张民伟　张圣道　张光霁　张旭环　张守竹　张希洲　张贤康
张国元　张荣青　张信刚　张信则　张彧　张悦柯　张浙　张鸿祺
张雁灵　张翔宇　张强　张雷　张锡刚　张磊　陆一鸣　陆书昌
陆洁　陈大伟　陈长策　陈自力　陈守彬　陈寿权　陈学云　陈思聪
陈顺乐　陈勉　陈晓勤　陈涛　陈辉明　陈淼　陈德玉　陈德昌
陈燕燕　陈灏珠　邵小平　邵孝鉷　邵福元　武巧云　武秀昆　苟三怀
茅尧生　林才经　林兆奋　林军　林松元　林锡芳　林建东　林绍斌
林洪远　尚继越　易云龙　罗文侗　罗在明　罗金明　罗海明
帕尔哈提·拜合提　　　岳茂兴　金文秀　周立　周新　周呈文
周明行　郑伟华　郑志群　郑道声　单红卫　单怡　宗建平　赵兴吉
赵宏胜　赵良　赵国海　赵忠新　赵晓琴　赵铮民　郝江　胡卫建
胡本顺　胡征　钮善福　侯明　须德高　俞林明　俞国忠　俞康龙
饶惠清　施云超　施琴　施增儒　姜波　费连心　姚小英　姚咏明
姚峪岚　骆纯　秦英智　秦宗和　袁郑　袁祖荣　聂祥碧　贾连顺
顾永良　顾明君　钱传云　钱齐荣　钱克俭　钱何布　倪铭孔　徐文仪
徐永刚　徐宪虎　徐志飞　徐丽萍　徐惠梁　徐颖鹤　徐鑫荣　殷学平
奚可容　翁心华　高士杰　高世明　高晓刚　高敦民　郭东风　郭发良
郭昌星　郭荣峰　郭闻渊　郭桂生　席修明　席淑华　唐克强　唐晓宁
诸杜明　诸俊仁　黄子通　黄伟灿　黄青青　黄绍光　黄顺伟　梅长林
曹书华　曹同瓦　曹相原　曹雪涛　曹臻　常银江　崔乃杰　康焰
梁锡康　梁显泉　彭鹏　斯小水　葛绳德　董浩芬　蒋荣成　蒋健
韩文斌　韩继媛　惠小平　程天民　程光琪　程旭萍　傅志仁　焦华
鲁厚清　曾红科　曾洪伟　富维骏　谢伟峰　谢钢　谢晓红　谢峰
谢康民　谢渭芬　雷鸣　解建　褚万立　蔡剑飞　管向东　管军
廖万清　廖晓星　廖德宁　熊申生　熊旭东　缪晓辉　樊寻梅　黎介寿
颜荣林　潘孝彰　潘秀珍　潘荣文　潘家杰　霍正禄　戴木森　戴行锷
戴新泉　瞿瑶

景炳文
2007 年 10 月 1 日

序

    急危重病医学是一门综合性和实践性很强的跨学科专业，它涉及灾害、交通、工伤、大手术以及感染、中毒和突发事件，如处理不及时或不恰当，常出现多器官、多系统功能障碍和衰竭而危及生命，或遗留后遗症，甚至残废，因而需要多学科、多专业、多手段的综合救治。由于这关系到人民的健康与生存质量，是当前社会和医学中突出而敏感的热门课题。如何认识和加强急危重患者的正确诊断与有效救治，不仅是从事急危重病工作的医生，也是每个科室、每位医生必须掌握的知识与技能。

    景炳文教授从医50余年，对医疗、教学、科研等进行了大量临床实践和理论研究，一直关注急危重病的救治，尤其从1987年任第二军医大学附属长征医院急救科学科带头人以来，累积了大量复杂疑难急危重病病例，通过分析探索，并将多年医学实践经验与教训进行总结，编著成书。他在急危重病的诊断和治疗方面有很高造诣，在抢救急危重患者时，力主反应敏感、行动迅速，思路要运用辩证法和符合逻辑性，救治上要有革新和独特性，因此，使不少涉临死亡病例得到及时抢救，获得起死回生的效果。他以临床案例为起点，深入理论讨论，并附有大量珍贵照片，使书的内容更形象化、更具体化、更生动化。此书撰写的思路与方法在国内外专著中甚为少见，这是勇于创新、敢于探索的体现。笔者大胆提出临床急危重病救治中应始终贯彻：① 整体性：不可片面强调自己专业；② 主次性：紧紧抓住主要矛盾，同时要兼顾次要矛盾；③ 动态性：尤其注意各项指标和临床动态变化的监测，从而修正治疗方法和方案；④ 预见性：每一位临床医生应掌握患者下一步可能发生的问题，当机立断，予以及时预防和治疗。这本《急危重病例的救治与分析》汇总了笔者多年的临床经验与体会，不但对本人有启迪和教育，希望也能对同道们有所启发与帮助。

中国工程院资深院士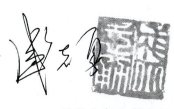

二〇〇七年十月八日

前　言

　　急危重病医学是一门新兴的综合性和实践性很强的跨专业学科,它涉及灾害、交通、工伤、大手术以及感染、中毒和突发事件,由于常出现心、肺、脑、肝、肾、出凝血、内分泌、能量代谢、免疫等病理生理紊乱而发生多器官多系统功能障碍和衰竭,需集多学科、多专业、多手段综合救治。临床医生需掌握跨学科、跨专业、跨领域的知识与技能,这关系到人民健康与生存质量,是当前社会和医疗中突出而敏感的热门话题。如何加强急危重病患者的正确诊断及有效救治是每个地区、每个医院、每个科室、每位医生必须全面领会掌握的重点和难点。当前急危重病处理中常采用传统多学科多专业会诊方式解决复杂疑难病例的诊断和治疗,这是很有必要、很有启发、很有收获的,但亦往往出现下述问题:① 各专科医生仅重视本专业情况,往往忽视整体观念,忽略疾病本质;② 治疗中只强调本专业的重要性,对病情主次矛盾混淆不清;③ 随着病情演变,矛盾转化,新的情况不断出现,救治手段亦需不断调整,不能按固定模式一成不变地进行;④ 急危重病病情变化和治疗过程常不断出现新的现象、新的问题、新的矛盾,急需临床医生有前瞻性预测和防范。

　　复杂急危重病患者的病情往往错综复杂、纵横交错、矛盾重叠、主次难分、认识不一。笔者认为既要抓住共性,亦要重视个性,既要掌握原则,亦要有灵活性,既要遵循传统观念,亦要有创新思维。现国内外都在完善各类急危重病救治"指南",在"指南"的引导下要根据临床实际情况和医生各自经验进行必要修正,这是符合辩证法则,是有利于促进医学科学发展的。

　　本书编写过程中得到上海长征医院各级领导的关心和支持,尤其要感谢急救科主任林兆奋、副主任赵良、单红卫和杨兴易、陈德昌教授等全体医护人员的大力支持。

　　《急危重病例救治与分析》是笔者临床工作经验与教训的总结,尤其在20多年ICU工作中对复杂疑难病例进行收集、整理,附有大量照片,采用案例形式进行讨论分析,以提高理论认识。许多观点为笔者个人认识,难免有主观性、片面性,甚至错误之处,敬请专家及同道们批评指正。希望本书对从事急危重病、内外、妇儿等各科医生们有所启迪和帮助,以共同提高对急危重病的诊断和救治水平。

中国人民解放军急救医学中心
上海市创伤急救中心
第二军医大学长征医院急救科
二〇〇七年十月一日

缩略词中英文对照表

缩略词	英　文	中　文
AA	Arachidonic acid	花生四烯酸
A－aDO$_2$	Alveolar-arterial oxygen gradient	肺泡动脉氧分压差
ACTH	Adrenocortrophic hormone	促肾上腺皮质激素
A/G	Albumin/globulin	白蛋白/球蛋白（比率）
ALI	Acute lung injury	急性肺损伤
AMI	Acute myocardial infarction	急性心肌梗死
ANF	Antinuclear factor	抗核因子
AP	Accessory pathway	附加通道
APACHE	Acute physiological and chronic health evaluation	急性生理及慢性健康评分
ARDS	Acute respiratory distress syndrome	急性呼吸窘迫综合征
ARDSexp	ARDS caused by extrapulmonary disease	肺外源性 ARDS
ARDSp	ARDS caused by pulmonary disease	肺源性 ARDS
ARF	Acute respiratory failure	急性呼吸衰竭
ATP	Adenosine triphosphate	三磷酸腺苷
BAL	Bronchoalveolar lavage	肺泡灌洗
BBB	Blood-brain barrier	血-脑屏障
BBB	Bundle branch block	束支传导阻滞
BMR	Basal metabolic rate	基础代谢率
BSR	Blood sedimentation rate	血沉
BT	Bleeding time	出血时间
BUN	Blood urea nitrogen	血液尿素氮
BUA	Blood uric acid	血尿酸
CAD	Coronary artery disease	冠心病
cAMP	Byclic adenosine monophosphate	环磷酸腺苷
CaO$_2$	Arterial oxygen content	动脉血氧含量
CAVH	Continuous arteriovenous hemofiltration	持续动-静脉血液滤过
CAVH-D	CAVH with countercurrent dialysis	持续动-静脉血液滤过伴反向透析
CBP	Continuous blood purification	持续血液净化

缩略词	英　文	中　文
CCO_2	Capillary oxygen content	毛细血管氧浓度
CHB	Complete heart block	完全性心脏传导阻滞
CHF	Congestive heart failure	充血性心力衰竭
CHFV	Combined high frequency ventilation	组合高频通气
CHS	Classic heatstroke	经典型热射病
CI	Cardiac index	心脏指数
CL	Lung compliance	肺顺应性
CLS	Capillary leak syndrome	毛细血管渗漏综合征
CMA	Chinese Medical Association	中华医学会
CO	Cardiac output	心输出量
CO_2	Carbon dioxide	二氧化碳
COPD	Chronic obstructive pulmonary disease	慢性阻塞性肺病
CPK	Creatine phosphokinase	肌酸磷酸激酶
CPR	Cardiopulmonary resuscitation	心肺复苏
CRP	C-reaction protein	C反应蛋白
CRRT	Continuous renal replacement treatment	持续肾脏替代治疗
CSF	Cerebrospinal fluid	脑脊液
CSWS	Cerebral salt wasting syndrome	脑性耗盐综合征
CT	Computed tomography	计算机断层摄影
CTB	Ceased to breathe	停止呼吸
CV_{O_2}	Mixed venous oxygen content	混合静脉血氧浓度
Cw	Chest wall compliance	胸壁顺应性
DAD	Diffuse alveolar damage	弥漫性肺泡损伤
DAH	Diffuse alveolar hemorrhage	弥漫性肺泡出血
DC	Damage control	创伤控制
DCS	Damage control surgery	创伤控制手术
Dd	Differential diagnosis	鉴别诊断

缩略词	英 文	中 文
DIC	Dissenminated intravascular coagulation	弥漫性血管内凝血
DM	Diabetes mellitus	糖尿病
DO_2	Oxygen diffusing capacity	氧弥散能力
DSA	Digital substraction angiography	数字减影血管造影
DVT	Deep venous thrombosis	深静脉血栓
ECMO	Extracorporeal membrane oxygenation	体外膜式氧合
ECG	Electrocardiogram	心电图
ECGE	Extracorporeal gas exchange	体外气体交换
EEG	Electroencephalogram	脑电图
EHS	Exertional heat stroke	劳累型热射病
EGG	Electrogastrogram	胃电图
ESAP	Early severe acute pancreatitis	早期重症急性胰腺炎
ESR	Erythrocyte sedimentation	红细胞沉降率(血沉)
ET	Endothelin	内皮素
EVLW	Extravascular lung water	血管外肺水
FAP	Fulminant acute pancrentitis	暴发性胰腺炎
FDP	Fribrin degradation products	纤维蛋白裂解产物
$FECO_2$	Fractional expired carbon dioxide concentration	呼气末二氧化碳分压
FEO_2	Fractional expired oxygen concentration	呼气末氧分压
FIO_2	Fractional inspired oxygen concentration	吸气末氧分压
FRC	Functional residual capacity	功能残气量
GH	Growth hormone	生长激素
GI	Gastrointestinal	胃肠道
GIK	Glucose insulin kalium	葡萄糖极化液
GSH	Glutathione	谷胱甘肽
Hb	Hemoglobin	血红蛋白
HBP	High blood pressure	高血压

缩　略　词	英　文	中　文
HCl	Hydrochloric acid	盐酸
HCT	Hematocrit	红细胞比容
HDL	High density lipoprotein	高密度脂蛋白
HFJV	High frequency jet ventilation	高频喷射通气
HFPPV	High frequency positive pressure ventilation	高频正压通气
H_2O_2	Hydrogen peroxide	过氧化氢
HOCl	Hypochlorous acid	次氯酸
HOP	High oxygen pressure	高压氧
HPV	Hypoxic pulmonary vasoconstriction	缺氧性肺血管收缩
HR	Heart rate	心率
HRCT	High resolution computed tomography	高分辨率计算体层成像
HS	Heat stroke	热射病
HSA	Human serum albumin	人血白蛋白
IABP	Intra-aortic balloon pump	主动脉内球囊反搏泵
ICAM	Intercellular adhesion molecule	细胞间黏着分子
ICD	International classification of diseases	国际疾病分类
ICU	Intensive care unit	重症监护病房
Ig	Immunoglobulin	免疫球蛋白
IHD	Ischemic heart disease	缺血性心脏病
IIP	Idiopathic interstitial pneumonias	特发性间质性肺炎
IL	Interleukin	白介素
I/E	Ratio of inspiratory time to expiratory time	吸呼比
IMO	Intravenous membrane oxygenator	血管内膜氧合器
INF	Interferon	干扰素
iNOS	Inducible nitric oxide synthase	可诱导的一氧化氮合酶
IPF	Idiopathic pulmonary fibrosis	特发性肺纤维化
IRAP	Interleukin-1 receptor antagonist	白介素-1受体拮抗剂

缩略词	英　文	中　文
IRDS	Infantile respiratory distress syndrome	婴儿呼吸窘迫综合征
IRV	Inverse ratio ventilation	反比通气
ITPV	Intratracheal pulmonary ventilation	气管内肺通气
IU	International units	国际单位
IVOX	Intravascular oxygenator	血管内氧合器
LDH	Lactate dehydrogenase	乳酸脱氢酶
LDL	Low density lipoprotein	低密度脂蛋白
LELF	Lung epithelial lining fluid	肺泡上皮表层液体
LIS	Lung injury score	肺损伤评分
MAP	Mean airway pressure	平均气道压
M/F	Male-female ratio	男女之比
MODS	Multiple organ dysfunction syndrome	多器官功能障碍综合征
MOF	Multiple organ failure	多器官功能衰竭
MOI	Multiple organ involvement	多脏器受累
MRI	Magnetic resonance imaging	磁共振成像
MSOF	Multiple systems organ failure	多系统脏器功能衰竭
NGH	New golden hour	新黄金一小时
NO	Nitric oxide	一氧化氮
NO_2	Nitrogen dioxide	二氧化氮
N_2O	Nitrous oxide	一氧化二氮
NOS	Nitric oxide synthase	一氧化氮合酶
O_2	Oxygen	氧气
O_2ER	Oxygen extraction	氧摄取
OFR	Oxygen free radical	氧自由基
$PaCO_2$	Arterial carbon dioxide tension	动脉二氧化碳分压
PAF	Platelet activating factor	血小板活化因子
PAN	Polyarterities nodosa	结节性多动脉炎

缩略词	英 文	中 文
PaO_2	Arterial oxygen tension	动脉氧分压
PAOP	Pulmonary artery occlusion pressure	肺动脉嵌压
PAP	Pulmonary artery pressure	肺动脉压
Paw	Airway pressure	气道压
PCIRV	Pressure controlled inverse ratio ventilation	压力控制型反比通气
PCV	Pressure controlled ventilation	压力控制通气
PDGF	Platelet derived growth factor	血小板源生长因子
$PeCO_2$	Expired carbon dioxide tension	呼气末二氧化碳分压
PEEP	Positive end expiratory pressure	呼气末正压
PEEPi	Intrinsic PEEP	内源性呼气末正压
PE	Pulmonary enaboliam	肺栓塞
PF	Platelet factor	血小板因子
PG	Prostaglandin	前列腺素
pHa	Arterial pH	动脉 pH 值
pHi	Intramucosal pH	胃黏膜下 pH 值
PI	Pulmonary infarction	肺梗塞
PIP	Peak inspiratory pressure	吸气峰压
PKC	Protein kinase C	C 反应蛋白
PMN	Polymorphonuclear neutrophil	多形核中性粒细胞
PO_2	Partial pressure of oxygen	氧分压
Ppeak	Peak airway pressure	气道峰压
PQ	Paraquat	百草枯
PT	Prothrombin time	凝血酶原时间
PTA	Plasma thromboplastion antecedent	血浆凝血酶原
PTT	Partial thromboplastin time	部分凝血活酶时间
PVO_2	Venous oxygen tension	静脉氧分压
PVR	pulmonary vascular resistance	肺循环血管阻力

缩略词	英 文	中 文
PX	Pneumothorax	气胸
QO_2	Systemic oxygen delivery	系统氧输送
Qs/Qt	Right to left shunt fraction	右向左分流
Qt	Thermodilution cardiac output	热稀释法测定心排量
RA	Rheumatoid arthritis	类风湿性关节炎
RH	Rhesus(blood factor)	猕猴（因子）
RF	Reumatoid factor	类风湿因子
RQ	Respiratory quotient	呼吸商
SaO_2	Arterial oxygen saturation	动脉氧饱和度
SAP	Severe acute pancreatitis	重症急性胰腺炎
setPEEP	PEEP setting	呼气末正压装置
SH	Serum hepatitis	血清性肝炎
SIADH	Syndrome of inappropriate antidiuretic hormone secretion	内分泌异常分泌综合征
SIRS	Systemic inflammatory response syndrome	系统性炎症反应综合征
SLE	Systemic lupus erythematosus	系统性红斑狼疮
SOD	Superoxide dismutase	过氧化物歧化酶
SP	Surfactant protein	表面活性蛋白
SSS	Sick sinus syndrome	病态窦房结综合征
SVO_2	Mixed venous oxygen saturation	混合静脉血氧饱和度
SVR	Systemic vascular resistance	系统性血管阻力
TA	Toxin-antitoxin	毒素-抗毒素
TCT	Thrombin clotting time	凝血酶凝血时间
TGF	Transforming growth factor	转化生长因子
TNF	Tumor necrosis factor	肿瘤坏死因子
TSH	Thyroid-stimulating hormone	促甲状腺激素
TT	Thrombin time	凝血酶原时间
UA	Uric acid	尿酸

缩 略 词	英 文	中 文
UK	Urokinase	尿激酶
UTI	Ulinastain	乌司他丁
V	Ventilation	通气
Va	Alveolar ventilation	肺泡换气
VAP$_{CO_2}$	Venoarterial P$_{CO_2}$ gradient	动静脉二氧化碳压力差
VC	Vital capacity	肺活量
VCAM	Vascular cell adhesion molecule	血管细胞黏附分子
Vd	Dead space gas volume	死腔气容量
Vd/Vt	Physiological dead space fraction	生理死腔比
Ve	Expired minute volume	分钟呼气量
VLDL	Very low density lipoprotein	极低密度脂蛋白
VO$_2$	Oxygen consumption	耗氧量
V/Q	Ventilation-perfusion ratio	通气血流比
VR	Ventilatory rate	呼吸频率
VT	Tidal volume	潮气量
VTE	Venous thromboembolism	静脉血栓栓塞症

目　录

复　苏

1. 全麻拔管过早,缺氧引起心搏骤停 / 1
2. 急性重症心肌炎心搏骤停(32 次) / 3
3. 脑死亡与植物状态 / 4
   - 跳伞坠落伤,CPR 后脑死亡 / 4
   - 溺水 CPR 植物状态误认为"脑死亡" / 6
   - CPR 后植物状态 / 8
4. 甲状腺功能亢进引起心脏Ⅲ度房室传导阻滞,
   心脏停跳(18 次) / 9
5. 溺水 CPR 后肺部合并曲霉菌感染 / 10
6. 上海苏州河溺水 CPR 首次成功 / 12
7. 老年 CPR 时脱水剂的选择 / 13
   - 老年溺水,呼吸心跳骤停 / 13
   - CPR 中脱水剂的应用 / 14
8. 年轻溺水者,血液稀释低渗处理 / 14
9. 电击伤心脏骤停 / 16
10. 心脏换瓣后心搏骤停 / 18
11. AMI 猝死植物状态 / 18
12. 中年猝死死因不明,开胸按压证实为急性心肌
    梗死(AMI) / 20
13. 突然全身无力,不典型的急性心肌梗死 / 21
14. CPR 中生长激素的作用 / 22
15. 急性心肌梗死的非手术治疗 / 23
16. 高龄心肌梗死者尿激酶和肝素的治疗 / 24
17. 急性心肌梗死误诊为外伤性癫痫,心脏起搏成功 / 24
18. 糖尿病肾病足趾坏死 / 25
19. CPR 后消化道毛细血管渗漏 / 26
20. 真菌性"粟粒样汗疱疹" / 27
21. 颈内静脉穿刺造成胸腔大出血而死亡 / 28

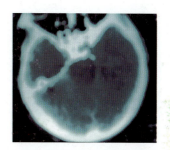
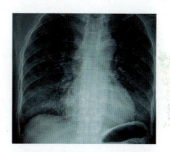
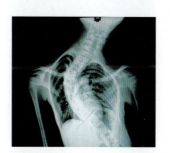
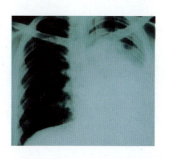

Contents

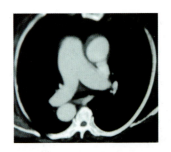

22. 胸部创伤，心搏骤停，开胸按压成功 / 29
23. 冠心病安装起搏器 / 29
24. 家族性心肌病，心搏骤停66分钟复苏成功 / 31
25. 麻醉意外心搏骤停，大剂量肾上腺素(108 mg)救治成功 / 32
26. 羊水栓塞 / 33

休 克

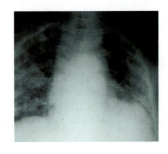

1. 全麻术后气管插管拔除过早引起的缺氧休克 / 35
2. 头痛、血压高，使用降压药引起血压下降——心源性休克 / 36
3. 急性心肌梗死反复发病，心力衰竭，心源性休克 / 37
4. 急性心肌梗死冠脉搭桥，术后心低排血量，休克，心力衰竭 / 37
5. 过敏性休克 / 38
    ● 青霉素皮试过敏性休克 / 38
    ● 磷霉素过敏性休克误诊为气道痰液梗阻 / 39
6. 急性心包填塞引起阻塞性休克 / 39

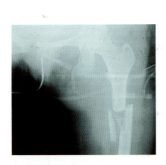

7. 失血性休克 / 40
    ● 刀刺伤，失血性休克 / 40
    ● 车祸创伤失血性休克 / 40
8. 内分泌性休克 / 42
9. 感染性休克 / 42
    ● 老年急性化脓性胆管炎感染性休克 / 42
    ● 输液反应感染性休克 / 44
10. 围手术期急性心肌梗死、心源性休克，溶栓抗凝治疗指征 / 45
11. 煤气爆炸伤，毛细血管渗漏，创伤性休克 / 46

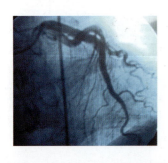

目　录

感染脓毒症

1. 车祸并发"光滑念珠菌脓毒症"死亡 ／48
2. 皮肤擦伤感染脓毒症死亡 ／49
3. 金葡菌脓毒症并发手脚皮肤角化层剥脱 ／49
4. 车祸多发伤引起脓毒症 MODS ／51
5. 坏死性淋巴结炎并发金葡菌脓毒症 DIC ／53
6. 腹部伤,总胆管横断,胆瘘 ／58
7. 胸腹联合伤 ／58

胰　腺　炎

1. 急性重症胰腺炎的手术时机 ／61
2. 重症胰腺炎合并感染,反复手术 ／63
3. 重症胰腺炎合并感染 ／64
4. 重症胰腺炎的营养治疗 ／65
5. 重症胰腺炎并发下肢血管血栓形成截肢死亡 ／66
6. 重症胰腺炎合并 MODS ／67
7. 重症胰腺炎的非手术治疗 ／69
8. 重症胰腺炎,肠梗阻膈下脓肿 ／70
9. 外伤性胰腺炎,肠瘘 ／72
10. 胆源性胰腺炎,鼻空肠螺旋管的安置 ／74

多发伤与复合伤

1. 多发伤创伤控制(DC)的应用 ／75
2. 创伤性湿肺处理"三多三少" ／76
3. 严重多发伤(脑、胸、腹、骨盆、脊柱) ／77
4. 多发伤并发脂肪栓塞综合征(FES) ／79
5. 爆炸伤复合伤,大肠埃希菌脓毒症 ／82
6. 多发伤,肺挫伤严重低氧血症 ／90

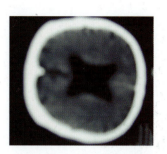
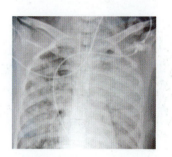
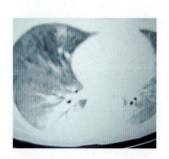
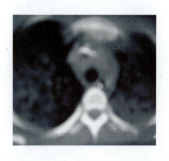

Contents

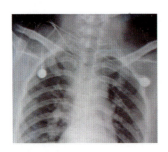

7. 创伤复苏"新的黄金一小时" ／91
8. 车祸多发伤肺出血严重低氧血症 ／91
9. 多发伤截瘫, 颅底骨折 ／94
10. 多发伤感染并发 DIC ／95
11. 车祸后严重下肢挤压伤导致死亡 ／96
12. 多发伤创伤性湿肺的影像学变化特点 ／97
13. 车祸多发伤截瘫 ／98
14. 简易床旁静动脉超滤的应用 ／100
15. DSA 动脉栓塞成功 ／101

● 骨盆骨折, 右臀中动脉破裂, DSA 动脉栓塞
成功 ／101
● 后腹膜大出血, DSA 动脉栓塞治疗 ／102

16. 脑干伤救治成功 ／103
17. 车祸多发伤胸主动脉断裂救治成功 ／104

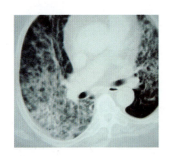

ARDS——严重低氧血症

1. 重症胰腺炎并发 ARDS ／107
2. 多发伤误吸低氧血症 ／109
3. 感染引起 ARDS ／110
4. 重症肝炎, 肝功能衰竭 ／111

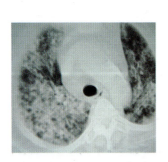

非 ARDS 引起的严重低氧血症

1. 连枷胸, 反常呼吸 ／118
2. 刀刺伤低氧血症、血气胸(漏诊) ／120
3. 上呼吸道梗阻 ／120

● 痰块堵塞 ／120
● 气管内异物梗阻 ／121
● 血块压迫 ／121

4. 坠落伤、肺不张 ／122
5. 支气管哮喘(盔甲式呼吸机) ／123

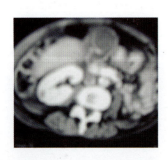

目 录

6. 急性肺梗塞 ／124
7. 心力衰竭 ／126
8. 神经源性肺水肿 ／126
9. 颅高压呼吸衰竭低氧血症 ／128
10. 外伤性支气管断裂 ／128
11. 胸椎脊柱畸形术后肺不张 ／130
12. 血气胸 ／131

慢性阻塞性肺疾病(COPD)

1. 呼吸兴奋药的使用指征和剂量 ／133
2. 二氧化碳潴留,严重 COPD ／133
3. COPD 伴内脏反位,右位心 ／135

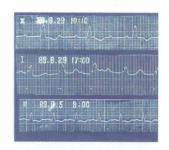

弥散性血管内凝血(DIC)

1. 剖腹产并发 DIC 的处理 ／137
2. 甲状腺术后发生 DIC 未用肝素引起急性肾功能
   衰竭 ／138

多器官功能障碍综合征(MODS)

1. 车祸后并发真菌性脓毒症,MODS 死亡 ／139
2. 金葡菌脓毒症 MODS ／140
3. 高龄肺部真菌感染 MODS,肾功能衰竭死亡 ／144
4. 严重低血糖引起急性肾功能衰竭死亡 ／144
5. 妊高症剖腹产后并发 MODS ／147

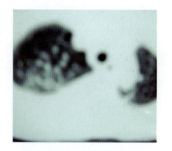

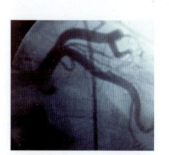

输液反应

1. 输液反应(细菌)出血性皮疹,感染性休克 ／148
2. 输液反应——液体中培养出克柔念珠菌 ／148
3. 输液反应——瓶内液体培养出荧光假单胞菌 ／149
4. 输液反应——液体中培养出"白色念珠菌" ／150

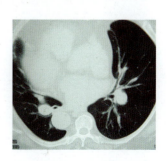

Contents

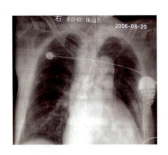

5. 输液反应脓毒症 / 150

药物不良反应

1. 头孢拉定过敏性皮疹 / 152
2. 感冒药引起皮疹 / 152
3. 别嘌醇引起皮肤"大疱性表皮松解症" / 155

毛细血管渗漏综合征

1. 食用生黑木耳后引起肺毛细血管渗漏 / 158
2. 坠落伤,全身毛细血管渗漏(SCLS) / 162
3. 结肠癌小肠粘连穿孔,粪性腹膜炎产生 / 164

风湿性及免疫功能低下性疾病

1. 骨髓增生异常综合征,干细胞移植后 ARDS / 166
2. 重型 SLE(狼疮性弥散性出血性肺泡炎) / 167
3. 系统性红斑狼疮合并弥漫性肺泡出血 / 168
4. 自身免疫溶血性贫血 / 170
5. 病毒感染诱发全身性血管炎 / 171

急性心肌梗死

1. 前壁急性心肌梗死,心功能恢复良好 / 174
2. 下壁急性心肌梗死,心功能恢复不良 / 174
3. 大叶性肺炎诱发 AMI / 175
4. 老年心肌梗死 CPR 后何时进高压氧舱治疗 / 176
5. 急性下壁心肌梗死,心源性休克,室间隔穿孔,而冠状动脉造影无异常 / 177
6. 围手术期意外栓塞 AMI / 180

心律失常

1. W－P－W 突发室上速 / 181

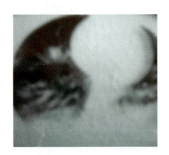

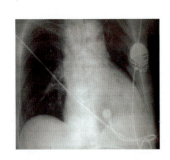

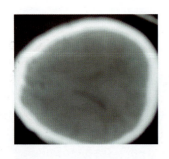

目　录

2. 反复心搏骤停----低钾扭转性室速 ／183

脏器移植

1. 肾移植后发生肺水肿的鉴别 ／187
2. 肝硬化肝移植的时机 ／188
3. 肝移植后发生髂静脉栓塞,溶栓、低分子肝素抗凝
   后大出血死亡 ／189

营养不良,恶液质

1. 长期营养不良,恶液质 ／191
2. 溃疡性结肠炎、恶液质,术后心搏骤停 ／194

电解质紊乱

1. 长期服用保钾利尿剂,导致高血钾、心搏骤停 ／196
2. 出汗、呕吐引起低血钾,反复心脏停跳(5次) ／199
3. 低血钾 ／199
   ● 血清钾正常,实为低钾诱发室颤(8次) ／199
   ● 呕吐、低血钾诱发室颤 ／200
4. 麻醉意外,心肺骤停,高糖高钠高氯高渗状态 ／200
5. 群体发生低血钾周期性麻痹 ／201
6. 脑血管意外清醒-嗜睡-清醒,严重脑性低钠血症 ／203
7. 尿路感染,严重高血钾死亡 ／205

急性肠系膜血管性疾病

1. 急性肠系膜静脉血栓形成,上消化道出血 ／206
2. 急性肠系膜动静脉栓塞合并小肠坏死 ／211

胆道反复出血

腹痛胆囊炎,胆道反复出血 ／214

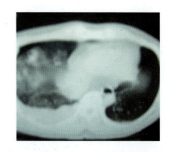

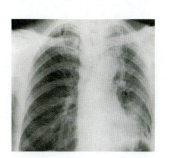

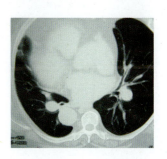

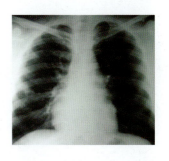

Contents

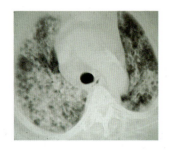

中　毒

1. 毒鼠强中毒死亡 / 217
2. 群体毒鼠强中毒救治 / 219
3. 毒鼠强中毒救治成功 / 219
4. 百草枯中毒肺纤维化死亡 / 220
5. 百草枯中毒救治中大剂量 UTI 的应用 / 222
6. 野蘑菇中毒 / 223
7. 甲醇气体泄漏中毒 / 224
8. 一氧化碳中毒 / 225
   - 一氧化碳中毒未就地抢救转移至外地死亡 / 225
   - 一氧化碳中毒存活,智力恢复良好 / 226
9. 一氧化碳中毒昏迷,"自身挤压综合征" / 227
10. 误服氯氮平 / 229
11. 甲醇中毒心肺骤停 / 230
12. 硫化氢中毒 / 231
   - 硫化氢中毒,CPR 成功,"迟发性脑病" / 231
13. 氨气中毒 / 237
14. 二氧化碳泄漏中毒,窒息,呼吸、心搏骤停 / 238
15. 甲胺磷中毒 / 241

中　暑

1. 热射病救治 / 243
2. 中暑并发 MODS / 244
3. 中暑后发生真菌性出血性肠炎休克 / 248
4. 中暑后迅速出现 DIC / 249

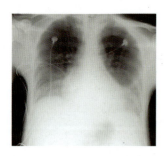

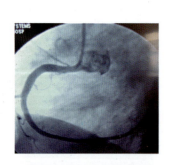

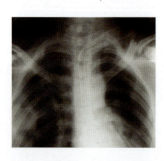

目　录

体外膜肺氧合在急危重病中的应用

1. 体外膜肺氧合在 CPR 中的应用 ／251
2. ECMO 在急性爆发性心肌炎救治中的应用 ／254
3. ECMO 在化学性肺炎、ARDS 救治中的应用 ／255
4. ECMO 在心脏贯通伤救治中的应用 ／255
5. ECMO 在主动脉夹层救治中的应用 ／257

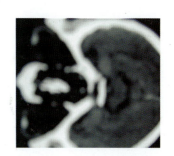

急性放射病（ARS）

1. ARS 与全身性毛细血管渗漏综合征 ／261
2. 两例极重度急性放射病（ARS）／269

气管插管并发症

1. 金属气管套管气囊压迫气管环坏死，无名动脉
   破裂死亡 ／273
2. 气管切开，套管球囊滑脱堵塞管口，窒息死亡 ／274
3. 气管插管气囊压迫引起的气管食管瘘 ／274
4. 气管套管口紧贴气道管壁造成缺氧 ／275

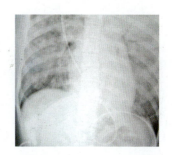

护　理

运动神经元病 7 年昼夜呼吸机治疗未发生相关性
肺炎 ／276

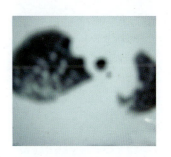

漏诊误诊

1. AMI 并发心脏破裂（误诊）／280
2. 席汉综合征误诊为"心包积液"／281
3. 不明原因心力衰竭实为不典型的急性心肌梗死
   （漏诊）／282
4. 急性下壁心肌梗死伴室间隔穿孔死亡，心源性休克而

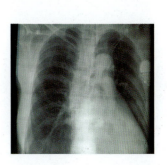

Contents

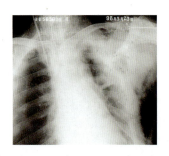

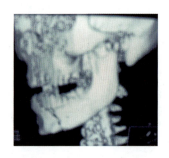

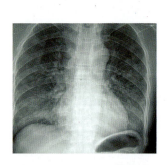

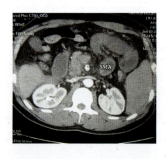

　　冠状动脉造影无异常发现 / 283
　5. 扭转性室速误诊为"排尿性晕厥" / 284
　6. 心脏手术后"临界性"心包填塞 / 286
　7. 急性下壁心肌梗死误诊为"急性胆囊炎" / 288
　8. 嗜铬细胞瘤误诊为"急性心肌炎"(尸解) / 290
　9. 腹痛入院,升主动脉破裂死亡(尸解) / 294
10. 内分泌性休克(漏诊) / 296
11. 肾移植并发 ARDS 误诊为"左心心力衰竭、肺水肿" / 296
12. 特发性肺纤维化误诊为"心包积液" / 297
13. 纤维素性支气管炎误诊为"支气管扩张症" / 299
14. "乙状结肠穿孔"误诊为"肠痉挛" / 300
15. 巨大胆结石肠梗阻误诊为"膀胱结石" / 302
16. 白血病误诊为"感冒" / 304
17. 蛛网膜下腔出血误诊为"肺梗塞" / 304
18. 结核性脑膜炎误诊为"散发性脑膜炎" / 307
19. 猝死,蛛网膜下腔出血误诊为"AMI" / 308
20. 创伤后盆腔出血感染引发脓毒症(漏诊) / 310
21. 流行性出血热误诊为"感冒" / 310
22. 发热血行播散性结核误诊为"放线菌病"(尸解) / 312
23. 长期发烧,将红斑性狼疮误诊为"肺部感染" / 313
24. 血管炎误诊为"急腹症"手术 / 314
25. 血卟啉病剧烈腹痛误诊为"急腹症"手术 / 315
26. 毒鼠强中毒误诊为"散发性脑炎" / 316
27. 枪击伤并发腹腔感染(漏诊) / 316

附　录 / 321

复 苏

心搏骤停也称循环骤停,是指各种原因引起的心脏突然停搏,为意外性非预期死亡,也称猝死。

心搏骤停临床表现为意识丧失、呼吸停止、心音及大动脉搏动消失、瞳孔散大、紫绀明显。按一般规律,心脏停搏 15 秒,意识即会丧失,30 秒呼吸会停止,60 秒瞳孔散大固定,4 分钟糖无氧代谢停止,5 分钟脑内 ATP 枯竭、能量代谢完全停止,故缺氧 4～6 分钟脑神经元可以发生不可恢复的病理改变。

在复苏过程中探索 CPR 疗效,将死亡诊断分为临床死亡与生物学死亡。前者表现心跳、呼吸停止,意识丧失、瞳孔散大等征象,但呼吸循环中断事件尚未超过脑细胞不可逆损伤极限,一般认为完全缺血缺氧 4 分钟,脑细胞损伤常在心跳、呼吸停止 6 分钟以上,大脑皮层功能不再逆转。

当前 CPR 的热点、难点为脑细胞保护和脑功能恢复。

1. 全麻拔管过早,缺氧引起心搏骤停

〔案例〕李某,男,68 岁,2006 年 5 月 31 日在上海某院全麻下行胃癌根治术,手术顺利,术后气管插管拔除过早,由于全麻老人呼吸无力,咳嗽反射弱,麻药未尽等原因引起缺氧,呼吸、心搏骤停约 15 分钟,行心肺复苏(CPR)后深昏迷,一切反射消失,瞳孔散大,无对光反应,无自主呼吸,经全院和外院神经内科专家等会诊,认为已处于脑死亡。笔者会诊,认为脑损伤严重,只有超常规、超范围、超剂量拼搏救治,家属表示理解支持,使用乌司他丁 40 万 U 和纳洛酮 4 mg,每 4 小时 1 次静注,同时降温,甘露醇和白蛋白速尿交替脱水,两天后患者奇迹般出现苏醒反应,可作指令性动作,而后进一步行高压氧舱治疗。

【讨论】

● 大剂量纳洛酮 UTI 在心肺复苏中的作用

呼吸心跳骤停后,机体脑内 β-内啡呔释放增加,引起中枢抑制、呼吸抑制,加重脑组织缺氧。大脑出现无灌注或低灌注现象,这导致钙超负荷、谷氨酸释放、氧自由基增多、游离脂肪酸堆积,血栓素、白三烯等增高,经瀑布途径导致脂质过氧化和神经元坏死,这

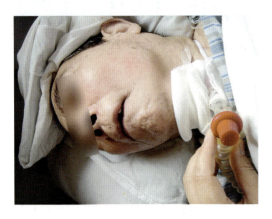 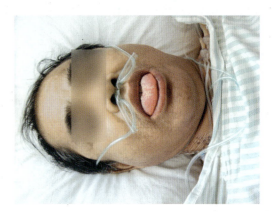

图 1-1　CPR 中昏迷无自主呼吸，瞳孔　　　　图 1-2　CPR 中使用大剂量纳洛酮和
　　　　散大，无对光反应　　　　　　　　　　　　　　UTI，两天后苏醒

些紊乱最终导致神经细胞死亡。盐酸钠洛酮为羟二氢吗啡酮的衍生物，是体内阿片受体的纯拮抗剂，与阿片受体亲和力比 β-内啡肽吗啡样物质大，对特异性吗啡受体有拮抗而加速外周血 β-内啡肽分解，从而阻断 β-内啡肽类对缺血性脑水肿形成和发展的作用，改善脑血流。

纳洛酮又可通过特异性地阻断 β-内啡肽药理效用：① 逆转 β-内啡肽对神经毒性作用，减轻脑水肿，改善脑循环，促进患者的意识恢复，有催醒作用；② 逆转 β-内啡肽对呼吸中枢的抑制，促进自主呼吸恢复，提高 PaO_2，降低 $PaCO_2$，逆转通气抑制；③ 逆转 β-内啡肽对心血管的抑制，增强心肌收缩力，升高动脉压，改善组织灌流，稳定心肌细胞膜，保护缺血性心肌，且与肾上腺素有协同作用；④ 可以刺激体内超氧化物歧化酶的生成。对抗急、危、重症中大量产生的脂质过氧化物，降低和防治自由基损伤，抑制 Ca^{2+} 内流，保护大脑，防止继发性损伤，改善预后。同时，纳洛酮还能抑制脂质过氧化反应，因而减轻脑缺血再灌注损伤。

纳洛酮常用剂量对阿片受体的 3 种亚型 μ、κ、δ 均有作用，小剂量主要作用于与呼吸有关的 μ 受体，大剂量才作用于与神志有关的 κ 受体，研究发现广泛脑缺血区阿片受体中仅 κ 型受体明显增加，而且多限于脑缺血影响的额、颞叶等皮层区，并证明 κ 受体激动剂与神经损害程度有关。因此，促进心肺或脑复苏，减轻或避免心肺复苏后神经系统的损害，纳洛酮的使用和剂量的选择很重要。

早有文献报道，纳洛酮用量与受体数量达到饱和时，再增加药量，不增加药理效应。但近年的研究显示，纳洛酮是通过封闭体内吗啡受体效应而发挥其药理作用的，当用量与受体数量达到饱和时，再增加用量，理论上不会进一步增强其药理效应，而临床上却随剂量增加药效提高。用量过小会导致对 κ 受体的作用较弱，促进意识及肢体运动功能恢复有限，该药具有抑制中枢白细胞、氧自由基释放的作用。故大剂量纳洛酮治疗的效果较常规剂量好。

2. 急性重症心肌炎心搏骤停(32次)

〔案例〕黄某,女,19岁,上海郊区工作,感冒3天,离家骑自行车时突然摔倒,1989年5月急送长征医院ICU救治。在监护中,心电图呈现Ⅲ度房室传导阻滞,反复心脏停跳32次,诊断为重症急性心肌炎,经体外心脏起搏和地塞米松(30 mg/d)、大剂量维生素C(10 g/d)和GIK等治疗,病情得到了控制,脑和各个脏器功能恢复良好,未出现后遗症。

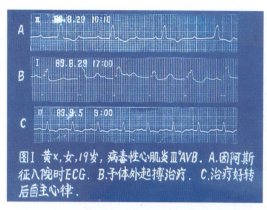

图2-1　病毒性心肌炎三度房室传导阻滞

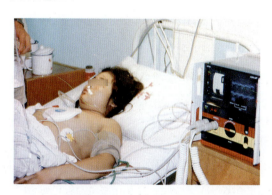

图2-2　无创心脏起搏

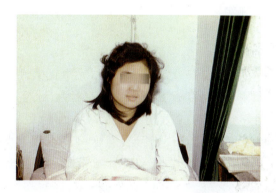

图2-3　康复

【讨论】

● 病毒性心肌炎猝死

心肌炎是指某种感染源引起的心肌炎性疾病,通常为病毒感染。有文献报道,流感流行期间,病毒性心肌炎的发病率约为7%;云南楚雄等地病毒性心肌炎暴发流行期间,当地急性病毒感染患者中病毒性心肌炎的发病率则高达26.8%~50%。急性重症病毒性心肌炎(viral myocarditis,VMC),可表现为心源性休克、心力衰竭、严重的心律失常,甚至心源性猝死。猝死(sudden death)是指貌似健康或者症状不明或病情稳定的人,由于体内潜在的器质性病变或器官功能突然改变而发生意料不到的突然自然死亡;心源性猝死是指各种心脏疾患引起的意外突然死亡,是猝死种类中最为重要的一种。有关青年人心脏猝死的一系列研究揭示,心肌炎导致的猝死可占整个猝死事件的44%。Topaz和Edwards认为心肌炎是最常见的与猝死相关的心脏病诊断,在他们的研究中,约24%的猝死缘于心肌炎,而在一共12例心肌炎中,其中11例推测为病毒性。据统计,美国35岁以上因心脏病死亡的患者中约有63%属于心源性猝死;在澳大利亚,35岁以下的青壮年心源性猝死约占总死亡率的6.5%。石恩林在对15例心肌炎猝死的法医学检验进行归纳总结后显示,40岁以下的有14例,占其中的93.33%,提示心肌炎是青年人群中常见的猝死原因之一,而其中的性别差异不显著。过度劳累与精神因素均为猝死的高危因素。文献报道50%猝死者有精神因素。精神过度兴奋、紧张、悲哀均可导致机体体液调节紊乱,使病情恶化。

目前关于VMC及其猝死的确切机制仍不十分明确,但大量研究表明,发生心脏性猝死的机制除心力衰竭、心源性休克外,最主要的为致死性心律失常,包括室性心动过速、心室颤动、严重房室传导阻滞等。这些心律失常通常以组织及心电结构异常为病理基础,并由某些因素导致的心脏功能异常所触发。多数认为VMC病变累及心肌和传导系统,引起重度房室传导阻滞、严重室性心律失常以及心脏自主神经功能极度紊乱可能是其猝死的主要原因。这是一个复杂的心电异常过程,伴随着大量蛋白分子和基因的异常表达及相关信号转导异常。病理组织学方面,主要为心脏增大,重量增加,心室扩张,尤以左心室为甚。心肌松软,呈灰白色或灰黄色。镜下表现为心肌病变,可局限性、可弥漫性,心肌纤维有变性和坏死,间质充血、水肿和炎性细胞,伴有单个肌纤维或小肌群坏死。由于心脏增大、重量增加或由于心脏和房室瓣膜环扩张,继发瓣膜关闭不全,临床上常表现为呼吸困难、紫绀、心力衰竭征象;当炎症累及心脏传导系统时,可出现严重的房室传导阻滞而引发猝死。

VMC实验室检查方面,心电图表现最常见的是室性期前收缩,其次是房室传导阻滞,急性期有ST-T改变,X线及超声检查特异性不高,心肌酶谱中反映心肌坏死的肌酸磷酸激酶(CPK)等升高,免疫学检查如抗核抗体(ANA)、抗心肌抗体(AHA)等有阳性表现,但这些检查仅有辅助诊断价值。目前仍需要寻找VMC猝死更加准确、有效的诊断预测指标,建立统一的诊断标准。而基因芯片技术通过对VMC猝死及VMC心肌细胞及传导组织进行mRNA差异性分析,鉴定其下游蛋白及其表达情况,筛选VMC猝死有意义的基因、蛋白,运用蛋白组学筛选鉴定差异表达蛋白并进行验证,以此探讨其在VMC猝死中的作用,将有可能从分子水平全面揭示VMC猝死的相关机制。

心肌炎的治疗针对两方面,即病毒感染和心肌炎症。对原发性的病毒感染,可用抗病毒药阿昔洛韦、更昔洛韦、阿糖腺苷和干扰素,晚近提出的WIN54854是一种新型抗病毒药物,能阻止病毒脱衣壳和穿入细胞。利巴韦林属于一种人工合成的核苷类似物,具有广泛的抗(RNA和DNA)病毒的作用。另一方面加强卧床休息、各类维生素(尤其是维生素C)、能量合剂等治疗外,对肾上腺皮质激素的应用,学者观点不一,在严重的房室传导情况下应加用糖皮质激素。本例年轻急性心肌患者发生Ⅲ度房室传导阻滞,心脏反复停跳,笔者采用无创体外心脏起搏,取得良好的疗效,该设备操作简单且无并发症和副作用,故在急诊与ICU内一旦发生心搏骤停时可用体外起搏。

3. 脑死亡与植物状态

● 跳伞坠落伤,CPR后脑死亡

〔案例〕辛某,男,38岁,澳籍。于2005年10月1日上午,在上海低空跳伞,早晨试跳时,降落伞刚打开,一阵大风将降落伞的绳旋扭在一起,结果头部撞在高楼,意识丧失,坠落时背部坠落在裙楼顶部。救下后急送上海某医院抢救。当时意识丧失,瞳孔散大,心搏骤停。经心脏按压,呼吸机支持,肾上腺素先后用量 12 mg,20 分钟后心脏复跳,进重症监护病房(ICU)进一步救治,笔者担任抢救组长,经专家会诊和全体医务人员的努力,虽心搏骤停长达 40 分钟,生命体征稳定,但脑损伤处于脑死亡水平。最后在医护人员陪同下,顺利地转回澳大利亚继续救治。

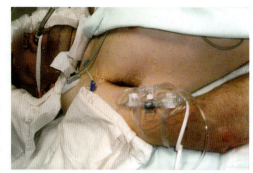

图 3-1　救治开始

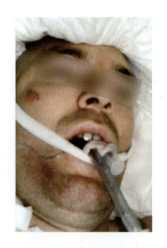

图 3-2　脑死亡状态

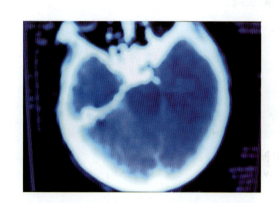

图 3-3　脑沟回及脑室消失

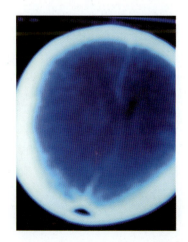

图 3-4　脑沟回及脑室消失,中线偏移

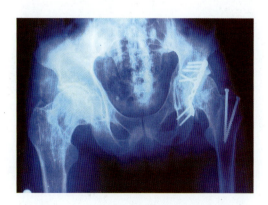

图 3-5　陈旧性骨盆及股骨颈骨折

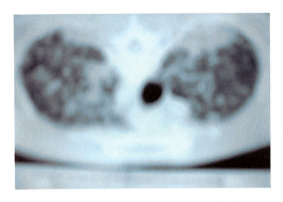

图3-6　肺挫伤,CT示两肺斑片影

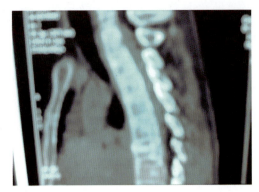

图3-7　胸椎骨折,CT矢状位重建显示椎体骨折

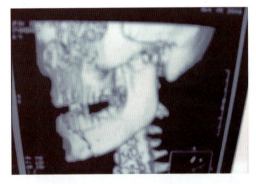

图3-8　下颌骨折,CT三维重建显示颌骨骨折

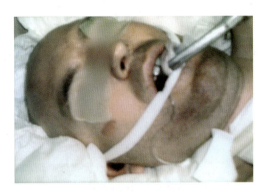

图3-9　转送回国前

● 溺水CPR植物状态误认为"脑死亡"

〔案例〕王某,女,40岁,丹东医生。在游泳池溺水,心搏骤停约20分钟,CPR后请本院和外院会诊,诊断为"脑死亡"。笔者会诊,认为脑损伤严重,由于CPR后时间太短,不宜确定脑死亡,建议在加强脱水和亚低温治疗下,同时合用乌司他丁,次日上午行高压氧舱治疗,两周后瞳孔对光反应良好,自主呼吸出现,顺利脱机,生命体征稳定,女儿呼叫时出现情感反应(流泪)。但一个月后,瞳孔突然散大,对光反应迟钝,自主呼吸又停止,提示出现"迟发性脑水肿"征象,经用甘露醇250 ml脱水后病情又趋稳定。

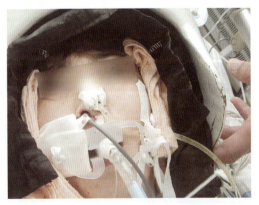

图3-10　CPR开始

【讨论】

● 脑死亡判断标准

尹善浪报道,脑疝是颅内压增高的必然结果,颅脑损伤所致颅内压急剧性增高主要

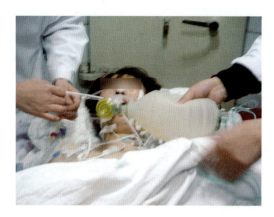

图 3-11 CPR 2 天即进高压氧舱治疗

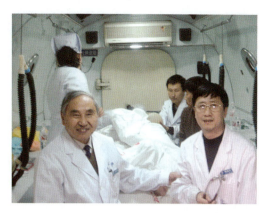

图 3-12 高压氧治疗中,脑干功能恢复良好,女儿呼叫有流泪情感反应

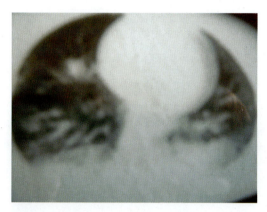

图 3-13 溺水后肺 CT

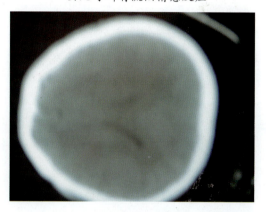

图 3-14 溺水后脑 CT,严重水肿

由颅内血肿或外伤性脑肿胀引起。患者伤后发生急性脑疝并出现瞳孔散大,意味着脑的空间容积已失代偿,随着脑干受压,脑血流、脑脊液循环受阻不断加重,可出现神经细胞缺氧、坏死和脑内弥漫性出血等一系列病理变化。有实验研究表明双侧瞳孔散大持续 90 分钟者其意识不可逆转。所以时间就是生命,必须争取在受伤后最短的时间内解除脑压迫。

哈佛大学医学院特别委员会(1968)指出"脑死亡是包括脑干在内全脑功能丧失的不可逆转的状态"。第八届国际脑电、临床神经生理学会(1973)提出"脑死亡是包括小脑、脑干,直至第一颈髓的全脑功能不可逆转的丧失"。这种全脑死亡(whole brain death)的概念,虽然已被广泛接受,但部分学者仍以脑干死亡(brain stem death)确定为脑死亡。北欧各国把脑死亡作为经常所见到的脑循环终止所引起的特异病态的同义词,把脑死亡亦称作全脑梗死(total brain infarction)。

脑死亡的诊断标准在国际上基本是统一和公认的。通常包括下列指标:① 持续深度昏迷(无自主运动,肌肉无张力,深浅反射消失);② 有已知原因的不可逆脑损害(排除因低体温、药物、代谢/内分泌异常引起的深昏迷);③ 无自主呼吸,靠呼吸机维持呼吸;④ 所有脑干反射消失:包括瞳孔对光反射、角膜反射、头眼反射和眼前庭反射等;⑤ 经颅多普勒超声(TCD)脑血流检测:颅内血管的血流终止或逆向血流;⑥ 脑电图检查呈一直线,对任何刺激无反应;⑦ 体感诱发电位检查:引不出脑干波形,此外还包括 CO_2 潴留(压力>70 mmHg 或>9.33 kPa)激发试验、阿托品试验(2 mg 静注)增加心率(<10%)。从心搏骤停 CPR 后确定脑死亡时间不一,有主张 12 小时,有人认为 3 天。笔者在临床上发现神经内科、心内科确定"脑死亡"病例,经抢救后有的恢复脑干功能,甚至个别苏醒过来。在所有检查方法中,能证明脑循环停止是确诊脑死亡最可靠的根据。总之,要长期维持脑死亡,必须有一间人力充足、技术水平相当和设备完善的重症监护病房(ICU)。就患者费用,粗略计算,每天最低花费约 3 000 元,一般患者家属经济上难以承受。目前,脑死亡立法在我国尚处于空白,其法律及伦理学问题有待政府引导下进一步探讨和规范。

● CPR 后植物状态

〔案例〕李某,女,73 岁,因冠心病、心肌梗死、心搏骤停两次(20 分钟),于 2001 年 3 月入上海长征医院 ICU 病房。行 CPR 后虽生命体征稳定,各器官功能良好,但意识一直未能恢复,脑电图无 α 波,提示大脑皮质没有功能。曾有两次肺部感染,经抗生素等治疗终于控制,至 2007 年 7 月仍处于永久性植物状态。

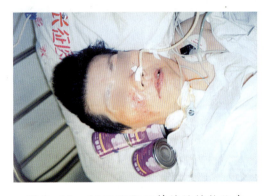 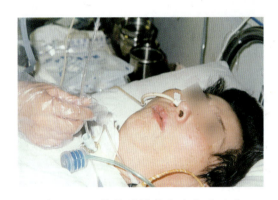

图 3-15 AMI CPR 后持续性植物状态　　　　图 3-16 持续性植物状态气道吸痰

各种原因引起的心搏骤停,经 CPR 后生命体征稳定,脑干反射存在,但大脑皮质功能丧失,呈植物状态(图 3-17~20)。

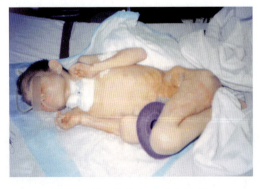 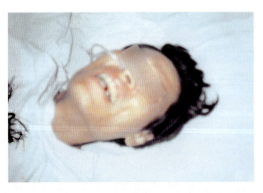

图 3-17 植物状态(病例 1)　　　　图 3-18 植物状态(病例 2)

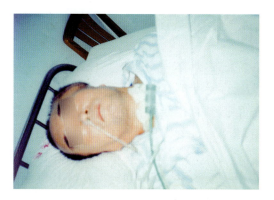

图 3-19　植物状态(病例 3)

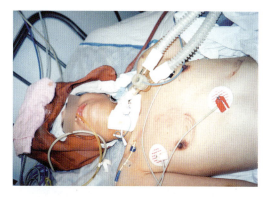

图 3-20　植物状态(病例 4)

【讨论】

● 植物状态的诊断标准

CPR 后脑干反射恢复,而大脑皮质功能不能恢复,生命体征稳定,但无语言和意识(第二信号系统不存在),脑电图常 α 波消失,如此超过一个月者,则为持续植物状态。

国外有资料提出,超过半年未出现永久性植物状态的不宜使用"植物人"的名称。

4. 甲状腺功能亢进引起心脏Ⅲ度房室传导阻滞,心脏停跳(18 次)

〔案例〕吴某,女,35 岁,在上海郊区农场劳动。患有甲状腺功能亢进 7 年,长期服用他巴唑,自己停用他巴唑,8 天后出现胸闷头昏眩晕,几次摔倒在地,急送上海长征医院 ICU 救治。在监护中发现,心电反复出现Ⅲ度房室传导阻滞,短暂的心脏骤停(18 次),立即行体外心脏起搏,用地塞米松、他巴唑和 GIK 等治疗,心脏恢复,无脑及其他脏器后遗症。

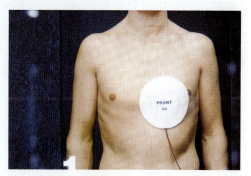

图 4-1　心脏起搏电极(心前)

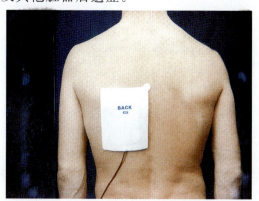

图 4-2　心脏起搏电极(左背)

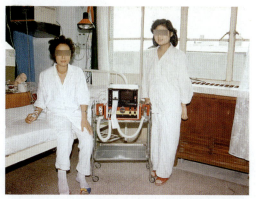

图 4-3　甲亢和心肌炎引起三度房室传导阻滞,无创心脏起搏成功

复　苏

9

【讨论】
● 甲亢引起的缓慢性心律失常

甲亢型心脏病和甲状腺危象多为快速性心率失常,如窦速、室上速、快速房颤、室速等。但少数可有束支和房室传导阻滞及病窦综合征,严重者可出现室颤、心搏停跳。而本例因停用抗甲状腺药他巴唑而诱发甲状腺功能亢进,而出现少见的Ⅲ房室阻滞,心脏反复停跳。其机理:甲状腺素可使心率增加,导致心动过速。但实验表明,过多的甲状腺激素并不能改变心血管系统对儿茶酚胺的敏感性。甲亢时心率的增快可能是甲状腺激素的毒性作用和交感神经兴奋性增高共同作用的结果。心脏传导纤维水肿和淋巴细胞浸润可导致各种类型的心脏传导阻滞,在某些情况下(冠心病、心肌炎、心肌瘤等),可使窦房结的功能减退。本病例发病机制可能与大量甲状腺激素使心房肌细胞的不应期缩短而引起房颤,心脏经超速抑制后心肌细胞的膜电位下降,兴奋性及传导性降低,使已受抑制的窦房结固有节律进一步被抑制,使窦房结的恢复时间延长。对甲亢的治疗除继续使用他巴唑外,尚需加用心得安并采用无创性体外心脏起搏而获得成功。

5. 溺水 CPR 后肺部合并曲霉菌感染

〔案例〕男,28 岁,于 1995 年 9 月在上海郊区因驾车不慎翻入河中造成溺水、窒息,

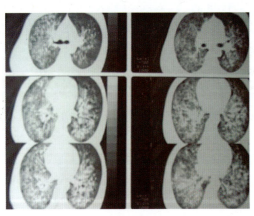

图 5-1　溺水曲霉菌感染 CT 改变
(10 月 25 日)

半小时后救起,发现心脏呼吸骤停,现场有一退伍卫生员主动行 CPR 救治,20 分钟后出现心脏复跳,自主呼吸。急送当地医院行气管插管,清理呼吸道,行呼吸机辅助呼吸。胸片发现两肺有大片阴影。患者昏迷,瞳孔缩小,对光反应迟钝,又转送至上海长征医院 ICU 病房,气道行生理盐水反复冲洗,同时气道内给予地塞米松 5 mg 每 1~4 小时 1 次。生命体征支持,入院后 4 天出现发热,6 天开始痰中多次培养肺炎克雷伯菌和铜绿假单胞杆菌,10 天后两次痰中培养出白色念珠菌。胸部 CT 提示双肺弥漫性病变,以间质性为主。在 CT 引导下穿刺活检,病理显示淋巴细胞浸润,形成肉芽组织,培养结果为"曲霉菌"。抗感染治疗初期先后使用磷霉素、凯复定、特美汀;中后期以抗真菌为主,给大扶康 0.2 g,每日 2 次,5 天后据病理活检组织培养结果改为二性霉素 B 脂质体治疗,50 mg/d,共用 26 天,感染控制。复查胸部 CT 肺病变吸收,轻度纤维灶遗留。患者呼吸功能恢复正常,康复出院。

【讨论】深部真菌感染在 ICU 中发病率有增加趋势,且死亡率高。由于患者受严重的病理因素打击,机体免疫功能受损,院内感染容易发生,且细菌感染多为混合感染,革兰阴性杆菌更为多见。患者均采用联合抗菌用药或应用高效广谱抗生素,导致敏感细菌和正常菌群被抑制或杀死,易造成菌群失调。糖皮质激素的应用有助于控制急性

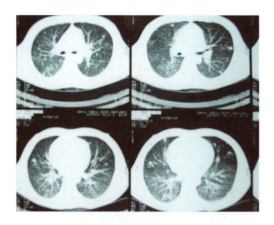

图 5-2 治疗后好转,CT(12 月 10 日)显示
两肺病变减少,但仍有散在小结
节灶和支气管血管束增粗

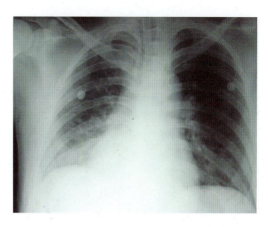

图 5-3 溺水早期胸片显示右下肺
不张(10 月 27 日)

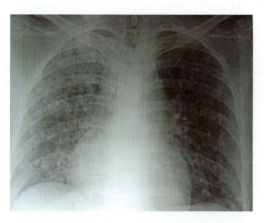

图 5-4 肺部曲霉菌感染(11 月 4 日)

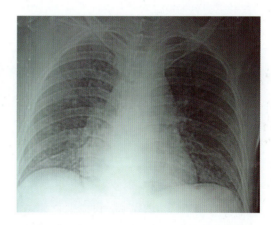

图 5-5 治疗后(11 月 24 日)

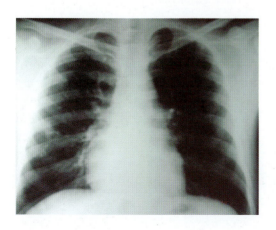

图 5-6 肺部炎症全部吸收(12 月 24 日)

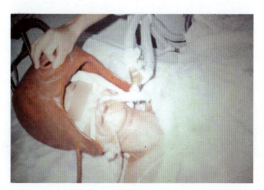

图 5-7 救治中

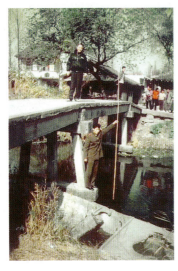
图 5-8　车祸发生地点

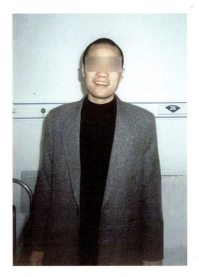
图 5-9　患者康复

病理因素的损害,但同时其抑制了机体的免疫功能。机械通气的使用能有效地阻断缺氧环节,由于人工气道的建立,使上呼吸道功能丧失,同时呼吸机相关肺炎发生率增高。这些都是导致 ICU 内深部真菌感染的重要基础。当机体免疫功能低下时,ICU 抗感染难度增加。ICU 患者因基础疾病严重,且多伴有混合细菌感染,并发真菌感染后症状常不典型,易隐匿于原发病或其他细菌感染的症状中,不易被发现。而真菌的早期发现与治疗对缩短病程及改善预后有重要的意义。

6. 上海苏州河溺水 CPR 首次成功

〔案例〕李某,女,53 岁。1993 年 5 月,因与女儿在上海苏州河旁散步时发生口角,女儿首先跳入河内,母亲跟着跳入河内,前者会游泳,后者不识水性,经保安人员救起急送上海市区某院救治后转入上海长征医院 ICU,当时昏迷不醒,两肺水泡音。经白蛋白速尿,气道内给予地塞米松(5 mg/h,间隔 2 小时 1 次),呼吸机支持,抗生素等治疗。两周后康复出院。

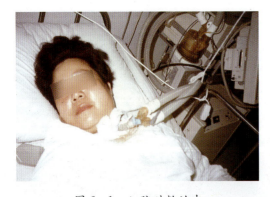
图 6-1　入院时救治中

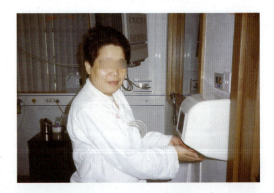
图 6-2　出院前康复

【讨论】上海苏州河曾经是一条又黑又脏又臭的河流,改革开放后不断进行治理,水质有所改善,但以前所有在苏州河溺水并在上海长征医院救治的患者无一存活,该病例是首例救治成功者。笔者认为苏州河整治后使河水质量有所改善是患者抢救成功的重要原因之一。

7. 老年 CPR 时脱水剂的选择

● 老年溺水,呼吸心跳骤停

〔案例〕毛某,女,76 岁,因溺水 CPR 后于 2006 年 3 月 4 日入浙江嘉兴市第一医院治疗。患者 2 小时前浇花取水时不慎掉进污浊小河中,被路人打捞急送附近医院,在急诊科气管插管过程中心跳呼吸停止,心肺复苏后神志不清,呼吸急促,心率 110 次/min,血压 85/55 mmHg(11.3/7.33 kPa),气管套管内有大量粉红色泡沫样痰,两肺闻及密集细湿啰音。胸片提示两肺水肿。入院后予以机械通气,连续性血液净化(CRRT)脱水降温。笔者会诊认为患者高龄不宜用甘露醇,以防止发生急性肾衰,建议使用大剂量白蛋白(每次 20 g,每 4 小时 1 次,连续 6 次后,改为每 6 小时 1 次),未用甘露醇和速尿,加强床旁超滤脱水,同时乌司他丁 20 万 U,每 6 小时 1 次,舒普深+阿奇霉素抗感染及纤支镜肺灌洗等治疗。患者病情逐渐好转,4 天后停 CRRT,6 天后停机械通气,住院 10 天痊愈出院。3 个月后随访,生活正常,智力良好,无后遗症。

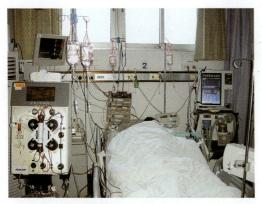

图 7-1 女,76 岁,溺水 CPR 后一直用 CRRT
治疗,复苏成功无后遗症

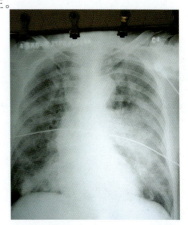

图 7-2 淹溺后肺水肿,胸片显示
两肺大片阴影,左肺明显

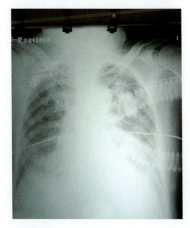

图 7-3 肺水肿好转

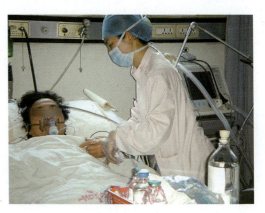

图 7-4 恢复中

● CPR 中脱水剂的应用

〔案例〕王某,女,78 岁,患有高血压(极危期)、心功能(Ⅳ级)。在 ICU 住院期间突然发生心室颤动,心搏骤停(10 分钟),经行 CPR 治疗后心脏复跳成功,但血压低,意识不清,浅昏迷,瞳孔缩小,对光反应良好,自主呼吸存在。经降温脱水(白蛋白速尿和甘油果糖交替使用,未使用甘露醇),升压,强心,活血化瘀,复苏成功。痊愈出院。

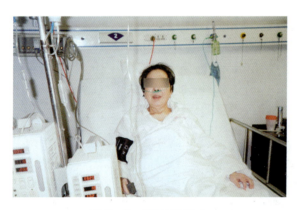
图 7-5 CPR 救治中

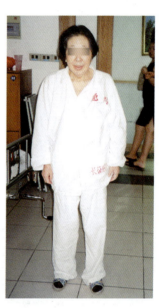
图 7-6 康复自由活动

【讨论】

● 老年人 CPR 中脱水剂种类的选择

由于老年人各个脏器功能均减退,一旦出现缺血再灌流损伤,结果成为不可逆状态,尤其是肾脏,老年脑水肿时避免用甘露醇等脱水剂,因该药在体内不被代谢,经肾小球滤过后,肾小管很少重吸收,易损害肾脏。笔者发现老年人使用甘露醇一天就会发生急性肾功能衰竭,故建议在 CPR 中少用或不用甘露醇脱水,改为白蛋白和 CRRT 联合使用,常获成功。上述两例患者均为老龄人,平时有糖尿病、高血压、动脉硬化,在救治中,甘露醇仅用 1 次,笔者会诊后建议用白蛋白(20 g 静滴,每 6 小时 1 次)脱水,肾功能并未受影响,各脏器恢复良好,救治成功。

8. 年轻溺水者,血液稀释低渗处理

〔案例〕徐某,男,23 岁,大学生,天津人。2005 年 9 月 23 日在游泳池发生溺水,心搏骤停 15 分钟,现场抢救后急送无锡市第四人民医院急诊科与 ICU 行进一步复苏治疗,鉴于血液稀释加用高渗性脱水剂、甘露醇 125 ml 和白蛋白 20 g+速尿 20 mg 交替脱水,并降温、升压及呼吸机支持治疗外,加用乌司他丁 40 万 U,每 6 小时 1 次,病情逐渐好转,脱机后再行高压氧舱治疗,意识迅速恢复,康复出院,半年后随访,无后遗症。

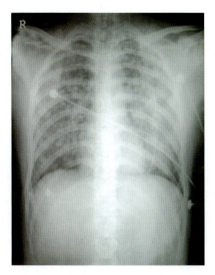

图8-1　溺水后胸片显示左肺为主的大片阴影

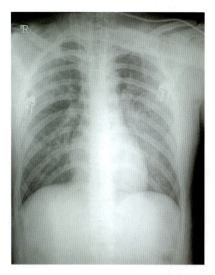

图8-2　救治后肺损伤好转

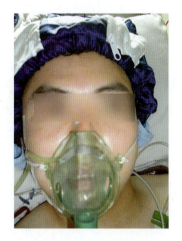

图8-3　CPR后5天

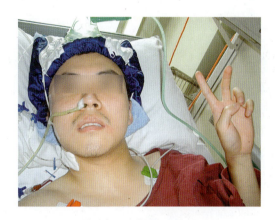

图8-4　CPR后7天

【讨论】淡水淹溺时,大量低渗性水进入呼吸道,影响通气和气体交换,水又可损伤气管、支气管、肺泡壁上皮细胞,使肺泡表面活性物减少,肺泡塌陷,阻碍气体交换,引起严重缺氧,而水通过肺毛细血管和胃肠壁黏膜迅速进入血液循环,血液被稀释,在几分钟内血液总量可增加一倍。低渗性的水又迅速渗入红细胞,使其肿胀、破裂、发生溶血,血红蛋白和钾离子大量释出,造成高血钾症和血红蛋白血症。同时,由于血液稀释,血 Na^+、Ca^{2+} 的浓度明显下降,引起血液中钾、钠离子比例改变,电解质紊乱,导致

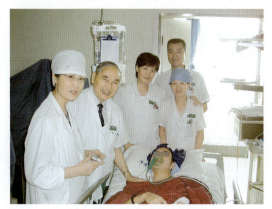

图8-5　基本痊愈

心律失常,血压降低。淡水大量进入血液,不但加重脑水肿,还会增加心肌负担,引起心力衰竭和心室颤动。循环和呼吸衰竭加重缺氧。缺氧、溶血可损害肾功能,引起血红蛋白尿,造成急性肾功能衰竭。

淡水进入肺脏,引起副交感神经系统反射性反应,使肺微血管广泛收缩,严重影响呼吸、循环功能。当淡水溺水患者心跳、呼吸恢复后,短期内有时发生凝血障碍,在血压正常、自主呼吸增强后可发生迟发性肺水肿,还可见由高钾血症转为低钾血症。

人体各种器官中,脑对缺氧最敏感,脑血管因窒息缺氧而通透性增加,发生脑水肿,颅内压增高,影响颅静脉回流,加重脑的缺氧和水肿,形成恶性循环。

此时使用大剂量白蛋白,以 20 g/次快速注入,随即给速尿等利尿剂,提高血液胶体渗透压,有利于将组织中的渗液"拉出",迅速排出体外。以往传统观念认为,白蛋白的使用会加重心负担和肺泡液体渗出,加重低氧血症,但临床上深入的探索与上述观点不完全一致,尤其在复杂手术中扩容过量、肺间质和各组织水肿、低氧血症时使用大剂量白蛋白快滴并结合静注速尿等,即使在心肺功能不全时亦可取得较佳疗效。

晚近发现乌司他丁有利于改善缺血再灌流导致的脑细胞损害,减轻脑组织水肿,这与其抗自由基,抑制脑细胞凋亡等机理有关。王珊珊等在动物实验中发现乌司他丁能明显降低复苏后 6 小时、9 小时脑组织水含量,电镜观察到能使大鼠脑神经元细胞损伤明显减轻,V-R 间隙缩小,提示乌司他丁可以通过抑制血脑屏障通透性从而减轻心肺复苏后的血管源性脑水肿。同时乌司他丁抑制 TNF-α、IL-6 过度释放,对 CPR 后组织器官有保护作用。笔者在 CPR 救治中应用乌司他丁,20 万～40 万 U,每 6 小时 1 次,甚至更大剂量(每次 100 万 U),获得裨益。

9. 电击伤心脏骤停

〔案例 1〕蒋某,女,35 岁,船工。2000 年 7 月,因雷电打击昏倒在船上,急送附近医院,后转送上海长征医院,曾用肾上腺素 1 mg,连续 2 次,心脏按压 10 分钟,心脏复跳。当时意识丧失,心率 110 次/min,血压 85/60 mmHg(11.3/8 kPa),呼吸平稳,氧饱和度 95%,皮肤多处灼伤,行 CPR 治疗,硝酸甘油、低右丹参、甘露醇(125 ml/12 h)、白蛋白(20 g)+速尿(20 mg),12 小时交替进行。两天后神志有所恢复。两周后康复出院。

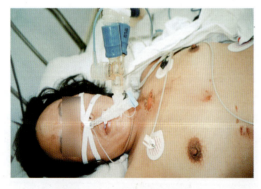

图 9-1　电击伤,CPR 昏迷

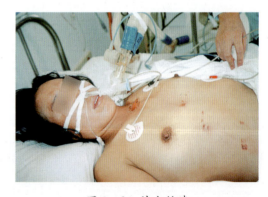

图 9-2　神志转清

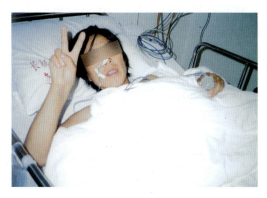

图9-3 康复中

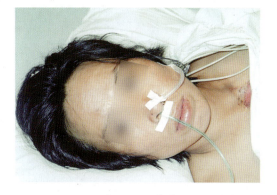

图9-4 痊愈

〔**案例2**〕李某,男,28岁,厨师。2005年9月18日,洗手后未干,取电插板时触电昏倒,当时同室员工进行心脏按压,口对口呼吸,20分钟后救护车来后急送上海武警医院。笔者会诊时,患者意识浅昏迷,瞳孔缩小,对光及疼痛反应灵敏。血压110/70 mmHg(14.6/9.3 kPa),心率100次/min,律齐,两肺呼吸音清晰,生理反射存在,巴彬斯基征可疑,有自主呼吸,但弱,需行呼吸机支持。经脱水降温、心脑细胞营养和保护的支持,逐渐恢复治愈。

【**讨论**】

● 肾上腺素的应用

按传统观念,电击伤引起的心脏骤停,心肌处于应急状态,如心搏微弱但并非室颤者,一般忌用肾上腺素。但电击引起的室颤,在具有电击复律条件下,用肾上腺素可使心肌应激性增加,使细颤转为粗大,又能兴奋窦房结,有利于消除室颤和恢复窦性心律,可以使用肾上腺素。

● 呼吸中枢兴奋剂是否应用

传统观念为促进自主呼吸的恢复,多主张用大剂量的呼吸中枢兴奋剂。在心脏骤停时使用呼吸兴奋药常无效果,而大剂量的应用,增加脑和心肌的耗氧量,结果不利于复苏。洛贝林、可拉明等呼吸兴奋剂在"指南"中均未提及,而欧美在20世纪70年代已基本弃用,故呼吸兴奋剂在复苏中在理论上和实践上几无价值。

● 电击伤现场救治问题

目前存在的争议问题是现场复苏后转移还是在救护车上边复苏边转移?

笔者意见,心脏复跳是CPR的核心,因此现场使用心脏按压,继而做人工呼吸(有条件者尽早行气管插管)常可获得理想效果,本组病例2CPR救治成功而脑无后遗症。而有主张在救护车上边挤压边运输,结果心脏按压不到位,延误脑复苏的成功。雷击闪电造成的急性呼吸中枢麻痹会引起时间较长的呼吸暂停,继发性缺氧性心脏循环衰竭,因此必须立刻长时间的人工呼吸。雷电击时有时引起单纯呼吸停止而心脏仍有搏动,此时口对口和其他形式的人工呼吸可收到很好效果,若不能使伤员口部满意张开时,可采用口对鼻法人工呼吸。

雷电击伤初期可出现不易与临床死亡相鉴别的"假死状态",故不论自主呼吸已停多久,都要立即作持久的心肺复苏,直到对脑功能损伤程度能充分作出判断为止。心肺复苏的同时,应尽快进行亚低温治疗,医疗条件有困难者行冰帽头部降温,降温持续时间长短应根据脑缺氧损害的程度而定,原则上应坚持至大脑皮层功能初步恢复为止。

10. 心脏换瓣后心搏骤停

〔案例〕 王某,女,37岁,因风湿性心脏病联合瓣膜病变,在上海长征医院行主动脉瓣和二尖瓣置换术,术后出现心低排量,血压低,心音为喀喇音,术后第二天在ICU内突然出现失常,心搏骤停,一线医生进行心脏按压,笔者发现心电图示室颤,用力拳击,立即转为窦性心律,异常的喀喇音消失,升压药停止使用,生命体征稳定,两天后转回胸外科治疗。

【讨论】

● 心脏骤停,室颤拳击的意义及优缺点

体外循环后心脏和各个器官都可发生缺血再灌流损伤,换瓣手术后,易发生机械瓣活动障碍,造成心低排量及水电解质紊乱,尤其是低钾低镁时有发生,本例发生心搏骤停,出现室颤,胸前猛烈拳击,使心脏复跳而瓣膜机械障碍也得以解决。有专家不主张复苏中使用拳击,笔者认为心脏骤停在1～2分钟内,心肌应激性良好时,拳击可以产生25 J电能,能起到除颤作用。因我国经济条件有限,医疗设备不健全,而美国等西方国家各重要交通场所和机场备有AED(自动体外除颤仪),使用方便。故不主张在CPR中拳击除颤。笔者认为此法简单有效快速,不需要任何设备就能起到一定的复苏作用,本病例安置金属机械瓣,电除颤更应慎重,故CPR中早期使用拳击,可以奏效,笔者成功病例达30例但若有除颤仪设备时还应以电除颤为主。

11. AMI猝死植物状态

〔案例〕 李某,男,53岁,某市领导。1984年5月8日,在宾馆接待外宾并参加宴会,喝酒少量,餐后洗澡时发生胸部闷痛,额冒冷汗,全身不适,伴有气急。体检:心音低钝,心电图检查发现急性前壁心肌梗死。全市专家会诊,对是否送医院抢救意见不一。上海长征医院吴玉祥教授提出,病情"来势凶猛,不宜搬动"。此时突然发生心室颤动,心搏骤停,经心脏按压和药物救治等,25分钟后心脏复跳。以往检查血脂和血黏稠度偏高,笔者担任抢救组长,考虑由于心脏停跳时间太长,脑损害严重,可能难以恢复,建议医生和护士及患者一起进高压氧舱抢救,专家们认为风险太大,此方案难以实现;结果,复苏抢救成功,但大脑皮层功能无法恢复,呈"永久性植物状态",患者于8年后因肺部感染而死亡。

【讨论】

● 脑功能保护措施

在CPR中许多环节要把握好,一旦出现处理不当,最后造成脑损害不可逆,笔者从临床的实践中总结了CPR的经验和教训,提出CPR心肺复苏中应忌讳的几个问题。

(1)忌高热 体温每升高1度,脑的代谢增加8%,耗氧量增加15%,故"指南"中亦强调亚低温(33～36℃)治疗,Takasu结论是:心脏骤停后早期高温与脑死亡有关。

（2）忌抽搐　CPR后抽搐，尤其是强直-阵挛性抽搐和抽搐持续状态会使脑代谢增加300%～400%，加重脑缺氧、脑水肿，进一步损害脑细胞。

（3）忌高渗　水盐代谢主要受下丘脑-垂体后叶下属肾素-血管紧张肽-醛固酮系统和抗利尿激素（ADH）来调控，而ADH由下丘脑的视黄核和室旁核神经元合成，运送至神经垂体释放，以提高肾远曲小管和集合管上皮细胞对水通透性的改善，增加重吸收量，减少尿量，调节晶体渗透压。CPR后由于缺血和再灌注导致上述系统功能紊乱，醛固酮合成与分泌上调，肾小管对 Na^+ 和 Cl^- 主动重吸收加强，K^+ 排出增加，造成高血钠、高血氯和低血钾。又由于CPR后交感神经兴奋，儿茶酚胺分泌增多，肾上腺功能亢进，胰岛分泌减弱及糖皮质激素的应用，临床上出现高血糖，使机体内环境呈现高渗状态（高糖、高钠、高氯）。此时继续使用渗透性利尿剂20%甘露醇脱水，是"火上加油"，"雪上加霜"的治疗方法，易再次发生心脏骤停。

处理：采用5%等渗葡萄糖、加大胰岛腺素剂量，并补充氯化钾、硫酸镁和胃肠道补水，使高渗状态逐步下降，有条件可行CRRT，同时行适当脱水治疗。有人提出静脉输注蒸馏水，这是非常危险的措施，会导致颅内渗透压骤降，血细胞溶解，内环境不稳定等变化，临床已有血的教训。

（4）忌脑水肿反跳　从基础研究和临床实践观察发现，在CPR中应每6小时进行一次高渗性脱水，否则会出现脑水肿反跳。由于甘露醇用量大、时间长，会造成急性肾功能衰竭（ARF），少尿无尿屡见不鲜。CPR救治中防治脑水肿反跳采用20%甘露醇125 ml和白蛋白20 g，15分钟快速滴完，紧接着以速尿20～40 mg静注，每6小时1次，交叉进行。在3～5天脑水肿缓解后，可将甘露醇改为甘油果糖，以防止ARF的发生。

（5）忌自由基损伤　CPR救治中由于脑缺血，再灌注后产生氧自由基，对脑组织损伤必然存在，晚近发现多种水解酶抑制剂乌司他丁（UTI）具有抑制钙内流和自由基释放，并能下调内皮细胞黏附分子表达，改善白细胞附着血管壁所引发的毛细血管堵塞和血管通透性增加，有利于改善脑细胞损害，减轻脑组织水肿。Yano报道，UTI对脑缺血再灌流损害有保护作用；张华芳等提出这与抗自由基抑制脑细胞凋亡有关；黄唯佳等认为，UTI可抑制 TNF-α、IL-6过度释放，增加具有抗炎作用的IL-10释放，对CPR后组织器官有保护作用；Abe等报道UTI能抑制神经细胞延迟死亡。

（6）忌低血氧　由于心搏骤停，脑呈弥漫性缺氧，尤其大脑皮层经不起缺氧打击。正常温度下循环突然停止10～20秒，脑内葡萄糖和ATP贮备耗竭，15秒意识丧失，3～5分钟细胞膜泵停止工作。脑再氧合作用需要恢复有效能量供给。作者建议，在给适当氧浓度时，同时加用PEEP，使 $PaO_2 > 100$ mmHg（13.3 kPa），临床可取得更佳疗效。

表11-1　吸氧浓度对脑神经功能恢复的影响

影响结果	21%～30%氧	100%纯氧	P值
总皮质脑磷脂量（mg）	1.7±0.1	3.12±0.78	<0.05
神经缺陷评分	45.1±3.6	58.3±3.8	<0.05

高压氧在脑复苏中的意义是当代最积极、最有效、最合理的治疗方法。作者尝试在血压、心率、体温稳定下，家属理解配合下，采用简易呼吸囊或气压式呼吸机在高压氧舱行人工呼吸，在医护人员或家属的监护陪伴下，防止窒息、血压下降和心搏骤停，使一部分认为脑损害无希望病例获得挽救，减少致残率。

（7）忌低灌注　由于心脏停搏后中性粒细胞和吞噬细胞聚集阻塞毛细血管，释放自由基，使已肿胀呈球状的血管内皮细胞进一步受损害，造成毛细血管无血流状态，这是脑损害主要机理之一。美国复苏指南中强调纳洛酮在 CPR 后脑保护应用。

（8）忌脏器损害　CPR 后心肺肝肾等脏器因缺血再灌注损害易发生功能障碍，又因采用大剂量胃酸抑制剂、糖皮质激素可出现应激性溃疡出血、高血糖、免疫功能低下、菌群失调、肠源性感染，从而引发高热、高代谢、高分解，加之细菌毒素、炎性介质、细胞因子等作用，往往造成多器官功能障碍综合征（MODS），加重脑损害。笔者在基础动物实验研究和临床观察中发现，生长激素具有保护脑细胞和减少脑细胞凋亡等作用，有利于脑复苏，同时促进各脏器组织修复、功能改善，防治复苏后多器官功能障碍综合征（MODS）发生。

12. 中年猝死死因不明，开胸按压证实为急性心肌梗死（AMI）

〔案例〕李某，男，52 岁，干部。于 1997 年 4 月 25 日下午，在家与朋友一起打麻将，自觉胸闷，全身不适，去卫生间时突然昏倒在地，急送上海长征医院。检查神智清楚，心音正常，律齐，但血压 70/50 mmHg（9.33/6.67 kPa），心电图无异常发现，休克原因不明，对升压药反应不理想，值班医生考虑为急性心肌梗死，但心电图正常，无法确定，转又考虑是否是感染性休克，行扩容输血等治疗。笔者检查后，认为中年男性打麻将时情绪激动，诱发休克，应考虑心源性休克，建议控制输液，按急性心梗处理。但病情急剧恶化，与家属谈话时，心脏发生停跳，CPR 药物治疗无反应，征得家属同意，行开胸按压，发现左心室苍白，无跳动，而右心室色红润，跳动良好，证实 AMI。

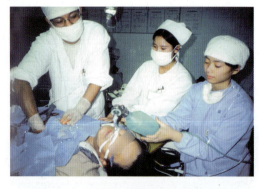

图 12-1　CPR，器官插管，球囊挤压

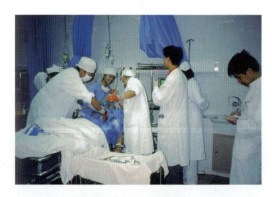

图 12-2　抢救中

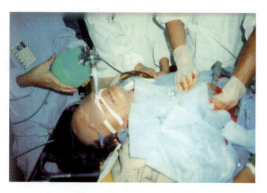

图 12-3 开胸心脏按压

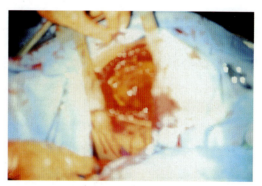

图 12-4 开胸发现左室苍白无跳动，右室红润有跳动，证实 AMI

【讨论】流行病学调查和临床观察已注意到某些因素与冠心病的发生相关,多数认为高血压、吸烟、高血脂是三项最主要的易患因素,其次是糖尿病、肥胖、缺少体力活动、冠心病家族史及 A 型性格。高胆固醇血症＞6.86 mmol/L 者,发生冠心病机会为 4.85 mmol/L 者的 4 倍,收缩压(SBP)＞175 mmHg(23.28 kPa)者,其冠心病死亡率为 ＜125 mmHg(16.63 kPa)者的 8 倍,有家族史、年龄小于 60 岁、有吸烟、糖尿病、高血压、高胆固醇血症者死于冠心病的危险为无上述者的 18 倍。

13. 突然全身无力,不典型的急性心肌梗死

〔案例〕李某,男,49 岁,军队干部。于 1978 年 5 月在福建某地招待所时,突然感觉下肢无力,全身不适,自认要加强锻炼,反复爬行四层楼来回 3 次,摔倒在地,急送医院。经检查,明确急性前壁心肌梗死。后因心源性休克,心力衰竭而死亡。

【讨论】

● 不典型心肌梗死的临床表现

心梗常见先兆表现为突然发生或出现较以往更剧烈而频繁的心绞痛,心绞痛持续时间较以往长,诱因不明显,硝酸甘油疗效差;心绞痛发作时间伴有恶心、呕吐、大汗、心动过缓、急性心功能不全、严重心律失常或血压有较大波动,早期血压有时升高,都有可能是心肌梗死的先兆。心电图显示 ST 段一时性明显抬高或压低,T 波倒置或增高,更应警惕近期内发生心肌梗死的可能。其症状如下。

(1)疼痛 可发生于安静或睡眠时,疼痛程度较重,范围较广,持续时间可长达数小时或数天,休息或含用硝酸甘油片多不能缓解,患者常烦躁不安、出汗、恐惧,有濒死之感。部位不典型,如位于上腹部,常被误认为胃溃疡穿孔或急性胰腺炎、胆囊炎等急腹症;位于下颌或颈部,常被误认为骨关节病。部分无疼痛,多为糖尿病老年患者,开始表现为休克或急性心力衰竭。

(2)全身症状 主要是发热,伴有心动过速、白细胞增高和红细胞沉降率增快等。

(3)胃肠道症状 约 1/3 患者有腹部疼痛,发病早期有恶心、呕吐和上腹腹痛,与迷走神经受坏死心肌刺激和心排血量降低组织灌注不足等有关;肠胀气也不少见;重症者

可发生呃逆。

（4）心律失常　以室性心律失常为最多，下壁（隔面）心肌梗死易发生房室传导阻滞，是供血给房室结的右冠状动脉阻塞所致，前壁心肌梗死发生房室传导阻滞时，往往是多个束支同时发生传导阻滞的结果，其阻滞部位在房室束以下处，说明梗死范围广泛，且常伴有休克或心力衰竭。

（5）低血压和休克　血压为 80 mmHg(10.7 kPa)，患者烦躁不安、面色苍白、皮肤湿冷、脉细而快、大汗淋漓、尿量减少（<20 ml/h）、神志迟钝甚至昏厥者则为休克的表现。

（6）心力衰竭　主要是急性左心衰竭。右心室心肌梗死者，开始即可出现右心衰竭的表现。

体征有心尖区第一心音减弱，可出现第三或第四心音奔马律。约 10%～20% 患者在发病后 2～3 天出现心包摩擦音，二尖瓣乳头肌功能失调者，心尖区可出现粗糙的收缩期杂音；发生心室间隔穿孔者，胸骨左下缘出现响亮的收缩期杂音。

14. CPR中生长激素的作用

〔案例〕李某，女，78岁，2002年9月，因反复胸闷气急来上海长征医院急诊，心脏发生停跳4次，入ICU治疗。当时神志昏迷，瞳孔对光反应迟钝，自主呼吸弱，临床考虑冠心病并发毁损肺（年轻时患有肺结核，左肺无功能，为毁损肺），病情难以恢复，后加用生长激素，降温脱水等综合治疗，意外地苏醒过来。

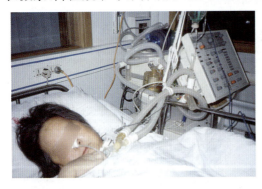

图 14-1　心脏骤停（4次）CPR后

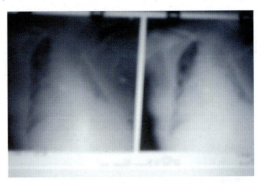

图 14-2　左肺毁损肺

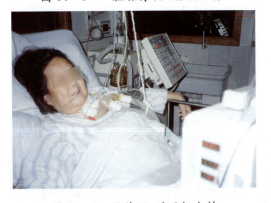

图 14-3　人苏醒，呼吸机支持

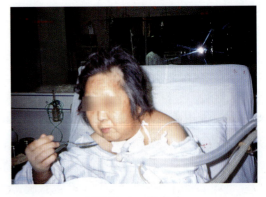

图 14-4　康复中

【讨论】该病例的治疗除常规药物外,加用了生长激素,生长激素可减少脑细胞的凋亡和保护脑细胞不受自由基和细胞的炎性介质损害。心跳骤停是一种严重的应激状态,患者出现蛋白质分解加剧、合成减少,表现为严重负氮平衡。对该类严重应激状态的营养支持虽然可以提供足量的代谢底物,却不能抑制蛋白质分解代谢和纠正负氮平衡。有研究表明,生长激素可促进蛋白质合成。患者复苏后使用生长激素可以增强机体对营养底物的充分利用,促进蛋白质的合成,较早地纠正负氮平衡,增强抵抗力,有利于脑功能的恢复。

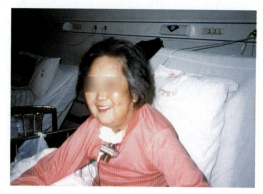

图 14-5 痊愈出院

复。笔者的研究生从动物实验中发现生长激素具有保护脑细胞、减少脑细胞凋亡等功效。故建议在 CPR 中可加用生长激素。

15. 急性心肌梗死的非手术治疗

〔案例〕周某,男,76 岁,于 2003 年 3 月突发心绞痛,急诊心音听不清,血压测不到,行 CPR 成功,确诊急性下壁心肌梗死,住上海长征医院 ICU。立即采用尿激酶溶栓加用低分子肝素抗凝、低分子右旋糖酐、丹参及消心痛等治疗,病情稳定,康复出院。

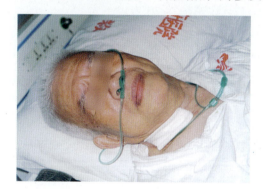

图 15-1 AMI 尿激酶溶栓,低分子肝素抗凝治疗

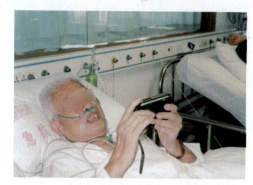

图 15-2 冠状动脉再通,心功能有恢复

【讨论】

● 溶栓和抗凝的指征与支架治疗的关系

急性心肌梗死(AMI)的治疗晚近都采用冠状动脉造影后立即安放支架,常可取得快速理想的效果,而冠脉搭桥因创伤大,并发症多,大多基层医院无法开展此项工作,为此,传统的溶栓抗凝扩冠治疗仍属于普及应用,一旦 AMI 发生,6 小时甚至 12 小时开展溶栓治疗,

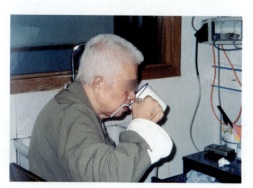

图 15-3 康复中

可取得较理想的疗效,但注意溶栓疗法的并发症:① 皮肤及各个脏器的出血;② 心肌梗死时冠状动脉堵塞,溶栓后冠状动脉可开通,出现缺血再灌流损伤,造成心肌功能受损,各种严重心律失常的出现,不注意监测与治疗,也可造成死亡,应予以重视;③ 溶栓抗凝治疗注意剂量的掌握和出凝血机制的监测,一旦过量,应停止用药和对抗疗法。

16. 高龄心肌梗死者尿激酶和肝素的治疗

〔案例〕吴某,男,92 岁,因胸闷胸痛不适入住上海长征医院 ICU,经检查发现急性下壁心肌梗死,心搏骤停,行 CPR 成功。由于患者高龄,是否用溶栓抗凝治疗有争议。笔者认为患者平时身体健康,心、肺、肝、肾功能尚可,采用半量的尿激酶溶栓后,继用半量低分子肝素,在严密监视下使用,终于获得成功。

【讨论】高龄心肌梗死的患者是否用溶栓抗凝治疗?

● 溶栓药物的作用机制

溶栓药物属纤维蛋白溶解酶原(纤溶酶原)激活剂,激活血栓中纤溶酶原,使其转变为纤溶酶,然后再降解纤维蛋白成为纤维蛋白裂解产物(FDP),从而溶解冠状动脉内的新鲜血栓,但同时亦激活血液内的纤溶系统,致"全身溶解状态"而引起出血倾向。

● 溶栓的指征及禁忌证

指征:① 持续性胸痛超过 30 分钟,含服硝酸甘油片症状不能缓解;② 相邻两个或更多导联 ST 段抬高>2 mV;③ 发病 6 小时以内者。若超过 6 小时,患者仍有胸痛,并且 ST 段抬高导联有 R 波者,也可以考虑溶栓治疗;④ 年龄在 70 岁以下者。

禁忌证:① 近期(14 天内)有活动性出血(胃肠道溃疡出血、咯血、痔疮出血等)、做过外科手术、活体组织检查、心肺复苏术后(体外心脏按压、心内注射、气管插管)、不能实施压迫的血管穿刺,以及外伤史者;② 高血压患者血压>180/110 mmHg(24/14.7 kPa),或不能排除主动脉夹层分离者;③ 有出血性脑血管意外史,或半年内有缺血性脑血管意外(包括 TIA)史者;④ 对扩容和升压药无反应的休克;⑤ 妊娠、感染性心内膜炎、二尖瓣病变合并心房颤动且高度怀疑左心房内有血栓者;⑥ 糖尿病合并视网膜病变者;⑦ 出血性疾病或有出血倾向者,严重的肝肾功能障碍及进展性疾病(如恶性肿瘤)者。

本例为 92 岁高龄患者,发生心肌梗死"指南"中的规定年龄超过 70 岁一般不主张溶栓治疗,害怕发生脑和各脏器的出血,故溶栓治疗应十分谨慎。本例患者因心肌梗死发现早,体质较好,笔者考虑谨慎溶栓抗凝,其剂量为常规的一半,获得成功。目前不少学者也主张溶栓和抗凝的指征应适当放宽。

17. 急性心肌梗死误诊为外伤性癫痫,心脏起搏成功

〔案例〕周某,男,79 岁,于 2002 年 10 月 2 日散步时突然晕厥,四肢抽动,急送当地医院,误认为外伤性癫痫发作,实际为心搏骤停阿-斯综合征。心脏复跳后急送上海长征医院急救科,诊断为急性心梗,心搏骤停(10 分钟),进行溶栓治疗,尿激酶 50 万 U 静脉注射而后 100 万单位微泵注入,出现Ⅲ度房室传导阻滞,长间歇长达 5 分钟,即行心内膜

临时起搏,效果良好,此外行扩冠、活血、化瘀等治疗,病情取得稳定,抢救成功。

【讨论】

● 急性心肌梗死起搏器的应用原则

急性心肌梗死的救治,除冠状动脉安放支架和冠状动脉搭桥溶栓抗凝外,临床上应掌握两个原则:① 尽量增加心肌的供氧量;② 尽可能减少心肌的耗氧量。AMI 出现Ⅲ度房室阻滞,心室自搏心律,心律很慢,常在 40 次/min 以下,由于心室内缺乏迷走神经纤维,故阿托品提高心率常无效,而异丙基肾上腺素虽可提高心率,但增加心肌耗氧量,故此时要提高心室率最合理的方法是采用心内膜心脏起搏,常能取得满意的效果。本例患者采用临时心内膜起搏,取得成功。此外,在 AMI 患者发生呼吸困难、低氧血症时,采用呼吸兴奋剂(洛贝林、可拉明等)以刺激呼吸中枢改善呼吸,这是违背减少心肌耗氧量宗旨的,但这在 AMI 治疗中则不认同。

18. 糖尿病肾病足趾坏死

〔案例〕范某,女,68 岁,糖尿病 30 年,高血压 22 年,血糖控制不理想,本次发病因饮食过多,自觉尿量减少,全身不适,于1999 年 3 月入上海长征医院急救科。经检查血糖 11.3 mmol/L,尿酮体 ++,血压160/110 mmHg(21.3/14.7 kPa),心电图ST-T 波改变,提示心肌缺血,发现上下肢的

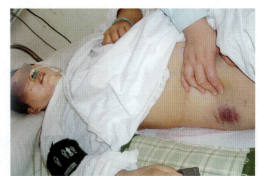

图 18-1 皮肤淤血性紫癜

趾端变黑,为糖尿病毛细管病变而堵塞坏死。经肝素及活血化瘀治疗,趾端颜色未能改善,鉴于尿量少,肌酐尿素氮升高,行 CRRT,病情未能控制。病情恶化,自动出院后死亡。

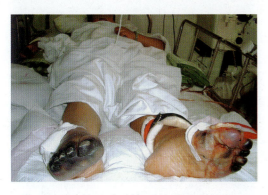

图 18-2 糖尿病并发下肢脚趾干性坏死

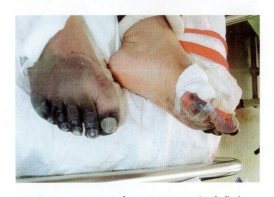

图 18-3 下肢脚趾干性坏死合并感染

【讨论】

● 糖尿病的血管并发症

糖尿病患者死亡原因 70% 以上为心血管病变,基本病理为动脉硬化及微血管病变。微血管病变机理包括多种因素,如血液流变学改变,高灌注,高滤过,微血管肌膜增厚,血液黏稠度增高,凝血机制异常,微循环障碍以及近年来对多种血浆和组织蛋白发生非酶

糖化,如糖化血红蛋白 HbAlc,糖化脂蛋白,糖化胶原蛋白,自由基产生增多,最后导致糖化终末产物(AGE)的积聚。组织损伤和缺氧等有密切关系。本例为老年糖尿病患者,由于血糖控制不佳,造成微血管的病变,易发生周围(尤其是下肢)皮肤坏死,又并发感染,结果采用截肢处理。此外应注意糖尿病心血管自主神经病变和高血压以及动脉硬化性心脏病变。有学者提出糖尿病心肌病的概念,其特点有心力衰竭伴有心源性休克,病理解剖未发现心肌梗死,而是广泛心肌病变(灶性坏死),糖尿病可能与心肌内微血管病变有关。

19. CPR 后消化道毛细血管渗漏

〔案例〕金某,女,78 岁,近 3 天有眩晕感,到上海长征医院做头颅 CT 时突然心搏停跳(10 分钟),考虑脑干梗塞,行 CPR 后转入 ICU 病房。3 天后腹部膨隆,解清水样大便,其量高达 6 000 ml/d,护士从肛门安置带气囊导尿管,插入直肠充气后清水样大便从管内流出,此现象考虑心脏停跳后缺血缺氧再灌流损伤,造成肠道渗漏,使大量水分流出肠道。采用大剂量白蛋白加速尿和肠道的微生态制剂及生长激素等治疗。逐渐好转,痊愈出院。

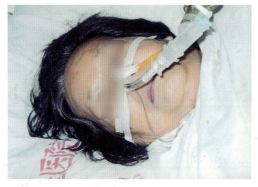

图 19-1 诊断脑梗塞,行 CPR 治疗

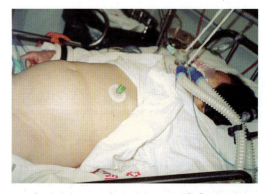

图 19-2 消化道毛细血管渗漏,解稀水便,腹膨隆

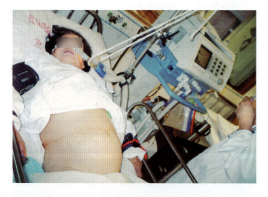

图 19-3 大剂量白蛋白加速利尿,肠道微生态制剂及生长激素治疗

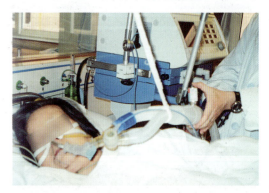

图 19-4 有创通气,并气道内给药

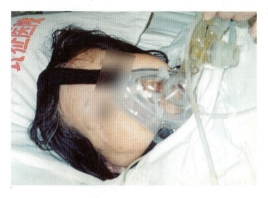

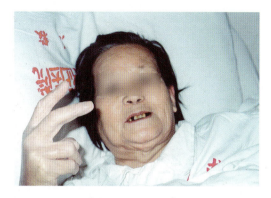

图 19-5 改有创通气为无创通气,胃管由　　　图 19-6 救治成功
　　　 面罩下孔引流,行胃肠减压

　　【讨论】CPR 后为什么有大量水分从肠道排出?该病例突出表现是心肺复苏后而肠道水分每日排出量高达 6 000 ml,呈清水样,此种现象临床上甚为少见,其机理不十分清楚。笔者认为可能与脑,尤其下丘脑的损害有关,出现植物神经功能紊乱,肠道毛细血管出现渗漏,造成大量水分从消化道排出,随着脑功能的恢复及对症处理,前后不到一周,此种现象迅速消失。其原因有待临床进一步探索。

20. 真菌性"粟粒样汗疱疹"

　　〔案例〕张某,女,46 岁,感冒后头痛昏迷抽搐。入上海长征医院疑阿-斯综合征,经检查,确诊为病毒性脑炎。原有预激症候群(WPW),本次诱发室上速 180～200 次/min,经异搏停、心律平、胺碘酮等治疗无效,同步电击两次失败,超速抑制未成功后改用艾司洛尔 2 mg,静脉注射,后继续应用 8 mg 加 5% 葡萄糖 50 ml,微泵注射,3 天总量达140 mg(70 支),室上速终于控制。而后出现真菌血症(血尿培养出白色念珠菌),皮肤(胸腹)均有"粟粒样汗疱疹(简称真菌性皮疹)",此乃为我科首先发现的真菌血症表现的佐证。

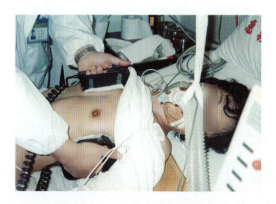

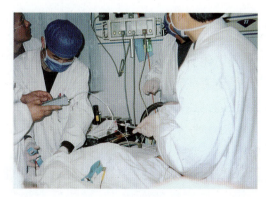

图 20-1 同步电击两次失败　　　　　　图 20-2 超速抑制失败

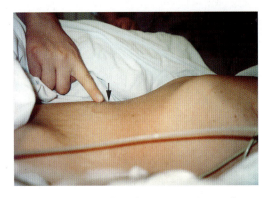
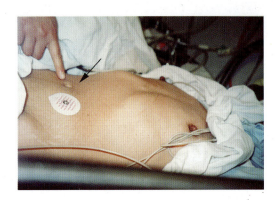

图 20-3　真菌脓毒症,粟粒样汗疱疹　　　　图 20-4　真菌脓毒症,粟粒样汗疱疹

【讨论】

● 对真菌性"粟米样汗疱疹"的认识

深部真菌病早期常无特征性的改变,一旦出现真菌严重感染,甚至于脓毒症,死亡率很高。我科俞康龙教授经多年的临床观察,发现 ICU 中的真菌病,胸腹部的皮肤常可出现粟粒样的透明汗疱疹。1992 年提出"真菌性粟米样汗疱疹"的概念。而美国 20 世纪 90 年代末亦曾发表真菌感染皮肤可出现汗疱疹的报道,与我们的观察是一致的。粟粒样汗疱疹的特点是成片地出现、形状比粟粒小、透明、压之不退色,且高出皮肤,容易被漏诊,需仔细观察。

21. 颈内静脉穿刺造成胸腔大出血而死亡

〔案例〕李某,女,35 岁,患慢性肾炎尿毒症,于 2003 年 5 月在上海某院行颈内静脉置管时穿刺管顺利进入,插入 12 cm 时回抽血液,继续前进 2 cm 又回抽,无血液,后退可抽出暗红色血液,前进又无血液,如此反复 3 次,固定好插管,半小时后患者突然烦躁不安,血压下降至 60/40 mmHg(8/5.33 kPa),心率 130～150 次/min,胸腔穿刺,抽出暗红色血液,确定为胸腔内大出血,请胸外科紧急会诊,未敢紧急手术,虽大量输液输血,未能维持血压,结果死亡。笔者会诊时心脏已停跳 50 分钟,瞳孔散大固定,无对光反应,一切反射消失,对 CPR 药物无反应,已无复苏成功的希望。

【讨论】该病例由于慢性尿毒症,血管壁脆性很大,缺乏韧性,一旦穿破不能自行闭合,操作者缺乏经验,穿刺进入 12 cm 时没有血液抽出,提示针头穿破血管进入胸腔,而后退又有血液,更提示针头在血管内,如此反复的 3 次,将血管壁的穿孔进一步地扩大,造成活动性大出血休克,心搏骤停死亡。一旦发现,应果断紧急开胸手术,还有挽救希望。

文献报道深静脉穿刺操作不慎和管理不当常会引起并发症,如局部血肿、气胸、血气胸、空气栓塞、局部水肿、导管感染和深静脉血栓形成等。其常见产生原因分析如下:① 颈内静脉置管时可能用力过大而损伤静脉壁和胸膜刺入胸腔;② 因局部解剖关系不够熟悉,穿刺过程中误伤动脉;③ 在同一部位反复穿刺,因反复穿刺易引起动脉穿透伤或撕裂伤,动脉血因压力差而渗入组织引起血肿,严重者,导致血肿迅速肿大压迫气管引起窒息。有报道,穿刺颈内静脉置管时误伤动脉的机会可高达8.5%～23%。

因此必须认识到:① 深静脉穿刺置管不是一般性的操作,必须由较好的解剖知识和经验丰富的操作者进行操作,初学者不能单独进行操作,必须在老师指导下进行。而本例操作医生缺乏穿刺技术和经验。② 深静脉穿刺前必须要测出凝血时间和血小板计数,如凝血酶原时间较长,血小板低于正常,或患有血友病,不宜穿刺。笔者1984年安装永久性起搏器时,渗血不止,逐步形成大血肿,进一步检查发现为一血友病患者。③ 禁忌同一部位反复多次穿刺,以避免损伤周围血管,出现严重并发症。④ 要加强插管后的监护,每次输液(输血)时必须用注射器回抽置管,检查是否通畅,排除其他因素后方可使用;输液或输血时发现体征或症状异常时应及时全面检查,认真分析原因,及时采取有效的措施。⑤ 深静脉穿刺置管时,不论成功与否,拔去穿刺针时,应局部加压止血10～15分钟,避免血肿形成。⑥ 为预防置管感染,应强调采取各种无菌技术来减少并发症。

22. 胸部创伤,心搏骤停,开胸按压成功

〔案例〕吴某,男,36岁,1995年4月,在上海市某工地施工时被大水泥块压到胸部,造成肋骨多根多处骨折,血气胸。急送长征医院急救部,在抢救过程中,心脏突然停跳,有临床医生要做心脏按压复苏,笔者提出"肋骨严重多根多处骨折,能按压吗?"立即行开胸按压,获得成功。

【讨论】我国急诊科的医生大多为内科医生,在CPR中,行开胸按压者甚少,尤其在多发伤、肋骨骨折及心包填塞等情况下行胸外按压,常促使患者死亡。笔者开胸按压将近50例,成功的虽少,但由于开胸时机未把握好适应证,常失去开胸时机,急诊医生不会开胸按压,常请胸外科医生来做,结果延误了抢救时间,失去了心肺复苏的时机,开胸按压不但是为救治患者,对不明原因的出事者也能明确诊断,比如是否有心肌梗死、肺纤维化等。

心搏骤停后,血液循环停止,患者处于临床死亡阶段,其病理生理改变是可逆的。因此,在生命极限内采取积极有效的急救措施还是可能复苏的,心脏按压是必须的且确切有效的。目前,胸外按压因其简单有效,已被临床普遍应用,但因其疗效常因操作技术和按压条件而受限。晚近不少学者又提出在复苏过程中尽早施行开胸胸内按压,可更直接有效地按压心脏,同时在直视下,可向心腔内注射药物,其疗效确切可靠,效果明显优于胸外按压。因此,在创伤等情况下,开胸心脏按压对急救是有价值的。适用于:① 胸外按压无效者;② 因胸廓畸形不能胸外按压者,如漏斗胸、脊柱畸形等;③ 胸部严重创伤,多根、多处肋骨骨折,连枷胸;④ 心脏伤或胸部挤压伤致急性心包填塞;⑤ 张力性气胸;⑥ 心脏外科手术后心搏骤停者。

23. 冠心病安装起搏器

〔案例〕张某,女,74岁,农民,常州人。于2006年8月19日上午,在家炒瓜子时突

然摔倒,神志模糊,头皮软组织撕裂。既往有病窦综合征和心衰病史,于入院前半年安装心脏起搏器。发病数分钟后自行清醒,并自行外出叫人将其送至当地卫生院,行两次CT检查,提示颅内有少量出血,后转送至常州市武进人民医院,再次出现意识丧失,瞳孔散大,脉搏未触及,予胸外按压后神志转清,即送至脑外科,入院诊断为脑挫裂伤。半小时后再次出现室颤、意识丧失、心搏呼吸骤停,予以紧急气管插管,胸外按压,予以胸前区拳击后恢复窦性心律,并转至心内科治疗。给予可达龙26 mg/h,静脉泵入,多巴胺维持血压,当晚再次出现呼吸、心搏骤停,予以心肺复苏术,起搏心率调至90次/min后转至ICU救治,后神志转清,并给予进一步CPR治疗;小剂量硝酸甘油静脉滴入改善冠状动脉供血,可达龙静滴减量,并改用胺碘酮0.2 g,每8小时1次,胃管注射,乌司他丁120万U,每天1次,静脉泵入保护多脏器功能,TPN营养支持,必存(依达拉奉)3支,每12小时1次;床边胸片心影明显扩大,心脏彩色超声波显示全心扩大,左房室增大为著、中度二尖瓣关闭不全、三尖瓣关闭不全、主动脉瓣关闭不全,患者入ICU后病情逐渐好转,生命体征平稳,于8月23日停用呼吸机,拔除气管插管,虽安装起搏器,但仍心搏骤停4次,救治成功,于8月25日转回心内科继续康复治疗。

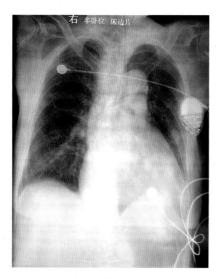

图 23-1 肺感染(8月20日)
心脏起搏器术后心影增大,两肺纹增多,
左下肺炎症,左侧胸腔少量积液

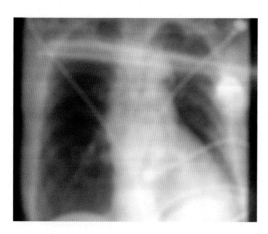

图 23-2 心脏扩大(8月21日)
心脏起搏器安装术后,心影增大,
左下肺炎症,左侧胸腔可能有少量积液

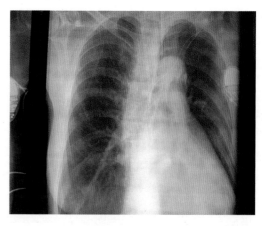

图 23-3 发病前心脏扩大(8月22日)
心脏起搏器安装术后,心影增大,
左下肺炎症,左侧胸腔可能有少量积液

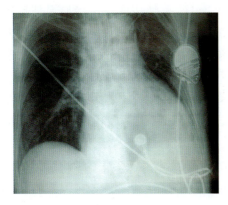

图 23-4 拔除气管插管后，胸片显示
心影增大，炎症改善(8月24日)

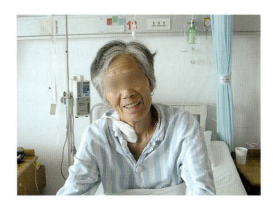

图 23-5 CPR 后 3 周

24. 家族性心肌病，心搏骤停 66 分钟复苏成功

〔案例〕费某，男，45 岁，在家睡眠时两次突然鼾音消失、呼吸停止，家属按人中后苏
醒，经 ICU 严密监测，发现后半夜心律减慢
至 30 次以下，后行心脏电生理检查，发现窦
房结出现功能障碍，决定行埋藏式起搏器治
疗，准备安装前，上午 10 时，患者心脏突然
停跳，心电图持续室颤，6 次除颤均未成功，
肾上腺素总量达 29 mg，均未能转复，66 分
钟持续心外按压，突然转为室上速，加用可
达龙 15 mg 静注，并将可达龙 450 mg 加入
250 ml 葡萄糖中滴注，CPR 后 12 小时才转
为窦性心律，然后进行降温、脱水等治疗，两
天后患者奇迹般苏醒。

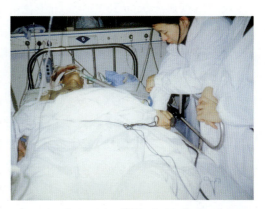

图 24-1 CPR 后 24 小时

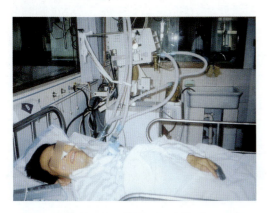

图 24-2 CPR 后 48 小时

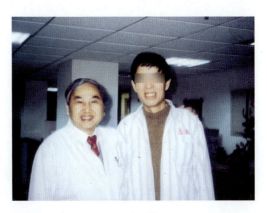

图 24-3 CPR 后 1 周

【讨论】本病例心脏持续停跳 66 分钟,为何苏醒快、无脑功能障碍等后遗症? 总结经验:① 在 ICU 病房白天发病,发现早,心搏停跳立即采用气管插管、心外按压、肾上腺素等复苏措施;② 肾上腺素的用量高达 29 mg,超过"指南"用量,笔者意见在 CPR 中,既要按照"指南"用药,也要结合具体情况,实行"个体化治疗",才能提高抢救成功率;③ 心外按压的有效指标:按压方法要得当,股动脉能触及搏动;④ 在按压过程中,仍应该使用 NaHCO₃、升压药、糖皮质激素等治疗;⑤ 患者平时身体健康者,突然猝死,在 CPR 过程中,救治时间可延长,力度加大,不要轻易放弃。

25. 麻醉意外心搏骤停,大剂量肾上腺素(108 mg)救治成功

〔案例〕李某,男,53 岁,电镀厂工人。于 2006 年 7 月 25 日 16 时 22 分不慎左膝部接触浓硝酸后肢体麻木半小时入浙江嘉兴武警医院烧伤科。10 余年前服用安乃近后,出现风团、皮肤瘙痒,无青霉素等药物和食物过敏史。入院查体,血压心肺腹均未见明显异常。左膝部肿胀,可见 12 cm×5 cm 的创面呈蜡黄色,无水疱及触痛,表面见树枝状血管影,诊断为烧伤(浓硝酸)深Ⅲ度瘢痕。

入院后查血小板为 $38×10^9$ /L;生化常规示 ALT 102 U/L,AST 75 U/L。由于患者血常规显示血小板较低,拟在 7 月 28 日全麻下行左下肢切痂+异种皮覆盖术。在 12 点 15 分开始按顺序静脉缓慢推入咪唑安定、卡肌宁后,再静脉缓慢注射丙泊酚时,患者突然出现烦躁不安、心率加快、血压迅速下降、结膜充血,双下肢出现花斑样皮疹,心电监护出现室性早搏,考虑过敏性休克,立即给予肾上腺素、麻黄素以及地塞米松静脉注射,同时气管插管、麻醉机辅助呼吸。很快心电出现心室颤动,于 12 点 20 分心脏停搏,立即予以电击除颤,胸外心脏按压,分别静脉注射肾上腺素、地塞米松、异丙肾上腺素、去甲肾上腺素、葡萄糖酸钙,半小时后安装心内起搏器。期间电除颤 4 次,每次可见窦性心律出现,维持数秒钟,又出现心室停搏。持续胸外心脏按压,多次出现短暂的窦性心律。胸外心脏按压时可触及大动脉搏动,使用大剂量肾上腺素,总量达 108 mg,持续按压 90 分钟后出现窦性心律,心率维持在 100 次/min,血压维持在 104/60 mmHg(13.9/8.00 kPa),氧饱和度 99%~100%。于 15 时转 ICU。深昏迷状态,Glasgow's 评分 3 分,双侧瞳孔散大、固定,对光反射消失,两肺可闻及少量干性啰音,心率 125 次/min,律齐。生化常规显示 GLU 为 38.5 mmol/L,CK 为 331 U/L,CK-MB 为 109 U/L,K^+ 为 2.86 mmol/L。给予静脉泵入氯化钾,人血白蛋白 40 g、血浆 400 ml 扩容,多巴胺、多巴酚丁胺、肾上腺素血管活性药物持续泵入,第一天给甲基强的松龙共 480 mg,乌司他丁 40 万 U 静脉注射,纳洛酮促醒,甘露醇白蛋白速尿脱水降颅压,并给降温毯及冰帽头部降温等措施保护脑细胞。7 月 29 日 8 时患者神志转清,与之对答,能以点头、动手指等肢体语言表达,生命体征平稳。CPR 后 30 小时试停呼吸机辅助通气,40 小时神志完全转清,拔气管插管,自行排尿。8 月 3 日病情稳定,转出 ICU。于 2006 年 8 月 10 日在腰麻下行左下肢切痂+异种皮覆盖术,手术顺利,心肺无异常表现。术后 11 天,病情稳定,脑和各脏器功能恢复正常,无后遗症,痊愈出院。

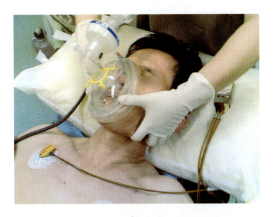
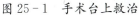

图25-1　手术台上救治

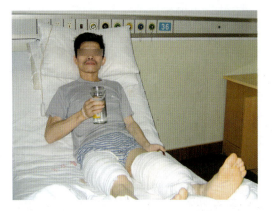

图25-2　清醒康复　脑及其他脏器无后遗症

【讨论】患者为一小型烧伤手术,在诱导麻醉过程中突然出现烦躁不安、球结膜充血、血压下降,出现室性早搏,随之出现心室颤动,很快心搏骤停,是一较为典型的严重的过敏性休克,心搏骤停。由于在手术室监护严密,发现病情及时,胸外心脏按压有效,脑灌注有保障,因此经过90分钟胸外心脏按压,患者恢复良好。期间使用肾上腺素总量达108 mg,利多卡因150 mg,阿托品2.5 mg,25％硫酸镁20 ml,10％葡萄糖酸钙50 ml等。心肺复苏后,发现血糖升高较明显,短期使用胰岛素,很快恢复正常,心肌酶谱上升明显,未予特殊处理,9天后全部恢复正常。血钾下降明显,予以氯化钾微泵维持,亦很快调整正常。救治过程中出现高钠高氯,结合高糖,出现高渗状态,故甘露醇高渗性脱水应谨慎,甚至不主张应用。有学者认为大剂量肾上腺素对自主循环恢复,心肌灌注压,心肌能量储备优于常规剂量,但对心肌收缩力、心排出量、左室收缩压及平均动脉压反使其下降,还伴有高肾上腺素状态、高血压和心动过速,早期死亡率也偏高,存活率和神经系损害两组间无差异。笔者认为,本例患者因为平时身体健康,在手术中心搏骤停,乃属药物过敏,故可用大剂量肾上腺素,如为冠心病、心肌炎等心源性骤死,则这样的用法是不适宜的。在心肺复苏中,尤其是原来心脏功能正常的,应持之以恒,有效地进行心脏按压,不要轻易放弃,我科曾有CPR持续心外按压66分钟成功复苏的案例。

26. 羊水栓塞

〔案例〕应某,女,23岁,浙江省东阳市人,因"停经37周,不规则阴道出血10小时",于2004年9月6日16时45分入东阳市人民医院妇产科。当晚(18时55分)手术室剖宫产分娩后突然出现"羊水栓塞",随即呼吸、心跳停止,立即予以心肺脑复苏,建立人工气道、呼吸机辅助通气,阿托品、血管活性药物、大剂量乌司他丁(首剂40万U静注,之后20万U静注,每6小时1次)、甲

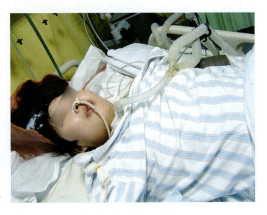

图26-1　CPR当时

强龙、利多卡因等应激抢救，心肺复苏成功。转入 ICU 后病情仍持续恶化，相继出现急性肾功能不全、DIC、ARDS、脓毒症、重症肺炎等严重并发症，笔者会诊后采用血液净化、机械辅助通气、补充凝血因子、抗凝、抗感染、脑保护策略等，期间乌司他丁 80 万 U/d，共用 32 天，发病后 42 天神志转清，54 天后脱离呼吸机，3 个月后患者痊愈出院。病理检查见子宫肌壁血管腔内有羊水栓子。

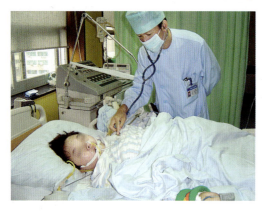 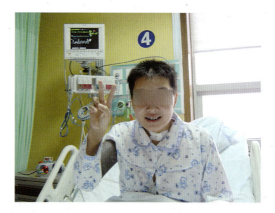

图 26-2　CPR 救治中　　　　　　　图 26-3　CPR 后 3 月痊愈，脑等无后遗症

【讨论】本例"羊水栓塞"来势凶猛，并发症多且严重，任何并发症均有致命性，并出现多脏器功能衰竭(MOF)，死亡率极高，但本例最终奇迹般痊愈，并未留任何后遗症，总结其治疗经验为：

（1）及时发现"羊水栓塞"，及时得力的抢救是关键。一旦发现栓塞事件，立即给予阿托品，解除血管气管痉挛，并切除子宫以防栓子再入血液，呼吸循环支持，必要时行心肺复苏。

（2）严密观察病情，早期发现危重病情信息并采取相应的治疗措施，比如，及早进行DIC、急性肾功能衰竭(ARF)的防治，尽早应用血液净化等。

（3）及时大剂量使用乌司他丁　我们试行长时间较大剂量使用乌司他丁，发现"羊水栓塞"立即静注 40 万 U，此后 80 万 U/d，疗程要长，救治效果满意，推测乌司他丁除有综合治疗作用外，在拮抗内毒素、内源性炎症介质、防止体内蛋白酶过度激活及稳定内环境等方面均发挥了重大作用。

休 克

休克是各种致病因素（如大出血、严重创伤、感染等）引起的全身组织器官血流灌注急剧减少，氧的供需失衡，因无氧代谢而产生乳酸性酸中毒，最终可导致细胞和器官功能损害。

近年来主张以血流动力学分类代替以往的病因或病程等分类，据此可分为以下四类。

（1）低血容量休克　包括失血、失液、烧伤、过敏、毒素、炎性渗出等。

（2）心源性休克　包括急性心肌梗死、心力衰竭、心律失常、室间隔破裂等。

（3）血流分布性休克　包括感染性、神经性等。

（4）阻塞性休克　包括腔静脉压迫、心脏压塞、心房黏液瘤、大块肺梗塞、肥厚性心肌病等。

1. 全麻术后气管插管拔除过早引起的缺氧休克

〔案例〕张某，男，49 岁，裁缝。于 1979 年 4 月因上腹不适，早食暮吐，解放军福州总医院就诊，经胃镜检查，确诊为幽门腺癌，需要手术治疗。但患者 3 年前患 AMI，目前常现室早二联律，外科医生不敢予以手术。经多方面协商同意手术，术中对患者进行监测，采用胺碘酮（300 mg）加入 5% 的葡萄糖液 250 ml，静脉滴注，控制室性早搏。手术顺利，两小时结束，转回普外科病房。两小时后，笔者立即去普外病房发现意识丧失，血压下降，呼吸困难，严重缺氧。立即气管插管，行气囊辅助呼吸，采用大剂量升压药，直接推注多巴胺和阿拉明后采用 5% 的葡萄糖液 250 ml 加入 400 mg 多巴胺和 50 mg 阿拉明后，15 分钟内液体快速输完反复，并加用碳酸氢钠和地塞米松（30 mg，每日 2 次），4 小时后，病情逐步稳定，血压 110/70 mmHg（14.7/9.33 kPa），但无尿，即推注 100 mg 速尿，不但出现排尿而且尿量很大，14 小时内排尿量达 5 400 ml，补液量为 5 200 ml，补钾 8 g，多巴胺的用量达 4 000 mg，阿拉明为 500 mg，病情终于转危为安，两周后痊愈出院。

【讨论】

● 呼吸循环衰竭的原因

（1）由于全麻患者术后拔管过早，痰液咳不出，呼吸肌活动无力，造成缺氧等一系列改变。

　　(2) 发病来势突然凶猛时,医生如何来采取有力的科学方法救治。

　　(3) 当时外科医生认为不能挽救,予以放弃,但以后为什么能以成功抢救。

　　休克是由各种致病因素(如大出血、严重创伤、感染等)引起全身组织器官血流灌注的急剧减少,氧供需失衡,由无氧代谢而产生乳酸性酸中毒,最终导致细胞和器官功能的损害。

　　故临床分析认为,患者处于高排低阻、低排低阻、高排高阻等不同状况。要考虑选用血管收缩药还是血管扩张剂、强心利尿还是补液扩容等药物。本病例原有陈旧性心梗,心功能不全。这次发病是在胃癌全麻手术后由于气管拔管过早,造成缺氧出现严重休克的(可能是低排低阻造成),对升压药不敏感,故采用了快速补液,以加大血管收缩剂的浓度,反复使用,并用大剂量糖皮质激素冲击,血压渐趋稳定,但一直无尿。3小时后采用100 mg速尿静推,不但出现尿液,而且进入多尿期。当时手术医生一致认为无生存可能,经笔者采用大剂量糖皮质激素、大剂量血管收缩药、大剂量输液、大剂量利尿剂和大剂量碳酸氢钠等治疗,终于转危为安,两周后康复出院。

2. 头痛、血压高,使用降压药引起血压下降——心源性休克

　　〔案例〕王某,男,56岁。1999年4月3日,因头痛,胸闷,去海南省人民医院急诊。检查神智清楚,脉搏有力,呼吸正常,胸腹无异常发现,但血压高达180/110 mmHg(24/14.7 kPa),值班医生当即用"复方降压片2片",不到半小时出现全身出冷汗,脉细,血压下降至70/50 mmHg(9.33/6.67 kPa),急转ICU救治,白细胞16.0×10^9/L,中性85%,体温36.8℃,心率90次/min,呼吸18次/min,脉细沉。心形大小正常,肺无啰音。胸片肺纹增粗,无片状阴影。心电图有Q波和ST-T波改变,胸腹检查和腹部B超肝胆胰等检查无异常发现。胆囊无结石,胆道无扩张,各脏器无异常发现。考虑"感染性休克",改用去甲肾上腺素,升压效果不理想,笔者会诊时发现心音低钝,复查心电图ST-T波有改变,而无感染征象,应考虑心源性休克,不用去甲肾上腺素,改用多巴胺、多巴酚丁胺抗休克、扩冠活血等并加用肝素(100 mg/d),控制输液,后抽血检查心肌酶谱(CK-MB 56 U/L)肌钙蛋白阳性。符合急性心肌梗死诊断。按AMI治疗4天后基本痊愈,转出ICU康复治疗。

【讨论】

● 心肌梗死早期血压升高

　　本病例属于不典型心肌梗死,起病于头痛,去医院急诊发现血压升高,按高血压处理,结果出现不明原因休克(实为心源性休克)。由于临床心绞痛、心律失常、呼吸困难等都不明显,误为感染性休克。后经心电图的动态观察,心肌酶谱的升高和肌钙蛋白阳性,结合临床表现确诊为急性心肌梗死(前间隔)。血压升高的原因是由于急性心肌梗死早期交感神经兴奋,儿茶酚胺一过性的升高,造成"假性高血压",一旦使用降压药,可诱发血压下降而无法恢复,成为难治性休克。故急诊如遇到此类患者,建议先以镇静为主,观察血压,再考虑是否使用降压药。由于此病例观察仔细、检查及时、抢救得力,故未造成

不良后果。

3. 急性心肌梗死反复发病，心力衰竭，心源性休克

〔案例〕张某,男,54 岁,军队干部。1978 年 11 月,因生活不规律发生急性前壁心梗。经会诊确诊为 AMI,由于患者情况严峻,生命体征不稳定,不宜搬动,在福建泉州师医院就地抢救。病情一度稳定,两周后再次出现心梗,心源性休克,并发心力衰竭。大多专家认为无法挽回,笔者留守医治,采用除心梗的常规处理外加用血管扩张剂酚妥拉明、硝酸甘油,肝素抗凝和中药人参注射液等治疗,病情终于转危为安。患者自述"五毒俱全"(即患有冠心病、高血压、糖尿病、高脂血症,并有喝酒、抽烟、打牌的嗜好),且不注意自我保养,结果反复出现急性心肌梗死。

【讨论】

● 冠心病心肌梗死的非手术防治

军队师医院医疗条件较差,缺乏监护检查等设备,药品不齐全,如何进行急性心肌梗死出现心源性休克和心力衰竭的抢救治疗,难度很大。故需临床严密观察,不断调整药物品种与剂量,才能使心血管的功效局部好转。笔者曾在福建部队团卫生队治疗一例 73 岁的女性急性心肌梗死患者,当时在静脉输注低分子右旋糖酐注射液＋丹参,由于血压偏低,护士自行快速输液,将 500 ml 液体 20 分钟输完,结果造成心脏立即停止跳动,导致死亡。笔者提醒,急性心肌梗死救治中的液体量要严格控制,一般一天不超过 1 500 ml,如确需增加液体量也应采取平均速度,逐量补给,否则有可能因出现心搏骤停而导致死亡。

4. 急性心肌梗死冠脉搭桥,术后心低排血量,休克,心力衰竭

〔案例〕李某,女,58 岁,因冠心病心绞痛反复发作 5 年,2003 年 4 月再次因 AMI 在广东某市医院就诊,造影后紧急行冠脉搭桥(3 根),心肌颜色红润,手术成功。但术后出现低排,低氧血症,尿少,意识不清,行呼吸机支持和 CRRT,主动脉气囊反搏,血管活血药维持。笔者会诊后建议加用大剂量白蛋白,利用 CRRT 加大体内水排出,并用血管扩张剂起到减轻心脏前后负荷的作用,该患者病情逐渐稳定好转。

【讨论】

● AMI 是否搭桥手术

急性心肌梗死的搭桥指征,发病时间较短(12 小时以内),年龄小于 70 岁,心功能较好。以往心脏外科医生主张搭桥手术治疗,但近 10 年的观察,AMI 的急诊创伤较重,手术风险较大,并发症较多。虽然部分病例获得了成功,但目前多主张冠状动脉内安放支架,这种手术效果好、创伤小、症状改善明显,值得临床进一步探索。

急诊冠状动脉内支架植入术:经皮腔内冠状动脉成形术可导致冠状动脉血管内膜的撕裂、进而使相关血管发生夹层,其中约 5％的患者可能发生急性或亚急性闭塞;此外 PTCA 后最初几个月内再狭窄的发生率可高达 35％,因此,寻找一种既能治疗和紧急处

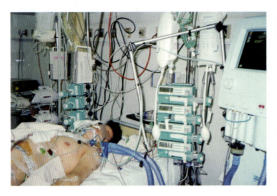 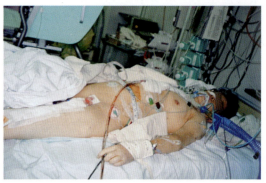

图 4-1　AMI 急诊搭桥(3 根)手术,术后　　图 4-2　AMI 急诊搭桥(3 根)手术,
　　　　出现心低排量、低氧、低血压,　　　　　　　行主动脉气囊反搏
　　　　患者在救治中

理 PTCA 所致急性冠状动脉夹层、闭塞并发症,又能预防 PTCA 术后再狭窄的新的器材和方法受到重视。随着近 10 年支架设计、材料等方面的改进和一些特殊支架如药物涂层支架、放射支架及生物降解支架的出现,经皮冠状动脉内支架术已得到迅猛发展,1994年,美国 27 万 PTCA 术中支架的植入率低于 1%,而发展至今日 70 万 PTCA 患者可植入支架数量达 90 万个,我国目前每年约有 2 万 PTCA 术患者,支架植入率约为 85% 以上。支架植入不仅增加了术后管腔直径而降低血管再狭窄率,而且可覆盖球囊扩张后的内膜撕裂,减少急性冠状动脉缺血并发症,可以弥补球囊血管形成术的不足,在临床上应用越来越广泛。

急性冠状动脉内支架植入术的适应证与禁忌证:

(1) 适应证　① 冠状动脉介入术中急性血管闭塞及濒临血管闭塞;② 明显的血管夹层和(或)撕裂;③ 单纯球囊扩张后仍有明显残余狭窄(>30%);④ 左主干病变;⑤ 起始部病变;⑥ 静脉桥病变;⑦ 单纯球囊扩张后的再狭窄病变;⑧ 血管直径 3.0 mm 以上的局限性狭窄病变以降低再狭窄为目的的原发性支架植入。

(2) 禁忌证　目前认为禁忌证有相对性。① 患有出血性疾病而不适宜抗凝治疗者;② 对抗血小板类药物和(或)支架的材料的过敏者;③ 单纯冠状动脉痉挛;④ 靶血管直径<2.5 mm;⑤ 严重钙化病变预防扩张不充分;⑥ 其他不适合植入冠状动脉支架的情况。

5. 过敏性休克

● 青霉素皮试过敏性休克

〔案例〕王某,女,26 岁,上海长征医院急救科护士,自己怀疑对青霉素过敏。于1996 年 11 月青霉素皮试时突然觉得胸闷气憋,呼吸困难,血压下降,很快听不清,而其本人已准备好地塞米松、肾上腺素,即请进修护士注射。我科医生确诊为过敏性休克,采用扩容静注肾上腺素和地塞米松,肌肉注射非那根,采用多巴胺、阿拉明升压,鼻导管给氧。笔者赶到病房时发现其烦躁不安、全身皮肤发绀、呼吸极度困难、氧饱和度测不出、血压听不到，两肺少量哮鸣音。除加强抗过敏和快速输注肾上腺素、糖皮质激素外，采用直接推注多巴胺和阿拉明，但血压并不上升，立即采用去甲肾上腺素 1 mg 稀释至 10 ml，推注，血压才上升，故升压药不用多巴胺和阿拉明，改用去甲肾上腺素。经两小时抢救，生命体征渐趋稳定，患者安静。次日患者无任何不适的感觉，要求出院回家。

● 磷霉素过敏性休克误诊为气道痰液梗阻

〔案例〕吴某，女，71岁，因去上海郊区某院拔除蛀牙两枚，其女婿为该院急诊科主任，为了防止继发感染，加用磷霉素治疗。用药过程中，老太自述胸部有口痰，心慌气憋，即出现呼吸暂停，血压下降。气管插管未发现气道有分泌物，临床医生认为由于痰液气道堵塞缺氧，引起休克。笔者紧急会诊后认为是磷霉素过敏，造成喉头水肿，为过敏性休克，改用非那根、糖皮质激素、肾上腺素，扩容及多巴胺、阿拉明升压治疗，加大补液量抢救两个小时，生命体征稳定，患者安静入睡。第二天苏醒后无任何不适，可自行散步活动。

【讨论】

● 过敏性休克的救治

药物过敏性休克一般属于第Ⅰ型变态反应，其致敏药物，一般为抗原或半抗原，其中以半抗原居多。当半抗原与体内的蛋白质结合成抗原，抗原进入人体后，经过一段潜伏期，形成 IgE 为主的抗体，吸附于组织的肥大细胞或血液中的嗜碱性粒细胞表面抗体上，当再次进入同一致敏药物时，则与肥大细胞表面发生抗原反应，使细胞膜的腺苷酸环化酶受到抑制，从而细胞中的 cAMP 降低，导致肥大细胞的脱颗粒，释放颗粒中的化学物质，如组织胺、缓慢反应物质及嗜酸性细胞趋化因子等，这些物质作用于靶器官，引起局部平滑肌痉挛，血管通透性增高，微血管扩张充血，血浆外渗、水肿等而发病。笔者认为在救治上立即注射肾上腺素、糖皮质激素、升压药、脱敏等，发现患者必须就地抢救，不可搬动，身体平卧，千万不可强调困难而转院，失去抢救机会。1990 年 5 月上海某院急诊室发生青霉素过敏休克，治疗效果不十分理想，家属激动，要求迅速转院，医务人员不加于劝阻，结果造成途中死亡的教训。故在过敏性休克的救治上，提倡"猛、准、狠"的救治，糖皮质激素量大，补液量快，当其他升压药的应用疗效不明显时，应当机立断采用去甲肾上腺素，甚至稀释静注，常可取得理想疗效。

6. 急性心包填塞引起阻塞性休克

〔案例〕吴某，女，25岁，在上海郊区某院因卵巢囊肿，行腹腔镜治疗，术后血压 70/50 mmHg（9.33/6.67 kPa），认为腹腔内大出血，行剖腹探查，结果腹腔无出血迹象。抗休克治疗不理想，午夜电告，追问有无异常表现，回答中心静脉高 280 mmH$_2$O（27.4 kPa），心跳快（150 次/min），无发烧，白细胞正常，无心脏病史，笔者认为只有心包填塞才能解释。对方回答胸片心脏不大，笔者建议此种情况下只有行 B 超才可明确诊断，结果证实心包填塞，抽出黄色液体 350 ml，症状缓解，康复出院。

【讨论】

● 急性心包填塞的鉴别诊断

急性心包填塞常为继发性的,大多由急性心包炎演变为心包填塞,临床上以非特异性、结核性、化脓性和风湿性较为常见,而急诊ICU中常由创伤引起,如穿透伤、异物、心导管、人工心脏起搏器和心脏按压等创伤。老年人可见癌症恶性肿瘤转移造成心包出血。感染性心包炎的发生常有一演变过程,故容易鉴别。本例为不明原因休克,腹腔出血手术已排除此病。但患者中心静脉压很高,心跳快,药物过敏缺乏依据,笔者明确答复可能是心包填塞。胸片显示心脏不大,常易误导。应做B超来确定是否有心包积液,结果此患者在B超指引下抽出360 ml的淡黄色的心包液体,症状很快缓解,生命体征稳定。本病例乃属阻塞性休克,上下腔静脉因肿块血块异物等压迫引起,回心血量减少使心排量下降,血压低下亦为阻塞性休克。5天后出院,由于多种因素,未能检查出本病发病原因。

7. 失血性休克

● 刀刺伤,失血性休克

〔案例〕李某,男,19岁,上海某校学生。于1995年10月由于同学间斗殴,被另一学生用刀刺入腰部,急送上海长征医院急诊。普外科发现有腹部压痛,抽出不凝血液,即行剖腹探查术,结果发现后腹膜大出血,向腹腔涌出,术中血压和氧饱和度突然下降,生命垂危。腹腔内用棉垫填塞后腹膜的出血口,仓促关闭腹腔急送ICU。虽经大量的输液输血,但腹腔引流管出血过多,如同解尿般的流出鲜红色血液,血压无法维持。手术医生向家属说明,救治上已无能为力。笔者采用特大剂量的止血剂(止血敏、立止血、维生素K、凝血酶原复合物等)进行止血,结果止血成功,痊愈出院。

【讨论】一般将出血低血容量性休克分为四度。Ⅰ度出血即轻度出血,失血量少,临床征象不明显,血压和脉搏可正常,儿茶酚胺分泌增多引起面色苍白、多汗、毛细血管充盈少,皮下血管由于被动性萎陷而充盈不明显。Ⅱ度出血的出血量为20%~30%(1 000 ml~1 500 ml),患者表现缺氧和轻度心动过速,但血压可维持正常,皮肤改变更加显著,伴有少尿,这是肾小动脉收缩所致。Ⅲ度出血的血容量丢失30%~40%(1 500ml~2 000 ml),出现失血性休克的典型征象,开始时血压相对可维持,体位改变后可致血压和心率变化,如低血容量时间长,就会累及血压,患者还会出现明显的心动过速、少尿、激动,以至意识混乱。Ⅳ度出血为严重出血,丢失40%以上的血容量(>2 000 ml),血流动力学不稳定造成进行性心动过速和低血压,神志改变更加明显,从不安、激动到神志淡漠和感觉迟钝,发展至濒死状态。本病例乃属Ⅳ度出血,当时尚未开展DSA动脉栓塞治疗,只能采用棉垫加压填塞、压迫止血治疗。本病例抢救时正值晚上半夜,笔者将科里储存的止血药全部用上,终于成功。

● 车祸创伤失血性休克

〔案例〕今某,男,36岁,日本国籍,于2005年12月19日因脑挫裂伤入住山东即墨市人民医院。入ICU时查体,血压86/50 mmHg(11.4/6.7 kPa),呼吸31次/min,心率

110 次/min，SaO₂ 91％，PaO₂ 67 mmHg（8.9 kPa）。昏迷，气管插管，双肺呼吸音低，诊断为脑挫裂伤，失血性休克。给予脱水降颅压、输血等复苏、呼吸支持治疗，笔者会诊建议用乌司他丁 60 万 U，每 8 小时 1 次，第 3 天血压升至 130/80 mmHg（17.3/1.6 kPa），呼吸 20 次/min，心率 90 次/min，SaO₂ 96％，PaO₂ 86 mmHg（11.4 kPa），于第 5 天脱呼吸机成功，第 7 天安全转回日本继续康复治疗。

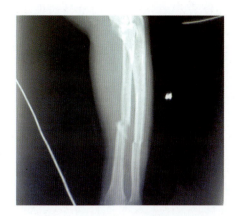
图 7-1　X 片显示胫腓骨双骨折

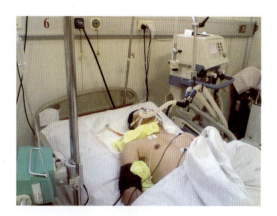
图 7-2　昏迷，机械通气

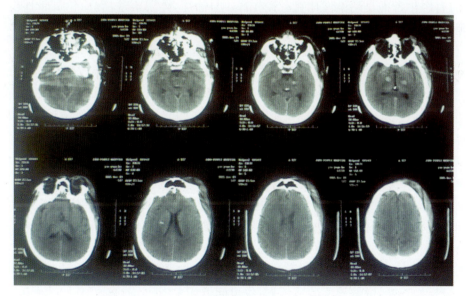
图 7-3　脑挫伤，脑水肿。CT 显示蛛网膜下腔出血，脑池变小，脑沟变浅

【讨论】
乌司他丁用于急性循环障碍的临床疗效已经被许多临床研究证实，目前关于该药应用于急性循环障碍的最佳给药方式，何振扬等采用前瞻性、随机对照的临床实验进行了探讨，选择急性循环障碍，预计在 ICU 停留时间≥5 天，并有经济支付能力的患者，随机分为微泵持续静脉输注组与间断静脉输注组（微泵持续静脉输注组患者首剂静脉推注 10 万 U，继以 10 万 U/h 微泵持续静脉输注；间断静脉输注组患者以每 6 小时静脉推

注 60 万 U)与乌司他丁之外的综合治疗方案无差异。结果显示：① 大剂量乌司他丁间断静脉给药与微泵持续静脉给药均能有效控制急性循环障碍后 SIRS 的临床进程；② 与间断静脉输注组相比，微泵持续静脉输注组在治疗期间，HR、MABP 和 WBC 波动较小，在 ICU 停留时间明显缩短（$P<0.05$），住 ICU 期间，MODS 发生率与病死率明显降低（$P<0.05$）。

笔者在临床实践中体会，对于创伤大或顽固性休克患者，首次大剂量乌司他丁的使用对于心、肝、肺、脑、肾脏各脏器功能均有保护作用，对脑复苏、肺创伤疗效尤其明显，随着病情的逐步控制和机体炎性反应的下降，逐渐调整乌司他丁的用量，是兼顾疗效与患者经济能力的给药方式。

8. 内分泌性休克

〔案例〕吴某，男，77 岁，曾有高血压、糖尿病。在公园散步活动时突然发生晕厥，于 2007 年 4 月 15 日急送上海某医院 ICU 病房。血压 60/40 mmHg（8/5.33 kPa），呼吸平稳，氧饱和度 96%，神志清楚，开始临床医生认为可能是心源性休克。但心肌酶谱心电图均无异常改变，患者也无心绞痛，可以排除心源性休克。4 天来常有发热（不超过 38 度），又胸闷气急，白细胞 4.1×10^9 /L，中性 46.7%，血红蛋白 107 g /L，钾、钠、氯均正常，当时有医生考虑是感染性休克。经先锋 4 号治疗，体温正常，胸片和腹部 B 超均无异常发现。此外病人无消化道、呼吸道、泌尿道出血的征象，肝肾功能正常，也可排除失血性休克和感染性休克。但血压 $60 \sim 80/40 \sim 60$ mmHg（$8 \sim 10.7/5.33 \sim 8$ kPa），T_3 0.85、游离 T_3 3.93 μg/ml，血浆总皮质醇 100 nmol/L，病人心率较慢（60 次/min），有疲劳感。笔者考虑，高龄患者是否因内分泌功能低下，尤其是存在肾上腺皮质功能不足，建议使用强的松 5 mg，每日 2 次，3 天后减为 5 mg，每日 1 次。患者血压很快转为正常，精神良好，康复出院。由于医院条件有限，其间内分泌的各项指标未能检查。

【讨论】

● 内分泌性休克的诊断

临床上单独诊断为内分泌性休克的较为少见，此类患者常由于脑垂体、甲状腺、肾上腺和肾上腺皮质等内分泌功能低下而发生低血压休克。临床上常见的是继发于急性感染及血管和内环境紊乱等而造成。故不为独立性疾病，亦主张不单列休克。本例患者属于老年，仅为血压低下，其他无异常表现，采用糖皮质激素治疗取得了理想效果，故此病仅为分析性诊断，尚缺乏实验室依据，仅供同道们参考。

9. 感染性休克

● 老年急性化脓性胆管炎感染性休克

〔案例〕林某，男，72 岁，有高血压病史，一年前患急性心肌梗死（下壁），于 1991 年 11 月因患急性化脓性胆管炎合并感染性休克，行剖腹探查术，术中由于血压低，补液量大，结果出现双肺密布湿啰音，气道内出现粉红色泡沫样痰，心率快（150 次/min），无尿，血压为 70/50 mmHg（9.33/6.67 kPa），氧分压 45 mmHg（6 kPa）。术后转入 ICU，当时患者存在休克、血压低、左心衰竭、肺水肿、急性肾衰无尿等问题,处理上矛盾甚多。笔者深夜赶赴 ICU 病房,提出急危重患者的救治抓住两个基本点,即血压和氧饱和度。当时静推多巴胺无反应,改用阿拉明反应较好,因此将升压药调节到 5% 葡萄糖 250 ml 中加多巴胺 400 mg 和多巴酚丁胺 400 mg,阿拉明 50 mg,快速滴注,使血压升至 100/70 mmHg(13.3/9.33 kPa)。鉴于患者四肢凉,小便少,肺水肿,补液量过多,心脏负荷太重,笔者又建议加用血管扩张剂,采用 5% 葡萄糖 250 ml 加酚妥拉明 10 mg、硝酸甘油 10mg,缓慢滴注。有的表示异议,认为血压低的情况下使用血管扩张剂有可能使心脏停跳,笔者解释,处于心梗后的心肌功能较差,容量负荷过大,外周血管处于过度收缩状态,又无小便,在升压药的基础上适当加用血管扩张剂,减轻心脏前后负荷,降低肺高压、对患者是有益的。在严密监测下治疗两小时,血压未下降,而稳定在 120/70 mmHg(16/9.33 kPa),心率 120 次/min,生命体征稳定,但仍无小便。此时加用 100 mg 速尿冲击治疗,尿量逐步增加,很快进入多尿期,肺部啰音基本消失,左心衰竭也得到满意控制。次日出现全身性出血倾向,血小板从 13×10^9/L 下降至 4.3×10^9/L,各项凝血指标稍有延长。笔者认为出现了 DIC,加用肝素,剂量为 100 mg/d。救治过程中手术科室意见认为 DIC 的指标没有达到,且术后不主张用肝素,请本院血液科余润泉会诊,认为是典型的 DIC,肝素量太小,应加大至 200 mg/d,协商后改用 150 mg/d。在整个救治中加用复达欣和甲硝唑等治疗。3 天后各凝血指标恢复正常,全身皮肤出血也逐渐消退,病情稳定。

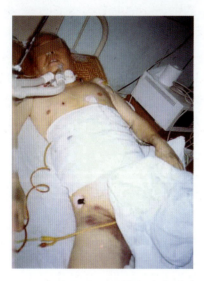
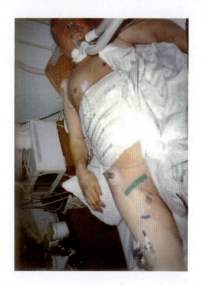

图 9-1　急性化脓性胆管炎休克并皮肤、　　　图 9-2　DIC 经肝素等治疗出血停止
　　　　　呼吸道、消化道出血

【讨论】

● 感染性休克中血管收缩与血管扩张剂的合理使用

感染性休克是血流分布异常最常见的类型。分布性休克因血容量状态或前负荷不同,表现为两种明显不同的血流动力学状态,因此,根据血容量状态,可将分布性休克分为低前负荷和正常前负荷两型。

表 9 - 1　分布性休克的血流动力学分型

项　目	低前负荷型	正常前负荷型
分类依据	前负荷不足	前负荷正常
病因	各类分布性休克	各类分布性休克
感染性休克的致病菌	多为革兰菌	多为革兰菌
心排出量	低	高
体循环阻力	高	低
中心静脉压或肺动脉嵌顿压	低	正常
外周组织温度	冷	正常
血流动力学特征	低排高阻	高排低阻

该病例为老年的感染性休克,又患陈旧性心肌梗死,心功能差,在抗休克上,国外主张采用去甲肾上腺素治疗感染性休克。有其理论和实验室的依据,此类患者血流动力学的改变常为高排低阻,故采用去甲肾上腺素是合理的。但随着病情的演变,患者的血流动力学也可发生变化,可呈高排低阻或高排高阻,此时应用去甲肾上腺素,不能起到理想的效果。笔者发现从外院转入我科 ICU,由于一直用去甲肾上腺素,全身肢体湿冷,应用 Swan - Ganz 导管,发现表现为低排高阻或高排高阻的病例不少,加用血管扩张剂反可改善血流动力学变化,本病例也属于此种类型。故建议复杂的急危重抢救应根据患者实际情况和各种实验室检查结果及血流动力学变化加以分析作出决策,不主张始终不变的一种模式的救治。

● 输液反应感染性休克

〔案例〕李某,男,某市领导,60 岁。2005 年 11 月 5 日,出现严重输液(中药)反应,出现意识障碍、抽搐(实为寒战)、高热 39.5℃、白细胞 28.00×10^9/L、中性 95%,呼吸困难,低氧血症,血压降到 76/50 mmHg(10.11/6.67 kPa),黄疸,肝功能损害,尿少,血小板降至 33×10^9/L,PT、APTT 延长,D - 二聚体增高,呈现 MODS(脑、心血管、肺、肾、DIC 等),笔者会诊认为不是过敏而是感染性休克,用乌司他丁 40 万 U,每 6 小时 1 次、美平(1 g,每 8 小时 1 次)、大扶康、替硝唑等治疗,病情好转稳定,两周后又行高压氧舱治疗,康复出院,随访半年,一切正常。

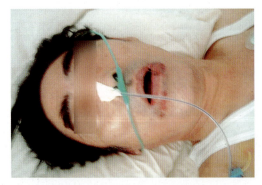

图 9 - 3　输液反应 3 天

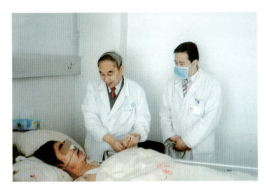

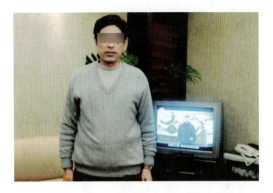

图 9-4　救治 1 周后　　　　　　　　图 9-5　康复出院 2 月

【讨论】输液反应不但在条件差的医疗单位出现，即使是设备良好的医院，在炎热夏季也常有发生，常见的有：① 发热反应：多认为由可溶性多糖体致热原引起，不少为细菌或真菌毒素对机体作用，引起寒战、高热、血压下降、休克、MODS，甚者死亡，常由于中间环节比如药品、输液（葡萄糖水或葡萄糖盐水等）制作与保存、输液管被污染等引发；② 过敏反应：为即速反应、平滑肌痉挛、喉头水肿、呼吸困难、顽固性休克，严重时心搏骤停。也可出现迟发性皮疹、消化道不适等。本例开始误诊为过敏性休克。实际临床已出现脓毒症表现，如寒战、高热、休克、昏迷、呼吸循环障碍、血象升高；一线医生将严重寒战误认为抽搐，考虑脑内疾病。为此临床医生了解病史、体格检查及病情观察要仔细确切，才能获得正确的诊断。

10. 围手术期急性心肌梗死、心源性休克，溶栓抗凝治疗指征

〔案例〕李某，男，63 岁，2005 年 3 月 2 日发生车祸，左小腿胫腓骨折，脱袜式皮肤剥离，大量渗血。术中出现创伤失血性休克，经止血补液输血升压等治疗，病情一度稳定，两天后出现胸闷、胸痛，确诊为急性心肌梗死（前壁），合并心源性休克，鉴于术后创面出血渗液多，未用溶栓，仅用小剂量普通肝素（50 mg/d）、止痛、扩冠、升压（多巴胺、多巴酚丁胺）、活血化瘀、乌司他丁（20 万 U，每 6 小时 1 次）等治疗，未发生创面渗血，病情稳步好转，生命体征稳定，未见恶性心律失常，转整形外科，植皮成功，恢复良好，健康出院。

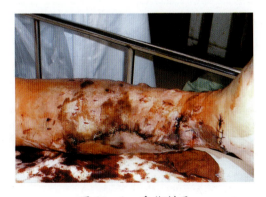

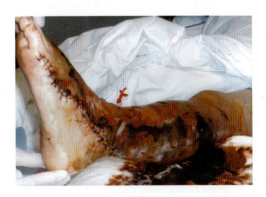

图 10-1　受伤创面　　　　　　　　图 10-2　手术骨折固定皮肤缝合

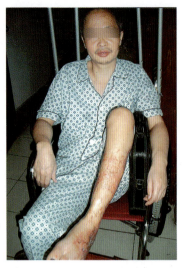

图 10-3 心肌梗死痊愈，左下腿植皮成功

【讨论】大手术后有出血倾向，大剂量使用止血剂，诱发心肌梗死、脑梗塞、肺梗塞的案例为数不少，应引以为戒。在此病例中，止血还是抗凝是一对矛盾。一般情况下，创伤或手术后早期应以止血为主，一旦出现血小板进行性下降，则有可能发生 DIC，需采用抗凝活血化瘀等治疗。在这种情况下，笔者建议可应用小剂量普通肝素并补充血浆凝血因子、低分子右旋糖酐、丹参和局部止血等治疗。DIC 纤溶期理论上是不用肝素，但临床实践中，各促发因子不断出现，DIC 各期有交叉重叠，故仍可用肝素，剂量宜小（25～50 mg/d）。抗凝剂目前推荐用低分子肝素，但由于 DIC 中肝肾代谢等功能已有损害，剂量易过量，一旦诱发出血倾向尚无理想对抗药物，为此我们曾有过多例死亡的教训。而使用普通肝素，医生容易掌握，如果过量，可用鱼精蛋白锌对抗，且能节省药品费用。

11. 煤气爆炸伤，毛细血管渗漏，创伤性休克

〔案例〕李某，女，32 岁，于 2007 年 10 月 30 日凌晨两点，由于煤气泄漏，打开电源开关后立即燃烧爆炸受伤，共伤 5 人，有两人当即死亡。李某烧伤面积 30%，其中Ⅱ、Ⅲ度伤各占 15%，同时存在闭合性颅脑伤、颅底骨折（耳鼻流血）、右胸爆炸伤（血气胸）、L_3 粉碎性骨折。立即送西安某医院抢救。院长即成立抢救组，行全力抢救。伤者有呼吸困难、低氧血症，行气管插管时突然心脏停跳，经 15 分钟抢救，CPR 成功。经一周的抢救，血压下降，用多巴胺 160 mg，肾上腺素 2 mg，加入 50 ml 葡萄糖液，快速泵入（64 ml/h），血压仅能维持在 86/46 mmHg，吸氧浓度 90%，氧分压仅 50 mmHg，全身浮肿，毛细血管渗漏。11 月 5 日晚电告笔者，会诊后建议采用大剂量乌司他丁、白蛋白、纳洛酮，加强利尿脱水，其治疗效果见下表。

全身毛细血管渗漏救治血气和瞳孔变化

时　　间	pH	PaCO_2 (mmHg)	PO_2 (mmHg)	BE	SO_2 (%)	瞳孔 (mm)
6/11 2:00	7.363	38	50	−4.7	83.5	9
6/11 12:50	7.293	46	68	−4.8	90.3	9
6/11 17:40	7.344	39	69	−4.5	92	9
7/11 5:56	7.408	35	127	−2.4	98.8	8
7/11 15:00	7.416	34	103	−2.4	97.9	7

11 月 5 日 22 点前每日应用乌斯他丁 240 万 U，22 点起应用大剂量乌司他丁 100 万 U，白蛋白 20 g，纳洛酮 4 mg（称"三大炮"）每 6 小时 1 次，加快 CRRT 排水，11 月 6 日 18 时开始加大剂量，每 4 小时 1 次，次日血气指标明显好转。当时烧伤科的医生认为是奇迹般的好转，但笔者认为该患者已接近脑死亡，已无恢复的可能性。

感染脓毒症

过去,脓毒症是指同时伴有器官功能障碍或机体处于低灌注状态的一种病症。如乳酸中毒,少尿和精神状态急性改变等。感染性休克指严重脓毒症患者的收缩压<80 mmHg(12 kPa),或下降幅度比原基础值≥40 mmHg(5.3 kPa)。经充分复苏后低血压仍无法纠正,且出现低灌流状态或 MODS。

脓毒症及相关疾病的定义

病　　症	定　　　　　义
感染	由于微生物的存在或微生物侵入正常无菌的机体组织而引发炎症反应的微生物现象
菌血症	血液中存在活的细菌。可伴随或不伴随症状,但无全身炎症反应综合征的体征
全身炎症反应综合征	各种严重损害使机体所产生的全身炎症反应。患者临床表现有 2 项或 2 项以上:① 体温>38℃或<36℃;② 心率>90 次/min;③ 呼吸频率>20 次/min 或 $PaCO_2$<32 mmHg;④ 白细胞计数>12×10^9 · L^{-1} 或<4×10^9 · L^{-1} 或未成熟细胞>10%
脓毒症	继发于感染的全身炎症反应综合征
严重脓毒症	脓毒症伴有器官功能障碍、低灌注或低血压。低灌注可表现为乳酸酸中毒,少尿或急性神志改变。脓毒症所致的低血压是指无其他导致低血压的原因而收缩压<90 mmHg 或较基础血压降低 40 mmHg 以上的
脓毒性休克	虽经积极液体治疗仍存在低血压和低灌注的重症脓毒症。接受正性肌力药或血管加压药治疗的患者可无低血压但仍有低灌注的表现
多器官功能障碍综合征	急性疾病患者出现器官功能改变,不给予临床治疗已无法维持内环境的稳定

脓毒症、严重脓毒症及脓毒性休克是反映机体内一系列病理生理改变及临床病情

严重程度变化的动态过程,其实质是 SIRS 不断加剧、恶化。

历史上曾使用多种名词描述脓毒症患者的情况,如感染、脓毒症、败血症、菌血症等。在很长时间里,这些名词既可互换使用,但又不完全等同,易于造成混乱。1992 年美国胸内科医师学会和危症监护医学学会共同发布了脓毒症及相关疾病的标准定义,提出了全身炎症反应综合征的概念。

1. 车祸并发"光滑念珠菌脓毒症"死亡

〔案例〕李某,女,45 岁,2007 年 4 月在高速公路上追尾受伤,诊断为脑挫伤、胸部伤(肋骨右股骨干骨折、血气胸),将其送入江西某县中医院,血气胸漏诊未处理,仅用大剂量泰能持续 9 天。后转入南昌大学医学院第一附院 ICU,笔者会诊,发现患者发烧不退,白细胞 26.0×10^9/L,中性 93%,发生 MODS(肺、心、肝都损害),血两次培养,有光滑念珠菌,建议将大扶康改为科赛斯治疗,不到一天因真菌性脓毒血症、MODS 不能控制死亡。

【讨论】该病例死亡的直接原因为真菌性脓毒症,除病情危重外,由于救治过程中县中医院条件有限,缺乏经验,血气胸漏诊,且抗生素使用不当,泰能持续用 9 天,造成真菌性脓毒症等,这是死亡的主要因素,而抗真菌仅用扶康唑,力度不够,也是促使病情恶化的重要原因,值得反思。笔者近年来发现盲目使用高档广谱抗生素,尤其是碳青霉烯类药物泰能,该药杀菌效果好,但代谢途径经胆汁进胆道,排到十二指肠空肠,不但把革兰氏阴性杆菌杀死,也可破坏肠道的正常菌群,其结果造成大量真菌繁殖,引起侵袭性真菌病或真菌性脓毒症。

上海长征医院自 2000 年 1 月至 2006 年 6 月重症患者并发 137 例,男性 91 例,女性 46 例,年龄在 17~82 岁间。其中白色念珠菌 65 例(47.4%),光滑念珠菌 36 例(26.3%),热带念珠菌 28 例(20.4%),平滑念珠菌 5 例(3.6%),克柔氏念珠菌 2 例(1.5%),青霉菌 1 例(0.73%)。137 例患者中 42 例(30.7%)并发出血,53 例(38.7%)患者胸腹部、四肢出现念珠菌疹,49 例(35.8%)并发器官功能损害,肺部影像学检查以累及肺尖的炎性渗出为特征。病原菌分析显示为白色念珠菌。主要临床特点是发生念珠菌疹的比例较高(49.2%)。光滑念珠菌易引起器官功能障碍(63.9%),热带念珠菌常可致器官出血(57.1%)。真菌性脓毒症死亡率高达 41.1%~68.83%,有资料表明近 20 年有明显升高趋势。其病死率高的原因是:① 患者绝大多数为院内感染者,基础疾病严重,原发病及易患因素无法祛除,真菌感染不易控制;② 大多数患者存在免疫功能低下;③ 大部分病例存在不同程度的多脏器功能不全,对抗真菌药物耐受能力差,不能足量足疗程使用抗真菌药物;④ 耐药真菌对抗真菌治疗反应欠佳;⑤ 诊断不及时而拖延治疗等。此外,笔者认为也与不合理使用高档广谱抗生素及大剂量长疗程糖皮质激素密切相关。故对怀疑真菌性脓毒症者反复多次做血液真菌培养,并同时行深部痰液、小便、大便、脑脊液、骨髓及体液真菌培养。因此真菌性脓毒症的早期诊断是治疗成功和减少死亡率的关键。

2007 年 6 月,笔者发现 1 例误诊为感染性休克的中暑患者,使用泰能 9 天后,出现下消化道大出血(达 800 ml),继发休克,大便中检出大量真菌,分析原因是泰能诱发的真菌性溃疡性出血性肠炎。张圣道教授在救治重症胰腺炎中采用泰能作抗感染治疗,用药 5 天一定要加用抗真菌药,否则真菌感染必然出现,这应该引起临床工作者警惕。

2. 皮肤擦伤感染脓毒症死亡

〔案例〕李某,男,16 岁,中学生。在体育锻炼时皮肤擦伤出血,未进行清创消毒处理;鉴于个人卫生差,皮肤化脓感染,引起高热,皮肤红痛,心率快,未送医院检查治疗。出现意识不清,血压下降时,送上海市浦东某医院,即入 ICU。白细胞 38×10^9/L,中性 98%,发现中毒颗粒,诊断为"革兰氏阳性球菌脓毒症、感染性休克",血压 70/50 mmHg,心率 150 次/min,呼吸 48 次/min,氧饱和度 80%,笔者会诊时发现休克已处于不可逆的状态,对升压药无反应,采用大剂量糖皮质激素冲击,加大升压药剂量,纠正代谢性酸中毒等治疗,未取得良好反应,6 小时后死亡。

【讨论】

● 革兰氏阳性球菌脓毒症的防治

皮肤擦伤不注意局部清洗消毒容易发生感染,常见为革兰氏阳性球菌感染,一旦形成脓毒症,血行播散迅速,出现休克、SIRS、DIC、MODS,如不及时处理,死亡率很高。此外尚需注意厌氧菌和革兰氏阴性杆菌的侵入(如破伤风、气性坏疽等)。本病例由于皮肤受伤未予清创消毒,结果造成革兰氏阳性球菌脓毒症而血行播散。在发病初期,基层卫生院只知意识丧失,四肢冰冷,血压下降,呼吸困难,送医院已为时太晚。此案例有以下几点值得反思:① 加强宣传,注意感染的预防。一旦皮肤损伤,必须行伤口冲洗和消毒。患者伤处往往带有大量细菌,自己抓、摸、挤等很易发生感染而血行播散;② 一旦发病,应及时送医院,局部行清创缝合消毒处理,同时加用抗生素治疗;③ 有高热而生命体征不稳定者,应送 ICU 抢救,抢救措施要得力,抗生素及局部处理要到位,应阻断病理环节,保护好各重要脏器;④ 诊断不明者,应边抢救边检查,寻找病因,要稳、准、狠救治已发生无法逆转的各脏器衰竭;⑤ 不断总结经验,普及和提高急诊和 ICU 医生的诊治水平,避免发生漏诊误诊。

3. 金葡菌脓毒症并发手脚皮肤角化层剥脱

〔案例〕王某,男,15 岁,中学生。打球时皮肤损伤感染,出现高热(40℃),血压下降至 70/50 mmHg(9.33/6.67 kPa),呼吸困难,低氧血症,白细胞 36×10^9/L,中性 95%,出现 DIC,即入上海长征医院 ICU 救治。血尿均培养出金黄色葡萄球菌,肝肾损害,肺部呈囊泡样改变,诊断为"金葡菌脓毒症"。先用稳可信治疗,病情控制,出现散在性的皮肤出血点,脚底双足皮肤角质层脱落。10 天后,因患者家属要求减少抗生素用量,5 天后病情反复,MODS 出现,呼吸循环衰竭而死亡。

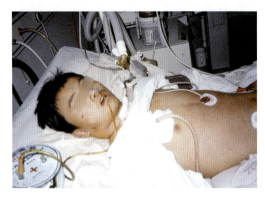

图3-1　金葡菌脓毒症血行播散，MODS

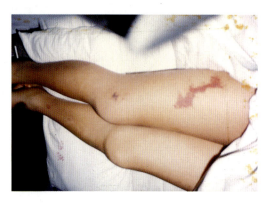

图3-2　金葡菌脓毒症出血性皮疹

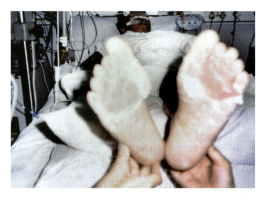

图3-3　金葡菌脓毒症双脚角化层剥脱

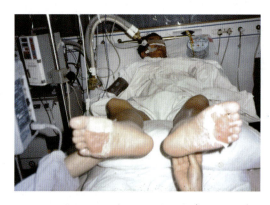

图3-4　角化层剥脱后表现

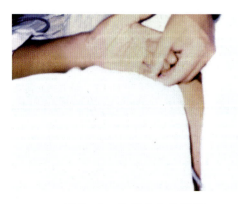

图3-5　手掌角化层剥脱

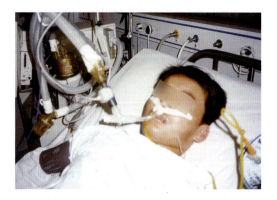

图3-6　经稳可信等治疗，感染控制，病情好转

【讨论】葡萄球菌产生各种毒素，有溶血素、杀白细胞素、肠毒素、中毒性休克综合征的毒素、产红疹毒素以及表皮剥脱素（exfoliatin, epidermolytic toxins）等。表皮剥脱素可使皮肤表皮浅层分裂脱落产生大疱型天疱疮等症状。临床上发现烫伤样皮肤综合征为产生表皮剥落素的Ⅱ群噬菌体型金葡菌所引起，多见于新生儿和幼儿，患儿皮肤呈弥漫性红斑和水疱形成，继以表皮上层大片脱落，受累部位的炎症反应轻微，仅能找到少

量病原菌。该患者临床表现符合上述理论的描述，手脚角化层皮肤剥脱，此乃由金葡菌产生的表皮剥脱素所引起，在临床上容易被忽略，应予以注意。

4. 车祸多发伤引起脓毒症 MODS

〔案例〕徐某，男，47 岁，2005 年 12 月 2 日在新疆喀什车祸外伤后神志不清 5 小时入院，入院前 5 小时因疲劳自行驾车与其他车辆相撞，他本人重伤，同伴当场死亡，患者被送到喀什人民医院治疗，行清创缝合术和对症治疗，后转至该院 ICU，既往无特殊病史，体健。入院时发烧 38.5℃，呼吸 26 次/min，心率 121 次/min，血压 121/69 mmHg（16.1/9.3 kPa），浅昏迷状态，查体不合作，右颧部及下颌处有皮肤擦伤，头顶部皮肤撕裂伤已缝合，瞳孔等大，颈无强直，双肺呼吸音粗，左下肺呼吸音稍低，无啰音，心律齐，腹软，上腹部轻压痛，病理征未引出。头颅、胸部 CT 显示：右侧额叶、右额颞顶蝶骨骨折，硬脑膜下积液，蛛网膜下腔出血，左侧前肋肋骨骨折并创伤性湿肺，双侧胸腔积液，肺部感染。入院时出凝血，血生化（肝功能、肾功能、电解质、心肌酶、血脂）、免疫学等检查均正常，白细胞 14.33×10^9/L，中性 82.9%，血红蛋白 113 g/L，红细胞 3.52×10^9/L，血小板 92×10^9/L。诊断为：① 急性开放性颅脑损伤，右额颞顶蝶骨骨折，左顶部蛛网膜下腔出血，头皮撕裂伤；② 闭合性胸部损伤，左侧肋骨骨折，双侧胸腔积液；③ 肺部感染。入院后即给予脱水、抗炎、抗氧自由基、营养脑细胞、抑酸、保护胃黏膜、保肝、化痰、止血、保持呼吸道通畅等治疗，病情未能控制，患者呈嗜睡状态。12 月 4 日下午，突然出现呼吸困难、烦躁不安，心率达 150～180 次/min，呼吸 36 次/min，氧饱和度 85%，双肺可闻及湿啰音，经用无创呼吸机辅助呼吸、强心利尿等治疗，无明显好转，立即行气管切开术并吸出大量脓痰，呼吸机辅助呼吸（SIMV 模式），治疗后患者呼吸困难渐好转，心率降到 120～140 次/min。当日患者体温逐渐上升到 38℃，肺部感染加重，给泰能 0.5 g 每 8 小时 1 次静滴。

12 月 5 日体温 38.5℃，复查胸片显示左侧胸腔积液，双肺感染并有肺不张。12 月 10 日再次出现呼吸困难，伴有寒战发热、腹胀等症状。复查血常规白细胞 15.14×10^9/

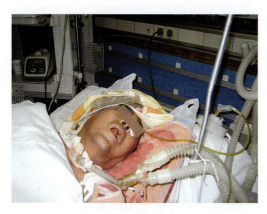

图 4-1 感染脓毒症休克、SIRS、
MODS 救治中

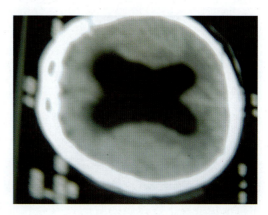

图 4-2 CT 显示脑室扩大，侧脑室周围
水肿，沟回不清楚

L,中性 90％,大便常规发现少量霉菌,肝功能异常,低钠血症,痰培养为黏质沙雷菌,对泰能耐药。鉴于有真菌感染,停用泰能,加用伊曲康唑和头孢呋辛针剂。12 月 15 日笔者会诊改用美平 4 g/d(1 g/次,每 6 小时 1 次)和用两性霉素 B 脂质体抗真菌治疗,加用乌司他丁 40 万 U/每 6 小时 1 次。12 月 18 日痰培养显示无菌生长。治疗后病情逐渐好转,2 周后已下床活动,血培养显示无菌生长,血常规白细胞 12.19×10⁹/L,中性83.7％,血红蛋白 131 g/L,ALT 199 IU/L,AST 58 IU/L,钠 141 mmol/L,钾 4.2 mmol/L,患者自觉症状亦好转,饮食正常,生命体征稳定,于 28 日由 ICU 转到该院胸外科治疗,康复出院,一年后随访,已正常上班。

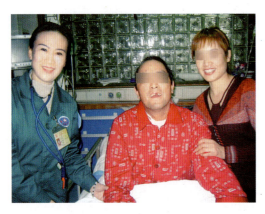
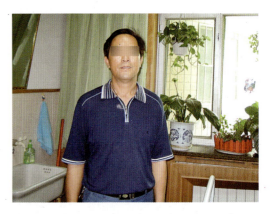

图 4-3　出院前情景　　　　　　　图 4-4　两年后随访,一切恢复正常

　　【讨论】该病例感染严重,病情复杂,有细菌感染,也有真菌感染而出现 MODS,脓毒症甚为突出,对于碳青霉烯类的美平,抗真菌的两性霉素脂质体和抗炎症反应脏器保护的蛋白酶抑制剂乌司他丁,在新疆喀什地区乃为首次应用,获得救治成功。该院 ICU 医生体会,乌司他丁对组织器官有保护作用,可保护心肌细胞,减轻缺血再灌注损伤;保护脑细胞,减少细胞凋亡;保护肺脏,维持呼吸功能;保护肾脏,维持肾小管、肾小球功能;保护肝脏,抑制转氨酶升高;保护胃肠黏膜屏障,减少细菌移位;可调节免疫功能,有利于机体免疫力的恢复。

　　脓毒症(sepsis)是感染、创伤、休克等临床急危重患者的严重并发症之一,具有复杂的病理生理机制,是诱发系统炎性反应综合征(SIRS)、脓毒性休克和多器官功能障碍综合征(MODS)的重要原因,其来势凶猛,病情进展迅速,病死率高。在美国,脓毒症的发病率每年为 300/10 万人,每年约有 75 万人患病,其中 22.5 万人死亡,且治疗费用惊人,每年达 167 亿美元。在德国脓毒症的发病率每年约为 116/10 万人;在巴西的 ICU,脓毒症、严重脓毒症、脓毒症休克的发病率每日分别为 61.4/1 000 人、35.6/1 000 人和 30.0/1 000 人,死亡率分别为 34.7％、47.3％和 52.2％。脓毒症患者共同的病理生理特征是一系列炎症细胞被相继激活,并释放出大量炎症因子,呈"瀑布样效应",对全身组织器官造成损伤,因而阻断这一病理环节或降低炎症因子,是救治脓毒症的关键。脓毒症的临床特征是继发于各种病因后的持续高代谢状态、高动力循环状态。多种炎症因子释放并失控,将对机体产生诸多危害。

　　晚近人们注意到血清淀粉酶监测在感染脓毒症中的重要性,葛强报道了血清淀粉酶升高的水平与病死率的关系:血清淀粉酶水平愈高,预后愈差,病死率愈高。血清中的淀粉酶主要来自胰腺和唾液腺,由胰型(PAMS)和唾液型(SAMS)两种同工酶组成。除了这两种组织外,人体许多组织如胃、胆囊、空肠、回肠等腹腔脏器和卵巢、输卵管、乳腺等都含有淀粉酶,这些组织或器官的淀粉酶含量虽较胰腺、唾液腺内的含量少,但当这些脏器损伤或出现炎症时,也会引起血清淀粉酶的升高。血清淀粉酶以活性状态分泌入消化道,大部分被单核-巨噬细胞系统清除,约25%从肾脏排出,因此,当急性胰腺炎时,血清尿淀粉酶同时升高。目前,血清、尿淀粉酶的测定主要用于诊断胰腺病变,它是诊断急性胰腺炎最常用的实验室指标。血清、尿淀粉酶的升高除可反映胰腺损伤或炎症外,亦可能是其他脏器受损的指标之一。

危重病患者治疗过程中出现血清淀粉酶升高,可能是由于应激、高代谢造成脏器局部血液循环障碍,导致胰腺缺血、缺氧所致。危重病患者大多基础病变较复杂,如存在呼吸衰竭、心功能不全、肝肾功能受损等,可影响到胰腺的分泌功能。有研究表明,在心肺复苏过程中和行心肺分流术后的患者可出现血清淀粉酶明显升高,分析认为可能与心脏停搏后胰腺缺血、缺氧导致胰淀粉酶大量释放有关。另有研究发现,糖尿病酮症酸中毒患者血清淀粉酶水平也常升高,可能与人体内酸碱失衡、机体炎症反应过度有关。血清淀粉酶的升高不仅可用来反映心力衰竭时机体的血流动力学状态,可能还反映出机体炎症反应的过度激活,预示着疾病的进展,为预测疾病的发生发展提供了可靠的指标。血清淀粉酶水平愈高,预后愈差,且血清淀粉酶≥400 U/L时病死率明显增高。2例死亡患者,血清淀粉酶均≥2 000 U/L。

5. 坏死性淋巴结炎并发金葡菌脓毒症 DIC

〔案例〕顾某,女性,34岁,入院前一个月无意中发现颏下有一肿物,橄榄大小,无疼痛,无发热,为进一步明确诊断,住新疆维吾尔族自治区人民医院。专科检查:颏下可触及一4 cm×3 cm大小肿物,表面光滑,质韧,活动不佳,与周围组织界限欠清。抗炎治疗10天,观察患者体温在36.3~37.4℃,肿大淋巴结无明显缩小,第14天在局麻下行"颏下淋巴结摘除术"。病理结果诊断为"组织细胞坏死性淋巴结炎"。患者术后当天出现高热,体温最高达40.7℃,咳嗽,无痰,有恶心、呕吐、腹泻等消化道症状,检查手术创口局部无红肿,无分泌物,术后第2天出现精神萎靡,意识恍惚,口唇发绀,呼吸急促35~42次/min,脉搏160次/min,血压下降至78/35 mmHg(10.4/4.67 kPa),氧饱和度下降至80%。多巴胺维持血压,转入ICU并立即气管插管行机械通气,人机对抗给予镇静。镇静后呼吸机给予A-C模式,VT 480 ml,F 14次/分,PEEP 8 cmH$_2$O(7.8 kPa),FiO$_2$ 100%,SpO$_2$ 84%~94%。行深静脉穿刺置管,测CVP 5.5 cmH$_2$O(0.54 kPa)。监测血气:pH 7.113,PCO$_2$ 40 mmHg(5.33 kPa),PO$_2$ 57 mmHg(7.6 kPa),BE-16。

化验:白细胞19.43×10^9/L,中性83%,血红蛋白106 g/L,血小板58×10^9/L。降钙素原>10 μg。肾功:尿素氮21.9 mmol/L,肌酐490 μmol/L。离子:钾3.2 mmol/L,钠127 mmol/L,钙1.79 mmol/L。凝血功能:凝血酶原时间22.4秒,PT-INR 1.95,

纤维蛋白 0.68 g/L,APTT 177 秒,AT-Ⅲ 27.9%。肝功能:直接胆红素 65 μmol/L,纤维蛋白 55 μmol/L,血清总蛋白 48 g/L,白蛋白 21 g/L,ALT 359 U/L,AST 779 U/L。心肌酶:CK 34 516 U/L,CK-MB 148 U/L,LDH 2 378 U/L。

胸片:显示两肺纹理增多,可见斑片状、小片状模糊影并相互融合,两中下肺野更明显,提示两肺炎症。

诊断考虑:① 坏死性淋巴结炎,淋巴结摘除术后。② 重症肺炎——葡萄球菌肺炎?③ 严重脓毒血症,脓毒性休克。④ MODS:急性肾功能不全、DIC、中毒性肝病、肝内胆汁淤积症。⑤ 急性胃黏膜病变。

笔者会诊鉴于患者高热,病情发展快,有呼吸困难,两肺有片状阴影,有囊泡样改变,虽病原未找到,应考虑金葡菌脓毒症诱发 MODS,尤其是 DIC 诊断明确。该院专科医生认为 DIC 已进入纤溶期,不宜用肝素治疗。笔者认为 DIC 微血栓的形成造成微循环障碍,疏通微循环是治疗 DIC 的核心。此类危重患者,DIC 的分期临床上常出现交叉重叠,故仍可用肝素,但剂量宜小。由于该患者皮肤穿刺部位广泛渗血,左侧胸背部大片瘀斑,眼底、牙龈、消化道、阴道均有出血。血小板减少、凝血功能异常。给予肝素 50～100 mg/d,监测 ACT,调整肝素用量,输新鲜血浆、血小板、冷沉淀物、凝血酶原复合物等纠正 DIC。同时加强 DIC 监测。17 天后 DIC 基本得到纠正,出血减轻,上肢肿胀有消退,皮肤瘀斑逐渐吸收,血小板恢复正常,DIC 各项检测指标恢复。

表 5-1 白 细 胞 变 化

	入室前	入室第1天	第2天	第4天	第7天	第9天	第12天	第17天	第19天
白细胞(%)	11.83	19.43	28.39	16.55	15.6	9.48	5.05	6.54	9.56
中 性(%)	83	83	90	88.4	72	84	84	89.2	88.3

表 5-2 肾 功 能 变 化

	入室前	入室第1天	第2天	第4天	第7天	第12天	第15天	第19天
尿素氮(μmol/L)	20	21.9	6.6	10.5	12	29	20.1	11.9
肌 酐(μmol/L)	461	490	196.5	180	129.6	212	201	118

表 5-3 肝 功 能 变 化

	入室第1天	第3天	第4天	第6天	第8天	第13天	第15天	第19天
TP(g/L)	48	43	58	67	81	51	63	65
ALB(g/L)	21	21	42	34	46	31	34	35
TBIL(μmol/L)	65	40.8	90.7	218	313	470	318	333
DBIL(μmol/L)	55	28.7	81.7	195	300	341	300	310
ALT(U/L)	359	486	487	237	164	101	66	92
AST(U/L)	779	496	1 559	413	161	78	64	83

表5-4　DIC指标变化

	入室第1天	第2天	第4天	第7天	第9天	第13天	第15天	第19天
PT(s)	33.5	19.4	17.3	12.4	14	13.7	16.5	13.3
FIB(g/L)	0.65	0.71	1.27	3.02	2.78	4	3.23	5.21
APTT(s)	180	180	46.3	30	151	43.5	37.4	35.7
AT-Ⅲ(%)	23	23	33	42	72	70	70	
D-二聚体(μg/L)	20	16.44	15.94	18.5	11.8	6.31	6.17	
血小板(×10^9/L)	58	32	21	33	39	51	115	255

表5-5　心肌酶变化

	入室第2天	第5天	第6天	第7天	第8天	第10天	第14天	第19天
CK(U/L)	2 007	34 516	23 830	17 826	4 394	2 249	976	326
CK-MB(U/L)	47	148	390	344	83	57	46	25
LDH(U/L)	1 840	2 378	2 000	2 132	700	519	446	271

表5-6　动脉血气变化

血气分析	入室第1天	第2天	第3天	第6天	第8天	第12天	第14天	第19天
pH	7.113	7.449	7.365	7.424	7.418	7.442	7.425	7.426
PO$_2$(mmHg)	57	60	130	111	105	167	107	87
PCO$_2$(mmHg)	40	27.3	35	32.9	41	31	37	32
BE	−16	−5	−4	−2	−3	−3	−0	−3
FiO$_2$(%)	100	70	60	60	50	50	40	40
氧合指数	57	85	216	185	210	334	267	217

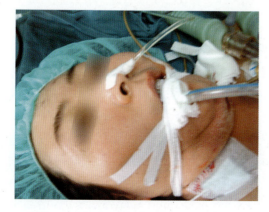

图5-1　术后1周,高热、MODS抢救中

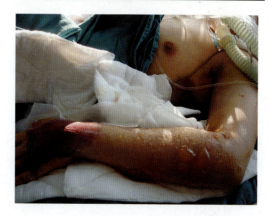

图5-2　深静脉血栓形成,皮肤紫绀,
水泡出现

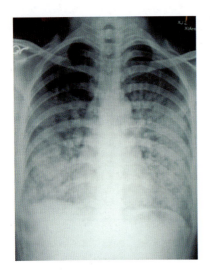

图5-3 双肺下部有渗出,伴囊泡样改变,
提示为金葡菌脓毒症血行播散

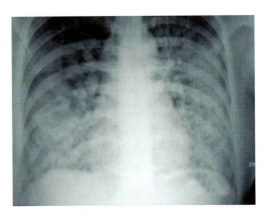

图5-4 稳可信治疗1天后肺部改变不明显

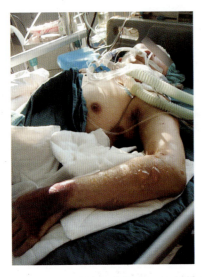

图5-5 DIC、MODS救治中

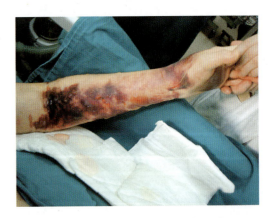

图5-6 经稳可信和肝素等治疗,
上肢肿胀消退,水泡消失

【讨论】坏死性淋巴结炎又称组织细胞性坏死性淋巴结炎(HNL),多见于日本,欧美少见,我国也不常见,好发于中青年妇女的颈部淋巴结。病因及发病机理不清,大多数学者认为与感染和自身免疫有关,诊断此病主要靠病理检查。本例患者以淋巴结肿大、低热为早期表现,经病理证实为坏死性淋巴结炎。后伴发感染,病程迅速进展,多脏器功能障碍综合征(MODS),累及多个器官。患者左上肢深静脉血栓形成,左上肢静脉回流受阻,肢端淤血性缺血,皮肤呈青紫色,肢体高度肿胀,皮肤表面形成张力性水泡,肢体功能严重受限,造成骨筋膜室综合征。积极治疗原发病,抗凝,同时解除外部压力,抬高患肢15~30度,保持局部清洁干燥。

患者出现急性肾功能衰竭，少尿/无尿。采取持续床旁血液滤过 86 小时，此后每日血滤 6～8 小时。尿量由 90 ml/d 恢复至 1 600 ml/d，肾功基本恢复。毛细血管渗漏，全身水肿明显，低蛋白血症存在，给予白蛋白 20 g，同时加快血滤超滤。总之，笔者建议稳可信抗金葡菌，肝素加血小板悬液，各种凝血因子得到好转。病情迅速得到好转。

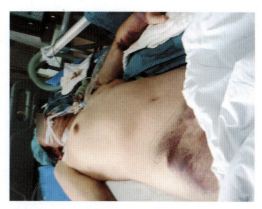

图 5-7　病情稳定，开始好转

医院内获得性肺炎中葡萄球菌感染占 11%～25%。葡萄球菌肺炎大多起病急骤、高热、寒战、脓痰、全身中毒症状重。根据全身毒血症状——咳嗽、脓血痰、白细胞计数增高、中性粒细胞比例增加、核左移并有中毒颗粒，以及 X 线云絮状表现、斑片状影可伴空洞，即可作出初步诊断。金葡菌为血浆凝固酶阳性葡萄球菌，致病性强。近年来由于抗生素的使用，金葡菌肺炎的诊断不应过分依赖于痰或血培养阳性结果（该病例早期在痰涂片中可见大量成堆的葡萄球菌，但多次痰培养及血培养均无阳性结果）。

近年来医院获得性球菌感染日趋增加，其中 MRSA 是主要的致病菌，且有增加趋势。万古霉素是 MRSA 感染最有效的抗菌药物，用药剂量要足，疗程要长，体温正常、X 线炎症消散再继续用药 10～14 天方可停药。另一方面，机体免疫功能缺陷是脓毒血症的最重要诱因。健康者病原菌入侵后一般仅表现短暂菌血症，细菌可被人体免疫防御系统迅速消灭，并不引起任何症状。但有免疫防御功能缺陷者（包括局部和全身屏障功能的缺失），均易诱发脓毒血症。本病例伴发 MODS，累及六个系统或器官，病程发展过程中尤以 ARDS、急性肾功能不全及 DIC 为突出表现，同时存在严重毛细血管渗漏，全身组织水肿。左上肢深静脉血栓形成造成骨筋膜室综合征。

ARDS、急性肾功能不全及 DIC 的救治仍采用机械通气（加用 PEEP），15 天后顺利脱呼吸机，持续/间断血滤平衡容量，肾脏替代 20 天至肾功能基本恢复。肝素 50～100 mg/d，监测 ACT 调整肝素用量，输新鲜血浆、血小板、冷沉淀、凝血酶原复合物等，DIC 基本得到纠正。积极采取相应措施保护重要脏器功能。

左上肢静脉回流受阻，肢体高度肿胀，有张力性水泡，肢体功能严重受限。积极控制感染，纠正 DIC，同时解除外部压力，抬高患肢 15～30 度，保持局部清洁干燥，避免了手术截肢或切开骨筋膜室减压，从而减少了创伤和感染机会。

本病例在救治 MODS 过程中，早期大剂量使用乌司他丁。该院 ICU 医生的体会是，乌司他丁除了发挥对各组织器官的保护作用外，还能维持血管正常舒缩功能及内皮细胞完整性，对凝血纤溶系统平衡具有一定的调理作用，改善了血液高凝状态，对深静脉血栓形成具有一定的防治作用，随剂量加大药效更为明显，且无不良反应。

6. 腹部伤,总胆管横断,胆瘘

〔案例〕潘某,男,29岁。2003年3月15日因金属模具坠落,压在腹部及右下肢,立刻手术,发现门静脉多处破裂,总胆管横断,左肝全部粉碎,即行左肝及右肝部分切除术,门静脉修补吻合术,右肝管外引流术,出血25 000 ml,输血18 000 ml,ALT 2242 U/L总胆红素38.7 μmol/L,直接胆红素9.0 μmol/L,间接胆红素29.7 μmol/L。术后发生创伤失血性休克,后由昆山转上海长征医院救治,入院后发现肝功能衰竭、胆瘘、梗阻性黄疸、腹腔感染、脓毒症,胆汁培养为鲍曼不动杆菌(6次),导管培养有光滑念珠菌,肺炎克雷伯杆菌和铜绿假单胞菌,白细胞23.0×10^9/L,中性96%,但体温不高,心率不快,呼吸无急促,精神状态尚可,考虑与乌司他丁(80万~160万 U/d)的抗炎抗毒素、阻断细胞因子和炎性介质对细胞的损害及保护器官功能等有关。

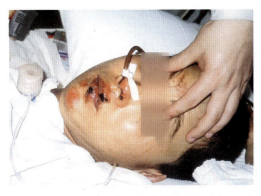

图6-1 受伤后2个月,梗阻性黄疸,巩膜黄染

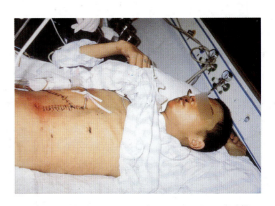

图6-2 腹部切口缝线

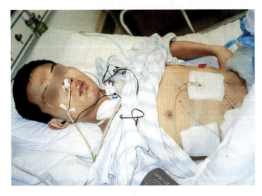

图6-3 在ICU救治中

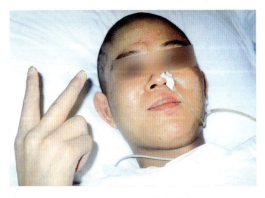

图6-4 逐渐康复

7. 胸腹联合伤

〔案例〕王某,男,58岁,温州人,2004年2月28日因交通事故受伤,入江苏吴江市人民医院,经检查诊断为脾破裂;肠系膜撕裂;胰腺损伤、肋骨骨折、肺挫伤合并ARDS、血气胸。当天行腹部手术,术后诊断为脾破裂切除术、空肠破裂切除术(切除空肠1.5 m)、肠系膜修补术、外伤性胰腺炎。

术后回 ICU 病房,给予呼吸机机械通气加 PEEP。3 月 6 日出现腹腔感染,引起急性肺损伤,更换抗生素及呼吸机机械通气后,病情一度好转,3 月 14 日试脱呼吸机。3 月 18 日因脾窝脓肿、膈下脓肿,出现高热,周围血象增高及呼吸困难,SPO₂ 下降,氧合指数<200,考虑第二次发生 ARDS。治疗方面再次给予呼吸机机械通气加 PEEP。笔者会诊后加用乌司他丁 120 万 U/d,白蛋白加速尿,加强抗生素,选用美平,同时外科会诊行开腹冲洗引流术。第二次手术后,第 6 天脱离呼吸机,经综合性治疗病情逐渐好转,于 4 月 7 日康复出院。

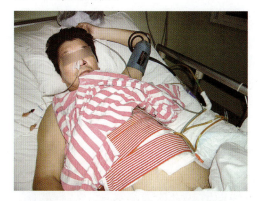

图 7-1　二次手术后在 ICU 救治

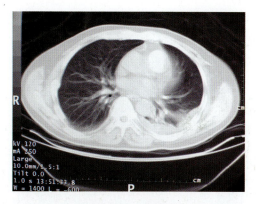

图 7-2　肺挫伤

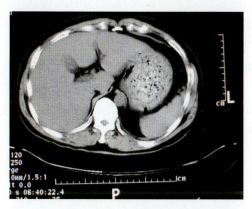

图 7-3　伤后脾破裂

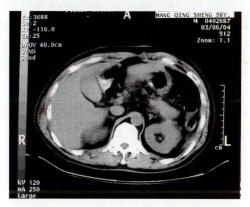

图 7-4　脾破裂切除、空肠破裂切除

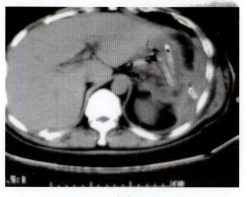

图 7-5　脾窝脓肿引流

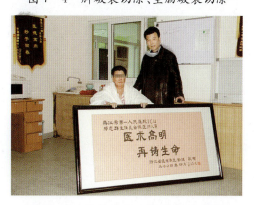

图 7-6　康复痊愈向医院表示感谢

【讨论】脓毒症一直被视为 MODS 的主要危险因素。它是机体免疫系统受到强烈刺激，进而引起多种生物级联反应（包括炎症反应过程，凝血-纤溶系统改变等）所致。其中过度炎症反应发生较早，且占据重要的地位。国内学者方强等对重症脓毒症患者给予 UTI 治疗，结果显示 UTI 治疗组 APACHEⅡ评分改善快，28 天的病死率显著低于对照组，同时血清中促炎细胞因子水平较对照组显著降低，而抗炎 IL-10 明显升高。笔者在治疗脓毒症患者过程中也体会到乌司他丁对体温的改善和对脑、肺、肝、肾等的保护作用。

对脓毒症的机理姚咏明提出，严重创伤、休克及脓毒症可以迅速引起机体的应激反应，激活神经内分泌系统，接着动员全身的免疫系统参与应激。它们之间以网络机制相互影响，促进自身的反应机制和联系网络恢复平衡，以确保机体成功承受打击。如果忽视了神经内分泌及免疫之间的整体特性，不分时机地单一针对机体的某一方面进行调控，有可能出现新的人为紊乱，结果适得其反。以往许多脓毒症干预治疗Ⅲ期临床试验失败也证明了这一点。因此，充分认识机体反应的神经-内分泌-免疫网络机制，对于深入阐明脓毒症的发生与发展机制，进一步为临床干预新途径的开展具有十分重要的意义。而神经-内分泌-免疫网络调节理论的形成与出现为脓毒症发病机制的进一步认识提供了契机。诸如烧伤、组织缺血缺氧、感染等都可引起急性炎症反应。这种刺激-应激-炎症反应的模式已引起许多科学家的关注，现在已认识到副交感神经系统在其中具有重要作用，并且这种模式已有了一个形象的称谓——"炎症反射"。然而，有趣的是，急性创伤应激导致的是副交感神经抑制和交感神经兴奋。两种基本的交感神经递质——去甲肾上腺素和肾上腺素在全身及局部都可对免疫细胞产生较大影响。因此，自主神经系统对机体免疫的影响机制是非常复杂的，有待深入探讨。下丘脑-垂体-肾上腺（HPA）轴和交感神经系统（SNS）是机体应激反应中最重要的"指挥者"和"执行者"，而蓝斑核与下丘脑的室周核有进一步激活内分泌系统其他通路的作用。

胰 腺 炎

急性胰腺炎是一种病变差异极大的疾病,可以从不治自愈到发病后数小时内死亡。常见重症急性胰腺炎是一种急腹症,典型的表现是胰腺炎性病变造成腹痛和血、尿中的胰腺酶升高。其病因有胆源性和非胆源性(如酒精、高脂血等)。

急性胰腺炎少见的致病原因有胰腺外伤、肿瘤、胰腺手术、ERCP、药物、感染及代谢异常等。还有 5%～10% 的急性胰腺炎致病原因不明,又称为特发性胰腺炎。

1. 急性重症胰腺炎的手术时机

〔案例〕赵某,男,49 岁,2005 年 10 月因急性重症胰腺炎(非胆源性),住江苏无锡某院外科。行急诊手术,术后胰周围脓肿形成,再次剖腹手术,清除脓肿,由于引流管细,被堵塞,引流不畅。再次高热,白细胞 36×10^9/L,中性 92%,血压呼吸不平稳,出现严重低氧血症,MODS(心、肺、肝、肾)。转上海长征医院 ICU 治疗。经 CT 及 B 超检查,发现腹腔有假性囊肿,合并感染,经会诊讨论行第 3 次手术,清除脓腔,加强冲洗引流,同时使用美平、大扶康和肠外营养等治疗。住院 4 个月后痊愈出院。

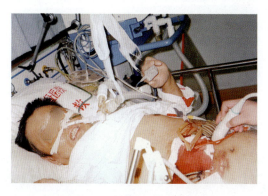

图 1-1　第 3 次手术后

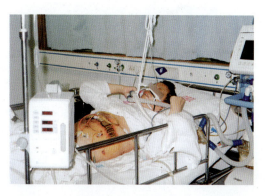

图 1-2　腹腔感染,出现脓毒症、MODS

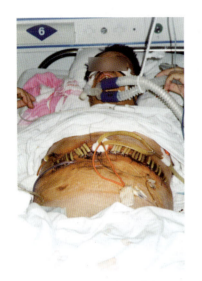

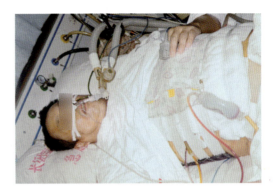

图1-3　术后安置多根腹腔冲洗引流管　　　　图1-4　腹腔引流出血性液体

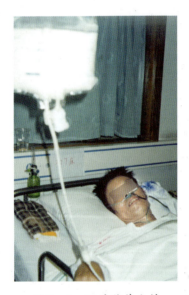

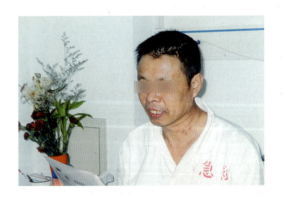

图1-5　肠外营养支持　　　　　　　　图1-6　康复

【讨论】

● 重症胰腺炎手术的指征和技巧及术后的处理

　　常见重症急性胰腺炎最常见的致病原因为胆石症和乙醇中毒。胆石引发急性胰腺炎的机制主要有如下解释：① 胆石嵌顿在乏特壶腹部，胆汁逆流入胰管；② 胆石排出时造成 Oddi 括约肌麻痹性弛缓，十二指肠内容物反流到胰管；③ 胆道内毒性物质如游离胆汁酸、非结合胆红素及细菌本身都可以损伤胰管或胰腺组织，导致胰腺炎。

　　在不少国家与地区乙醇中毒性胰腺炎在急性胰腺炎的发病率中已占据首位。

乙醇诱发急性胰腺炎的原因可能与 Oddi 括约肌的收缩、胃泌素的刺激和胃酸分泌的增多等；呕吐物的反流以及乙醇对腺细胞内自我催化的直接作用，易造成乙醇诱发急性胰腺炎时微小胰管内蛋白栓子，这种蛋白栓子堵塞胰管，导致胰腺炎的发病。

有关急诊重症胰腺炎是否手术治疗，2006 年 6 月在德国汉堡召开的国际胰腺病会议上提出了 11 项建议：① 轻者不手术；② 预防性广谱抗生素的应用应减少；③ 出现感染综合征(Sepsis syndrome)采用细针抽吸细菌学栓鉴别无菌性胰腺坏死和感染性胰腺坏死；④ 感染性胰腺坏死是手术或介入引流的适应证；⑤ 细菌学检查阴性者应保守治疗；⑥ 不主张发病 14 天内早期手术；⑦ 手术最大限度保留活的胰腺组织；⑧ 胆源性应行胆囊切除；⑨ 胆源性轻型患者可在恢复后尽早手术或同次住院中完成；⑩ 重症患者应在炎症反应充分消退或完全恢复后再行手术；⑪ 对不适合切除胆囊者可选择内窥镜括约肌切开术。笔者认为以上适合重症胰腺炎的处理原则，目前基层医院轻易早期手术治疗，结果对后续治疗带来不少困难，值得临床医生注意。有专家认为重症胰腺炎一旦脓肿形成或有假性囊肿合并感染出现，应选择适当时机行手术治疗。此病的治疗应根据临床情况来确定，能不手术尽量采取非手术疗法，但如有手术指征，不要迟疑，以免延误手术时机。

2. 重症胰腺炎合并感染，反复手术

〔案例〕葛某，男，48 岁，温州企业家。2005 年 11 月因患急性重症胰腺炎，由温州转入上海长征医院 ICU 病房。先行保守治疗，采用洛赛克制酸、施他宁生长抑素、罗氏芬抗感染等治疗，病情反复，发烧，血象高，消化道出血，经 CT 和 B 超的检查，胰腺周围出现感染灶，行手术治疗前后达 3 次之多。首次术后一度稳定，后发生腹腔出血，再行手术，发现胰周围渗血明显，行脓肿清除、局部止血等治疗。但病情仍有反复，感染控制不理想，腹腔出血持续不断，腹腔脓肿清除不理想。在 CT 定位下 2 次行脓腔穿刺，心肺肝肾均受到损害，由于尿量减少，肌酐尿素氮升高，行 CRRT 治疗，清除炎性介质、细胞因子。由于身体消瘦，营养不良，免疫力低下，后加强肠外营养，加用绿慕安(疫苗)免疫增

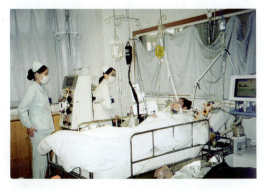

图 2-1　手术后，ICU 监护治疗

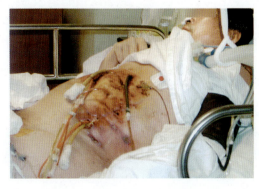

图 2-2　腹腔手术后腹壁情况

强剂和大剂量白蛋白、丙球和血浆等治疗。病情逐渐好转，住院238天后痊愈出院，一年后随访，各脏器功能良好，胰腺形态正常。

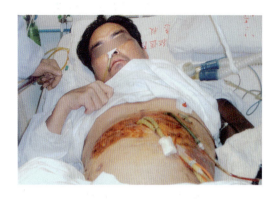

图2-3　腹腔感染，引流

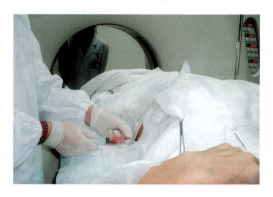

图2-4　腹腔穿刺

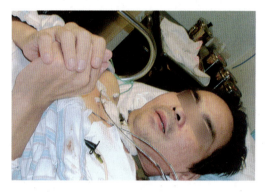

图2-5　康复中

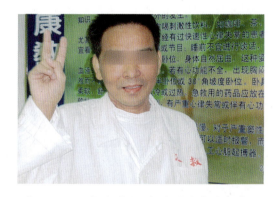

图2-6　两年后随访，各脏器功能恢复良好

3. 重症胰腺炎合并感染

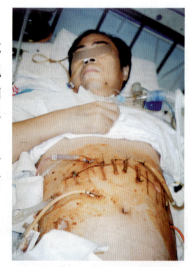

〔案例〕孙某，男，46岁，患急性重症胰腺炎，由江苏转至上海长征医院。由于该例病情发展迅速，很快出现腹腔感染和MODS(心、肺、肝、肾)，体温持续39℃，白细胞 28×10^9/L，中性93%，经CT和B超检查有脓肿形成，行手术治疗，术中清除脓肿。由于渗血多，脓腔大，脓液黏稠，故各部位放置多根冲洗引流管(13根)，由于尿量迅速减少，肌酐、尿素氮升高，即行CRRT治疗(两周)，同时加强抗感染及保护各脏器功能等治疗。3个月后痊愈出院。

图3-1　手术后情况

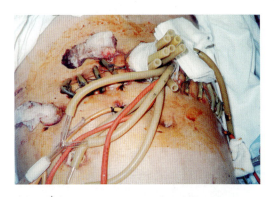

图 3-2 放置 13 根冲洗引流管

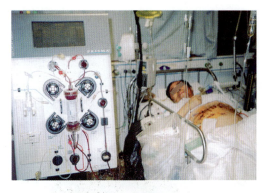

图 3-3 CRRT 支持

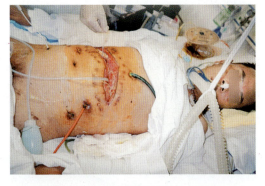

图 3-4 切口肉芽组织生长情况

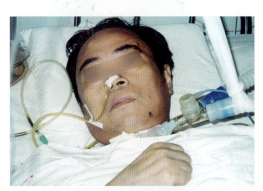

图 3-5 康复中

4. 重症胰腺炎的营养治疗

〔案例〕刘某,男,55 岁,于 2003 年 11 月 29 日餐后突然上腹部剧痛,次日转为全腹部有压痛和反跳痛,血淀粉酶 1 600 U/L,尿淀粉酶 2 000 U/L,CT 检查见胰周围有大量渗液,阴囊剧痛,有胸、腹水出现,确诊急性重症胰腺炎,住上海长征医院急救科。除采用洛赛克制酸外,并用施他宁(16 mg/d),乌司他丁(UTI)60 万 U,每 6 小时 1 次,安置鼻空

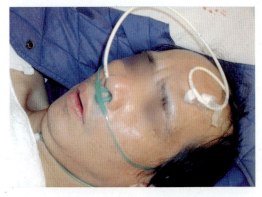

图 4-1 早期安置鼻空肠管、空肠螺旋管,
行早期肠内营养

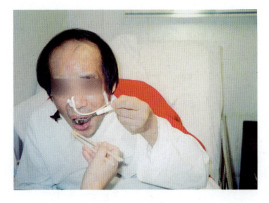

图 4-2 康复中

肠管、空肠螺旋管,加用生大黄粉(5g,每天3次),营养液益力佳(3罐/d),曾一度腹胀明显,采用生大黄粉50g灌肠,舒普深等治疗,病情逐渐好转,经微型手术治疗,病情稳定,于2004年1月4日痊愈出院。

5. 重症胰腺炎并发下肢血管血栓形成截肢死亡

〔案例〕徐某,女,53岁,患有急性重症胰腺炎。于2004年10月因胰腺炎发作住上

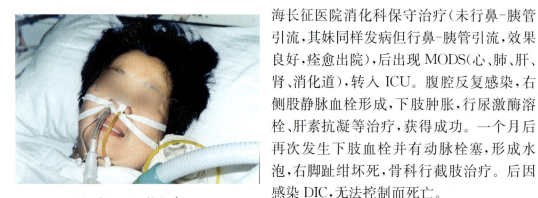

图5-1 抢救中

海长征医院消化科保守治疗(未行鼻-胰管引流,其妹同样发病但行鼻-胰管引流,效果良好,痊愈出院),后出现MODS(心、肺、肝、肾、消化道),转入ICU。腹腔反复感染,右侧股静脉血栓形成,下肢肿胀,行尿激酶溶栓、肝素抗凝等治疗,获得成功。一个月后再次发生下肢血栓并有动脉栓塞,形成水泡,右脚趾绀坏死,骨科行截肢治疗。后因感染DIC,无法控制而死亡。

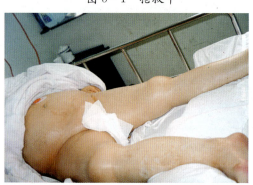

图5-2 下肢静脉血栓形成,肢体肿胀

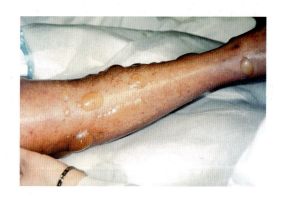

图5-3 下肢静脉血栓形成,小腿末端发紫,皮肤出现水泡

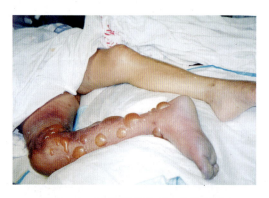

图5-4 肢体紫绀加重,水泡扩大

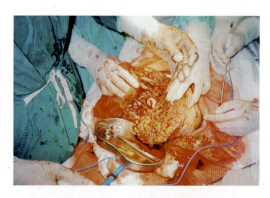

图5-5 右下腿截肢治疗

6. 重症胰腺炎合并 MODS

〔案例〕何某,男,28岁。2001年11月28日,中、晚餐连续饮高度白酒两瓶后上腹部不适,在河南濮阳市人民医院就诊,自述"喝酒把我的胃喝坏了"。当时仅作输液处理后好转。次日中午,又因饮白酒后上腹部疼痛剧烈,血尿淀粉酶明显升高,呼吸困难,小便进行性减少,出现 MODS(脑、心、肺、肝、肾等)。经专家会诊,认为病情凶险,难以治疗,笔者会诊后即转上海长征医院 ICU 救治,3天后行手术,术中清除 250 ml 脓液及坏死组织,胃及空肠造瘘,术后加强冲洗、引流,并给予肠外营养(TPN),选用泰能和大扶康等治疗;一周后胃管内灌注微生态制剂(高博特盐水瓶)和益力佳,住院2个月,逐渐康复痊愈。

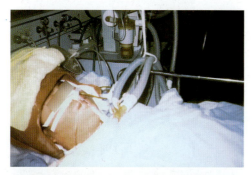

图 6-1 入院时 MODS(脑、心、肺、肝、肾)

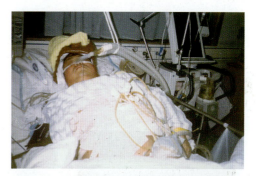

图 6-2 手术后情况

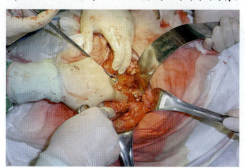

图 6-3 手术开始

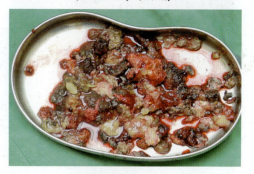

图 6-4 手术后坏死组织

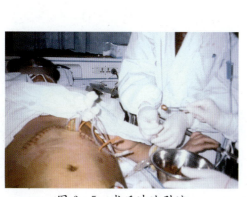

图 6-5 术后冲洗引流

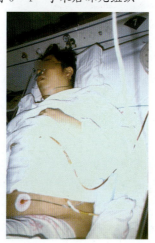

图 6-6 术后引流

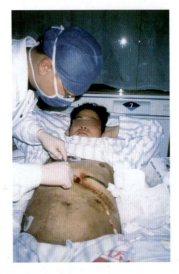

图6-7　术后拔除引流管、换药

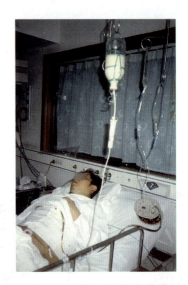

图6-8　空肠益力佳营养

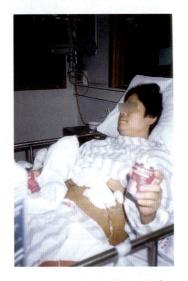

图6-9　空肠益力佳营养

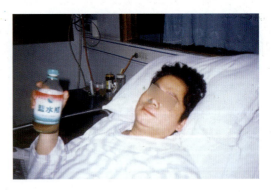

图6-10　消化道给微生态制剂——
高博特盐水瓶

【讨论】

● 重症胰腺炎(SAP)的临床表现

(1)腹痛及腹部压痛。

(2)休克。

(3)胰腺邻近组织受累的表现　腹膜炎,肠麻痹、肠梗阻及肠坏死,消化道出血(见于5.2%病例),黄疸,肾损害(约38.5%～85%有左肋脊角压痛),胸膜炎及肺炎,皮肤瘀斑。

(4)并发症(含远隔器官受累的表现)　急性呼吸衰竭(急性呼吸窘迫综合征),急性肾功能衰竭,心功能不全与心律失常,脑病,弥散性血管内凝血(DIC),水和电解质紊乱

（以低血钾最重要），糖尿病（约有 25%～60% 的急性胰腺炎患者有暂时性高血糖症），猝死，脓毒症及真菌感染。

● SAP 的迟发并发症

（1）腹腔或腹膜后脓肿　由于胰酶漏至胰周围组织而致胰周围含酶液体的积聚，感染的胰腺周围脓肿边界不清，常位于体尾部前面，约 35% 患者的脓肿位于胰头部后面并可延伸至升结肠或降结肠及小肠系膜的根部。出血坏死型胰腺炎如病程在 2 周以上，寒战发热，白细胞计数持续升高，应考虑有腹腔内或腹膜后脓肿的可能。腹膜后病变于腹部检查时扪不到肿块。腹部扪到肿块应首先考虑炎性肿块的可能。

（2）假性囊肿　多在发病 3～4 周后形成，由于胰液和坏死组织在胰腺本身或胰周围被包裹而成囊肿，无上皮，仅见坏死、肉芽、纤维组织。囊肿通常位于腹中部或左上腹（胰腺体尾部），在小网膜腔内，胃与肝之间或横结肠系膜之间。囊肿甚大，引起压迫症状，腹部常可扪到肿块，并有压痛，在胸腔可有积液或左侧肺不张，约 10% 患者有黄疸，淀粉酶常持续升高。假性囊肿可破裂，造成慢性胰源性腹水，其淀粉酶和脂肪酶含量均明显增高，且可破入腹腔，进入后腹膜、纵隔，甚至颈部。

薛平等报道，重症急性胰腺炎（severe acute pancreatitis，SAP）并发症多，病死率高。在病死 SAP 中，绝大部分起病早期就出现了难以控制的多脏器功能障碍（multiple acute pancrentitis，MODS）。可将发病 72 小时内出现器官功能障碍的 SAP 称为暴发性胰腺炎（fulminant acute pancrentitis，FAP）。国外学者称发病在 72 h 内出现器官功能障碍的 SAP 为早期重症急性胰腺炎（early severe acute pancreatitis，ESAP），3 天内病死率为 23.3%，7 天内病死率高达 53.3%。临床特点是胰腺广泛坏死，多并发症，可发展为难治性器官功能障碍。实验表明早期死亡组（发病 7 天内死亡）肾功能衰竭、休克、心功能衰竭、肝功能不全、脑病、消化道出血及感染的发生时间明显早于晚期死亡组（发病 7 天以后死亡），而且后期感染病例全部死亡。这提示，后期感染可能是导致 FAP 器官功能衰竭的主要原因之一。

● 急性胰腺炎的营养支持疗法

与肠外营养（PN）比较，确诊急性胰腺炎患者使用肠内营养（EN）可显著降低感染发生率，缩短住院时间及减少器官功能衰竭发生的趋势，但对死亡率无影响。个别研究结果显示，与 PN 相比 EN 可减轻氧化应激反应，加速病情恢复，减少医疗费用。EN 也可降低术后死亡率。与标准治疗相比，入院后 24 小时内早期给予 PN 可使预后恶化，而完全复苏后给予 PN 似乎可改善预后。在早期个体研究中，与单纯应用 EN 相比，配方中加用精氨酸、谷氨酰胺、ω-3 多不饱和脂肪酸和益生菌等特定添加剂，有助于急性胰腺炎患者康复。如患者正在使用 PN，应于 5 天后开始使用 EN。联合应用抗炎及系统免疫调节剂可增强 EN 和 PN 对患者预后的有益效果。

7. 重症胰腺炎的非手术治疗

〔案例〕戴某，男性，37 岁。肥胖，原有高脂血历史，于 2002 年 6 月因上腹痛诊断为水肿型胰腺炎入温岭市第一人民医院消化科。经治疗好转出院。血脂控制一直较差。

2003年5月26日去杭州爬山饮酒,暴饮暴食,吃"东坡肉"诱发上腹痛,确诊"重症胰腺炎",病情进展急速,出现MODS(脑、心、肺、肝、肾等),转回温岭市一医院,予禁食、制酸、胃肠减压、抗炎、生长抑素善宁等处理无效,病情急剧恶化。2003年5月27日出现低血压,后血压降至"0",呼吸急促,$SaO_2 < 50\%$,全身紫绀,腹部高度膨胀,已处于濒死状态。转入ICU,予以气管插管,呼吸机PEEP达15 cmH_2O(1.47 kPa),血流动力学监测,生长抑素、抗炎制酸处理,腹腔置管引流。笔者会诊后,使用乌司他丁(UTI)40万U,每4小时1次,改善患者全身炎性状况,白蛋白20 g+速尿20 mg快速滴注,减轻组织间水肿,同时加强抗休克,采用生大黄5~10 g,每12小时1次等处理后,血压转正常,呼吸逐渐平稳,腹胀减轻。病情趋于平稳后,乌司他丁用量逐步减至10万U,每6小时1次,共使用12天。生命体征稳定后,予以鼻空肠导管留置,给予能全力营养液。患者逐渐恢复,于2003年6月24日痊愈出院,后因不敢进食出现营养不良性贫血,经调整饮食,很快纠正。

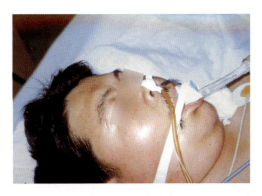
图7-1 抢救中

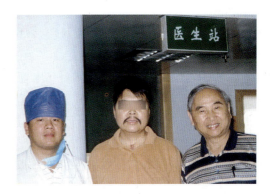
图7-2 康复出院时

【讨论】马应杰报道,高脂血症性急性胰腺炎(acute hyperlipidemic pancreatitis,AHLP)在临床上引起了广泛重视。高脂血症引起的AP有上升趋势,文献报道约占AP的1.3%~12.3%。AHLP机制尚不明确,可能与下列因素有关:① 血黏度增高致胰腺微循环障碍;② 来自胰腺外的脂肪栓塞,血清脂质颗粒聚集栓塞胰腺血管;③ 胰腺及其周围高浓度的甘油三酯(TG)被胰脂肪酶水解后,局部产生大量游离脂肪酸(FFA),超出白蛋白的结合能力,产生组织、细胞毒性,损伤胰腺腺泡细胞和小血管,导致AP的发生。尽管AP病情的轻重与血脂高低有无相关性仍存在争议,但是一般认为高TG血症会加重病情,且与AP的预后有关。高脂血症、过度炎症反应共同在AP的病例过程中起重要作用。

8. 重症胰腺炎,肠梗阻膈下脓肿

〔案例〕钱某,男,38岁。重症胰腺炎,膈下脓肿,左侧肺不张,节段性麻痹型肠梗阻,脓毒性休克极度营养不良,由浙江转入上海市中医院外科ICU,膈下脓肿穿刺抽出混浊极臭液体30 ml,置引流管,笔者会诊停用糖皮质激素,改用乌司他丁,加用泰能与大扶康、TPN、肠内微生态制剂等治疗,半年后病情控制,康复。

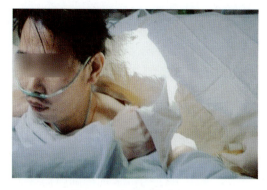

图 8-1 膈下脓肿抽液

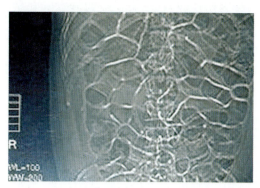

图 8-2 卧位腹平片显示广泛肠腔扩张，肠壁增厚,提示麻痹性肠梗阻伴肠壁水肿

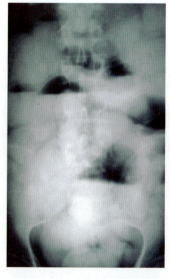

图 8-3 立位腹平片显示多个气液平,提示肠梗阻

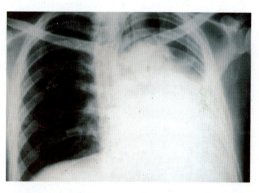

图 8-4 胸片显示胸腔大部分变白,纵隔左移,提示左肺大部不张

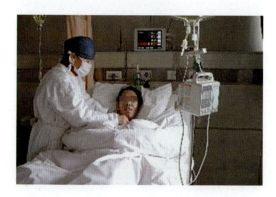

图 8-5 家属护理

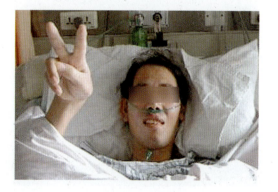

图 8-6 康复

【讨论】急性重症胰腺炎(SAP)的治疗观点历来有争议,手术与非手术疗法各持所见,笔者认为,急性发病除胆源性合并感染引起的 SAP 需做急诊手术,一般情况,建议先

胰 腺 炎

行保守治疗,一旦腹腔形成假性囊肿和脓肿,存在坏死组织和脓液,需做清创手术;但引流冲洗管子最好使用大口径硅胶管,冲洗引流要彻底,抗生素要合理的选择,营养支持要保证。大剂量水解酶抑制剂乌司他丁(160万 U/d)对全身炎性反应具有保护作用,对MODS 患者使用大剂量白蛋白＋速尿,可以获得裨益,值得临床应用。

9. 外伤性胰腺炎,肠瘘

〔案例〕徐某,男,30 岁,因"腹部撞伤伴腹痛 1 小时"于 2005 年 12 月 14 日 19 时 30分入吴江市第一人民医院普外科。当时查体血压正常,心肺无异常,腹平软,左上腹压痛,无反跳痛。CT 提示腹盆腔积液、脾破裂可能。于 2005 年 12 月 15 日行剖腹探查术,术中发现十二指肠完全离断,胰腺损伤,予以毁损部分＋胃大部切除及胃空肠吻合＋腹腔引流术。术后患者持续发热,存在外伤性胰腺炎且并发十二指肠残端瘘,经保守治疗一个月,病情无好转。于 2006 年 1 月 18 日患者又出现腹腔出血,故再次剖腹探查,术中见十二指肠残端及胰腺周围大量坏死、皂化组织,予以清创引流＋十二指肠造瘘＋空肠造瘘术(上端、下端)。术后转 ICU 监护诊治。

ICU 治疗经过:予以止血、输血、抗感染(复达欣＋替硝唑)、抗炎(乌司他丁,80万 U/d)、善得定 0.3 mg/d,并予 TPN,输注白蛋白,生理盐水持续充分腹腔冲洗引流,由引流管周溢出少量黄绿色液体。2 月 14 日腹腔引流液检查淀粉酶 81 620 U/L,并发胰瘘,腹腔穿刺液培养出弗劳地氏枸橼酸杆菌。4 天后尿中找到霉菌。3 月 7 日复出现低热,右侧腹腔引流液 200～300 ml/d,十二指肠造瘘管引流液 100～200 ml/d。当日下午,南京军区总医院普外科任建安教授会诊,指出胰、肠瘘治疗相对是成功的,目前的治疗应停止给予 TPN、生长激素、生长抑素、一切抗生素等,增加 EN(百普力 2 000 ml/d),并给予支持、营养、退热等对症治疗,待腹腔脓肿成熟后,再予以外科干预治疗。在患者感染获控制后,可再度给予 TPN＋生长抑素＋生长激素,3 个月后,仍未吻合,建议行胰空肠吻合术,并行右侧腹腔引流。

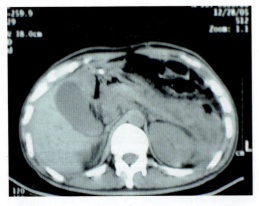

图 9-1 第一次术后 CT 显示胰腺密度减低,界限模糊,左肾前筋膜增厚,左结肠旁沟积液

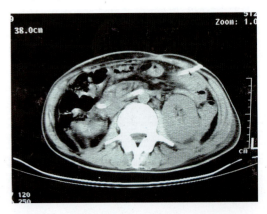

图 9-2 第二次腹腔冲洗引流术后,显示引流管在位,腹腔内结构界限模糊,左肾前筋膜增厚

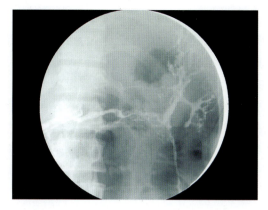

图 9-3　腹腔引流管造影见造影剂
外溢,提示胰瘘形成

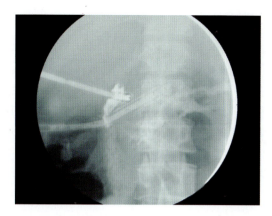

图 9-4　十二指肠残端瘘管造影,
见造影剂外溢

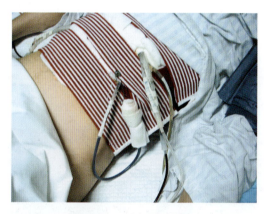

图 9-5　左侧腹腔引流

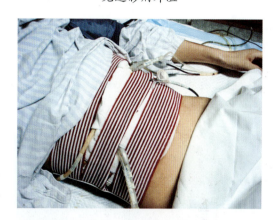

图 9-6　右侧腹腔引流

【讨论】"肠瘘"的治疗原则是综合性的,必须注意以下几个方面。

(1)肠外瘘局部处理是肠瘘治疗的一个重要环节　局部处理的目的是有效清除外溢肠液,促进肠瘘自愈和恢复肠道连续性。早期引流可以有效地将漏出的消化液直接引流至体外,不让其在腹腔内聚积,应持续负压引流,并保持通畅,可减少再次剖腹的次数,减少腹腔感染的发生率。这样可将消化液直接引流至体外,有效地控制感染。

(2)水电解质酸碱失衡是治疗肠瘘不可疏忽的问题　尤其是肠液每日丢失 500 ml以上的高位肠瘘,及时补钾、钠、氯等离子及液体量,一般来说碱性液体丢失得多,钠离子也丢失得多,注意补钠,必要时可补高渗盐水。要注意补钾,每日可补入 5～8 g,每天要查血钾、钠、氯、尿素氮,根据血气决定是否补碱,要保持水电解质酸碱平衡。

(3)营养支持被认为是肠外瘘的标准治疗　尤其是 TPN 在临床上的应用,被视为外科治疗肠瘘的里程碑。大量的临床实践表明,它不仅能预防营养不良,而且对提高管状瘘的自愈率及确定手术的成功率起着积极的作用,可改善患者营养状态,以利于再次手术,潜在地提高了肠外瘘患者的预后。另外也显示营养支持可减少或调节胃肠道的分泌,从而被认为对肠外瘘患者有治疗作用。因此,使全肠外营养适时地转向肠内营养支持,实施肠内加肠外营养支持模式可能是未来重危感染患者营养支持的主要模式。

（4）生长抑素与生长激素选用问题　在应用 TPN 的基础上加用生长抑素,可以进一步降低肠外瘘患者胃肠液的分泌量。但是生长抑素的应用使组织的愈合可能受到影响,加上肠外瘘患者多处于应激状态,蛋白质的合成受到抑制,因此瘘道愈合成了一个漫长的过程。而生长激素通过代谢调理,促进蛋白质的合成及切口创面的愈合和肠黏膜的生长。因此,在营养底物供给有保证时,联合应用生长抑素和生长激素可达到促进局部肉芽生长、改善全身合成代谢,最终达到促进瘘口闭合的目的,是促进肠瘘愈合的合理组合疗法。生长抑素和生长激素在肠外瘘发生后序贯使用,可提高肠瘘的自行愈合率。选用时间应结合病情需要而定。

（5）乌司他丁的选用　该药对抑制炎性介质全身反应有一定的作用,其剂量要达80 万～160 万 U/d。乌司他丁的应用对于瘘口的闭合也具有一定的促进作用,这可能与其抑制消化酶活性、减少蛋白分解亢进的药理作用有关。

10. 胆源性胰腺炎,鼻空肠螺旋管的安置

〔案例〕卢某,女,55 岁,急性胆囊炎反复发作,诱发重症胰腺炎,急性肺损伤。手术后腹腔假性囊肿形成,合并感染,"T"形管引流长达半年,从鼻腔放置螺旋管至空肠行肠内营养达 4 个月,结合抗生素及制酸利胆等治疗,终于痊愈出院。

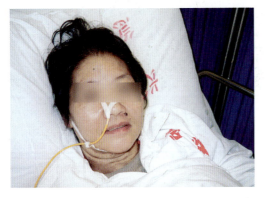
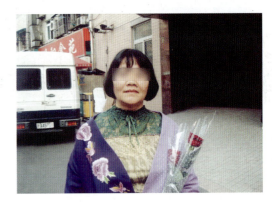

图 10-1　鼻空肠螺旋管至空肠行肠内营养　　　图 10-2　康复出院

【讨论】

● 鼻空肠管安置的指征及技巧

ICU 中危重患者的营养问题是当前解决不理想的课题。由于急性胃肠黏膜病变(应激性溃疡),胃肠蠕动减弱,胃酸和胰、胆、肠等的分泌减少,造成胃肠道消化吸收不良,有时出现胃肠出血,更难以实现肠内营养,而肠外营养(静脉滴注),常可出现肝功能损害,肺的小血管栓塞、深静脉插管致感染等并发症。故笔者认为危重患者的营养应以肠内肠外相结合,但以肠内营养为主。有学者提出腹腔手术最好行空肠造瘘,尽早实施肠内营养。本例采用鼻空肠管安置进行肠内营养,是一种有效、安全且无不良反应的营养方法,患者容易接受。但鼻空肠螺旋管的安置在胃肠蠕动不理想时常不易成功,有时需借助胃镜来安插此管,笔者认为如没有实现空肠造瘘,可用此方法尽早行肠内营养。

多发伤与复合伤

多发伤是一种致伤因素造成多个器官损害,其中一个重要器官致伤就可致命。平时交通工伤事故中最为常见。复合伤是指两种以上的杀伤因素同时或相继作用于人体所造成的损伤。常规武器战争中虽可产生复合伤,如烧伤合并机械伤或冲击伤等,最多见于核武器伤。

1. 多发伤创伤控制(DC)的应用

〔案例〕马某,男,50岁,于2007年4月在江西高速公路上因车速过快,追尾撞在卡车后面,昏迷不醒,在当地某县中医院医治8天,转南昌大学医学院一附院救治。诊断为:① 重度颅脑闭合伤,左侧硬脑膜下血肿,左额挫裂伤;② 外伤性蛛网膜下出血,双侧额部硬脑膜下积液;③ 两侧肺挫伤,血胸;④ 多发性肋骨骨折,右胫腓骨折。后转入上海长征医院ICU救治,一周后生命体征稳定,不发热,未用呼吸机治疗,但意识时清时模糊,转至高压氧舱治疗。

【讨论】

● 多发伤救治创伤控制(DC)

创伤早期施行简单的外科手术进行创伤控制,可以挽救原来认为不可挽救的危重患者。多发伤患者初始手术时,经常会发生威胁生命的体温不升、代谢性酸中毒、凝血障碍等。如果不立即控制活动性出血并纠正上述异常,手术期内死亡率很高。患者的初始手术应予简略。因此有国外学者提出DC概念,简略的剖腹手术是严重多发伤患者初始手术时的一种明智之举。随着更多学者的临床实践与探讨,认为DC或DCS(创伤控制手术)是指针对严重创伤患者进行阶段性修复的外科策略,旨在避免由于体温不升、凝血障碍、酸中毒(致死性三联症)互相促进而造成的不可逆的生理损伤,包括三个不同的阶段:① 首先采用是快速临时的措施,以控制出血与污染,尔后快速关闭腹腔;② 其次是在ICU里进行致死性三联症的进一步纠正;③ 最后是进行有计划的再次手术,给予损伤脏器以确定性的修复。DC外科手术的合理应用可以有效降低复杂创伤患者的死亡率。

2. 创伤性湿肺处理"三多三少"

〔案例〕王某,男,65岁,车祸引起肋骨多根骨折,两肺严重挫伤,于1987年11月送入上海长征医院急诊抢救室,由于外科先行处理,扩容输液过多,继发肺水肿,严重低氧血症,结果在抢救室死亡。当时我科ICU初建,缺乏救治经验,未能严密监测、正确处理。

【讨论】急性肺损伤(ALI)/急性呼吸窘迫综合征(ARDS)是由局部或全身多种疾病引起的一种常见危重症,ALI/ARDS在临床上表现为进行性的呼吸窘迫和顽固性的低氧血症。病理表现为急性的肺间质水肿,广泛的肺微血管内皮损伤,微血栓形成和肺泡内纤维蛋白沉着。

目前许多研究者开始把目光转向在ALI/ARDS发病机制中有重要意义的凝血和纤溶系统的异常。研究结果表明,发生ALI/ARDS时全身及肺内凝血和纤溶系统异常,表现为炎症反应引起凝血系统级联反应和纤溶系统受损,造成纤维蛋白沉积在肺泡和肺微循环血管中。通过调节凝血和纤溶系统来减少肺内纤维蛋白堆积,可能成为ALI/ARDS的一种重要治疗方法。ALI/ARDS时凝血系统及纤维蛋白溶解系统异常的研究进展,尤其是包括组织因子通路、蛋白C通路和由纤溶酶原活化物抑制因子(PAI-1)调解的纤维蛋白溶解系统等,有可能成为治疗目标的关键环节。

肝素对凝血活动的各个环节均有作用,包括抑制凝血酶原转变为凝血酶,抑制凝血酶活性、阻止纤维蛋白原转化为纤维蛋白,防止血小板聚集和破坏等。Grau等通过大量体内试验表明,肝素不仅有传统的抗凝作用,还具有抗炎效应。肝素可降低血液中炎性介质(如组胺)的水平。Kabir等在实验中对ALI新生小猪模型使用肝素治疗后,发现肺换气和通气/血流比值改善,肺水肿减轻,肺泡透明膜形成减少。但Murakami等对吸入烟雾所致ALI绵羊模型的研究发现,大剂量肝素并不能减轻肺损伤及改善肺功能。这两种不同的结果可能与两种实验中使用物种和剂量的不同有关。肝素用于人体试验抗ALI的报道虽不多见,但从以上提到的文献来看,恰当使用肝素治疗ALI仍有可能,但应注意使用剂量。

(1)类似创伤性湿肺患者,由于输液过多,尤其是盐水过多,造成肺水肿,严重低氧血症死亡(本科初建时有两例)。

(2)总结经验,笔者认为创伤性湿肺的救治中除控制液体量外,应按"三多三少",即救治中多输胶体,少输晶体;多输糖水,少输盐水;多输高渗,少输等渗(宜用10%高渗糖水,而少用5%等渗糖水)。晚近使用大剂量UTI获得理想疗效。管向东研究发现,UTI抑制急性肺损伤炎症细胞的聚集和激活,目前认为多形核中性粒细胞的聚集和多种蛋白酶,尤其是中性粒细胞弹性蛋白酶的激活在ALI的发病中起关键作用。Koji等发现UTI可通过抑制肺组织中中性粒细胞浸润和炎症介质的过度释放,有效保护油酸所致的大鼠ALI,显著改善血氧饱和度。陈旭岩等通过测定肺组织血管通透性变化、湿/干质量比值、髓过氧化酶活性、脂质过氧化产物观察UTI对内毒素致大鼠ALI的保护作用,提示UTI作用于炎性反应的早期环节,通过抑制多种炎性介质而影响多形核中性粒细胞的趋化、聚集和激活。在1988~2007年的20年中,上海长征医院ICU贯彻上述治疗原则,创伤性湿肺无一例死亡,这方面愿与同道们共同探索。

3. 严重多发伤(脑、胸、腹、骨盆、脊柱)

〔案例〕李某,女,30岁,车祸导致外伤后半小时,伴胸腹部疼痛。于2004年2月28日收入上海浦东公利医院,当时入院诊断为:① 失血性休克;② 多发伤:ⓐ 双侧多发性肋骨骨折(右侧1～9肋,左侧5～9肋)右侧血气胸,右肺挫裂伤,左侧血气胸。ⓑ 右额硬脑膜下出血,蛛网膜下隙出血。ⓒ 脾脏血肿,肝右叶破裂,胃、小肠挫伤。ⓓ 双肾挫伤,后腹膜血肿。ⓔ 右耻骨上支骨折,右侧L2、L3横突骨折,右侧髂后上棘撕裂骨折,左侧髂关节轻度脱位。入院后,急行剖胸探查术,发现右中下肺叶撕裂伤,胸壁胸膜破裂,肋间血管出血(9处),进行肺修补及肋骨固定术,同时腹膨隆,抽出不凝血,即行剖腹。发现脾脏破裂,肝左叶碎裂伤,左膈肌裂伤,胃、横结肠挫裂伤,完成了脾切除、肝左叶部分切除及空肠和胃造瘘,术后送入ICU,经口插管接呼吸机支持呼吸。呼吸设置IPPV模式。VT 350 ml,呼吸频率16次/min,I:E=1:1.5。PEEP 6 cmH$_2$O(0.59 kPa)。术后第二天改经鼻插管,同时给予抗生素抗感染(先罗氏芬,后用美平3天,未发生真菌感染),洛赛克3天,思他宁6天停药,乌司他丁20万U,每8小时1次,连用15天等其他保护脏器功能药物治疗,术后第3天神志逐渐转清,行左侧胸腔穿刺,抽出暗红色液体380 ml,同时每日给予TPN支持(6 276～7 531.2 J或1 500～1 800卡),术后第4天出现胸闷,心悸心率150～180次/min,呼吸20～26次/min。两肺闻及湿啰音,考虑合并急性左心衰竭。用强心利尿、扩血管等药物治疗,5小时后逐渐控制。术后第5天,行气管切开。加用生长激素4.5 U/d。拔除右侧胸腔引流管和腹腔引流管。肠鸣音存在,经空肠造瘘滴入蒸馏水20 ml/h,患者出现腹胀,给予生大黄粉灌肠及胃动力药3次,第7天空肠造瘘肠内营养。术后12天给予百普素肠道营养,术后20天停用呼吸机,堵管2天后拔气管套管;胃造瘘管夹管,开始饮水,术后一个月空肠造瘘管拔管,正常饮食。3月1日至4月6日由左侧胸腔抽取3次血性积液,分别为380 ml、305 ml、150 ml,右侧胸腔抽取积液450 ml。康复期,患者近期遗忘记忆,进行高压氧舱治疗,术后40天后下床活动,4月27日痊愈出院。

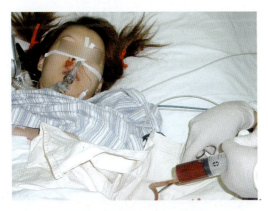

图3-1 右侧开胸,左侧血胸抽取3次分别为380 ml、305 ml、150 ml

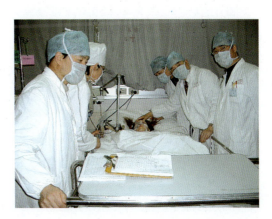

图3-2 查房会诊

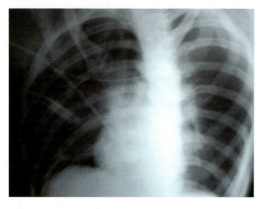

图3-3 胸片显示右肋9根、左肋
7根骨折,胸廓变形

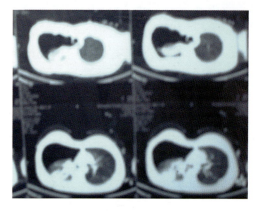

图3-4 CT显示右肺挫伤血气胸

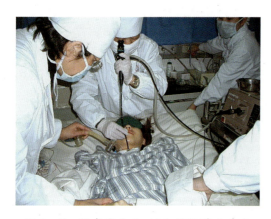

图3-5 肺感染出血,纤支镜肺灌洗止血

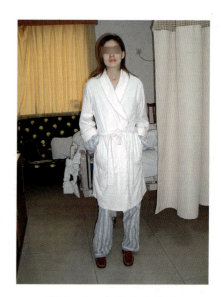

图3-6 康复痊愈出院

【讨论】肠内营养(EN)有助于维护肠道的微生物、肠黏膜、免疫屏障功能,防止细菌移位,减少感染发生率,使营养物质的吸收、代谢更符合生理过程,减少了代谢并发症的发生率。重型颅脑损伤患者在应激情况下,胃多处于轻瘫状态,故容易出现胃潴留,但小肠的吸收功能大多仍然存在。由于受空肠营养管置管技术的限制,胃管仍然是最常用的肠内营养途径,胃潴留及胃内容物返流引起的窒息、误吸,在临床上较为常见,且后果相当严重,临床医生不得不停止肠内营养,等待胃肠蠕动功能的恢复,这样无疑会推迟早期肠内营养支持的时间,但若经鼻肠管营养就可以有效地避免上述情况的发生。因为胃肠道在受到应激时,蠕动功能的恢复以小肠最快,其次为胃。国外有资料显示,经鼻肠管营养可以大大减少胃潴留的发生率,明显提高肠内营养的耐受性。应用鼻肠管患者的返流、误吸发生率明显少于应用鼻胃管患者。由于胃和小肠在生理功能上的差异,使得胃能够耐受顿服,而小肠则要求肠内营养液匀速、缓慢、持续地滴入,这可能是导致腹泻发生的原因之一。故经鼻肠管营养最好使用营养泵,但如果没有营养泵,在临床应用中,稍加注意营养液的滴注速度就可以做到尽量的匀速。应用鼻胃管由于有返流、误吸发生危险,故肺部感染发生率也会比较高,当然,应用鼻肠管也会有肺部感染发生,考虑这与患者本身病情严重、咳嗽、咳痰反应差以及卧床等有一定关系。

急危重症患者时常有消化道出血、胃肠动力学障碍,无法行肠内营养,只好行肠外营养(PN);但脂肪乳剂单独使用不够合理,易发生氧化代谢不全、肺小血管栓塞、肝损害等不良作用,故有专家提出需要 24 小时内平均给予。PN 常在创伤或大手术 1~2 周后才开始,笔者认为为期太晚,建议 1~3 天内就可以开始使用。EN 很重要,建议复杂腹腔手术需做空肠造瘘或行鼻空肠管者应行早期肠内营养,使机体尽早得到充分营养,增加免疫抵抗力,保护肠黏膜屏障,减少肠源性感染,减少抗生素应用。笔者认为,肠内肠外营养结合,并以肠内为主,有利于保护胃肠正常功能。

创伤性膈肌破裂在严重胸腹膜联合伤中占 3%,因此,应提高对创伤性膈肌破裂的认识,争取早期诊断。笔者体会:① 下胸部和上腹部的创伤若是开放性的,应注意伤道方向、刺伤的深度,以便估计可能受损的器官。对钝性损伤应了解暴力部位,注意合并伤可能掩盖胸腹部器官损伤的症状。② 同时出现呼吸和消化系统症状是创伤性膈疝的重要特征。③ 胸部钝性伤后一侧胸痛向同侧肩部放射是膈肌损伤的典型征象。④ 密切注意血胸、血腹,如果胸腔内引流的出血量较难解释失血性休克,就应想到腹部器官损伤。⑤ X 线检查是诊断的重要手段,上腹部开放伤者若有血气胸,常提示创伤性膈肌破裂,若胸片显示胃肠影像可确诊创伤性膈肌破裂。

4. 多发伤并发脂肪栓塞综合征(FES)

〔案例〕李某,男,39 岁。2005 年 11 月 11 日 6 时车祸致右股骨、右胫腓骨粉碎性骨折。同日 17 时入镇江解放军 359 医院 ICU。14 日下午 16 时突然出现咳嗽、胸闷、呼吸困难,呼吸频率渐升至 60 次/min 左右,经皮 SO_2 渐降到 60%,心率 130~140 次/min。血压 75/40 mmHg(10/5.33 kPa)。急诊床边胸片显示"暴风雪样"改变,CT 显示两肺弥漫性浸润改变(见 X 线图)。血气分析:PaO_2 45 mmHg(6 kPa),$PaCO_2$ 56 mmHg(7.47 kPa)。pH 7.15,为急性脂肪肺栓塞引起严重低氧血症。行气管切开、机械通气,潮气量 420 ml,PEEP 18 cmH_2O(1.76 kPa),氧浓度 90%,甲基强的松龙 120 mg,每 6 小时 1 次静滴,多巴胺维持血压,但病情仍难以控制,笔者会诊后加用乌司他丁,30 万 U,每 6 小时 1 次;白蛋白 20 g+速尿 20 mg,每 8 小时 1 次,快速滴入。经上述处理,经皮 SO_2 升至 95%。血气分析:PaO_2 67 mmHg(8.93 kPa),$PaCO_2$ 64 mmHg(8.53 kPa)。pH 7.27。自主呼吸 35 次/min。有血性气道分泌物。心率 120 次/min,血压 112~150/60~90 mmHg(14.9~20/8~12 kPa)。加大甲基强的松龙至 280 mg,每 6 小时 1 次,乌司他丁 60 万 U,每 6 小时 1 次。白蛋白 20 g 加速尿 40 mg,每 6 小时 1 次。其他治疗不变。17 日病情改善并渐稳定。氧合改善并渐趋于正常。12 月 2 日,完成骨科内固定术,病情稳定,康复出院。

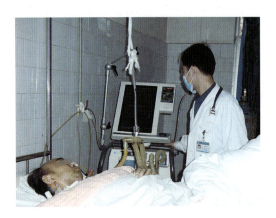

图 4-1　下肢长骨骨折,脂肪栓塞
综合征,ARDS 救治中

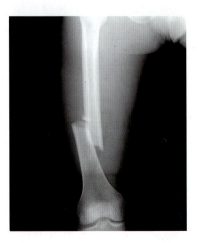

图 4-2　右股骨干骨折

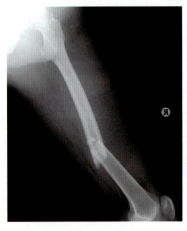

图 4-3　右股骨干骨折

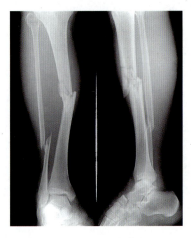

图 4-4　胫腓骨折

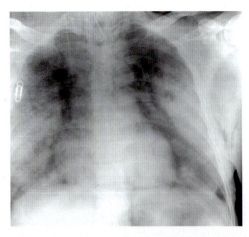

图 4-5　胸片显示两肺暴风雪改变,
结合临床,提示肺脂肪栓塞

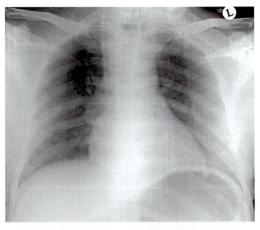

图 4-6　治疗后胸片显示大致正常,
呼吸功能恢复

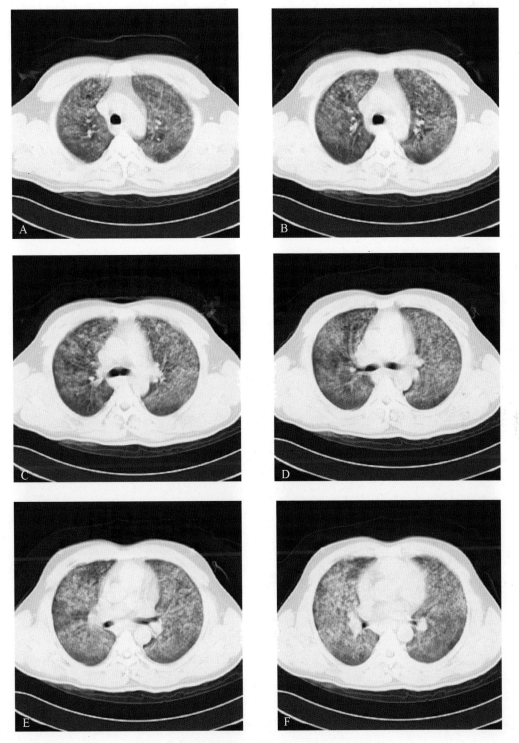

图 4-7　肺脂肪栓塞 CT 显示不同层面的变化

【讨论】脂肪栓塞综合征的早期诊断较困难，当肺和脑症状出现严重低血氧又不易被一般氧疗所纠正、皮肤出现瘀点、肺 X 片改变、意识障碍等状况时应予以警惕。首先对骨折肢体行充分有效固定,并纠正休克,但输血、输液过程要防止肺水肿发生。除亚临床型脂肪栓塞综合征可用鼻导管和面罩给氧外,对爆发型和典型 FES 需行气管插管或切开行机械辅助呼吸,调节各种参数,加强吸氧浓度,使 SaO_2 达 95%,PaO_2 达 80 mmHg(10.7 kPa)。肾上腺皮质激素的使用能解除肺血管痉挛,并有抗炎和减轻肺水肿的作用;乌司他丁可抑制粒细胞弹性蛋白酶,减轻肺组织炎性浸润,对保护肺部气体交换功能有利。通过应用大剂量白蛋白+速尿,有利于改变血液渗透压,促使肺泡与肺间质水肿液的吸收排出,对于纠正低氧血症和脑水肿减轻有裨益,有关 UTI 治疗 FES 未见有报道。

早期高压氧治疗是近年来治疗 FES 成功的重要方法之一。其主要作用机制是:

(1) 提高血氧分压、血氧含量和脑组织的氧储备,从而迅速改善病灶区域供氧,改善有氧代谢,增加能量,减少酸性代谢产物。

(2) 增加脑组织内毛细血管氧弥散半径。

(3) 改善微循环 可通过增强红细胞可变性,调整血液凝固系统,降低血液黏度,改善微循环调节功能等。

(4) 控制脑水肿,降低颅内压,从而减轻脑损伤。

(5) 刺激病灶内毛细血管新生,以促进侧支循环建立。

(6) 恢复缺血半暗区的细胞功能。

(7) 增加吞噬细胞的吞噬能力,以清除梗死灶内坏死神经元、胶质细胞、血管内皮细胞基膜、各种纤维髓鞘,减轻炎性反应对细胞的损害。

(8) 减少或消除无氧代谢。

(9) 改善脑干网状激活系统功能,促使昏迷患者觉醒。

5. 爆炸伤复合伤,大肠埃希菌脓毒症

〔案例〕黄某,男,43 岁,于 2000 年 9 月 8 号新疆某地一卡车炸药发生爆炸,立即送入当地医院救治,由于左小腿断离,行截肢手术,并进行断端皮肤闭合性缝合;两天后皮肤发黑,腥臭,确诊为气性坏疽,再行股骨中段截肢,开放断端皮瓣,再行双氧水创面滴注;两天后,因高热、心率快、腹痛、腹胀,又行剖腹探查,发现空肠穿孔,脓苔形成,而自身又有肝硬化。诊断为多发复合伤,重型颅脑闭合伤,头面部烧伤,感染性休克,头面软组织挫伤,腹部空肠穿孔继发性腹膜炎,肝炎后肝硬化,左小腿断离,右小腿软组织挫伤,气性坏疽。一周后,行纤支镜检查,发现隆突上 2 cm 处有一直径 2 cm 黑色痂(爆炸

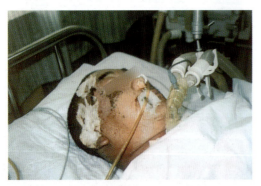

图 5-1 伤后第 3 天休克昏迷状态

吸入高热空气灼伤所致)。8 天后出现高热,血压 60/40 mmHg(8/5.33 kPa),心率

160 次/min，SPO$_2$ 60％，深昏迷，处于濒死状态。电话会诊后采用大剂量糖皮质激素(甲基强的松龙 1 000 mg，1 次静推)，并合用升压和纠酸等治疗，迅速好转稳定。笔者于第 9 天到达抢救现场，伤后 13 天发现胃液 pH 7，建议停用洛赛克，专家们意见有分歧，于当日，患者寒战、高热，体温高达 41℃，血、尿、腹水、痰等培养均有大肠埃希菌，此乃肠源性感染引起脓毒症并感染性休克，经复达欣、甲硝唑等抗菌治疗，感染控制，加强营养和纤支镜肺灌洗及生大黄粉等治疗，病情渐趋稳定好转。

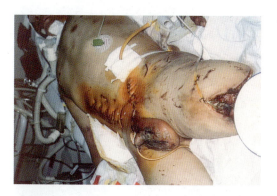

图 5-2　伤后第 3 天又行股骨中段截肢

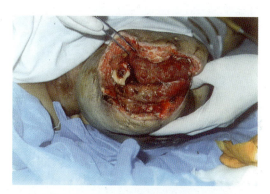

图 5-3　股骨中段截肢面，并持续行双氧水冲洗

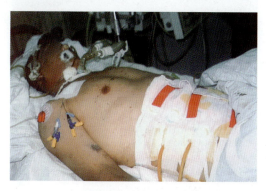

图 5-4　伤后第 4 天剖腹探查，空肠穿孔，并有脓苔形成

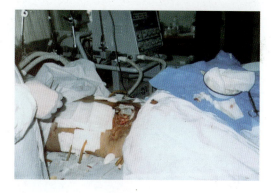

图 5-5　腹壁软组织皮肤未愈合

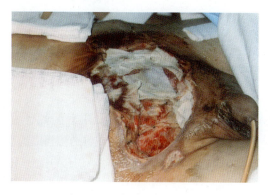

图 5-6　腹壁软组织挫伤

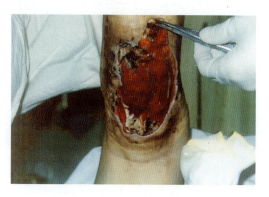

图 5-7　右腘软组织伤

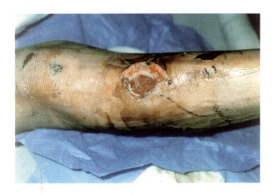

图 5-8　右胫前软组织伤

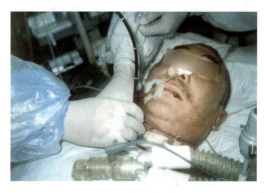

图 5-9　伤后第 12 天行纤支镜检查

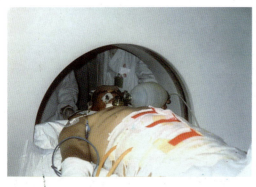

图 5-10　伤后第 14 天胸片 CT 检查

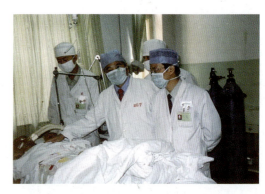

图 5-11　抢救组医生查房

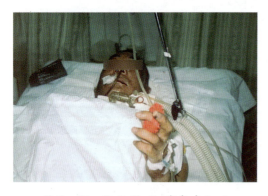

图 5-12　伤后 20 天,康复中(一)

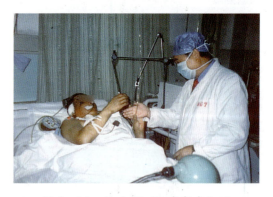

图 5-13　伤后 20 天,康复中(二)

【讨论】

● 爆炸伤的处理要点

爆炸伤是指爆炸时产生的冲击波作用于人体所造成的各种损伤。因冲击波超压和负压的直接作用,可使体内发生血液动力学变化、内爆效应、破裂效应、惯性作用和压力差,因此造成听器、肺和其他内脏损伤,即临床上所说的爆震伤。因冲击波动压的抛掷和撞击作用,可造成内脏出血、破裂和骨折等。

冲击伤的分类方法很多。例如,按传导介质不同,可分为空气冲击伤、水下冲击伤和固体冲击伤;按部位不同,可分为颅脑、胸部、腹部、脊柱、四肢等冲击伤。

冲击伤的特点是多处受伤、外轻内重,伤情发展迅速。在负伤当时,有时尚可积极参加工作,但不久即可突然恶化。在胸部的冲击伤,主要为肺水肿、肺泡内出血和肺挫伤,除进行气管切开术外,尚需进行给氧,用呼吸机给予间歇正压呼吸或持续正压呼吸,使动脉血氧分压不低于 80 mmHg(10.7 kPa),使二氧化碳分压保持在 40 mmHg(5.33 kPa)左右。

腹部冲击伤主要是腹腔脏器出血(包括浆膜下出血)、破裂、撕裂和黏膜出血等,在有出血和污染的情况下,应及时手术。颅脑冲击伤的伤情,轻者仅有脑震荡,重者可有颅内血肿,应经专科处理。

近代战争中,由于使用了高爆炸力炸弹、气浪弹和燃料空气炸弹等武器,因而冲击伤的发生率有所增加。

冲击波的致伤原理:(1) 超压和负压的直接作用　单纯的超压和负压作用一般不造成体表的直接损伤,主要伤及心、肺、胃肠道、膀胱、听器等含有气体或液体的脏器。由于气体的可压缩性,液体和固体的不可压缩性,在气、液交界处及密度不同组织之间的连接部分,都易于造成损伤。在这些脏器中,肺和听器最易发生损伤。

(2) 动压的抛掷和撞击作用　动压可使人体被抛掷(远离地面)或发生位移(不离地面)而致伤。人体受到冲击波作用时,朝向爆心一侧所受的压力,相当于超压和动压的总和,两旁所受的压力相当于波阵面的超压。背向爆心一侧所受压力很小。动压较小时,机体可不被抛掷或不发生移位,但却可能被暴风就地吹倒而致伤。

(3) 继发作用　继发作用有两种情况,一是在冲击波的作用下,使某些物体(如破碎片、砖石等)具有动能,因而向四周高速飞散,击中人体后,产生类似于弹片或其他投射物的损伤;二是建筑物、工事等因冲击波作用而破坏或倒塌,压砸人体后产生类似于地震时所造成的砸伤和挤压伤。

该病例属于爆炸所致多发复合伤,与平日工伤或交通事故造成的多发伤有所不同,该患者能起死回生的抢救经验是:① 及时发现气性坏疽,进行高位截肢,并行双氧水创面持续冲洗,有力控制了肢体感染;② 严重的感染性休克和氧饱和度的降低,危及生命,采用大剂量糖皮质激素的冲击治疗,取得了较好的疗效;③ 静脉营养得到充分的保证,白蛋白 20 g + 速尿 20 mg/每 6 小时 1 次,静脉快速滴注,维持了胶体渗透压,未发生全身性水肿;④ 加强叩背等全身性护理,避免肺部反复感染;⑤ 以 ICU 治疗为主,采取多科的协作,以取得综合性效应。

救治中也存在一定的教训:① 复杂严重的多发复合伤应该在 ICU 中行严密的监测和综合的救治,但该患者最初在泌尿专科病房治疗,发生气性坏疽,腹腔内肠腔穿孔致腹膜炎等未及时发现;② 专家众多,虽可集思广益,但也常出现意见不一,治疗上易有分歧,不利于综合救治;③ 治疗过程中一定要实施严密的临床监测,如纤支镜检查能及时发现气道灼伤;④ 危重患者制酸剂的应用有利于对应激性溃疡出血的防治,但用药剂量过大、时间过长会造成肠道菌群失调,肠黏膜屏障破坏,肠源性感染随即出现。本病例发生大肠埃希菌脓毒症,造成本病例濒死危险。笔者建议,伤后 3~5 天后无消化道出血的应停用制酸剂,国外曾有专家提出"胃酸是人体天然消化道杀菌剂"概念,这应引起同道们思考。

● 气性坏疽的诊治

气性坏疽或称梭状芽孢杆菌性肌炎,主要病变是肌肉的广泛坏死,故也称梭状芽孢杆菌坏死。梭状芽孢杆菌性肌坏死是一种迅速发展的严重急性外科感染,其特征是肌肉广泛的大面积坏死,可有气体或无气体产生,伴严重毒血症。气性坏疽的病原菌是一组梭菌,常见的有产气荚膜梭菌(又称魏氏梭菌)、诺维梭菌(又称水肿梭菌)、败毒梭菌(又称脓毒梭菌)、溶组织梭菌等。本菌所有菌株均发酵葡萄糖、麦芽糖、乳糖及蔗糖,产酸、产气、液化明胶。梭菌广泛分布于在自然界,如土壤、泥沙、各类尘埃、各种动物的肠道等。所以一切外伤都可能有被梭菌污染的机会。

根据气性坏疽病变范围不同,芽孢杆菌感染分为芽孢菌性肌坏死和芽孢菌性蜂窝织炎两类。通常所说的气性坏疽即系芽孢菌性肌坏死,主要发生在肌肉组织广泛损伤的患者。菌体在有氧环境下不能生存,但其芽孢的抵抗力甚强。气性坏疽的发生,并不单纯地决定于梭状芽孢杆菌的存在,还决定于人体抵抗力和伤口的情况,即需要一个有利于梭状芽孢杆菌生长、繁殖的缺氧环境,如大块组织损伤,组织内出血,组织活动力降低或坏死,深层肌损毁,特别是大腿和臀部损伤,弹片存留,开放性骨折或伴有主要血管损伤,使用止血带时间过长等情况,给病原菌提供了赖以生存、繁殖的良好条件,容易发生气性坏疽。创伤初期处理不当,是诱发气性坏疽的主要因素。本病例截肢断端皮瓣闭合是违反爆炸伤处理原则的。

伤口里梭菌的芽孢在一定条件下才能发芽、繁殖、产毒而致病,所谓一定条件就是氧化还原电位的降低和组织 pH 值的下降。以下几点是使创伤内部的氧化还原电位降低的原因:① 由于血管损伤、止血带的压迫、绷带过紧,受寒冷、休克及局部水肿等原因的影响,造成供血不足,血循环障碍;② 创口内有异物,如金属片、弹片、木片、污尘、衣片;③ 由于外伤本身及其感染或土壤中的氯化钙等促坏死因素造成创伤内组织坏死和出血;④ 创口内有其他细菌,如需氧菌类的存在和繁殖。

细菌就在局部生长繁殖并分泌多种外毒素和酶。主要外毒素有 α、β、ε、ι、γ、δ、η、θ、κ、λ、μ、ν 12 种,主要是 α 毒素,这是一种致坏死溶血性毒素,也是一种卵磷脂酶,能裂解卵磷脂与神经卵磷脂或脂蛋白复合体,所以能破坏多种细胞的细胞膜,引起病理改变,如破坏红细胞膜引起溶血,破坏毛细血管壁内皮细胞改变其通透性,发生毛细血管渗漏,造成组织病灶出现水肿,阻碍了血液供应,因而氧化还原电位进一步下降,这又为梭菌的繁殖提供了良好的条件,也破坏其他组织细胞,引起坏死,如肾组织坏死、血压下降、脉搏加快及循环衰竭等。

细菌在伤口的肌蛋白中繁殖,引起组织内糖类和蛋白质的分解。糖类分解产生大量气体,使组织膨胀;蛋白质的分解和明胶液化后,产生硫化氢,使伤口发生恶臭。各种毒素和大量气体的积聚可引起血溶栓形成,溶血、血循障碍。恶性循环的关键环节是组织循环障碍和缺氧,这正是产气荚膜梭菌致病的原因,发生气性坏疽的基本因素;而创伤组织循环障碍,缺氧和全身抵抗力低下是气性坏疽发生、发展的根本条件。

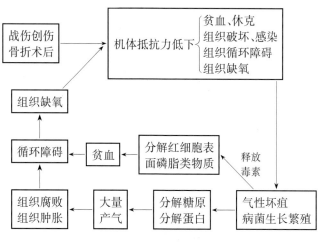

图 5-14　气性坏疽、发展循环链

气性坏疽临床表现的潜伏期一般为 1~4 天,大部分都在 24 小时以内。表现为特殊的胀裂样剧痛,疼痛发作后不久局部即开始肿胀,伤口周围水肿,皮肤苍白,张力很紧、发亮,常显出带青色的大理石花纹,温度比正常皮肤略低。随后很快转为紫红色,最后变成灰黑色,偶或在绷紧的伤口边缘呈现淡浅的古铜色,特别是当溶血性链球菌混合感染时,还会出现内有暗红色液体的大小水泡,伤口内可流出带有恶臭的浆液性或血性液体。由于组织间隙气体的积聚,轻压伤口周围皮肤可闻有捻发音;压迫伤口边缘,见有气泡和血性液体溢出。伤口肌肉颜色变化多样,主要是红色加深,常常带有紫色的斑纹,发展到晚期,不论哪一型感染,肌肉都会发生广泛的坏疽,颜色呈深绿、紫色或黑色,质地脆弱,甚至溶解。

气性坏疽应与下列疾病相鉴别:① 芽孢菌性蜂窝织炎;② 厌氧性链球菌性蜂窝织炎;③ 大肠杆菌性蜂窝织炎;④ 感染性脉管坏疽。

关于气性坏疽的预防,如系战伤,清创后应敞开引流,不作一期缝合。创口已缝合时应拆缝线,敞开伤口。

本病例受伤后两周发生肠源性脓毒症,这与受伤严重、大量使用制酸剂及肠道营养未及时供给等有关。秦龙报道,血二胺氧化酶活性(DAO)变化较早,能灵敏、较好地反映肠黏膜屏障功能的损害,临床监测简便易行,且 DAO 作为反映肠道损伤指标的研究在严重感染患者中尚无报道。二胺氧化酶是人类和所有哺乳动物黏膜上皮绒毛细胞胞浆中具有高度活性的细胞内酶,它可将腐胺氧化成氨基丁醛,并进一步环化成砒咯啉,其活性与绒毛高度和黏膜细胞内的核酸和蛋白质合成密切相关。因其主要分布于肠道(占 95%),又以空、回肠活性最高,在外周血中活性稳定,是反映肠黏膜上皮细胞成熟度和完整性相对稳定的血浆标记物,因而能通过测定外周血中的变化来反映肠黏膜状态。临床研究证实,严重感染、多发创伤和大面积烧伤、重症胰腺炎等严重应激因素均可使肠道发生不同程度的组织学和超微结构的改变,包括肠黏膜、黏膜下水肿、绒毛变短、肠上皮细胞分化与增殖加快,甚至肠黏膜细胞坏死、凋亡。肠急性缺血与 DAO 关系的动物研究发现,肠系膜上动脉阻断机理和时间产生不同水平的 DAO 改变,其活性与绒毛高度密切相关。创伤、烧伤和低血容量性休克复合内毒素血症的动物研究亦发现,创伤早期即见血 DAO 显著升高,其变化与尿乳果糖和甘露醇排泄率的比值与内毒素的水平高度相关,也与小肠组织病理变化基本一致。可以认为,血 DAO 能够较好地反映肠屏障功能障碍。该研究结果表明,严重感染不同阶段均可见血 DAO 明显升高,且 DAO 的变化在一定范围内与感染的严重程度相关,随着感染程度的加重,尤其在出现感染性休克后,DAO 活性明显升高,这不仅说明严重感染与 DAO 有明确的相关性,亦间接反映了严重感染早期即存在肠屏障功能障碍,且随着感染严重程度的增加而加重。DAO 可以预测感染性休克发生的危险,在全身感染第 3 天,DAO>2.7 U/ml,提示感染性休克发生的风险明显增加。结合 DAO 和肠屏障功能障碍的基础与临床研究结果,间接反映了其可能通过肠黏膜屏障操作影响了感染性休克的发生。临床研究亦显示出,早期升高的肠黏膜通透性与内毒素血症、器官衰竭与病死率有关。DAO 和肠黏膜通透性均匀为反映肠屏障功能障碍的指标,两者的致病机理并无本质的区别,严重感染初即出现 DAO 活性明显升高,且在全身性感染期间保持在高水平,反

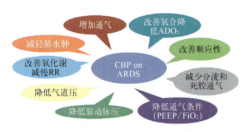

连续性血液净化对 ARDS 作用

映了肠屏障功能障碍在前,感染性休克发生在后的时序性,亦间接反映了早期的肠黏膜屏障功能障碍是感染性休克的危险因素,故早期改善肠黏膜屏障功能障碍有可能是防治感染性休克的重要环节。CRRT 技术的开展,对脓毒症休克救治提供了有力手段,对其应用前景林兆奋提出以下见解:

(1)精确调控液体平衡,保持血流动力学稳定,对心血管功能影响较小,机体内环境稳定,便于积极进行营养与支持治疗。

(2)直接清除致病性炎性介质和肺间质水肿,有利于通气功能的改善、肺部感染的控制,以及微循环和细胞摄取氧能力的改善。

连续性血液净化的优点是血流动力学稳定,溶质清除率高,可加快肾功能的恢复,有较好的生物相容性,可清除炎性介质,改善组织氧的代谢,可提供充分的营养支持,利于保持水电解质平衡。

CRRT 近期临床应用的指征:

(1)急性肾功能衰竭(复杂、严重的 ARS,伴 MODS 的 ARS)

(2)挤压综合征

(3)溶血性尿毒症综合征

(4)肾移植严重排异反应

(5)肾病综合征无法控制的水肿

(6)充血性心力衰竭伴严重水肿

(7)肝功能衰竭伴严重水肿

（8）急性肺水肿

（9）ARDS

（10）心脏体外循环手术防止水负荷

（11）中毒、毒蛇咬伤

（12）急性溶血

（13）羊水栓塞

（14）严重乳酸中毒

（15）各种严重电解质紊乱

（16）SIRS、脓毒症、感染性休克

（17）重症胰腺炎

（18）严重烧伤、复合创伤

（19）重症病毒感染早期（脓毒血症时期）（CMV、冠状病毒、EB病毒、SARS）

（20）MODS/MOF

笔者于20世纪80年代开始研究中药生大黄对胃肠黏膜屏障的保护和胃肠功能的改善，在实验和临床的研究上取得了良好的效果：发现生大黄粉对消化道有活血止血作用，改善胃肠道的微循环，保护胃肠黏膜屏障，避免发生肠源性感染，而且对肠道细菌有抑菌作用，在改善胃肠蠕动、防治肠胀气方面具有明显的治疗作用。其用药方法是从胃管灌注生大黄粉5～10 g，每日1～3次，也可以30～50 g灌肠，同样可刺激肠道蠕动，有利于排气。对于消化道出血，采用生大黄粉加凝血酶行消化道灌注，具有一定的止血疗效。近20多年的临床实践，未发现该药的毒副作用，值得临床推广使用。

表5-1　细菌移居数量

组　别	肝	脾
单纯休克组	5 840	6 320
生大黄治疗组	250	320
安慰治疗组	5 960	6 532

表5-2　生大黄疗效（大鼠）

组　　别	数　量	死　亡	死亡率
单纯休克组	26	10	36%
生大黄治疗组	17	1	6%
安慰治疗组	8	3	37%

表5-3　生大黄对内毒素的作用

组　别	休克前水平(IEU/ml)	复苏后24h水平(IEU/ml)
单纯休克组	0.163	0.557
生大黄治疗组	0.173	0.345
安慰治疗组	0.209	0.625

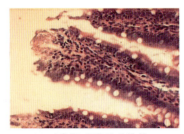 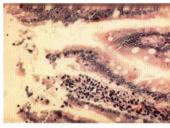 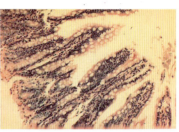

A.正常肠系膜绒毛结构　　B.脓毒症引起的肠系膜绒毛膜　　C.应用生大黄粉后，肠绒毛膜
　　　　　　　　　　　　　屏障破坏，杯状细胞明显减少　　　结构基本恢复正常

图5-15　脓毒症应用生大黄粉后肠绒毛膜结构改变(动物实验)

6. 多发伤,肺挫伤严重低氧血症

〔案例〕何某,女,45岁,2004年4月5日车祸,脑挫伤,肋骨多处骨折,血气胸,面胸部软组织伤,严重肺挫伤,低氧血症,创伤失血性休克,住江西鹰潭某医院抢救。笔者会诊后,鉴于该院医疗条件较差,继续抢救有困难,结果采用麻醉机呼吸支持下转至上海长征医院。除呼吸机 PEEP(15 cm H_2O)支持下纠正低氧血症,加用白蛋白速尿脱

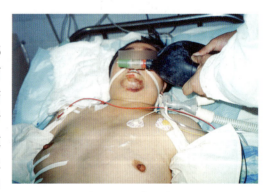

图6-1　受伤当日

水,行静脉营养支持,抗生素(舒普深)防治感染,病情逐渐好转,住院两个月后康复出院。

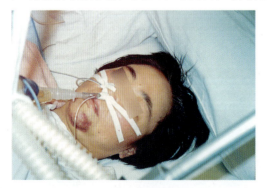

图6-2　转入长征医院ICU

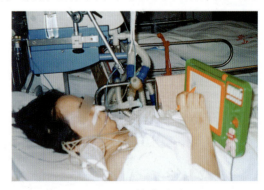

图6-3　康复痊愈

【讨论】鉴于当时江西鹰潭医院无ICU的救治场所,也无专人处理多发伤和创伤性湿肺及呼吸机的管理,而患者情况危重复杂,在当地救治有困难,又无监护性的救护车,车上无呼吸机设备,最后由当地医院麻醉科主任设法改装麻醉机代呼吸机行呼吸支持,最终笔者征得家属同意冒险转至上海长征医院抢救而获得救治成功。

笔者认为:在急危病救治上,"该狠要狠、该猛要猛、该稳要稳",必须根据患者实际情况和当地救治条件等,果断决定救治方案。

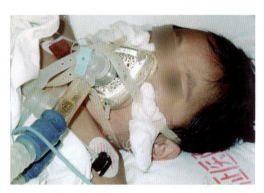

7. 创伤复苏"新的黄金一小时"

〔案例〕朱某,女,12岁,于2003年7月9日车祸受伤。右侧肋骨多根多处骨折,血胸,呼吸困难,低氧血症,左下腹部软组织挫伤出血,肾功能损害,一度少尿,经呼吸机、胸腔穿刺抽出血性液体等治疗,病情好转,于2003年9月3日痊愈出院。

图7-1 受伤抢救初期,无创通气支持

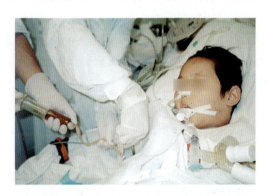

图7-2 胸腔抽出红色的血性液体

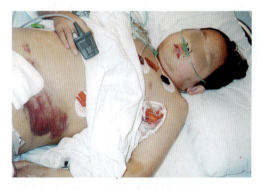

图7-3 腹部创伤软组织瘀血

【讨论】

● 创伤复苏"新的黄金一小时"(new golden hour)

"黄金一小时"(new gold hour)的概念被理解成创伤复苏的最快速度及有效性,其最终目的是缩短损伤至做手术切口时间(injury toincision)。这不单指把极重患者从事故现场搬运至急诊科,而更应理解成把创伤复苏移至手术室并最终到达ICU。"新的黄金一小时"更恰当的是指在手术室里的创伤患者出现生理极限"死亡三角"即"体温不升、酸中毒、凝血障碍"三联症之前的一段时间。ICU护士必须理解体温上升的重要性,因为它标志着DC或DCS概念的建立及对创伤者脏器损伤控制的重视程度。

8. 车祸多发伤肺出血严重低氧血症

〔案例〕乐某,男性,52岁,台湾籍。因车祸多发伤、胸部痛、呼吸困难2½小时,于2006年6月10日1时入昆山市第一人民医院。急诊室测血压93/55 mmHg(12.4/

7.33 kPa),全胸片显示左侧多发性肋骨骨折,左侧肺挫伤,左侧少量皮下气肿。查体见神志清,口唇紫绀,左侧呼吸音低,触诊有骨摩擦感。心率 60 次/分。诊断为左侧多发肋骨骨折,左肺挫伤,创伤性休克。次日 3 时,患者出现左侧胸部剧痛,呼吸困难,伴反常呼吸,同时血压下降至 85/50 mmHg(11.3/6.67 kPa),予以呼吸机辅助通气。救治中应用血管活性药物(多巴胺+多巴酚丁胺+去甲肾上腺素)维持血压。应用 3 天后,血压稳定于 130/80 mmHg(17.3/10.7 kPa)左右。

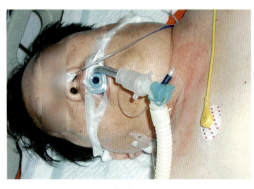

图 8-1　多发伤救治开始

入院后复查全胸片,显示左侧胸腔积液,予以胸腔闭式引流术,引流出血性液体,并予以抗感染、止血、止痛、营养支持等常规治疗,白蛋白 20 g+速尿,每 6 小时 1 次,减轻肺间质、各组织水肿。6 月 16 日患者再次突发胸闷、气促,大量鲜红色泡沫痰涌出,双肺可闻及湿性啰音。再次会诊,考虑为创伤性湿肺,肺出血肺水肿。笔者首次尝试给予 UTI 100 万 U,静滴半小时,未见不良反应,后每 6 小时 1 次,连用 3 次,病情稳定,以后改为 40 万 U,每 6 小时 1 次,连用 14 天,并予以气道内滴入肾上腺素 0.5 mg,每 6 小时 1 次;止血、解痉,5 小时后病情平稳,胸闷、血痰缓解。之后病情逐日平稳,呼吸机条件逐日降低。21 日起体温升高至 38.6℃,血象显示 WBC 13.62×10⁹/L,N 95.6%,痰培养示肺炎克雷伯菌。口咽部有白斑,同时合并真菌感染,予以美平+大扶康抗感染。4 天后,体温下降至正常,血象逐渐下降:WBC 11.64×10⁹/L,N 83.8%。继续巩固治疗 10 天左右,于 7 月 2 日起试脱呼吸机成功,7 月 5 日转胸外科继续康复治疗。

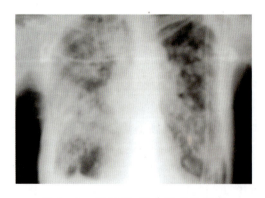

图 8-2　肺挫伤,胸片显示两肺散
在大小不等斑片影

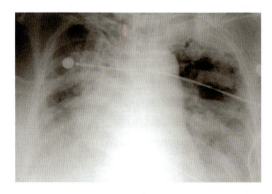

图 8-3　肺部感染

【讨论】

● 创伤性湿肺伴有严重肺出血的处理

目前,医界普遍认为,当机体受到各种严重感染、创伤、手术、烧伤、休克、胰腺炎及再

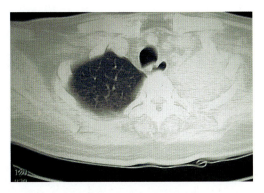

图 8-4　CT-肺挫伤

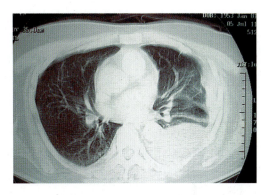

图 8-5　左侧胸水,合并肺挫伤

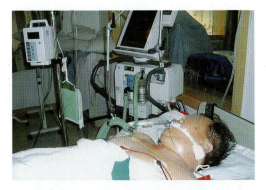

图 8-6　呼吸机支持

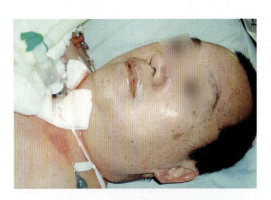

图 8-7　病情稳定脱呼吸机

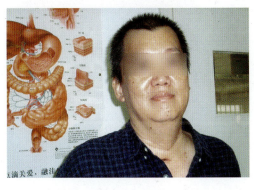

图 8-8　康复

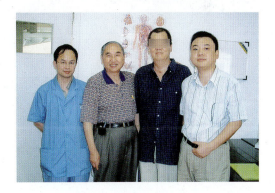

图 8-9　康复和医生合影

灌注损伤等因素刺激时,可以形成失控的全身性炎症反应综合征(SIRS),机体在这种状态下,即使原发致病因素消除或减弱,炎症反应仍可继续存在,并最终导致 ALI 和 ARDS。

目前认为多形核中性粒细胞的聚集和多种蛋白酶,尤其是中性粒细胞弹性蛋白酶的激活在 ALI 的发病中起关键作用。Koji 等发现乌司他丁(UTI)可通过抑制肺组织中中性粒细胞浸润和炎症介质的过度释放,有效保护油酸所致的大鼠 ALI,显著改善血氧饱和度。陈旭岩等通过测定肺组织血管通透性变化、湿/干质量比值、髓过氧化物酶活性、脂质过氧化产物观察 UTI 对内毒素致大鼠 ALI 的保护作用,提示 UTI 作用于炎性反应的早期环节,通过抑制多种炎性介质而影响多形核中性粒细胞的趋化、聚集和激活。管向东教授认为在 ALI 中使用 UTI 可以纠正肺通气与血流比例的失调,提高肺泡氧合功能,减轻肺损伤。

笔者在 ALI 治疗中首次大剂量使用 UTI,结果发现对急性肺损伤有明显的治疗作用,且无毒副反应。用于严重创伤、急性胰腺炎和脏器移植,均收到较好的疗效。

另外气道内给肾上腺素可达到止血解痉的作用。该病例的救治能取得很快地痊愈康复,笔者认为与大剂量 UTI 应用有关。

9. 多发伤截瘫,颅底骨折

〔案例〕吴某,男,25 岁。2003 年 4 月 8 日车祸,多发伤,胸椎骨折截瘫,肋骨骨折,肺挫伤,颅脑裂伤,颅底骨折,熊猫眼。由慈溪转入上海长征医院 ICU,经脱水、抗感染、应用呼吸机、加强营养等治疗,肺部和颅内未发生感染和其他并发症。两个月后痊愈出院。

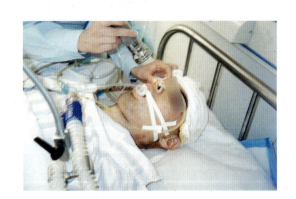
图 9-1 颅脑裂伤,颅底骨折,熊猫眼

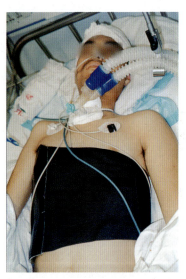
图 9-2 多发伤救治中,呼吸机支持

【讨论】

● 颅底骨折的分析与并发症的预防

脑外伤颅底骨折时应注意骨折部位的定位。熊猫眼是前颅窝颅底骨折,鼓膜后有血或脑脊液或乳突瘀血症,是骨折累及颞骨岩部、额窦、蝶窦或乳突气窦,有气液面是颅底骨折。

● 脑外伤损伤的定位分析

(1) 直线暴力致伤　均是沿轴线发生,只是由于颅腔内解剖特异,而致脑冲击伤和对冲伤的轻重不同。例如,① 枕部着力的摔伤:常引起额颞前部损伤;而额部着力的撞伤,虽属于减速性损伤,但由于枕叶有小脑幕的缓冲作用,故发生枕部对冲伤的机会变小。② 侧方受力所引起的脑损伤因为双颞部解剖结构相同,只要暴力大小和方向一致,脑损伤的部位也基本相似。例如,一侧颞部的加速性打击,常致同侧为主的冲击伤,而对冲伤较轻;反之,一侧颞部的减速性碰撞,常致对侧较重的对冲伤,而同侧损伤较轻。

(2) 旋转暴力致伤　暴力作用在头颅轴线的偏侧部位,可使头颅部位发生旋转运动,脑组织受到旋转和剪切力的作用而致伤。这种脑损伤往往广泛而深在,不仅脑表面有多处挫裂伤,同时脑的深部结构和脑干也常发生不同程度的轴索损伤。

(3) 复杂暴力致伤　兼有几种致伤因素的复杂暴力,例如直接暴力与间接暴力,直线运动与旋转运动,加速损伤与减速损伤,由于各种致伤方式的叠加,往往是数次不同方式的综合暴力作用。

本病例为复杂多发伤,不但有脑部损害,而且有腰椎骨折,有截瘫发生;肋骨骨折,肺挫伤,尔后又发生肺部感染,故治疗中不但要注意脑的脱水降温、脑细胞的保护及急性脊髓损伤的紧急处理,也要重视胸部损伤和感染的处理。抗生素药物应合理使用,以避免真菌发生和抗生素的毒副反应。在损伤后 1~3 天无禁忌证时,营养应予早期供给。

10. 多发伤感染并发 DIC

〔案例〕李某,男,75 岁,2003 年 12 月不慎摔跤,X 光摄片为右股骨颈骨折,住骨科病房。后发现意识不清,浅昏迷,血压 190/110 mmHg(25.3/14.7 kPa),呼吸困难,低氧血症,氧分压 40 mmHg(5.33 kPa),即转入急救科 ICU 病房。行呼吸机辅助支持及无创血流动力学监测,发现血容量不足,低排低阻,血压下降至 80/60 mmHg(10.7/8 kPa),为创伤失血低血容量性休克。经扩容多巴胺升压,病情逐渐稳定。脑 CT 检查,发现脑轻度脱髓鞘病变,后因肺部感染出现高凝状态,静脉抽血立即凝固,检查血

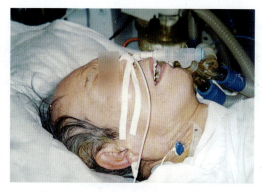

图 10-1　昏迷,感染,DIC(高凝期)

小板为 $140×10^9$/L,下降为 $43×10^9$/L,出凝血时间缩短,提示 DIC 高凝期,采用普通肝素 100 mg/d,给抗感染和活血化瘀的药物,病情好转痊愈。

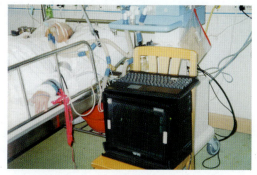

图 10-2　无创血流动力学监测

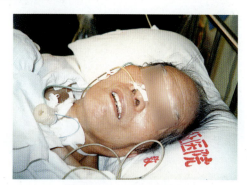

图 10-3　脱离呼吸机

【讨论】

● 创伤感染引起的 DIC 早期诊断与处理

创伤休克感染等引起的 DIC 相当普遍,但临床上常按照书本内容,才能确定有无 DIC,已为期太晚,失去救治机会,故有学者提出"隐性 DIC"和"DIC 前期"的概念,为早期防治 DIC 提出理论性挑战。笔者认为 DIC 的早期诊断应遵循动态性的改变和临床的出凝血异常的迹象,为此提出:① 有创伤、休克、感染等病因;② 血小板进行性减少(提示微循环存在有明显的异常,微血栓形成使血小板消化性减少)是一项敏感可靠的诊断指标;③ 各出凝血指标的异常和 D-二聚体的增加,临床上甚有意义;④ 各重要脏器功能出现异常,尤其不明原因的尿量突然减少,常提示有潜在性的 DIC 存在,故建议急危重患者可以用小剂量肝素,每日 50~100 mg 微泵平均给予,这种对 DIC 有效的防治常能取得一定的疗效。

11. 车祸后严重下肢挤压伤导致死亡

〔案例〕王某,女,37 岁,在斑马线过马路时被工程车撞伤,右大腿及胸部受伤,急送南通某医院。行大腿清创术,发现肌肉大片坏死,创伤失血性休克,血压 70/50 mmHg(9.33/6.67 kPa),呼吸困难,低氧血症(氧分压 40 mmHg 或 5.33 kPa),烦躁,意识不清,即行气管插管呼吸机支持、抗生素等治疗。3 天后笔者会诊发现双侧呼吸不相等,建议再摄胸片,因体位不能平卧摄片,应采取半卧位,结果发现血气胸,行闭式引流,腿部创伤可能无法保留下肢,应截肢,而家属不同意,后请北京专家会诊转京植皮,结果 2 天后死亡。

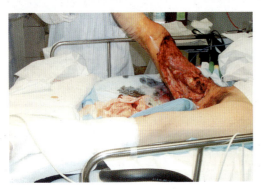

图 11-1　受伤肢体创面

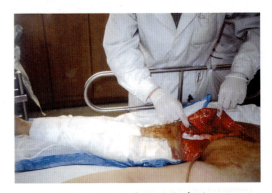

图 11-2　受伤肢体清创

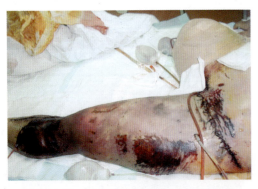

图 11-3　受伤肢体的软组织肿胀坏死

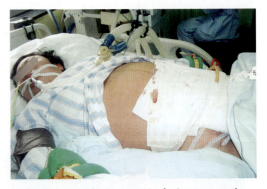

图 11-4　受伤入 ICU,昏迷,血压下降

【讨论】

● 血气胸漏诊的原因

交通和工伤事故,常引起肋骨骨折,发生血气胸的几率甚高,但漏诊的也不少。其主要原因是临床检查不仔细,尤其是气管有无偏移,呼吸音有无减弱,呼吸频率有无变速,氧饱和度有无低下,血压有无下降等。但主要是床旁摄片采取平卧位,胸腔血液铺平肺底部,呈毛玻璃样改变,气体上浮在胸腔的前部,血气胸使肺压缩出现低氧血症,误诊为 ARDS 引起。一旦半卧位摄片,立即显示血气胸,提醒从事急诊和 ICU 医生及影像科的摄片人员,应予以注意伤者摄片体位,以免漏诊。

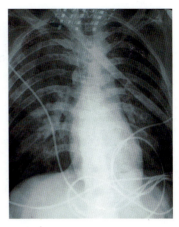

图 11-5　血气胸,平卧位
难以发现气液胸

12. 多发伤创伤性湿肺的影像学变化特点

〔案例〕浦某,男,20 岁,1995 年 10 月 1 日因拆房时土墙倒塌,前胸受伤,急送上海长征医院急诊,发现心悸气急,胸片显示,左侧肋骨骨折,血气胸,双肺严重挫伤,立即行左侧胸腔闭式引流并气管切开,呼吸机治疗,经补充胶体加强脱水,防治感染。病情稳定好转,但胸片显示先有右侧大片出血渗出性改变,3 天后吸收,但左侧又出现片状渗出性改变,显示肺的创伤性湿肺形态学的特点,肺渗性影像学改变出现快、吸收快,不同于炎症的缓慢变化。经治疗痊愈出院。

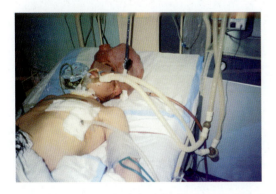

图 12-1　巨大土块造成胸部受压,钝性肺挫伤

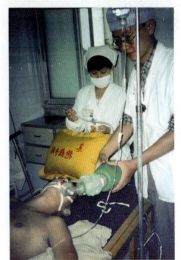

图 12-2　急诊室立即插管呼吸支持

【讨论】

● 急性创伤性湿肺的影像学改变特点

在诊断上应强调受伤的现场情况,注意临床变化。尤其注意呼吸困难、低氧血症、血气胸肋骨骨折是否存在。严重的胸部钝性伤患者,有 70% 会发生肺挫伤,并常合并有肋

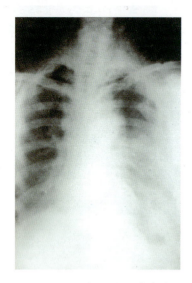

图 12-3　左侧肺大片渗出
（肺挫伤）

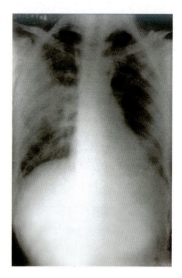

图 12-4　左侧吸收,右侧出现大片渗出,
提示肺挫伤影响的多变性

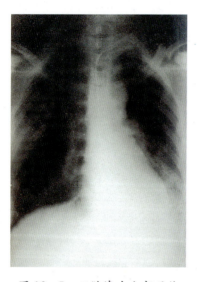

图 12-5　双肺渗出全部吸收

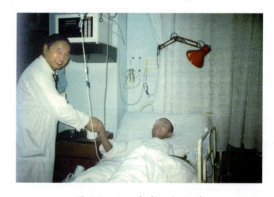

图 12-6　康复,出院前

骨骨折、连枷胸和胸骨骨折。肺挫伤导致肺组织间质出血,肺泡塌陷,血浆和血液渗入肺泡,引起通气与灌注失调,产生低氧血症。这种低氧血症很难通过调整吸氧浓度来纠正。同时肺的顺应性降低,呼吸功能减退,患者可以很快出现呼吸衰竭。肺挫伤一般在48～72小时开始吸收,2～3周才能完全吸收。胸部X线检查表现为肺间质水肿,70%的患者在伤后1小时可以出现,但影像改变会有多样性、多变性的特点。

13. 车祸多发伤截瘫

〔案例〕顾某,男,58岁,从北京到上海出差,在郊区发生车祸,即送上海长征医院

ICU。经检查，腰椎3～5骨折，造成下肢感觉运动障碍，行颅骨牵引、腰椎固定；因肋骨多根多处骨折，连枷胸，反常呼吸，行气管切开，呼吸机 PEEP 支持，用大剂量糖皮质激素冲击（甲基强的松龙3 000 mg），并行脱水和营养支持等治疗。后出现肺部感染，经美平等抗生素治疗，病情逐渐稳定，而下肢感觉有所恢复，住院2个月后转北京继续康复治疗。一年后随访，能坐轮椅活动。

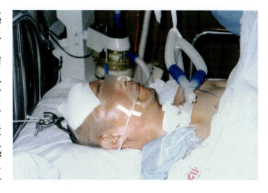

图 13-1　受伤初期，呼吸机支持

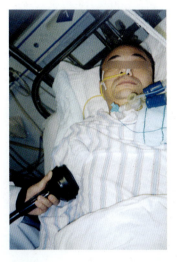

图 13-2　胸部电动按摩器

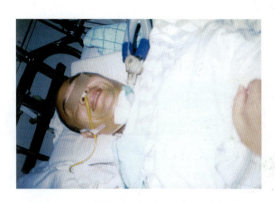

图 13-3　抢救成功，但下肢活动障碍，转北京康复治疗

【讨论】

● 急性脊髓损伤的处理

对脊髓损伤高位截瘫的伤者应注意其呼吸，如发生呼吸麻痹应进行辅助呼吸或气管切开，以保证呼吸道畅通。处理从手术和非手术两方面进行。

（1）手术治疗　及早恢复椎管内径、解除脊髓受压是治疗脊髓损伤的首要措施，也是瘫痪有可能恢复功能的先决条件；脊柱稳定也是今后康复治疗的有利条件。

（2）非手术疗法

1）药物治疗：① 主张以大剂量甲基强的松龙冲击：开始15分钟内静脉输入30 mg/kg，40分钟后连续用药23小时，每小时5.4 mg/kg。也可用15 mg/kg，分4次静脉输入，连续7～10天；② 大剂量脱水剂：可用20％甘露醇和白蛋白20 mg＋速尿交替使用；③ 大剂量纳洛酮：6～12 mg/d，静脉点滴。

2）局部低温灌洗疗法：在伤区硬膜外插双管用0℃的生理盐水连续灌洗24小时，这对消退脊髓水肿有效，并有降低脊髓组织的氧耗和代谢率、降低去甲肾上腺素含量、增强脊髓对缺血的耐受性和保护神经细胞之功效。

3）高压氧治疗：在伤后6～8小时可进行高压氧治疗。脊髓损伤后4小时内是治疗的最佳时期,故必须抓紧时间先积极进行主要治疗,如解除脊髓压迫,恢复椎管内径等手术,才有可能及早进行高压氧治疗。

本病例经一系列抢救,下肢运动与感觉有所恢复,这是综合性治疗的结果,是临床实践中疗效较为理想的案例。

14. 简易床旁静动脉超滤的应用

〔案例〕刘某,男,46岁,上海金山石化公司工人,1993年4月被卡车前轮滚压骨盆处,造成骨盆骨折,严重的肾脏挫伤,很快无尿,转送至上海长征医院ICU。立即予以做简易的动静脉超滤替代疗法,长达一个月,并用抗生素、营养等治疗,逐渐好转。第35天早晨突然苏醒并坐起,要求刷牙,经8年随访,肾脏和其他脏器良好,恢复劳动力。

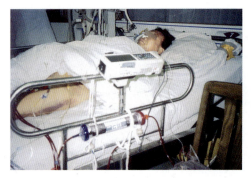

图 14-1 简易床旁动静脉超滤

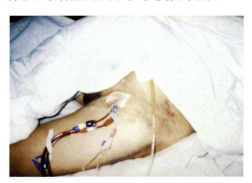

图 14-2 股动静脉插管

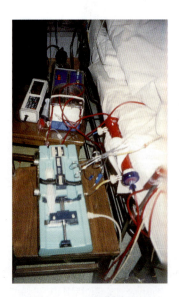

图 14-3 简易输血泵

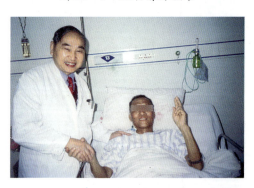

图 14-4 抢救成功

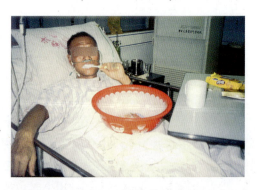

图 14-5 康复,生活自理

【讨论】

● 基层医院如何开展简易动静脉超滤治疗

血液净化(blood purification)是一组通过体外循环的治疗达到清除血液中代谢产物、内源性抗体、异常血浆成分及蓄积于体内药物或毒物等的方法。临床上常用的有血液透析、单纯超滤、序贯超滤透析、血液滤过、血浆置换及连续性动静脉血液滤过透析等。单纯超滤简易,适用于床旁紧急治疗肾功能衰竭伴容量过多致心力衰竭或急性肺水肿患者。序贯超滤透析指超滤清除体内过多水分与弥散透析清除体内代谢产物序贯(先后)进行,适用于心血管功能不稳定的慢性肾衰患者的透析治疗,目前基层单位仍较常用。血液净化技术的发展,如血浆置换和免疫吸附的技术成熟和经验积累,使其应用已远超过肾病治疗的范围。

本病例为急性肾功能衰竭、严重感染脓毒血症,采用了简易的 CRRT,能使体内多余的水分排出,对脑、肺、消化道等间质水肿减轻有良好作用并可降温,对清除炎性间质、细胞因子等也有良好的疗效。基层医院若无 CRRT 设备,亦可采用简易动静脉超滤治疗。本病例虽有严重肾挫伤,无尿少尿长达 3 个星期,采用简易的 CRRT 也获成功,故各医院可根据不同情况采用不同的肾脏替代和血液净化疗法。

15. DSA 动脉栓塞成功

● 骨盆骨折,右臀中动脉破裂,DSA 动脉栓塞成功

〔案例〕吴某,男,35 岁,在工地干活时不慎从 9 m 高坠落,送入上海公利医院急诊,当时患者神志不清,呼吸困难,急诊立即给予气管插管,呼吸机支持呼吸;在做 CT 过程中患者血压下降,立即加强输血、补液、多巴胺等药物治疗并收入 ICU。入院检查,神志昏迷,GCS 评分 5 分,左外耳道见少量血性液体,双瞳孔等大等圆,直径 0.3 cm,对光反射迟钝,口角无歪斜。颈软,两肺呼吸音低,两肺未闻及干湿啰音。心率 120 次/分,律齐,未闻及早搏。右上肢石膏固定,右侧臀部及大腿根部肿胀明显,可见大片瘀斑。右大腿肿胀、畸形,活动受限。双足背动脉搏动微弱,双下肢末梢循环差。右侧巴彬斯基征为阳性,左侧为阴性。CT 提示右侧多发性肋骨骨折,右侧血气胸,双侧外伤性湿肺,腹部 CT 无明显异常。血常规提示,白细胞 $19.9 \times 10^9/L$,血红蛋白 71 g/L。X 线提示右尺桡骨远端开放性、粉碎性骨折。右耻骨上下支骨折。右股骨粗隆间粉碎性骨折;右股骨上段骨折。入住 ICU 后留置右侧胸引管,见血液 1 900 ml。腹腔穿刺,可见少量不凝性液体。考虑后腹膜出血,怀疑右臀中动脉破裂,立即行 DSA 右侧髂总动脉造影栓塞术;造影中见右侧臀中动脉破裂,造影剂外渗。以直径 3 mm×3 mm 弹簧钢圈栓塞右侧髂总动脉,止血成功。继续补液、纠正休克、内环境紊乱、抗感染。1 月 19 日患者病情稳定,右大腿畸形,活动差,转外院进一步康复治疗。病程中输红细胞悬液 6 600 ml,血浆 2 600 ml。

诊断为:① 多发伤:外伤性蛛网膜下腔出血;左枕骨骨折;右颧骨骨折;右侧多发性肋骨骨折;右侧血气胸;双侧外伤性湿肺;右尺桡骨开放性骨折;右股骨粗隆粉碎性骨折;骨盆骨折;右臀部中动脉破裂;② 创伤出血性休克。

● 后腹膜大出血,DSA 动脉栓塞治疗

〔案例〕李某,男,28 岁,车祸多发伤及脑挫伤,肋骨多根多处骨折,血气胸,骨盆骨折,后腹膜大出血,于 2004 年 11 月行 DSA 检查,发现动脉破裂出血,立即做动脉栓塞治疗,获得成功,痊愈出院。

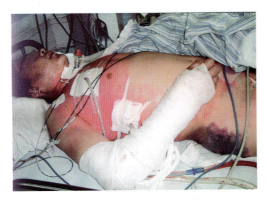

图 15-1　多发伤,右上肢石膏固定

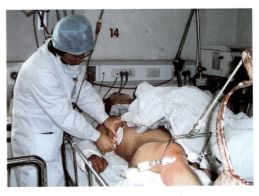

图 15-2　多发伤救治中

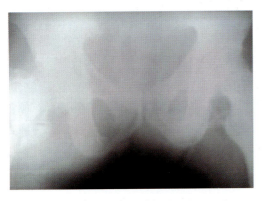

图 15-3　骨盆骨折

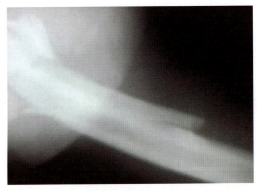

图 15-4　股骨骨折

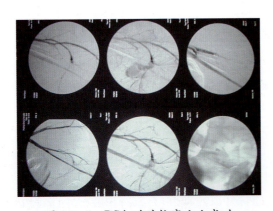

图 15-5　DSA 动脉栓塞止血成功

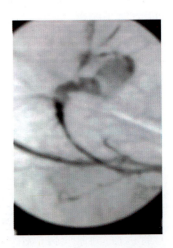

图 15-6　DSA 提示动脉出血

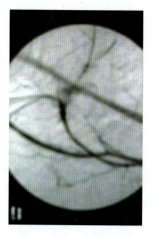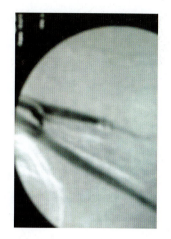

图 15－7　DSA 动脉出血　　　　图 15－8　DSA 动脉血管栓塞止血成功

【讨论】

（1）后腹部大出血和骨盆大出血均可用 DSA 动脉栓塞治疗。

（2）此方法可避免手术，并且效果好、创伤小、安全性高。

严重创伤的患者常伴有血管破裂，尤其在后腹膜及盆腔内动脉出血，手术治疗损伤大，出血部位不易找到，并发症多，效果不理想。晚近开展 DSA 动脉血管造影，在上述情况下采用造影的基础上使用动脉栓塞剂，常可以获得理想的疗效。目前胸腹腔和颅内动脉出血也有开展 DSA 动脉栓塞止血疗法，本例采用此种技术时间较早，效果良好。江苏吴江市人民医院 3 年内做 DSA 动脉栓塞达 50 余例，均取得成功，值得推广使用。

16. 脑干伤救治成功

〔案例〕李某，男，44 岁，于 2004 年 5 月因台风使窗户坠落，打中患者头顶，进上海公利医院，昏迷不醒，呼吸困难，血压下降，CT 发现脑干损伤。经全市会诊，立即采用亚低温脱水脑保护，呼吸机支持，脑细胞营养（纳洛酮、乌司他丁、GM－1 等）。经 2 个月后，自主呼吸恢复，生命体征稳定，各种反射恢复良好，但大脑皮质功能仍未得到改善，即行高压氧舱治疗，先后 5 个疗程，意识基本恢复，痊愈出院。

【讨论】

● 脑干损伤的救治

刘伟国报道脑弥漫性轴索损伤（DAI）是头部遭受加速性旋转外力作用时，因剪切力而造成的以脑部神经轴索肿胀断裂和毛细血管损伤为主要特征的原发性脑损伤，多数病情危重，是颅脑损伤后植物状态生存、重残和死亡的常见原因之一，也是临床救治的重点和难点。

诊断标准包括：

（1）头部有加速性损伤病史。

（2）临床表现　伤后有原发性昏迷、躁动不安，无明确的神经定位体征，排除因窒息、血容量不足及呼吸、心搏骤停等导致的脑缺氧。

（3）CT/MRI检查　发现脑灰、白质分界不清，其交界处见散在半点状出血灶，脑白质及胼胝体、基底节区、脑干等可见点状或片状的散在小出血灶（直径≤2 cm）；MRI检查发现脑白质及胼胝体、基底节区、脑干等区域，有点状、片状或弥漫性水肿，可伴有脑室、脑池受压减小或闭塞；中线结构无明显移位（≤5 cm）。

（4）CT/MRI检查结果可与严重程度与临床表现不一致。

（5）可伴有蛛网膜下腔出血；未合并硬膜外血肿，无脑室内出血，无其他重要脏器合并伤或功能衰竭。

DAI其本质是剪应力造成的神经轴索和伴行血管扭曲损伤，病理学特征有轴索肿胀、轴索回缩球形成和脑白质内弥散性或局灶性损伤等。

脑干损伤或脑干出血及梗塞死亡率甚高，治疗上除脱水、降温、脑细胞营养药等治疗外，并发症（包括高热、水电解质紊乱、脏器损害及感染脓毒血症等）常为死亡的直接原因，一旦脑水肿期平稳过渡，脑干功能局部恢复，并行高压氧舱治疗，少数能获得成功。但笔者建议高压氧的治疗时间要早，疗程要长，效果会更好。

17. 车祸多发伤胸主动脉断裂救治成功

〔案例〕王某，女，29岁。于2005年4月在诸暨市乘出租车，坐在副驾驶位，车在十字路口大转弯时被一辆大卡车拦腰相撞，急送当地市人民医院，经检查诊断为脑挫伤，肋骨骨折，血气胸，脾破裂，肠系膜挫伤，骨盆骨折。立即行剖腹探查，脾脏切除。术后次日出现血压突然下降，心率150次/min，胸片见左肺呈毛玻璃样改变，B超指引下行胸腔穿刺，穿出鲜红色血液。立即开胸手术，发现胸主动脉断裂，大量鲜红色血液喷出，立即行胸主动脉修补术，术后生命体征稳定。10天后因持续发烧，肺部感染转上海长征医院ICU病房。痰和导管培养发现肺炎克雷伯杆菌，经美平和舒普深等治疗，感染控制。但笔者查房时，患者哈哈大笑，不能正确对话，连续3次出现上述情况，认为与脑损伤有关，建议做高压氧舱治疗。3个疗程后脑功能完全恢复正常，痊愈出院，两年后随访，除个性比原来稍有急躁外，其余一切正常。

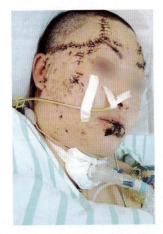

图17-1　受伤当天，面部软组织损伤肿胀，气管切开

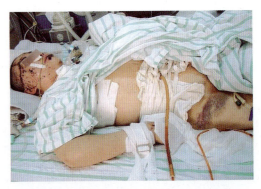

图17-2　腹部脾被切除后，胀气膨隆

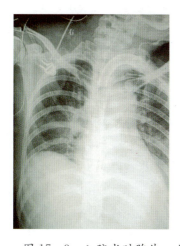 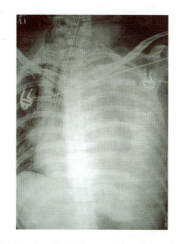 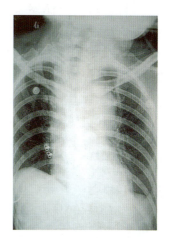

图 17-3　入院当时胸片　图 17-4　血压突然下降,呼吸困难,　图 17-5　手术发现胸主动脉断
　　　　　　　　　　　　　　　胸腔穿出鲜红血液　　　　　　　　　裂,术后第 2 天胸片

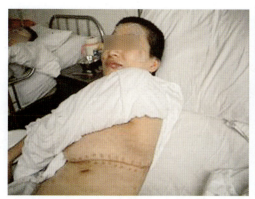 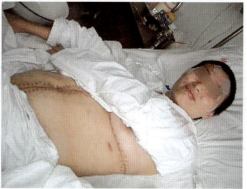

图 17-6　康复中,胸腹腔瘢痕

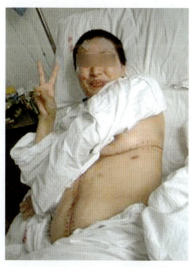 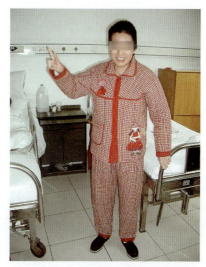

图 17-7　感染控制后,生命体征稳定,但精神　　图 17-8　一切恢复正常,脑无后遗症
　　　　　又异常,行高压氧舱 3 个疗程

【讨论】

● 胸主动脉断裂的诊断

胸主动脉伤平时多见于闭合性损伤,战时多为穿透伤。发生率一般为 $6\%\sim10\%$。可为全层破裂,亦可为内膜、中层断裂,而剩下外层及胸膜暂时维持血流,随之形成瘤样扩张或搏动性血肿,也即假性动脉瘤。本病例有头、胸、腹外伤史,腹腔手术脾切除后,腹部无活动性出血。而次日下午突然血压下降,心率增快,患者烦躁。床旁 X 光片发现左胸毛玻璃样改变,排除气胸、肺不张。胸腔穿刺有鲜红色不凝固血液,经会诊认为胸腔有活动性出血,有剖胸探查的指征,立即手术,发现胸主动脉破裂,修补后再无出血。此患者受伤后,内膜中层有破裂,但外层未破,维持血流,随着血压的波动,出现外层断裂,大出血。由于该院判断正确,处理及时,未造成心脏骤停,为后续治疗创造了条件。该患者经抗休克、抗感染治疗,各脏器的功能恢复,但大脑皮层功能有异常,经 3 个疗程的高压氧舱治疗后大脑功能恢复良好。笔者认为在多发伤的救治中,各脏器的保护,尤其是脑功能的恢复,易被临床医生忽视,应予以注意。

ARDS——严重低氧血症

　　急性呼吸窘迫综合征（actue respiratory distress syndrome，ARDS）是指有心源性以外的各种肺内外致病因素导致的急性、进行性缺氧性呼吸衰竭。病理基础是由多种炎症细胞（巨噬细胞、中性粒细胞和淋巴细胞等）及炎症介质（氧自由基、肿瘤坏死因子、白细胞介素等）介导的肺脏局部炎症反应和炎症反应失控所致的弥漫性肺泡上皮细胞和肺毛细血管内皮细胞损伤。其主要病理特征为肺微血管通透性增高，导致肺泡渗出液中富含蛋白质的肺水肿及透明膜形成，可伴有肺间质纤维化。病理生理改变以肺顺应性降低、肺内分流增加及通气与血流比例失衡为主。临床表现为呼吸频率加快和呼吸窘迫、顽固性低氧血症，胸部 X 线显示双肺弥漫性浸润影，后期常并发多器官功能衰竭（MOF）。

1. 重症胰腺炎并发 ARDS

　　〔案例〕王某，男，70 岁，上海长征医院教授，2003 年 8 月 26 日晚 9 时无诱因上腹部痛，呕吐 2 次，出冷汗，不发热，血淀粉酶 871 U/L，白细胞 19.0×10^9/L，N 79.2%，B 超显示"胰头胰体增大，胆囊切除"术后，诊断为急性重症胰腺炎入消化科治疗，后因发生呼吸衰竭、低氧血症、心功能不全、严重腹胀转急救科 ICU 救治。由于患者不愿上呼吸机，用制酸（洛赛克）生长抑素（思他宁）及乌司他丁（UTI）40 万 U，每 6 小时 1 次。在此基础

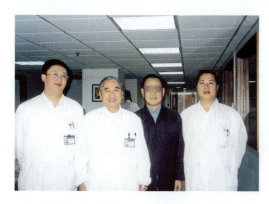

图 1-1　康复出院 2 年随访（一）

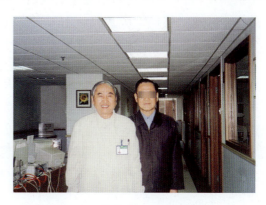

图 1-2　康复出院 2 年随访（二）

上加用白蛋白 20 g，速尿 40 mg，立即排尿，2 小时达 3 000 ml，病情迅速好转，一周后转入消化科康复出院。随访 3 年一切正常，现继续工作。

【讨论】SAP 引发 ARDS 很常见，有时见低氧血症，难以纠正，其肺部影像学改变。

李素荣报道引起 ALI 与 ARDS 的致病因素种类很多，按对肺的损伤方式不同可分为直接损伤和间接损伤两类，直接非损伤引起的 ARDS 又称肺源性 ARDS（ARDS caused by pulmonary disease，ARDSp），间接损伤引起的 ARDS 又称肺外源性 ARDS（ARDS caused by extrapulmonary disease，ARDSexp）。

● ARDS 的影像学表现

（1）早期阶段　正位胸片不易直接显示，一些间接征象提示可能存在下叶肺不张，如肺底部密度增高及右侧水平裂与右膈顶距离缩小。

（2）中期阶段　因液体渗透到肺间质，同时肺透明膜在肺泡内、呼吸性细支气管和肺泡管内形成，双侧肺内弥漫性渗出，胸片显示肺透亮度减低或者边界模糊的毛玻璃阴影，伴随肺门周围模糊，边界不清的现状阴影从肺门向周边延伸。当液体渗出到肺泡内，胸片出现肺实变，在初期呈斑片状，随后常融合为弥漫、均匀的大片阴影，需与心源性肺水肿鉴别，实变越致密表明肺泡损伤越严重；实变区内可见显著的支气管充气征；全部肺野均可受累，但不完全一致，部分区域可无实变出现。

（3）晚期阶段　胸片或 CT 中肺部阴影密度减低，肺部开始进行广泛的结构重建，肺间质和支气管血管纹理扭曲变形。在这一阶段，胸膜下气囊显著增多，直径可从几毫米到数厘米，形成原因通常与长期的机械通气有关。另外，晚期 ARDS 的气胸发生率为 87%，明显高于早期（30%）和中期（46%）。

（4）后遗症期表现　对 15 例康复 6～10 个月的 ARDS 患者进行复查，CT 显示肺实质在改变中，最为常见的是小叶间隔增厚（占 87%），其他征象，如非小叶间隔、实质索带、胸膜下及肺内囊腔、肺毛玻璃阴影、肺结构变形、蜂窝及局部落实变伴随牵拉性支气管扩张亦可见到；肺部改变的在腹侧较背侧多见而显著，大块的纤维化、蜂窝及肺内囊腔均位于腹侧，病变从肺尖到肺底的分布无显著性差异。还可见到毛玻璃阴影和小叶性肺气肿。上述征象与急性期的毛玻璃阴影分布范围一致，与致密实变影的分布范围呈负相关，表明 ARDS 后遗症期病变的分布多位于急性期通气较好的区域，通气不良或肺不张区域遗留病变较少，推测 ARDS 后遗症期的病变可能与机械通气及氧气损伤有关。

本病例为重症胰腺炎，合并肺、消化道、肝肾等损害，经药物治疗后，突出的是呼吸困难进行性加重，低氧血症不能纠正。患者与其家属均为医生，不同意行呼吸机治疗，笔者考虑胰腺炎合并肺损伤，主要由于炎性介质，细胞因子引起肺间质，肺泡水肿，气体弥散障碍及肺内动静脉旁路开放，低氧血症难以纠正。故采用大剂量白蛋白（20 g），15 分钟内滴完。随即给速尿 40 mg 推注，很快出现尿量增加，两小时达 3 000 ml，肺及各个脏器功能逐渐好转。以后连续按照上述方法使用 5 天，病情稳定好转，转出 ICU 至消化科，康复痊愈。

2. 多发伤误吸低氧血症

〔案例〕王某,男,13 岁,中学生,去海南三亚旅游翻车,被越野车压在背部,由于饱食后出事即发生呕吐,胃内容物误吸入肺部,严重低氧血症,经呼吸机纯氧治疗,未能改善缺氧,于 1997 年 2 月 5 日紧急求救,笔者电告立即行纤支镜肺灌洗,将误吸物尽量清除,然后气道内给予地塞米松 5 mg/h,并静脉加用白蛋白、速尿将肺间质水分排出。当笔者赶到海口后再行纤支镜肺灌洗,发现灌洗液中仍存在肉末辣椒等食物,继续按上述治疗,加强隔离消毒,此患者救治过程中未发生肺部感染等并发症,终于治愈。5 年后随访,患者各器官功能正常,学习成绩良好,脑无后遗症。

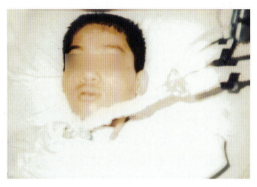

图 2-1　车祸,严重误吸,出现 ARDS,严重低氧血症

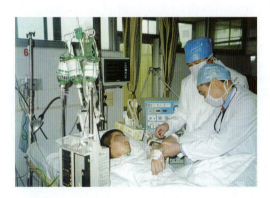

图 2-2　救治第 3 天,生命体征稳定

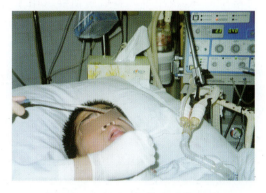

图 2-3　误吸,低氧血症抢救中

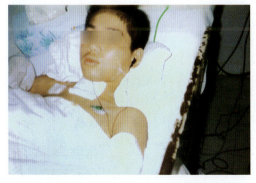

图 2-4　救治 12 天后,气管插管拔除,康复中

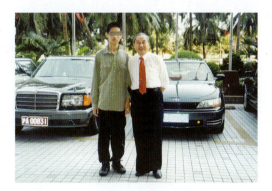

图 2-5　一年后随访,脑及各脏器功能全部恢复,无后遗症

【讨论】

临床上因吸入胃内容物,由胃酸引起的肺炎较吸入碳氢化合物液体为多见,且更为重要。正常人由于咽喉有保护性反射和吞咽的协同作用,一般食物和异物不易进入下

呼吸道,即使误吸少量液体,亦可通过咳嗽排出。在神志不清时,如全身麻醉、脑血管意外、癫痫发作、酒精中毒、麻醉过量、服镇静剂和外伤昏迷后,防御功能减弱或消失,异物即可吸入气管和肺部。

胃内容物误吸后,由于胃酸的刺激,产生急性肺部炎症反应,其严重程度与胃液中盐酸浓度、吸入量以及在肺内的分布情况有关。吸入胃酸的 pH≤2.5 时,吸入 25 ml 即能引起严重的肺组织损伤。动物实验证实,吸入 pH<1.5 的液体 3 ml/kg(体重)时即可致死。吸入液的分布范围越广泛,损害越严重。胃酸可立即引起气道和肺部化学性灼伤。刺激支气管引起管壁强烈痉挛,随后产生支气管上皮的急性炎症反应和支气管周围炎性浸润。进入肺泡的胃液迅速扩散至肺组织,引起肺泡上皮细胞破坏、变性,并累及毛细血管壁,使血管壁通透性增加,血管内液体渗出,引起肺水肿及出血性肺炎。同时由于肺泡毛细血管膜的破坏,形成间质性肺水肿。吸入食物或异物时若将咽部寄居菌带入肺内,可导致以厌氧菌为主的继发性细菌感染,形成肺脓肿。

本病例为车祸引起的多发伤。发生呕吐后胃内容物误吸入气管肺部,常造成通气弥散障碍,很快出现严重低氧血症。由于电话告知立即做纤支镜肺灌洗治疗,肺内容物吸进气道分泌物转清后,气管内给地塞米松 5 mg,有利于改善肺通气弥散功能,保护肺泡表面活性物质。管向东提出在救治过程中加强气道湿化、扣背等,因治疗得当,故未发生肺部感染和脑的后遗症。

3. 感染引起 ARS

〔案例〕姜某,男,60 岁,于 2007 年 6 月因脊髓型颈椎病、颈椎管狭窄症收入上海长征医院骨科,行矫正术,术后突然意识丧失,语言不清,但生命体征尚稳定,3 天后突然呼吸心跳停止,CPR 后转入 ICU 并行 MRI 检查,发现基底动脉栓塞并发脑干栓塞,经鼻插管后呼吸机机械通气,半月后肺部出现感染,上肺出现大片状阴影;痰培养:① 洋葱假单胞菌:对所有抗生素(含美平、泰能等)均耐药;② 铜绿假单胞菌:对美平、泰能、舒普深等敏感。笔者采用美平及大扶康治疗,由于患者没有咳嗽吞咽反射,病情得到控制,再行 CRRT 和白蛋白脱水治疗,一度好转,吸氧浓度从 90% 下降到 70%,氧饱和度从 90% 上升到 97%,结合纤支镜肺灌洗治疗,病情有所缓解。

【讨论】有学者提出,肺内感染引起的 ARDS 称为原发性 ARDS,而肺外感染脓毒症引起的 ARDS,为继发性 ARDS。鉴于目前对感染的病原体难以控制,ARDS 未能得到满意的治疗效果,死亡率甚高。本病例由于脑干梗塞,各种反射(包括咳嗽反射)迟钝,肺部感染难以控制,因此预后不良。

● 脑部疾病在无咳嗽反射的情况下如何防治肺部感染

(1) 应积极治疗原发病。

(2) 加强扣背(手打拍或机械振动按摩)。

(3) 纤支镜肺灌洗 每天或隔日 1 次。护理上加强气道湿化,防止感染和肺不张。

(4) 定期球囊鼓气使肺泡得以扩张,避免肺闭合和小气道堵塞。

(5) 注意病原学检测,合理使用抗生素。

（6）合理调节呼吸机的各项参数，达到减少供氧浓度、满足氧疗的需要。

（7）加强营养，增加免疫力，保护各重要器官等。

4. 重症肝炎,肝功能衰竭

〔案例〕男性,33岁,因便血1天、呕血3次,于2月25日收入上海公共卫生中心,该患者2002年发现携带乙肝病毒,HBVM：HBsAg(+),HBeAg(+),HBcAg(+),2004年外院明确诊断为肝硬化失代偿期。入院诊断为肝硬化失代偿期(CHILD评分C级),上消化道出血,脾功能亢进。查体时神志清楚,有蜘蛛痣,巩膜轻度黄染,肝肋下未扪及,脾肋缘下3指,无移动性浊音。

第一阶段诊治经过：

2月25日至3月20日内科予以禁食,施他宁、止血三联、洛赛克、古拉定、瑞甘等药物止血保肝,预防肝性脑病等处理,患者未再出现活动性出血。

3月21日上午在局麻下行经皮经肝门静脉栓塞术(PTPE+PSAE),分别选取右腋中线第9肋间和右股动脉为穿刺点,术中出血少,术后穿刺点加脾动脉栓塞术。

辅助检查见表4-1,表4-2。

表4-1　血常规及凝血功能

	WBC ($\times 10^9$/L)	RBC ($\times 10^{12}$/L)	HB (g/L)	PLT ($\times 10^9$/L)	N(%)	L(%)	PT (s)	PTA(%)
2月26日	3.59	2.78	84.2	24.2	58.2	30.5	22	29
3月7日	1.53	2.89	86	25.6	42.6	41.6	17.5	43
3月20日	1.96	3.26	94.2	29.5	49.0	38.4	16	52

表4-2　肝　功　能

	ALT (U/L)	AST (U/L)	ALB (g/L)	GLB (g/L)	SB (μmol/L)	胆碱酯酶 (U/L)
2月26日	58	58	31.4	23	50.1	3 320
3月7日	33	42	34.9	26	35.9	4 621
3月20日	50	62	32.8	31.0	22.2	2 741

HBVM：HBsAg(+),HBeAg(+),HBcAb(+)

HBVDNA：3月1日　5.92×10^6/L;3月8日　8.0×10^5/L;3月21日　5.60×10^5/L

B超显示：肝右叶囊肿,脾肿大(厚度59 mm,斜径190 mm),胰、肾未见占位,胆囊壁水肿、毛糙,腹腔及胸腔未见积液,门静脉未见扩张(PV 13 mm)

上腹部CTA：肝硬化、脾肿大、门脉高压，食管、胃底、脾门静脉曲张

第二阶段诊治经过：

3月22日术后第1天，上午11时左右患者出现头晕、出冷汗，测血压为80/41 mmHg(10.7/5.5 kPa)，腹部移动性浊音可疑阳性，行诊断性腹腔穿刺，抽出血性液体约20 ml，予以补充血容量、制酸、抗休克等保守治疗，疗效不佳。3月22日晚7时左右行剖腹探查止血，自腹腔吸出暗红色血液(不含胆汁及肠液)2 000 ml，吸净后探查：肝脏质地硬，褚红色，弹性消失，体积明显缩小，表面凹凸不平呈结节状。发现肝脏右叶膈面一0.3 cm的穿刺口，周缘有约1 cm的肝包膜裂伤。表面有持续小量溢血，肝旁肋缘下见大量血块及血凝块约有1 000 g。

第三阶段诊疗经过：

术后患者持续发热，体温波动在37.5～39.0℃之间，给罗氏芬联合甲硝唑抗感染。腹腔负压引流液颜色逐渐转淡，较浑浊，引流液量多，考虑为腹水，取样行常规检查，白细胞34 100×10^6/L，多核99%，提示严重腹腔感染。同时血常规白细胞及中性比例都有所增高，3月28日起改特治星抗感染。

辅助检查见表4-3和表4-4。

表4-3　血常规及凝血功能

	WBC (×10^9/L)	RBC (×10^12/L)	HB (g/L)	PLT (×10^9/L)	N(%)	L(%)	PT (s)	PTA(%)
3月23日	10.4	2.49	70.5	28.7	78.5	7.97	19.5	35
3月24日	11.2	2.83	80.6	35.2	70.7	10.2		
3月28日	7.19	3.43	104	56.6	74.7	8.17	20	34

表4-4　引流液常规及生化

	颜色	浑浊度	红细胞 (×10^6 copies/ml)	白细胞 (×10^6 copies/ml)	多核(%)	淋巴(%)	蛋白 (g/L)
3月28日	红	浑	19 000	34 100	99	1	13.6
3月29日	黄	浑	10 560	4 480	95	5	12.0

3月29日肝功能：ALT/AST 24/41 U/L，ALB/GLB 27.4/31.0 g/L，TBiL/DBiL 36.1/11.0 umol/L，TBA 46.3 umol/L

B超显示：肝硬化，胆囊壁增厚毛糙，胰未显示，脾肿大(厚度60 mm，斜径169 mm)，肾未见占位，腹腔积液(肝肾隐窝宽17 mm)

第四阶段诊疗经过：

3月29日(剖腹探查术后第7天)下午3时30分左右患者出现呼吸急促，约32次/min，立即予鼻导管吸氧，氧气3 L/min，监测血氧饱和度在95%～98%。

查体见呼吸频率加快，30～35 次/min，两肺呼吸音低，满布细湿啰音。

血气分析：氧饱和度 93.4%，二氧化碳分压 4.0 kPa，酸碱度 7.52，氧分压 60 mmHg（8.0 kPa）。胸部平片显示肺纹理增粗，两侧肺部毛玻璃样病变，斑点状阴影。

给予无创 BiPAP 治疗，特治星联合丁卡抗感染，乌司他丁 40 万 U，每 6 小时 1 次抑制炎症反应，善得定降低门脉压力，沐舒坦祛痰，人血白蛋白、丙种球蛋白支持治疗，调节免疫，改善胃肠道功能，保肝，拉米夫定抗病毒等，并注意维持水电解质和酸碱平衡。

第五阶段诊疗经过：

依患者临床表现、血气分析结果调整呼吸机参数，患者胸闷、气急改善，低氧血症纠正，胸片渗出影逐渐吸收；4 月 1 日下午停用无创呼吸机，改面罩吸氧，3 天后予鼻导管吸氧，患者无不适，但仍有发热，每日体温波动在 38.0～38.9℃；考虑发热可能与脾栓塞有关，4 月 10 日停用抗生素（疗程满两周）观察，体温高峰无下降，也未进一步升高。

因痰培养多次结果为阴沟肠杆菌，于 4 月 19 日开始给予敏感抗生素倍能 0.5 g 每 8 小时 1 次抗感染，之后患者体温逐渐下降，现已恢复正常。5 月 8 日出院。

辅助检查见表 4-5～7。

表 4-5　血常规及凝血指标

	WBC（×10⁹/L）	RBC（×10¹²/L）	HB（g/L）	PLT（×10⁹/L）	N(%)	L(%)	PT（s）	PTA(%)	KPTT（s）
3 月 29 日	8.27	3.48	101	71.9	70.9	8.82	17.5	43	38
3 月 30 日	7.65	2.95	84.4	63.9	66.0	14.7	22	29	51
3 月 31 日	7.40	2.95	87.7	79.5	68.3	12.0	18.5	39	40.9
4 月 3 日	4.87	3.03	88.9	82.5	71.1	10.6	20.3	34	46
4 月 10 日	3.28	2.82	84.5	62.5	63.0	24.0	19	37	47
4 月 17 日	2.76	2.87	86.9	63.4	45.3	27.2	17	46	38
4 月 24 日	2.24	2.97	89.8	69.9	49.9	37.0	18	41	42
5 月 1 日	1.76	3.10	95.2	54.3	30.5	43.5	19	37	49

表 4-6　血气分析

	pH	PCO₂（mmHg）	PO₂（mmHg）	TCO₂（mmol/L）	HCO₃（mmol/L）	BE	SpO₂（%）
3 月 29 日(7 pm)	7.53	4.0	14.1	22.9	25.0	2.3	98.8
3 月 29 日(9 pm)	7.52	4.0	8.0	19.1	24.1	1.6	93.4
3 月 30 日(1 am)	7.49	4.5	6.9	23.6	25.7	2.5	89.4
3 月 30 日(3 am)	7.49	4.4	11.1	23.5	24.9	2.0	97.3
3 月 30 日(7 am)	7.49	4.5	20	23.7	25.7	2.5	99.5
3 月 30 日(12 n)	7.47	4.2	12.1	28.0	21.5	4.6	97.6

表4-7 肝功能

	ALT (U/L)	AST (U/L)	ALB (g/L)	GLB (g/L)	SB (μmol/L)	CHE (U/L)
3月30日	20	36	32.3	32.0	60.5	1 850
3月31日	16	33	34.7	31.0	54.5	1 769
4月3日	14	36	45.2	31.0	57.1	1 576
4月10日	28	61	42.1	32.0	57.8	1 375
4月17日	36	57	42.5	35.0	42.4	1 608
4月24日	41	61	39.9	40.0	41.1	1 973
5月1日	40	61	39.8	34.0	38.1	2 110

痰培养结果:

3月29日 阴沟肠杆菌(对美洛培南、亚胺培南、阿米卡星、奈替米星敏感),表皮葡萄球菌(对复方新诺明、庆大霉素、克林霉素、四环素、万古霉素、替考拉宁、利福平、左氧氟沙星敏感)

4月5日 阴沟肠杆菌,白假丝酵母(对5-氟胞嘧啶敏感,对两性霉素中介)

4月7日 阴沟肠杆菌,无霉菌

4月12日 阴沟肠杆菌,无霉菌

4月13日 阴沟肠杆菌,白假丝酵母

血培养(3月24日/3月28日/4月6日/4月11日):均为阴性

引流液培养结果:

3月24日 表皮葡萄球菌(对庆大霉素、红霉素、克林霉素、四环素、米诺环素、万古霉素、替考拉宁敏感)

3月29日 培养阴性

辅助检查:

3月29日 胸片显示两下肺渗出改变(考虑肺水肿可能)

3月31日 胸片显示两下肺纹理增多(较3月29日明显好转)

4月3日 胸部、上腹部CT显示两肺较4月2日明显好转,肺底少量积液,脾低密度改变考虑PSE术后改变

4月7日 胸片显示双侧胸腔积液伴肺组织膨胀不全

4月14日 胸部、上腹部CT显示双侧胸腔积液伴两肺膨胀不全,与4月7日比较胸腔积液量减少,脾脏栓塞术后改变

4月26日 盆腔、胸部CT显示左侧胸腔积液,部分肺组织膨胀不全,盆腔CT平扫未见异常

辅助检查:

B超(4月18日)显示肝硬化、脾肿大(厚度62 mm,斜径217 mm),脾栓塞,胆囊壁

增厚毛糙,胰未见占位病变,腹腔少量积液(膀胱上区 48 mm),双侧胸腔积液(左、右侧胸腔分别测得液性暗区,上下径分别为 68 mm,30 mm),门静脉未见扩张(PV 11.6 mm)

出院时患者无胸闷、气急、乏力、纳差等不适,无发热,食欲精神好,大小便无异常。

查体见精神好,生命体征平稳,巩膜无明显黄染,两肺听诊无异常,腹软,全腹无压痛,伤口愈合良好,肝肋下未及,脾肋下 3 指。

出院诊断:① 乙肝后肝硬化失代偿期;② 上消化道出血;③ PSE+PTPE 术后;④ ARDS;⑤ 腹腔、肺部感染。

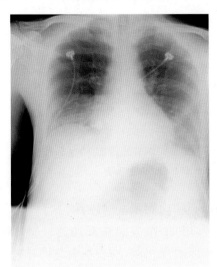

图4-1　PTPE+PSAE 术后第 8 天,剖腹探查术后第 7 天,肺纹理增粗,两肺毛玻璃样病变,斑点状阴影

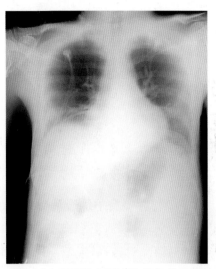

图4-2　PTPE+PSAE 术后第 8 天,剖腹探查术后第 7 天(3 月 29 日)无创 BiPAP 治疗 2 小时后复查

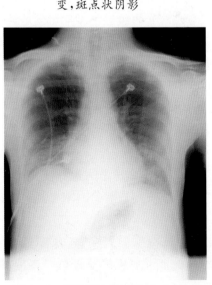

图4-3　PTPE+PSAE 术后第 10 天,剖腹探查术后第 9 天(3 月 31 日),患者症状明显改善

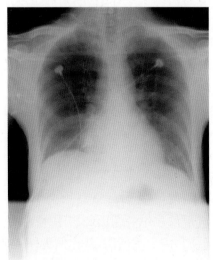

图4-4　PTPE+PSAE 术后第 11 天,剖腹探查术后第 10 天(4 月 1 日)下午起停用无创呼吸机,改面罩吸氧 3 天后给鼻导管吸氧

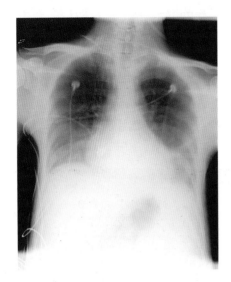
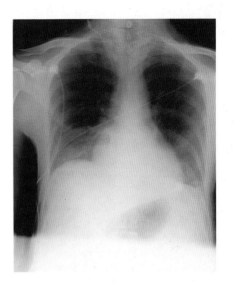

图 4-5　PTPE+PSE 术后第 12 天，　　　　图 4-6　PTPE+PSE 术后第 16 天，
　　　　剖腹探查术后第 11 天　　　　　　　　　　　剖腹探查术后第 15 天
　　　　（4 月 2 日）　　　　　　　　　　　　　　　（4 月 6 日）

　　【讨论】急性呼吸窘迫综合征（ARDS）多发生于原心肺功能正常的患者，由于肺外或肺内的严重疾病，引起肺毛细血管炎症性损伤、通透性增加，继发急性高通透性肺水肿和进行性缺氧性呼吸衰竭（Ⅰ型），虽然病因各异，但临床表现相似，均表现为急性呼吸窘迫、难治性低氧血症，是急性肺损伤发展到后期的典型表现，因其起病急骤，发展迅猛，如不及早诊治，病死率高达 30%～40% 以上。

　　ARDS 的发生一般是因为存在脓毒症、严重肺部感染、外伤、胰腺炎等一些触发因素。本例患者经历两次手术打击，肝硬化失代偿术后易出现严重的腹腔感染，考虑是诱发 ARDS 的主要原因。临床表现与 ARDS 典型表现相符，在肺部刚受损伤的数小时内，患者并无明显的呼吸系统症状，3 月 29 日下午突然出现进行性呼吸困难，呼吸频率增快，肺部仅可闻及少量细湿啰音，X 线胸片有浸润阴影，在给氧疗情况下血气分析提示 PaO_2 进行性下降，$PaO_2/FiO_2 \leqslant 200$ mmHg（26.7 kPa），无左心功能衰竭依据，故诊断可确立。

　　患者肝功能储备能力差，白细胞低下，发生严重感染后，感染不容易控制，易并发 ARDS，而感染及 ARDS 反更加重肝脏负担，两者相互作用，预后很差。有文献对 252 例发生 ARDS 的患者总结后报道，在发生 ARDS 的患者中有 2.2% 的比例为肝硬化患者，发生脓毒症的比例为 5.6%，本例患者 CHILD 评分为 C 级，在此基础上因脓毒症发生的 ARDS 病情危重，死亡率极高。

　　此外肝硬化患者经历剖腹手术后发生各种并发症的比例明显升高，死亡率也显著上升，即使只是小的创伤，其比例也相应上升，故术后应置于重症监护室进行严密监测。本例患者能够快速逆转病情，最关键的原因在于早期发现，在患者出现呼吸急促时即想到 ARDS 的可能性，及早监测血气分析，进行影像学检查，早期确立诊断。一旦诊断确立后，尽早面罩吸氧，维持气道正压通气等的早期治疗刻不容缓，对于 ARDS 患者而言，给予气道正压通气对于预后意义重大,必要时应给予呼吸机辅助通气。

　　笔者会诊提出在治疗方面另一个不容忽视的环节是积极寻找引起 ARDS 的原因,进行病因治疗。本例患者发生 ARDS 的主要原因是腹腔严重感染,继而引发全身炎症反应综合征(SIRS),因为在 SIRS 发展成多器官功能衰竭(MODS)的过程中,最先出现功能障碍的器官往往是肺。依据经验一方面调整抗生素的使用,一方面针对 SIRS 的发病机制,建议大剂量使用乌司他丁(UTI),事实证明取得了很好的疗效。

　　乌司他丁是从人尿中提取的糖蛋白,具有抑制多种水解酶、稳定细胞膜和溶酶体膜的生理功能。许多实验结果报道 UTI 可通过抑制 IL－1、IL－6、TNF－α 等细胞因子,嗜中性粒细胞趋化因子,ICAM－1 等黏附因子从而达到抑制过度炎症反应,减少炎性细胞激活,改善脓毒血症诱导的 ARDS,维持血氧分压的作用。同时 UTI 也能改善循环与器官灌注,对其他重要器官具有保护作用,抗休克,预防 DIC,对于及早逆转患者病情作用甚大。

　　急危重症患者需要一系列全面的针对性救治措施,该患者置于重症监护室,能够全面监测其生命体征、血气、电解质情况、影像学改变,在给予面罩正压通气、有效控制感染、营养支持、乌司他丁抗炎、器官保护等积极治疗后,最终挽救了患者的生命。

非 ARDS 引起的
严重低氧血症

依其发病机理,低氧血症多见于呼吸泵衰竭(肺本身功能良好,而驱动呼吸动作的膈肌、肋间肌功能障碍导致通气不足)、通气障碍(气道梗阻或血气胸引起限制性通气障碍)、肺换气弥散及肺内动静脉旁路开放。

当前在急诊抢救室或 ICU 的急危重患者常出现呼吸困难严重低氧血症,由于ARDS 诊断标准缺乏特异性,故不少临床医生轻易诊断 ARDS。笔者会诊时发现有相当部分病例不属于 ARDS,所以在此提出"非 ARDS 引起的严重低氧血症"概念,望能引起临床工作者注意鉴别。

1. 连枷胸,反常呼吸

〔案例 1〕张某,男,32 岁。于 2004 年 1 月 12 日上午从九楼坠地,昏迷半小时送入上海公利医院。当时检查神志不清,呼之不应,双瞳孔不等大,左侧直径 0.4 cm,右侧直径 0.2 cm。颈软。两肺呼吸音低,右肺可闻及干湿啰音,左肺几乎未闻及呼吸音,左胸叩诊为实音。心率 96 次/min,律齐。腹部成板样腹,全腹均有压痛,肌卫明显。肝脾肋下未及,叩诊呈浊音。四肢检查不合作,肌张力正常。双侧巴氏征、克氏征阴性。

辅助检查:头颅 CT 示硬脑膜下出血(左颞、枕),蛛网膜下腔出血;肋骨多发性骨折,左侧血气胸,右侧气胸;脾破裂;左髂骨骨折。

入院后立即在左侧胸部置管胸腔引流,引出血性液体 700 ml。剖腹探查行脾切除术,术后送回 ICU,胸引瓶血引流量每小时>200 ml,色鲜红。立即做剖胸探查术。术中胸腔内积血 700 ml,清除积血,置胸腔闭式引流管返回 ICU,给予抗休克、止血、维持体内环境平衡、脱水降颅内压、继续抗休克及对症处理。术后 8 小时胸腔引流 5 000 ml 血性液体。电告笔者,考虑创口渗血严重,由于已手术,此种情况下只有给予大剂量止血敏、止血芳酸、立止血等药物交替静推。术后存在严重低氧血症,氧合指数 77.4,动脉血氧分压 45~50 mmHg(6~6.67 kPa),考虑为 ARDS,笔者检查患者后发现肋骨多根多处存在骨折,存在连枷胸,造成反常呼吸,以致人机对抗,建议立即给予万可松加咪唑安定消除患者自主呼吸,同时气道地塞米松 5 mg 每 2 小时 1 次,12 小时以后 PaO_2 上升至 204 mmHg(27.2 kPa)。1 月 20 日神志转清,引流逐渐减少,拔除左侧胸腔引流,拔除气管套管。神志清,气平,四肢活动尚可,于 3 月 10 日痊愈出院。

诊断:(1)多发伤 外伤性蛛网膜下腔出血、硬脑膜下出血、双侧多发性肋骨骨折、左侧血气胸、右侧气胸、创伤性湿肺、脾破裂、左髂骨骨折、左耳裂伤。

(2)创伤失血性休克。

(3)连枷胸反常呼吸,低氧血症。

〔**案例 2**〕王某,48 岁,1998 年 6 月被出租车撞伤,急送长征医院,当时血压稳定,神志清楚,烦躁,心率 108 次/min,律齐但呼吸急促,氧饱和度 85%,体格检查发现多发伤、连枷胸反常矛盾呼吸,引起低氧血症,立即行气管插管,呼吸机辅助呼吸,PEEP12 cmH₂O(1.18 kPa),并予咪唑安定、肌松剂等治疗。病情逐渐稳定,一个月后才脱机痊愈出院。诊断为多发伤、肋骨多根多处骨折、连枷胸反常矛盾呼吸严重缺氧。此外还有骨盆骨折,未行手术处理。

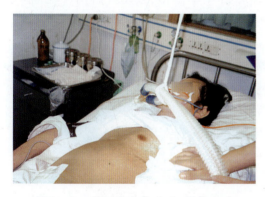

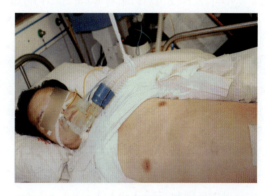

图 1-1　连枷胸反常呼吸,低氧血症　　　　图 1-2　呼吸机支持 PEEP 内固定救治成功

【讨论】刘汉报道,连枷胸是一种严重胸部外伤,易造成胸壁反常运动,常伴有肺挫伤,病死率高达 30%～36%。连枷胸合并肺挫伤多见于钝性胸部伤,是胸部创伤造成死亡的一个重要原因,若合并 ARDS,病死率极高。目前连枷胸固定方法仍存有争议,笔者认为连枷胸伴肺挫伤出现低氧血症,无论是否伴有反常呼吸,用一般吸氧方法无法纠正时,便是应用机械通气的指征。对急性呼吸衰竭及循环不稳定者,尤其系多发伤需急诊手术者,更应采用呼吸机内固定,考虑浮动胸壁一般需固定 3 周。传统的机械通气采用大潮气量(12～15 ml/kg)和低呼吸频率的方法易诱发呼吸机相关肺损伤(VILI),主要包括容量伤、气压伤等。近年来提出了保护性通气概念,即低潮气量、容许性高碳酸血症、低压和反比通气等,小潮气量通气达不到呼吸机治疗连枷胸内固定的效果,既不能达到使气道内压明显增高、胸廓适应膨胀、骨折部位在最佳位置得到固定,也不能达到纠正反常呼吸及减轻疼痛目的,所以不能作为常规措施,除非严重连枷胸伴有肺挫伤发生 ARDS 时才采用。若强求小潮气量和 $PaCO_2$ 升高,需用大剂量的镇静剂和肌松剂,但有负效应,应控制单位时间内的扩容速度,以避免造成急性肺水肿。其固定时间应达 3 周

以上。呼吸机相关性肺炎 VAP 是机械通气最常见的并发症,其原因是肺挫伤后气管内分泌物多因排痰不力、人工气道的建立,而使气道失去正常屏障作用,气管内吸痰使污染机会增加,呼吸机和气道湿化管的污染、胃食管返流等,易发生呼吸机相关性肺炎。

2. 刀刺伤低氧血症、血气胸(漏诊)

〔案例〕王某,男,28岁,上海公安干警。于1988年9月执行逮捕诈骗犯时被歹徒背部刺伤,入上海长征医院 ICU 病房。伤口止血缝合,但呼吸困难,低氧血症的原因一直不明,后发现平卧拍摄胸片不符合临床要求,改为半卧位拍摄,结果发现双侧血气胸,行胸腔闭塞引流,缺氧很快改善,病情好转,救治成功。

【讨论】

● 床旁拍摄胸片的要求

ICU 建立的历史在国内已有近30年,因车祸外伤、手术等创伤患者不断增加,呼吸衰竭非常普遍,临床上进行气管插管、呼吸机支持很有必要。笔者发现不少 ICU 的医生不注意床旁摄片时的体位,摄片的位置常常处于平卧位,结果气胸因气体向上,在心肺前弥漫性的播散而使胸片无法看清楚。血胸平卧摄片时在肺的背侧常呈现一层液面,X光显示毛玻璃样改变,未显示液平。笔者严格地说 ICU 拍摄胸片除颈、胸椎严重损伤外,均应采取斜坡位,以防止气胸、血胸的漏诊和误诊。本病例收治时由于我科 ICU 建立不久,缺乏经验,两次床旁摄片均采取平卧位,笔者发现后立即更改体位,再次摄片发现血气胸存在,行胸腔插管闭式引流,临床症状很快好转,氧饱和度明显上升。至今急诊室和 ICU 仍有部分医生没有意识到床旁摄片位置对诊断的重要性。

3. 上呼吸道梗阻

● 痰块堵塞

〔案例〕吴某,男,72岁,干部。1989年4月,前列腺肥大,手术后发生下壁急性心肌梗死。在救治中,自觉良好,没有胸闷气急感,生命体征稳定,突然发现脉氧饱和度下降至85%,心率不增快,心电图无 ST-T 波的改变,笔者当时怀疑脉氧饱和度检测是否正确。就在当时护士急告,气道痰堵塞,紧急插管吸痰,取出一口透明黏稠的浓痰,氧饱和度立即上升,避免了一次窒息死亡。

【讨论】

● 脉氧检测在 ICU 中应用的准确性、敏感性

动脉血气分析中的氧分压和氧饱和度能正确地反应机体的氧供情况,末梢测定的脉氧饱和度常反应外周小动脉的血中的含氧情况,正常脉氧饱和度为95%~97%,低于正常水平,常为低氧血症,引起的原因见于:① 泵衰竭:因脑脊髓、神经肌肉和胸部病变所致,呼吸驱动力不足或呼吸运动受限引起的呼吸衰竭称为泵衰竭。② 肺衰竭:常因小气道阻塞、肺本身或肺循环病变引起的呼吸困难称为肺衰竭。③ 氧合衰竭:常因肺动静脉短路开放增加,使肺静脉分流,血液未能直接与肺

泡氧交换结合,一旦分流量>30%,即使吸纯氧也难以获得正常 PaO_2。④ 通气衰竭:由于气道阻塞、气管支气管痉挛、肺泡通气不足等造成通气衰竭。同时有 PaO_2 升高,为 II 型呼吸衰竭。

本病例为老年前列腺肥大,手术后发生急性心肌梗死,经救治病情稳定,生命体征正常,脉氧监测突然发生下降,但自己无呼吸困难,亦无心绞痛,心电图无异常改变,肺部亦无干湿性啰音。笔者当时怀疑该仪器监测的准确性,就在当时护士发现痰堵塞气道,吸出后脉氧饱和度恢复正常,提示脉氧的改变比心电图和自觉症状要早。从近 20 年观察,排除休克末梢微血管障碍、亚硝酸盐中毒、一氧化碳中毒,甚至老年手指角化等不能反应脉氧的正确性外,临床上对脉氧的敏感性和准确性得到肯定。但该患者有心肌梗死和 COPD,低氧血症存在有心源性与肺源性呼吸困难时要注意鉴别。

表 3-1　心源性与肺源性呼吸困难的鉴别要点

	心源性呼吸困难	肺源性呼吸困难
病史	有高血压、冠状动脉粥样硬化性心脏病、风湿性心脏病	有肺部感染、慢性支气管、结核等病史
起病	急骤	多较慢
夜间阵发性呼吸困难和(或)端坐呼吸	有	无
体征	可有水肿;主要为双肺底湿啰音;心脏扩大、心脏杂音(左心为主)	多无水肿,啰音位置不定,心脏多正常
X 线表现	心脏扩大、肺纹理呈蝴蝶状分布	有肺气肿征,心影多不大
$PaCO_2$	正常或升高	明显升高
臂舌循环时间	延长	不延长
肺毛细血管楔压	<10 mmHg(1.33 kPa)	>10 mmHg(1.33 kPa)

● 气管内异物梗阻

〔案例〕李某,男,7 岁,1998 年 4 月,吃果冻时不慎误入气管,立即发生吸气性呼吸困难,吸气性喉鸣音,吸气性三凹现象,急送附近医院,急诊医生立即将患儿提起倒立、重叩背部,将果冻从呼吸道咳出,很快转危为安。

● 血块压迫

〔案例〕李某,男,45 岁,因甲状腺功能亢进于 2004 年 11 月在上海某医院行甲状腺部分切除术,手术顺利,麻醉良好,术后安置在普外科病房。由于缺乏严密的监测,颈部出血压迫上呼吸道,出现缺氧、呼吸困难、低氧血症,未能及时处理,结果发生窒息,呼吸心跳停止,CPR 救治不及时,脑缺氧时间过长。结果脑衰竭死亡。

【讨论】上述两例均为气管梗阻造成通气障碍引起严重缺氧,气管的解剖特点为后壁略平的圆管形管道,长约 10～13 cm。是由气管软骨(通常有 18～22 个)和连接气管软骨的环间韧带以及位于其后方的膜性壁(为结缔组织和平滑肌组织组成)构成。上端与喉,下端与左右主支气管相连接。自环状软骨下缘沿颈前正中线下行入胸腔,位于纵隔内。主气管的梗阻不论是管外肿瘤或血块等压迫,还是气管内的异物肿瘤、肉芽组织等均可引起上呼吸道梗阻。笔者 1998 年 3 月会诊一女性、45 岁患者,在跳舞时突然倒下,呼吸心搏骤停,经 CPR 后转入上海长征医院 ICU,经检查发现为肥厚型心肌病引起心搏骤停,之后救治中竟然出现突发性的呼吸困难,当时经管医生采用地塞米松,效果较好,考虑支气管哮喘所致。笔者查房时发现是吸气性呼吸困难,不是哮喘发作的呼气性困难。需行 CT 和纤支镜检查,无异常发现,后经影像科肖湘生再次读片,发现气管插管末端管壁有肉芽生长,造成上呼吸道梗阻。

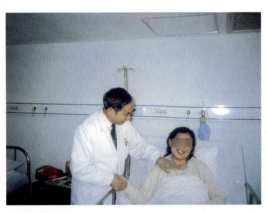

图 3-1 心肌病 CPR,上呼吸道内肉芽生长,气道梗阻缺氧,气管内置放支架成功

再次经鼻行纤支镜检查发现确有肉芽组织。以往经气管套管插入时未能发现管端的肉芽组织生长,原因是纤支镜一出管口已超过肉芽组织水平故不能发现,于是发生漏诊。该患者经研究采取气管内安置支架,症状控制,痊愈出院。值得注意该病例使用糖皮质激素能改善症状,主要是激素能减轻和消除肉芽组织的水肿,使呼吸困难症状减轻,暂时得以缓解。

4. 坠落伤、肺不张

〔案例〕李某,男,43 岁,于 2005 年 4 月在江西九江郊区建房时从三楼摔落,急送当地某医院救治。发现神志清楚,左侧肋骨骨折,无血气胸,骨盆骨折,臀部及下肢皮肤软组织挫伤,3 天后发现呼吸困难,严重低氧血症,氧饱和度 80%,氧分压 40 mmHg (5.33 kPa)。该院医生认为 ARDS 引起的低氧血症,神志不清。笔者会诊发现左侧呼吸音明显低下,气管左移,建议立即摄片,显示左肺全肺不张,考虑肺出血,血凝块和痰液造成气道堵塞,继而形成左全肺不张而使严重低氧血症,立即行纤支镜肺灌洗,发现左侧气管大量血块堵塞。取出后,氧饱和度很快上升,但仅将血块取出,肺未灌洗。次日上午氧饱和度再次下降,又行纤支镜肺灌洗,发现仍有血块,即以生理盐水肺灌洗,吸出不少小血块,氧饱和度正常,神志转清,生命体征稳定。

【讨论】肺脏一侧或其某一叶、段、局部无气体,以至引起肺泡萎陷时谓之肺不张;如肺泡内尚有部分气体填充,肺组织未完全塌陷,则谓之肺膨胀不全。

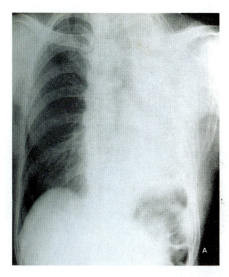
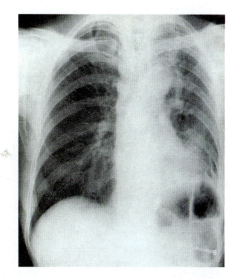

图 4-1　坠落伤,左支气管内血凝块堵塞　　　　图 4-2　纤支镜取出血块并肺灌洗,
　　　　引起左肺不张,严重低氧血症　　　　　　　　　　两天后左肺大部分复张

　　肺不张分为先天性和后天获得性两类。先天性肺不张是指胎儿出生时肺泡内无气体充盈。X 线胸片中双侧肺野呈弥散的粟粒状模糊阴影,犹如毛玻璃状,胎儿可因严重缺氧死亡。后天获得性肺不张系指在生命的不同时期,由于各种不同原因引起肺萎陷,肺泡内无气体填充而形成的肺不张。

　　肺不张的病因分为气道腔内堵塞、压缩性肺不张、肺组织弹性降低、胸壁病变引起的肺不张及肺组织代谢紊乱引起的肺不张。而本病例不是痰栓或异物堵塞,而是创伤后气道出血形成血块堵塞气管支气管腔造成左侧肺不张而误诊为 ARDS。

　　一侧肺不张可涉及整侧肺或绝大部分肺,可由主支气管阻塞或大量的气胸或胸腔积液压迫肺部所引起,后者被称为肺萎陷。一侧肺不张的 X 线表现(由于主支气管阻塞所引起)为整侧肺野密度增高如毛玻璃状,气管、纵隔和心脏移向患侧,胸廓内陷,肋间隙变狭,患侧膈顶尚能见到,但位置上升。左侧肺不张因心脏左移可使心影消失,即使膈面不能清楚显示,也可见膈下肺泡或充气的结肠脾曲位置升高,间接地提示膈顶有升高的现象。加深曝光时,在患侧肺野内不能见到血管纹或充气的支气管影像。一侧的整肺不张通常伴有对侧整肺的代偿性肺气肿。

5. 支气管哮喘(盔甲式呼吸机)

　　〔案例〕王某,男,28 岁,有哮喘病史,于 1996 年 11 月又突然发生支气管哮喘,呈呼气性呼吸困难,氧饱和度 85%,氧分压 56 mmHg(7.47 kPa),二氧化碳分压 92 mmHg(12.3 kPa),肺部感染不明显,心功能良好;行无创通气(盔甲式呼吸机)5 天,同时加用氨茶碱、酚妥拉明和抗感染治疗。病情好转,稳定,8 天后出院。但盔甲式呼吸机对皮肤有摩擦,造成局部皮肤变红。

【讨论】
● 使用盔甲式呼吸机的指征和注意事项

此类型的呼吸机,国际上推行甚少,但对年轻的支气管哮喘患者的使用有其积极意义。它不影响饮食、说话和四肢活动,但"盔甲"有一定的重量,对老年人和较危重的患者承受有困难,故不宜推荐。

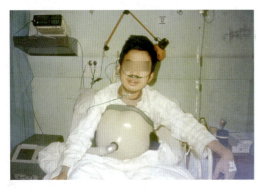

图 5-1 支气管哮喘盔甲式呼吸机治疗

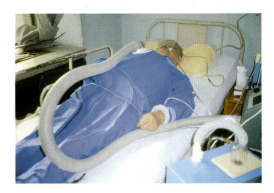

图 5-2 呼吸衰竭胸部气压式呼吸机治疗

6. 急性肺梗塞

〔案例〕吴某,女,37 岁,有下肢静脉曲张史,1980 年 11 月在北京某医院心血管病房,早晨起床活动时突然发生胸闷气急,严重呼吸困难,氧饱和度低达 70%,氧分压 40 mmHg(5.33 kPa),全身皮肤发绀。经影像学、心电图检查,确诊为下肢静脉血栓脱落,造成急性肺梗死,出现严重低氧血症。经溶栓抗凝、扩血管降低肺高压等治疗,病情很快控制好转。一年后随访,又有两次肺梗塞发生。后对下肢静脉曲张进行手术治疗后,未再出现肺梗塞。

【讨论】肺栓塞(pulmonary embolism,PE)是严重危害人民身体健康的常见病、多发病。流行病学研究表明肺栓塞发病率在心血管疾病中仅次于冠心病及高血压。由于肺栓塞中的栓子 99% 为血栓性质,故临床上又把肺栓塞称为肺动脉血栓栓塞症。80%～90% 肺动脉血栓栓塞的栓子来源于下肢深静脉血栓形成,因此临床上又把肺栓塞和深静脉血栓形成(deep venous thrombosis,DVT)划归于静脉血栓栓塞症(venous thromboembolism,VTE),并认为 PE 和 DVT 是 VTE 的两种不同临床表现形式。非血栓性质的栓子常见于脂肪栓、癌栓、羊水栓、气栓等。肺栓塞可单发或多发,但常发生于右肺和下叶。当栓子堵塞肺动脉,如果其支配区的肺组织因血流受阻或中断发生出血或坏死,称之为肺梗死(pulmonary infarction,PI)。由于肺组织同时接受肺动脉、支气管动脉和肺泡内气体三重供氧,因此肺动脉阻塞时临床较少发生肺梗死。

北京阜外医院连续 900 例尸解证实,肺段以上的 PE 占心血管病的 11%,而生前仅 13% 的患者得以确诊。PE 的误诊率是十分惊人的,高达 70%～80%,美国误诊率达 67%～73%,国内误诊率达 70%～85%,多误诊为冠心病、急性心肌梗死、肺炎、慢性阻塞性肺气肿及肿瘤等。PE是发病率高、死亡率高、致残率高、误诊率高、漏诊率高、检出率低、治疗率低的疾病。

肺栓塞的栓子99%是属血栓性质的,血栓形成的基本条件是血流淤滞,血液高凝状态及血管内皮损伤,凡符合上述条件的任何危险因素均可致血栓形成。这些危险因素包括原发性及继发性危险因素,原发性危险因素一般指的是血液中一些抗凝物质及纤溶物质先天性缺损。临床常见的为继发性危险因素,如高龄、长期卧床、竞技场综合征、高血压、高脂血症、冠心病、严重心力衰竭、糖尿病、肾病综合征、脑卒中、妊娠、肥胖等,可致机体凝血-纤溶系统功能失调及血管内皮损伤,严重创伤(骨折)、外科大手术(尤其是骨科手术)、恶性肿瘤和口服避孕药等。心导管、内镜等有创性检查及治疗技术的广泛开展,大大增加了DTV-PE的发生。PE致呼吸功能影响表现在以下几个方面:① 肺栓塞后堵塞部位肺仍保持通气,但无血流,肺泡不可充分地进行气体交换,致肺泡无效腔增大,导致肺通气血流比例失调,低氧血症发生;② PE时由于低氧血症及肺血管内皮功能损伤,释放内皮素、血管紧张素Ⅱ,加之血栓中的血小板活化脱颗粒释放5-羟色胺、缓激肽、血栓素A、二磷酸腺苷、血小板活化因子等大量血管活性物质,均可使肺动脉血管收缩,致肺动脉高压等;③ PE时由于肺动脉压力增加,右心负荷加重,右心房压力增加可致未闭合卵圆孔开放,发生右心功能不全;④ PE部位肺泡表面活性物质分泌减少,毛细血管通透性增加,肺泡内及间质液体渗出,致肺泡萎陷及肺不张发生。

临床表现特点是典型肺栓塞三联征(呼吸困难、胸痛及咯血),占肺栓塞的28%。此外,烦躁、惊恐感约占55%,多示梗死面积大,与严重呼吸困难或胸痛有关;咳嗽占20%~37%,多为干咳;晕厥发生率为11%~20%,为大面积肺栓塞所致心排血量降低引起脑缺血;心悸发生率10%~18%。

● 肺栓塞临床类型

(1)猝死型　肺动脉主干突然堵塞所致。

(2)急性肺源性心脏病型　见于堵塞两个肺叶以上肺血管。

(3)急性心源性休克型　血栓堵塞约50%以上的肺血管。

(4)肺梗死型　常为外周肺血管堵塞所致,临床表现为突发气短、呼吸困难、胸痛、咳嗽、咯血、胸膜摩擦音及胸腔积液。

(5)不可解释的"呼吸困难"型　此型临床常见,梗死面积相对较小。

以下征象可提示PE的存在,即两侧肺对比观察发现肺血管纹理分布不均匀、不对称,区域性肺血管纹理稀疏、纤细、肺透亮度增加,栓塞部位肺血流减少。心电图改变是电轴右偏;$S_I Q_{III} T_{III}$(Ⅰ导联S波变深,S波>1.5 mm,Ⅲ导联有Q波和T波倒置);右心前区导联及Ⅱ、Ⅲ、avF导联T波倒置;完全性或不完全性右束支传导阻滞等。

血浆D-二聚体测定:D-二聚体为交联纤维蛋白特异的降解产物,是纤维蛋白降解产物的特异性检查,可准确地反映凝血酶的生成及纤溶活性,为目前诊断PE及DVT的常规实验室检查方法。

急性PE的治疗原则为:① 安全、平稳度过危险期;② 尽量缩小或消除血栓;③ 缓解栓塞所致心肺功能紊乱;④ 制止PE复发。

非ARDS引起的严重低氧血症

笔者认为临床对肺梗塞的漏诊误诊率很高,值得高度重视,但已发现有扩大化的趋向。2000年7月,1例42岁、腰椎间盘突出患者,平卧10天,起床后感觉胸前区疼痛,气急,全院会诊认为是肺梗塞,行溶栓和抗凝治疗,但呼吸变慢,心跳突然停止,复苏后笔者会诊考虑为什么溶栓会发生呼吸心跳停止?因为患者正处于接近脑死亡状态,使用大剂量乌司他丁、纳洛酮和亚低温及加强脱水治疗,两天后脑干反射恢复,出现自主呼吸,瞳孔缩小,行CT检查发现蛛网膜下腔大量出血,而肺部CT未见肺梗塞的表现,该病例的误诊及处理上的错误,值得临床医生引以为戒。

7. 心力衰竭

〔案例〕张某,男,38岁,从小有风湿热病史,本次因患二尖瓣狭窄伴闭锁不全、主动脉瓣伴闭锁不全,心影巨大,心功能Ⅳ级,晚上不能平卧,心衰发生时常出现低氧血症,而心功能恢复,低氧血症立即恢复。于1987年11月在上海长征医院胸外科行换二尖瓣和主动脉瓣手术,术后ICU监护治疗,心功能逐渐恢复出院,一年后随访已能做轻劳动。

【讨论】心功能不全引起的低氧血症很常见,但心功能差致肺部气体交换不良,引起低氧血症,而缺氧又加重心功能的衰竭,故两者间常存在交叉重叠,但不能诊断为ARDS。

急性心力衰竭(acute heart failure)是指某种原因使心肌收缩力明显降低和心脏负荷明显增加,使心功能正常或处于代偿期的心脏在短时间内心排血量急剧下降,体循环或肺循环压力急剧上升的临床综合征。

急性肺水肿是指血浆渗入到肺间质和(或)肺泡内影响气体交换,低氧血症导致呼吸功能不全的临床综合征。心源性肺水肿是急性左心衰竭最严重的临床表现——呼吸困难、发绀、咳粉红色泡沫痰,病情危急,可迅速发生心源性休克、昏迷而导致死亡。

从病理生理角度可将肺水肿分为:

(1)细胞水肿期。

(2)间质水肿期 为不同程度的呼吸困难及原有的呼吸困难,加重了低氧血症。患者阵发性夜间呼吸困难,呼吸频率浅快,面色苍白,脉速,颈静脉充盈,中心静脉压升高,但肺部仅有哮鸣音而无湿啰音。

(3)肺泡水肿期 以呼吸困难、咳嗽、咳痰为基本症状。呼吸浅快,频率达30~40次/min或以上,临床表现为端坐呼吸、咳大量白色或粉红色泡沫样痰。

(4)心源性休克期。

(5)终末期五期 因心肺功能不全、窒息而死亡。

8. 神经源性肺水肿

〔案例〕李某,男,25岁,新疆库尔勒油田勘查员。于2007年2月13日在戈壁滩施工时被工程车所压,在当地救治后转库尔勒市巴州医院ICU治疗,诊断为闭合性颅脑伤、颅底骨折、熊猫眼、双肺肋骨骨折、肺挫伤、骨盆骨折、左股骨骨折、创伤失血性休克。笔者于2月17日首次会诊处理后病情稳定。于2月22日傍晚在病情稳定的基础上突然发生肺水肿，严重缺氧，氧饱和度 80％，经该院全院会诊，考虑是左心衰竭肺水肿引起的严重低氧血症，即电告，笔者答复对方，诊断应为颅脑损伤造成的神经源性肺水肿，并非心源性肺水肿。应立即用 20％的甘露醇 250 ml，先行脱水，而后白蛋白加速尿间断脱水，加用大剂量乌司他丁 100 U 每 6 小时 1 次，病情很快控制，5 天后生命体征稳定，转至骨科手术治疗。

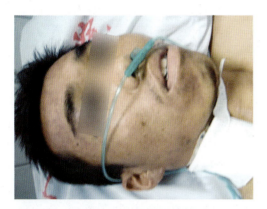

图 8-1　新疆库尔勒油田受伤者在抢救中

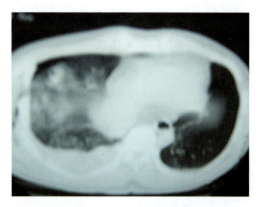

图 8-2　严重肺挫伤

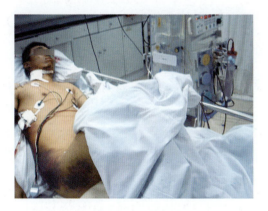

图 8-3　一周后发生神经源性肺水肿

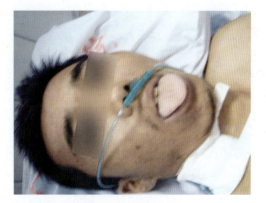

图 8-4　经脱水 UTI(400 万 U/d)治疗很快控制转骨科手术

【讨论】

● 神经源性肺水肿的诊断与处理

肺水肿常由于肺毛细血管和肺泡壁通透性增加、肺毛细血管内静脉压增高，肺淋巴管阻塞和血浆白蛋白浓度降低等原因引发。

神经源性肺水肿发生的机理：颅外伤和脑出血发生颅高压，下丘脑功能紊乱，释放大量 α-肾上腺素能递质，引起弥漫性、一时性血管强烈收缩。血液从高阻体循环，运转到低阻肺循环，使肺毛细血管静水压上升和通透性增加，导致肺水肿。治疗可按高压性肺水肿处理，除用强心利尿、扩血管药外，应加用甘露醇、白蛋白再加速尿等脑肿胀脱水治疗，常获理想疗效。

非 ARDS 引起的严重低氧血症

9. 颅高压呼吸衰竭低氧血症

〔案例〕陆某,男,52 岁,于 1997 年 5 月 2 日骑自行车时被轿车压伤,急送上海南汇中心医院,神志昏迷,瞳孔大小不一,右侧直径 5 mm,对光反应消失,左侧直径 3 mm,对光反应灵敏,CT 检查显示为重型颅脑伤,右颞叶硬脑膜下血肿、蛛网膜下腔出血、右颞骨筛骨骨折、严重脑挫伤、颅高压,肋骨无骨折,肺无挫伤,但出现呼吸困难、低氧血症,进行呼吸机支持治疗。笔者会诊后诊断为闭合性颅脑损伤引起颅高压,进而造成呼吸泵衰竭,建议加强脱水、亚低温等治疗。

【讨论】颅内高压症是由多种疾病引起的一种危重症候群。常可出现呼吸减慢,甚至呼吸停止,严重低氧血症。

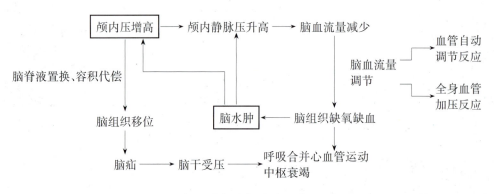

颅内压增高引起的病理变化

颅内高压是指颅腔内容物对颅腔壁上所产生的压力。正常时,颅腔内的容积是固定的,颅腔内容物——脑组织、脑脊液、脑血容量保持一定的比例,故颅内压相对恒定。正常的颅内压系指正常人在侧卧位时侧脑室的压力,在椎管、蛛网膜下腔通畅的情况下,通常与侧卧位时腰椎穿刺测得的压力大体相等,故常以脑脊液静水压代表颅内压。正常值成人为 $60 \sim 80$ mmH$_2$O($0.588 \sim 1.764$ kPa),儿童 $40 \sim 100$ mmH$_2$O($0.39 \sim 0.98$ kPa)。颅腔内有 $8\% \sim 10\%$ 的代偿间隙,当颅腔内任何一种体积增加时,其他两种体积必然减少,以维持颅内压正常,这主要依靠血液和脑脊液转移来调节。当颅腔内容体积增加太多、太快,超过调节代偿限度时,就出现了颅内压升高。如果颅压继续升高,可致脑组织继发性损害。当脑组织、脑干受压移位则出现脑疝,呼吸变慢,低氧血症,最后导致中枢性呼吸循环衰竭而危及生命。

10. 外伤性支气管断裂

〔案例〕吴某,男,28 岁。1988 年 6 月,拆房时土墙倒塌,土块压胸急送长征医院。发现呼吸急促,低氧血症,即行气管插管,呼吸机辅助呼吸,转入 ICU。发现面、颈、胸皮下气肿,左侧比右侧明显,左肺出现全肺不张,气管向左移位,3 天后行纤支镜检查发现左支气管大部分断裂,管腔内有血块和肉芽组织,整个管腔壁被堵,造成左肺全肺不张。后加强气道冲洗,拍背等治疗,未行手术,痊愈出院。

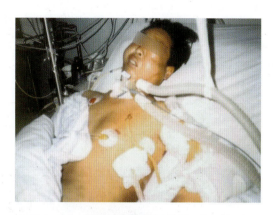

图 10-1　气管断裂引起气胸、皮下气肿

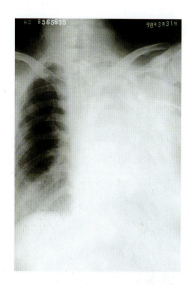

图 10-2　左肺因气管被血块和肉芽
组织堵塞引起肺不张

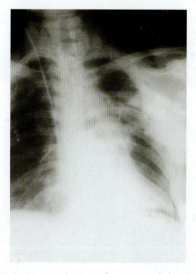

图 10-3　经上述治疗,于 1995 年 10 月
11 日症状控制,血气正常,
脱呼吸机前复查胸片

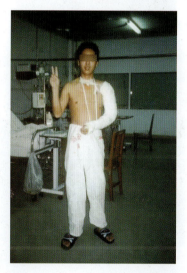

图 10-4　救治成功,康复中

【讨论】

● 气管断裂的诊断要点

赵波报道,创伤性支气管断裂是一种较少见的严重胸外伤,占胸外伤的 0.8%～1.0%。主支气管断裂多见于青壮年,在胸部闭合伤时,重物撞击或挤压胸壁的瞬间,可能造成主支气管断裂。本组断裂均发生在主支气管。根据临床表现及支气管断裂部位分为两型。Ⅰ型支气管断裂口与胸腔相同,伤后即出现张力性气胸,胸腔闭式引流可见大量气体逸出,有咯血、极度呼吸困难等症状。胸片主要表现为肺不张、气胸;Ⅱ型支气管断裂口位于纵隔内,不与胸腔相通,可无或有少量气胸,伤侧肺可暂时通气,可伴有咯血

等症状,易误诊。

11. 胸椎脊柱畸形术后肺不张

〔案例〕徐某,女,12岁,患有先天性胸椎侧弯。在上海长征医院骨科行松解术,术后咳痰无力,家属不让叩背吸痰,结果造成肺部感染,左侧前肺不张,严重低氧血症。即行气管切开,呼吸机支持,纤支镜肺灌洗,每天1次,加用罗氏芬和沐舒坦等治疗。逐步好转,转回骨科病房。

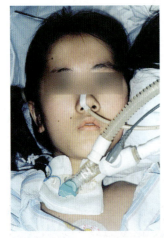

图11-1　术后肺不张呼吸机支持

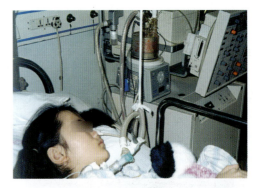

图11-2　术后救治中

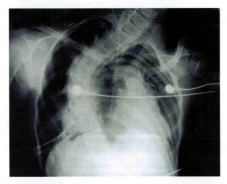

图11-3　脊柱侧弯胸片(一)

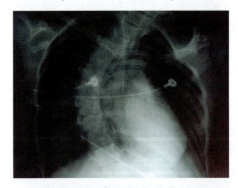

图11-4　脊柱侧弯胸片(二)

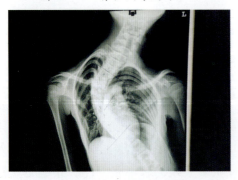

图11-5　脊柱侧弯胸正位片

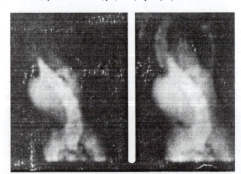

图11-6　脊柱与心脏重叠影

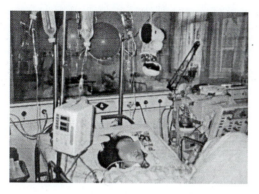
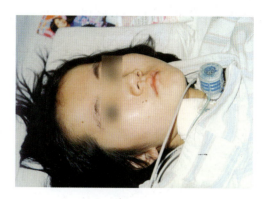

图 11-7　救治中情景　　　　　　　　图 11-8　康复出院

【讨论】

● 胸椎手术后肺部并发症的防治

本病例因脊柱畸形引起压缩性肺不张,痰液痰栓形成亦是诱发因素。压缩性肺不张的病因和发病机制:肺门、纵隔肿大的淋巴结,肺组织邻近的囊性或恶性肿瘤、血管瘤、心包积液等均可引起肺不张。如果正常胸腔的负压因胸腔内大量积液、积气而消失,则肺被压缩而导致压缩性肺不张,当这些压缩因素很快消失后,肺组织可以重新复张。

肺不张的临床表现轻重不一,取决于不同的病因、肺不张的部位、范围以及有无并发症等。急性大面积的肺不张,或合并感染时,可出现咳嗽、喘鸣、咳血、脓痰、畏寒和发热,或因缺氧出现唇、甲紫绀。严重低氧血症时肺区叩诊浊音,呼吸音降低。吸气时,如果有少量空气进入肺不张区,可以听到干性或湿性啰音。

纤维支气管镜检查对诊断肺不张有一定的临床价值,镜下直视进行活检,可明确病变性质。并可取出血块、异物、痰栓且行肺灌洗将气管支气管内血块、痰栓冲洗干净。ICU 常使用此方法治疗肺不张。

12. 血气胸

〔案例〕吴某,男,28岁,因打架被人用刀刺伤胸部,当即倒地,急送上海某医院就诊。发现呼吸困难,紫绀,氧饱和度下降 70%~80%,血压仍维持 110/70 mmHg(14.7/9.33 kPa),意识清楚,大小便无失禁,急诊诊断为 ARDS 引起的低氧血症。收住 ICU 后,经胸片及 B 超等检查,发现右侧严重血气胸,肺压缩至 30%,经胸腔闭塞引流后氧饱和度逐渐上升至正常水平。经 10 天治疗后痊愈出院。

【讨论】

● 非 ARDS 引起严重低氧血症的鉴别诊断

严重低氧血症在临床上容易误诊为 ARDS 引起,主要由于临床医生缺乏严格的检查和实验室的资料,轻易判断为 ARDS,笔者认为一旦患者发生呼吸困难,低氧血症,要注意从发病机理上予以鉴别:① 脑和神经损害引起的呼吸泵衰竭;② 上呼吸道内堵塞外压迫,造成通气障碍;③ 支气管痉挛引起哮喘缺氧;④ 血气胸造成肺压迫,出现气体

非 ARDS 引起的严重低氧血症

交换障碍;⑤ 肋骨多根多处骨折,造成连枷胸反常呼吸;⑥ 肺不张造成通气障碍;⑦ 心功能不全,造成心源性肺水肿;⑧ 胸椎及胸廓发生畸形,压迫肺部造成低氧血症;⑨ 肺梗塞;⑩ 特别要注意颅脑损伤造成神经源性肺水肿,严重低氧血症。有关非 ARDS 引起的严重低氧血症的国内外文献未见有明确的报道。笔者提出此概念供同道们探索。

慢性阻塞性肺疾病(COPD)

慢性阻塞性肺疾病(COPD)是一组慢性气道受阻疾病的统称。自20世纪50年代以来,渐为临床所采用。对其含义的理解并不一致。有的作者认为具有气道受阻的呼吸系疾病均应包括在内,不但慢性支气管炎、肺气肿、支气管哮喘,也包括支气管扩张症,甚至肺源性心脏病。近年来,倾向于只包括部分慢性支气管炎和肺气肿患者,具有慢性气道阻塞所引起的病理生理学改变,临床表现有一定的特点,可以通过肺功能检查帮助诊断,检测病情发展和判断预后。其中一部分患者经过一段时期将发展为呼吸衰竭或右心功能衰竭。

1. 呼吸兴奋药的使用指征和剂量

〔案例〕唐某,男,66岁,有长期吸烟和咳嗽、咳痰病史。于2004年12月肺部感染后出现心慌气急,极度烦躁,后意识不清,血压110/70 mmHg(14.7/9.3 kPa),呼吸急促,32次/min,呈呼气型呼吸困难,四肢发绀,氧分压70 mmHg(9.3 kPa),二氧化碳分压112 mmHg(14.9 kPa),呈二氧化碳麻醉状态。患者害怕气管插管。入ICU行有创通气结合抗感染(罗氏芬)祛痰、小剂量的可拉明微泵注入、支气管扩张剂等治疗,感染控制,呼吸改善,病情好转出院。

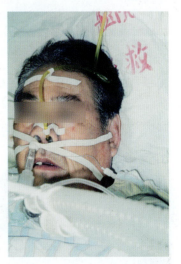

图1-1　COPD发作行气管内插管呼吸机支持(1.案例)

2. 二氧化碳潴留,严重COPD

〔案例〕吴某,男,74岁,有50多年的吸烟历史和多年的咳嗽咳痰史,于2001年11月,因肺部感染呼吸困难,严重低氧血症,二氧化碳潴留(P_{CO_2}为134 mmHg(17.9 kPa)),意识障碍,四肢发绀,入上海长征医院ICU,行经鼻气管插管,后改为气管切开,以呼吸机支持,肺部感染反复发生,培养出肺炎克雷伯杆菌,经泰能等治疗,病情控制。

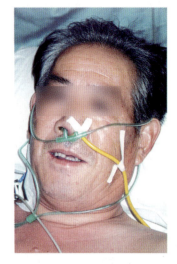

图 1-2　COPD 恢复中(1. 案例)

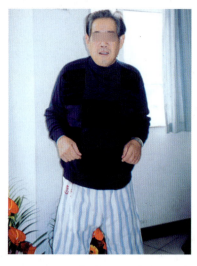

图 1-3　COPD 控制加强锻炼(1. 案例)

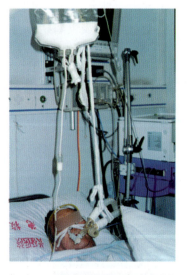

图 2-1　严重 COPD 昏迷 PCO_2
　　　　134 mmHg(2. 案例)

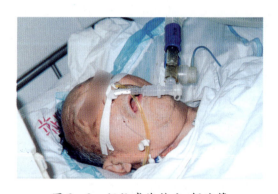

图 2-2　经抗感染祛痰、解痉等
　　　　治疗症状好转(2. 案例)

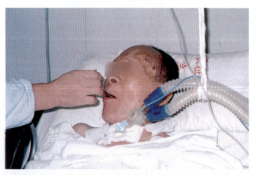

图 2-3　康复中但未脱离呼吸机(2. 案例)

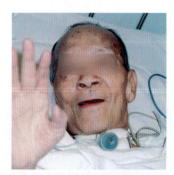

图 2-4　康复脱离呼吸机(2. 案例)

【讨论】

● COPD 的无创和有创呼吸机的转换

阻塞性肺水肿系终末细支气管远端部分（包括呼吸性细支气管、肺泡管、肺泡囊和肺泡）膨胀，并伴有气腔壁的破坏。

COPD 是气流阻塞进行性发展的慢性气道疾病，包括慢性支气管炎和肺气肿，通常发生于严重吸烟者，大气污染、感染、蛋白酶-抗蛋白酶平衡失调等也是促发因素。病理特点为同时伴有各种程度的支气管炎症、黏液腺增生、小气道炎症和纤维化、肺气肿。发病机制主要是蛋白酶过量，导致与抗蛋白酶失衡，最终引起肺脏组织结构破坏，气腔扩大。目前认为，MMPs 是 COPD 患者 ECM 降解最重要的酶类。TIMPs 是 MMPs 的内源性抑制剂，MMPs/TIMPs 的平衡状态在维持正常组织结构和生理功能上有重要作用，失衡时则导致病理状态的发生。

COPD 的治疗主要是控制感染，改善呼吸道功能，有利于气体（二氧化碳和氧）的交换，尤其是二氧化碳的潴留，会造成脑和各个脏器功能的损害，诱发临床上的一系列症状。有创通气对改善二氧化碳潴留有明显的作用，但由于机体对呼吸机的依赖和呼吸机相关性肺炎的发生，出现"上机容易下机难"的局面，使呼吸机难以脱离，因此，尽量提倡无创通气替代有创通气，这方面已取得良好的效果和经验。对 COPD 的治疗笔者强调的是：① 控制感染；② 呼吸兴奋剂需合理地使用；③ 祛痰药和叩背应予以加强；④ 支气管解痉药应予使用；⑤ 呼吸机应用提倡以无创性为主。病情危急、二氧化碳潴留明显、昏迷不醒者，仍需行有创通气。这两例救治取得成功是由于综合治疗的结果。

另外要注意营养支持。因患者在克服气道阻塞、弹性回缩力变化等过程中做了大量呼吸功，加之长期咳嗽、反复感染等的大量消耗，多数 COPD 患者处于营养低下状态，故在治疗中需注重营养支持；必要时行肠道内或肠道外营养补充，以维持体力和抵抗力，减少或缩短急性发作期。

3. COPD 伴内脏反位，右位心

〔案例〕马某，女，65 岁，反复咳嗽、胸闷 5 年。近两周病情加重，于 2007 年 8 月 4 日住院，过去有慢性支气管炎，肺心病，心功能Ⅳ级，高血压 40 余年，一直服用"复降片"；吸烟 20 余年，自幼发现右位心伴内脏反位，其余脏器未发现异常，经常出现下肢浮肿，气急，需端坐位。两周前又发病，血清钾 3.9 mol/L，钠 145 mol/L，氯 95 mol/L，白细胞 14.3×10⁹/L，中性 96.3%，血气分析 pH 值 7.33，二氧化碳分压 86 mmHg(11.6 kPa)，氧分压 64 mmHg(8.5 kPa)，氧饱和度 90%。体检患者肥胖(115 kg)，端坐呼吸，唇及四肢轻度紫绀；呼吸音低，双肺少量湿啰音，心率 110 次/min，心律齐，心电图显示偶发室性早搏，右位心，右室肥厚；因肺部感染 Ⅱ 型呼吸衰竭，肺心病，高血压Ⅲ期，极高危组。入急救科，经抗感染，小剂量洛贝林、可拉明及氨茶碱、沐舒坦等治疗，病情稳定，3 周后出院。

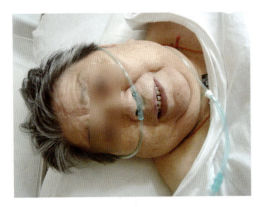

图 3-1　COPD 发病

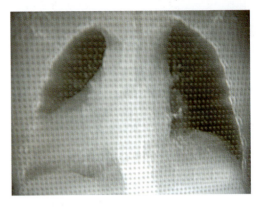

图 3-2　胸片右位心

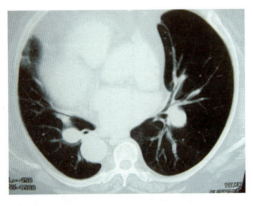

图 3-3　右位心,主动脉偏右侧

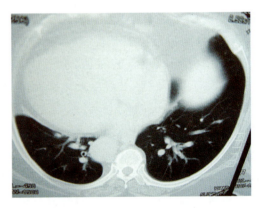

图 3-4　右位心,肺部感染

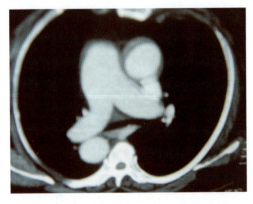

图 3-5　肺动脉位于升主动的右侧

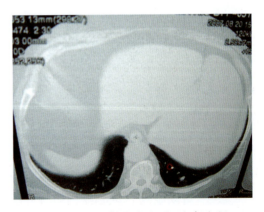

图 3-6　全内脏反位,肝脏在左侧

【讨论】本病例为典型的 COPD,由于肥胖极易发生呼吸衰竭,经抗感染、呼吸兴奋药,支气管解痉药治疗,病情逐渐好转稳定。但值得提醒的是右位心伴内脏反位在诊断时应予注意,一旦发生心绞痛、AMI,其胸痛的部位常在右侧,向右前臂右背部放射。如果发生胆囊炎、阑尾炎,其腹痛的部位亦在左上及左下,右位心伴有鼻窦炎、支气管扩张称为 Kartagener 三联症,如无其他的畸形,患者可正常生存。临床医生诊治这类患者,阅读胸腹片时应注意内脏反位,不要误诊为其他疾病。

弥散性血管内凝血(DIC)

1950 年,Seegers 首先描述了以广泛血管血栓形成和凝血因子进行性下降为特征的出血性疾病。1955 年,Ratnoff 等详细报道了此类疾病在妊娠期的表现,如胎盘早剥、羊水栓塞、宫内死胎、先兆子痫等。之后,有关该类疾病的报道愈来愈多。人们相继称之为消 耗 性 凝 血 病(consumptive coagulopathy)、去 纤 维 蛋 白 综 合 征（defibrination syndrome)、去纤维蛋白原综合征(defibrinogenation syndrome)等。至 20 世纪 60 年代中期,人们逐渐认识到该病的主要异常不是凝血成分的异常变化。目前人们已普遍将该病称为弥散性血管内凝血(disseminated intravascular coagulation,DIC)。临床主要表现为血栓、出血、发热、低血压。

1. 剖腹产并发 DIC 的处理

〔案例〕胡某,女,41 岁,初产妇,于 2006 年 9 月在上海浦东公利医院行剖腹产,手术顺利,婴儿良好。但产妇出现全身广泛出血,血小板下降到 $8×10^9/L$,各种凝血指标异常,符合 DIC 的诊断。全院会诊认为手术刚结束,治疗上不能用肝素,采用补充血小板和凝血因子即可;但 ICU 主任提出异议,再请血液科专家会诊,认为手术刚结束,虽有DIC,可以不用肝素或者小剂量肝素。电告笔者,明确表示 DIC 临床上错综交叉,不用肝素,仅补充血小板和凝血因子这是"火上加油"的治疗,其结果必然死亡。笔者建议应用肝素但剂量可小(普通肝素 50 mg/d)。再结合其他治疗,结果该病人 DIC 很快得到控制,病情转危为安,血小板上升至 $12×10^9/L$,出血倾向控制。痊愈出院。

【讨论】妇产科因妊高症、羊水栓塞、剖腹产及其他妇产科手术后常可发生 DIC,处理不及时、不准确,往往很快导致死亡。笔者配合妇产科抢救 DIC 的患者,多数得到控制并很快恢复健康。个人体会是祛除病因,手术应立即进行,终止妊娠。但有的专科医生认为手术后不能用肝素,如果 DIC 一旦发生,出现出血倾向,肝素不但不会引起出血,剂量合适,DIC 得到控制。笔者遇到过多例 DIC 消化道、呼吸道皮肤广泛出血,采用肝素等综合治疗,病情控制,反而能起到"止血"的作用,这是临床探索中的经验。

2. 甲状腺术后发生 DIC 未用肝素引起急性肾功能衰竭

〔案例〕吴某,男,72 岁,教授。于 2005 年 4 月广西某院因甲状腺腺瘤手术治疗,术中损伤喉返神经,进食出现误吸,应立即行纤支镜肺灌洗,而呼吸科会诊认为诊断明确,不需行纤支镜。3 天后,肺部感染严重,呼吸困难,低氧血症,此时行纤支镜肺灌洗治疗,吸出大量食物残渣和黄色痰液,白细胞上升至 35.0×10^9/L,中性 93%,血小板下降至 33×10^9/L,尿量进行性减少,肌酐、尿素氮进行性升高,出现急性肾功能衰竭(ARF),请肾内科专家会诊,也未能明确病因,考虑为多因素(高血压、动脉硬化、糖尿病、感染等)造成。笔者会诊认为 DIC 治疗不用肝素,只补血小板悬液和凝血因子,出现 ARF。其发生的机理是由于全身性的小血管血栓形成导致微循环障碍,治疗上不用肝素疏通微循环,只补血小板和凝血因子,会加重肾脏微血栓的形成,必然产生 ARF。笔者在 ICU 救治中发现此种现象已有十余例,从某种意义讲,这种患者既无休克又无血容量不足,又无肾脏病的基础,而是由于 DIC 治疗不恰当造成 ARF。

【讨论】笔者认为,急危重症患者使用小剂量肝素,可防治微血栓形成。该患者由于甲状腺手术,喉返神经损伤,容易发生误吸,呼吸困难、低氧血症,应立即采用纤支镜肺灌洗,但 ICU 无设备。专科医生认为诊断明确不需要做纤支镜,而 ICU 医生认为误吸应尽快行肺灌洗将误吸的胃内容物尽快冲洗,吸净,这是一项重要的救治措施。据笔者经验是,肺灌洗后气道内给糖皮质激素,常可取得良好的疗效,此可供临床医生参考。

急危重患者不明原因的急性肾功能衰竭,往往与 DIC 的防治不恰当有关,本病例少尿、无尿的原因未能找到,认为是多种因素造成。笔者会诊明确提出,血小板进行性减少和 DIC 引起的微血栓形成,造成了血小板大量消耗,而临床医生只补血小板和凝血因子,是造成肾功能进一步衰竭的另一因素。当前国内外重视 DIC 的早期防治及肝素的尽早应用。笔者提出,复杂的急危重病例早期使用小剂量肝素,常可防治 DIC 的形成,有疏通微循环和起到保护各脏器功能的效果。

多器官功能障碍综合征(MODS)

当机体受到严重感染、创伤、烧伤等严重打击后,两个或两个以上器官发生序惯性功能衰竭,就像多米诺骨牌一样,序惯性地一个接一个地倒下,这一综合征(multiple organ failure,MOF)或称多器官功能衰竭综合征(multiple organ failure syndrome,MOFS)、多器官功能障碍综合征(MODS)是 1992 年提出的概念,指各种疾病导致机体内环境稳态的失衡,包括早期器官功能不全。多器官功能衰竭的全过程是一个范畴更广,对 MOF 认识更早的概念。

1. 车祸后并发真菌性脓毒症,MODS 死亡

〔案例〕李某,女,38 岁。2007 年 5 月,夫妻二人驾车从深圳返回上海途中,在江西发生车祸,急送当地县中医院。有脑挫伤,肋骨骨折,血气胸,双侧股骨干骨折,一周后转南昌大学医学院附属医院救治,受伤初期立即使用泰能等高级广谱抗生素,患者一度清醒,但两次血培养,均有光滑念珠菌。后意识很快消失,各脏器出现功能障碍(脑、肺、心血管、肝、肾和 DIC)。笔者会诊,发现患者瞳孔双侧不等,对光反应迟钝,怀疑颅内存在真菌病灶,两肺干湿性啰音,心率快(130 次/min),巩膜黄染,肝功能严重损害,小便量少,血小板下降至 18×10^9/L,各项凝血指标符合 DIC,建议采用科赛斯抗真菌治疗,加强脏器保护。但病情未能控制,一天后死亡。

【讨论】

● 真菌性脓毒症出现的防治

真菌具有几丁质或纤维素组成的细胞壁和真正的细胞核,没有叶绿素,异养性;多呈丝状结构,能产生多种形态的孢子,典型的行有性和无性繁殖。真菌菌落可表现为酵母(yeast)样或霉样(mold)。深部真菌引起的疾病统称深部真菌病(deep mycoses),可以引起皮肤和皮下组织以及各系统感染。最近提出侵袭性真菌病(Invasive Fungal Infection,IFI)临床表现为消化道、呼吸道出血"真菌性皮疹"、MODS、肺尖浸润性炎性渗出等。真菌病的诊断,特别是早期诊断,至关重要。采用真菌培养方法一般需时两周,而

非培养法由于敏感性和特异性不高,或操作复杂,同时新的致病菌又不断出现,因此难以推广。

念珠菌(candidiasis)为条件致病菌,由白念珠菌或其他念珠菌引起的疾病统称为念珠菌病。在条件适宜时,尤其在人体抵抗力降低情况下,念珠菌可引起皮肤、黏膜和内脏的急性、亚急性或慢性炎症,化脓或肉芽肿病变。病原菌主要是白色念珠菌,其次是热带念珠菌,其他如克柔念珠菌、类星形念珠菌等均甚少见。

念珠菌病发病机理较复杂,受3方面因素影响。机体方面首先是细胞免疫缺损,表现在对念珠菌抗原皮试无反应,体外受念珠菌抗原刺激后,淋巴细胞转化率低下及巨噬细胞移动抑制因子合成减少或缺乏。其次是吞噬细胞数量减少,趋化性丧失,吞噬和杀菌能力下降。急性播散性病理常形成微脓肿,脓肿内可见芽孢和菌丝,外有中性粒细胞和组织细胞浸润。芽孢外围偶见嗜伊红样物质,类似星状体。

念珠菌病可为原发性或继发性,前者多属外源性,常为局限性,由致病力强的白念珠菌引起,可有或无诱发因素,预后甚佳。后者系内源性,可局限或播散,由白念珠菌或其他念珠菌(如光滑念珠菌)引起,机体抵抗力多低下,预后较差。在重症患者中,肠道念珠菌可进入血液循环引起血行播散,最常引起的是肺或肾念珠菌。患者可有畏寒发热,血培养阳性,特别在感染后 24～48 小时,但数日后转为阴性。如持续阳性,预后不佳。近 10 年 ICU 中急危重病患者直接死亡原因不一定是细菌、病毒,常是真菌引起的侵袭性真菌病及脓毒症,造成 MODS。其原因:① 由于病情重,营养不良,抵抗力低;② 大剂量长疗程的应用糖皮质激素,造成免疫机制下降,亦是易诱发真菌感染的重要因素;③ 片面理解感染的"降阶梯"治疗,盲目采用高档广谱抗生素,如碳青霉烯类,尤其泰能,该药由胆汁经十二指肠排泄至小肠,其杀菌能力强,不但将杆菌类杀死,而且肠道菌群造成紊乱,真菌大量生长繁殖,出现侵袭性真菌病和脓毒症,全身播散,造成 MODS,死亡率甚高。本病例光滑念珠菌性脓毒症的出现符合上述 3 因素。临床上随意使用高档广谱抗生素带来的后果不堪设想,对此望同道们予以注意。

2. 金葡菌脓毒症 MODS

〔案例〕刘某,女,21 岁,大学生。感冒输液后体温上升,气急干咳,白细胞 32×10^9/L,中性 95%,血压下降 60/40 mmHg(8/5.3 kPa),心率 150 次/min,呼吸 40～50 次/min,氧饱和度 80%。两次血培养、两次痰培养和气管套管培养均有金黄色葡萄球菌,肺部胸片和 CT 出现斑点状,囊泡样改变,躯干和双侧上臂出现出血性斑丘疹,双腿皮肤多处有小脓疱,培养结果是金葡菌生长,意识丧失,昏迷不醒,低氧血症,血压下降,黄疸,肝功能损害,血小板下降至 28.0×10^9/L,各项凝血指标异常改变,符合 DIC 的诊断,确诊为金葡菌脓毒症 MODS 并发气胸。住南昌医学院二附院 ICU 救治,笔者会诊后采用稳可信治疗,未加用美平、泰能和头孢类药物,加强营养,增强抵抗力,大剂量 UTI 400 万 U/d(共 5 天)。病情逐渐好转,痊愈出院,3 个月后随访无后遗症。

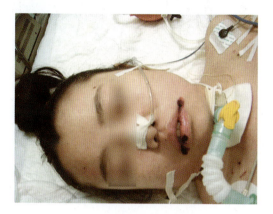

图2-1 金葡菌脓毒症抢救初期

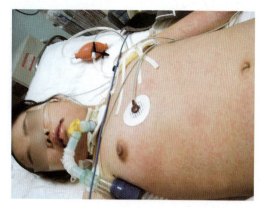

图2-2 金葡菌引起的出血性皮疹

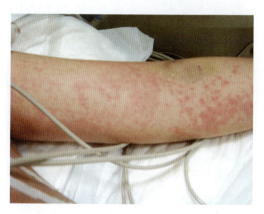

图2-3 金葡菌引起出血性皮疹

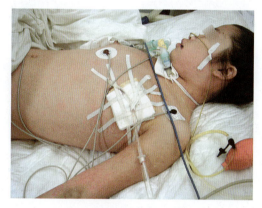

图2-4 金葡菌血行播散,肺脓肿气胸

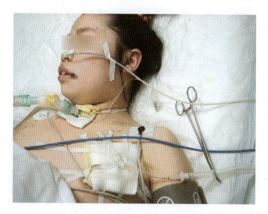

图2-5 昏迷休克,气胸

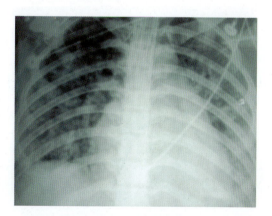

图2-6 起病初期

多器官功能障碍综合征(MODS)

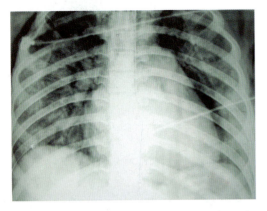

图 2-7　气胸

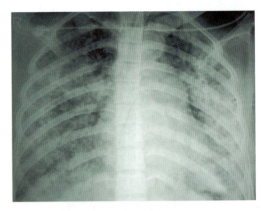

图 2-8　两肺囊泡样改变

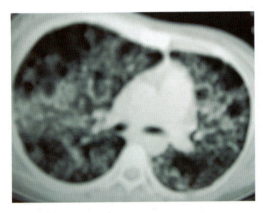

图 2-9　金葡菌血行播散,囊泡样改变,
部分形成空洞

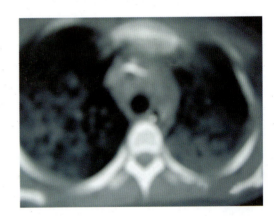

图 2-10　稳可信治疗一周后肺部好转

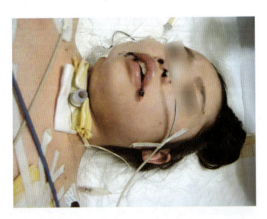

图 2-11　稳可信治疗一周后口腔和嘴唇
出现出血性溃烂

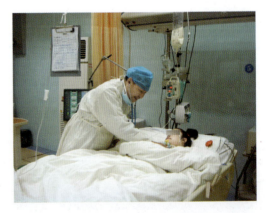

图 2-12　ICU 检查中

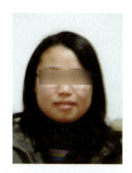
图 2-13　3 个月后随访,完全康复

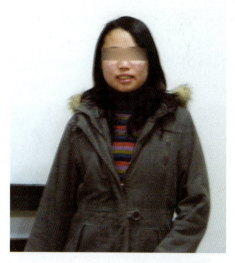
图 2-14　3 个月复查,各脏器恢复良好

【讨论】

● 金葡菌脓毒症治疗中注意事项

耐甲氧西林金黄色葡萄球菌(methicillin-resistant staphyococcus aureus,MRSA)于 1961 年首次在英国发现。40 多年来,其在临床的检出率越来越高。广州地区 12 家医院在 2000~2003 年间,每年 MRSA 的检出率分别为 50.8%、65.0%、61.1% 和 70.8%,呈递增趋势($P<0.001$)。长期以来一直认为万古霉素(vancomycin)是治疗严重 MRSA 感染的最佳药物,也是治疗革兰阳性球菌感染的最后一道防线。但 1997 年日本报道从临床分离出对万古霉素敏感性降低的金黄色葡萄球菌(金葡菌)菌株,随后在美国也发现了耐万古霉素的菌种,其使用量的增减,导致 MRSA 感染治疗的难度不断加大。治疗 MRSA 感染的药物除万古霉素、替考拉宁(teicoplanin)等抗生素外,近年来还有一些新药问世,如奎奴普丁/达福普汀(quinupristin/dalfopritin)、利奈唑胺(linezolid)和阿贝卡星(arbekacin)等,应用于临床后表现出较好的疗效。最近抗 MRSA 感染的免疫治疗研究发展甚快,如 DNA 疫苗、金葡菌荚膜多糖疫苗、葡萄球菌肠毒素 C 突变体(mSEC)疫苗,但临床使用的报道较少。笔者认为至 2006 年,治疗金葡菌脓毒症仍以稳可信和替克拉宁为主要药物。

该患者是大学生,平时身体健康,本次突然起病,高热,血象高,很快出现 MODS,昏迷 DIC,血液和气管插管培养出金葡菌,诊断确切,但治疗中存在几个分歧点:① 对病原的治疗除稳可信外,有专家认为,使用呼吸机支持易发生呼吸机相关性肺炎,提出同时加用泰能或美平。笔者会诊认为没有必要,因为当前主要矛盾是控制金葡菌感染,加用碳青霉烯类,表面上看是合理的,但其结果有可能继发真菌感染,使治疗更为复杂、更为艰难;② 患者存在 DIC,专科医生认为已进入纤溶期,不能用肝素。笔者明确表示,临床实践中充分证明,DIC 的治疗不论在哪一期,不用肝素只会使病情加重,DIC 的治疗核心是祛除病因,阻断病理环节,疏通微循环,改善各脏器供血供氧,故应该使用肝素,但剂量宜小；③ 专科会诊中强调自己专业的重要性，笔者认为应有整体观念，ICU 的医生应掌握救治中的整体性、主次性、动态性和预见性。

3. 高龄肺部真菌感染 MODS，肾功能衰竭死亡

〔案例〕金某，男，93 岁，曾有 COPD 和陈旧性心肌梗死（心电图 $V_1 \sim V_4$ 为 QS 型），

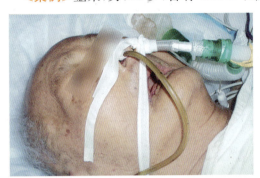

图 3-1　MODS 严重低氧血症，呼吸机支持

出现肺部感染，痰中多次查到真菌（光滑念珠菌），体温持续 39℃ 不退，继发 MODS（心、肺、肝、肾、胃肠），血小板降至 $23 \times 10^9 /$ L，出凝血指标均异常，全身皮肤和各脏器出血，DIC 诊断成立，经小剂量肝素 25 mg/ d，补充凝血因子。病情一度好转，但由于高龄，肾脏衰竭，无尿，全身浮肿，出现毛细血管渗漏，虽行 CRRT，由于体温迅速下降（35℃），促使心跳无力，血压下降而死亡。

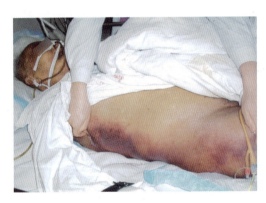

图 3-2　DIC 引起皮下出血

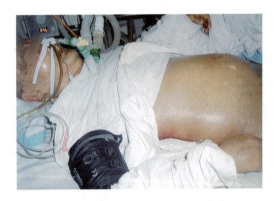

图 3-3　临终前，出现毛细血管渗漏

【讨论】高龄人群由于各脏器功能低下，常有 COPD、糖尿病、冠心病、高血压等，一旦发生感染尤其是肺部感染，易发生 MODS，肾脏的损害常是高龄患者死亡的致命因素。笔者多次会诊高龄患者，脑、心、肺、肝、DIC 得到了控制，但肾脏一旦衰竭，很难逆转，即使采用 CRRT，肾脏功能也难以恢复，故在 ICU 救治中，首先要控制血压，不要产生低灌注，同时保证供氧。但值得注意的是急危重患者不明原因的急性肾功能衰竭与 DIC 的防治不力往往会使各脏器产生微血栓，引起供血障碍，结果导致高龄患者肾功能衰竭不能逆转。此外，损害肾脏的药物尽量避免，本病例救治的教训是肾功能衰竭无法纠正，感染控制不理想亦是造成死亡的重要原因。笔者建议高龄急危重患者救治中，肾脏保护应予高度重视。

4. 严重低血糖引起急性肾功能衰竭死亡

〔案例〕吴某，男，69 岁，退休工人，患有高血压、糖尿病、腔隙性脑梗塞。患者在小区

门口自购无证药贩"胶囊"（药名不明），当场口服，半小时后突然出现意识丧失继而昏迷，无发热、寒战，无呕吐，无抽搐及大小便失禁，即送贵州遵义某医院。入院查体：体温不升，心率 128 次/min，呼吸 30 次/min，血压 128/87 mmHg(17.1/11.6 kPa)，浅昏迷，双瞳孔不等大，右瞳直径约 4 mm，左瞳直径约 3 mm，光反应灵敏。呼吸浅快，唇甲明显发绀，四肢冰凉。双肺呼吸音低，未闻及明显干湿性啰音。心律齐，各瓣膜区未闻及杂音。腹部稍膨隆，肌张力高，膀胱区充盈明显。双侧踝阵挛阳性。实验室检查见血常规白细胞 6.5×10^9/L，中性 75%，血红蛋白 179 g/L，血小板 127×10^9/L。血糖值为"0"，急补 50% 高渗葡萄糖 50 ml，复查血糖仍为"0"，继续补充葡萄糖，血压一度下降，血气分析正常，很快出现脑、心、肺、肝、肾功能损害，少尿，无尿，黄疸，低氧血症，血小板下降至 50×10^9/L。第 3 天笔者会诊时血糖纠正至 6.5 mol/L，但仍处于浅昏迷，血压以多巴胺和多巴酚丁胺维持，气管切开，呼吸机支持，肝肾损害严重，DIC 出现。一周后意识有所恢复，而左侧胸腔出现积液，抽出黄色微浑胸水约 280 ml，并发气胸，行胸腔闭塞引流，肺复张。体温正常，白细胞 13×10^9/L，中性 86%，但各脏器 MODS 进一步加重，损害迅速，无法控制。5 天后突然尿少，经药物 CRRT 治疗无效死亡。

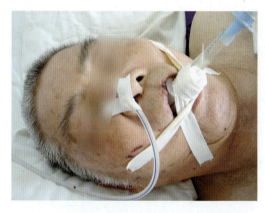

图 4-1　严重低血糖，两次测定血糖均为"0"，深昏迷，血压下降，休克

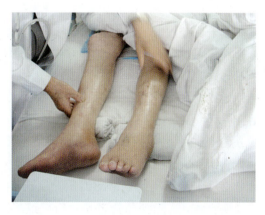

图 4-2　下肢因糖尿病出现血管性病变

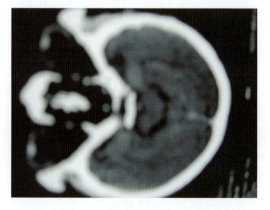

图 4-3　沟回消失，脑干损害

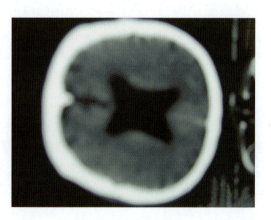

图 4-4　严重脑肿胀

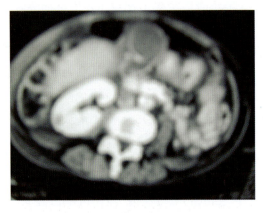

图 4-5　肾脏肿胀,无尿

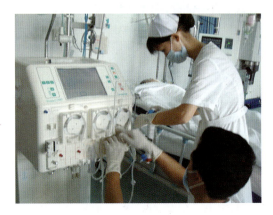

图 4-6　行 CRRT 治疗

【讨论】低血糖是临床常见急症,指多种原因致血糖低于 2.78 mmol/L(50 mg/dl),而引起交感神经过度兴奋和脑功能障碍。严重者可昏迷,称为低血糖症。早期及时补充葡萄糖可使之迅速缓解;晚期将出现不可逆的脑损伤,甚至死亡。正常人在空腹或饱食时,血糖波动于一狭窄而恒定的范围 3.3～8.8 mmol/L。这是由于血糖来源和去路两方面在激素、神经和糖代谢关键酶等调节下保持动态平衡结果,一旦动态平衡打破,呈现血糖来源减少,去路增加,就有发生低血糖可能。根据低血糖发作与进食时的关系,低血糖可分为空腹和餐后两大类。

导致低血糖发生的原因:① 空腹低血糖;② 反应性低血糖,糖代谢关键酶缺乏,包括: ⓐ 果糖不耐受性低血糖:缺乏果糖-1-磷酸醛缩酶或果糖-1,6-2 磷酸醛缩酶。ⓑ 亮氨酸过敏症。

临床上成人常见的类型有:① 反应性低血糖:又称功能性低血糖症,多无引起胰岛素分泌过多或糖代谢异常的器质性疾病,主要由于植物神经功能不平衡,迷走神经兴奋性过强所致;② 降糖药物过量:药物过量或使用方法不当,饮食量过少,禁食或延迟进食;③ 肝性低血糖;④ 胰岛素瘤:胰岛素细胞瘤多为无功能性的,因胰岛素 β 细胞瘤或增生造成胰岛素瘤分泌过多,进而引起吸血糖症的情况并不多见;⑤ 胰外肿瘤:来源于外胚层的上皮细胞瘤以及来源于中胚层细胞的间质细胞瘤。肿瘤引起低血糖症的机制目前还不清楚,可能包括ⓐ 肿瘤分泌具有胰岛素样活性的物质;ⓑ 肿瘤细胞代谢旺盛,消耗葡萄糖过多;ⓒ 肿瘤分泌能降低血液中游离脂肪酸的活性物质,使糖异生的原料缺乏。

本病例发生严重低血糖,其诱因可能与自购药物服用有关,但无法查清该药的成分和作用;MODS 的发生一般常见于创伤、休克、感染、脓毒症等因素所致,但本例无上述的表现,休克时间很短,但 MODS 的发展进行性加重,可能与严重低血糖造成各细胞的能量供给缺乏,引起细胞线粒体肿胀坏死,出现无氧代谢而致器官功能障碍衰竭。笔者在多例严重低血糖(1.0～3.0 mmol/L)患者中发现,主要表现为脑衰竭,而其他脏器损害较轻;而本例特殊,脑意识有进步,但 MODS 无法控制,其确切的病因分析需进一步探索。

5. 妊高症剖腹产后并发 MODS

〔案例〕李某,女,25 岁,纺织厂工人。于 1987 年 11 月足月妊娠、妊娠高血压综合征,在上海某妇幼保健院行剖腹产;但当日傍晚患者感觉阴道流血过多,切口渗血,各脏器很快发生功能障碍,尤其是 DIC 的出现。血小板从 $160 \times 10^9/L$ 下降到 $15 \times 10^9/L$,各项凝血指标普遍延长,患者处于危急。邀请上海长征医院血液科、妇产科、肾内科的教授会诊,血液科提出要用肝素抗凝,而其他专科不同意,再次邀请上海市妇产科老教授会诊提出,以往此类患者 DIC 应用肝素都未得到良好的疗效,建议改输送新鲜的血液,动用该厂的年轻工人 20 余人献血。一天输血高达 5 400 ml,病情不但不能控制反而进一步加重,即转至长征医院 ICU。当时该产妇出现心脑血管、肺、肝、肾、脑和 DIC 等 7 个脏器功能障碍,有的已处于衰竭(肾、肺、血液)。由于该科初建,缺乏经验,采取急救科、血液科。呼吸科教授组成抢救组,首次采用肝素微泵推注(150 mg/d),联合补充凝血因子、血小板及新鲜血液等治疗。经 3 个星期的救治,终于转危为安,康复出院。

【讨论】

● 妇产科患者 MODS 救治认识

本病例 MODS 的原因是妊高症,1987 年笔者经验不够,采用专家组合商讨救治方案。对于肝素的使用,手术科室常提出异议,但经该患者的救治,发现肝素起到良好的救治作用,其机理主要切断 DIC 的发病病理环节,有利于疏通微循环,保证脏器的供氧和营养支持,认识到 DIC 使用肝素的重要性。此病例的救治成功在当时妇产科、呼吸科、血液科、肾内科和急救科等领域内影响很大,反映 ICU 的综合救治水平及建立 ICU 的必要性和重要性。

输液反应

输液反应在基层诊所或医院急诊室和 ICU 病房均可遇到，一般有药物过敏、致热原反应、药物本身毒副作用。但笔者发现最严重、最危险的是输液时发生脓毒症可以突然出现寒战、高热、休克、出血、MODS，甚至心脏、呼吸骤停死亡。其主要原因是在输液过程中将病原体(细菌、真菌等)及其毒素输入体内所致。分析其原因有：① 输注液体制作不严格；② 液体保存不规范(尤其在炎热的夏天)；③ 输液管道消毒处理保存不善；④ 医护人员输液操作不规范等。以下病例个案提供给各位，望能引以为戒。

1. 输液反应(细菌)出血性皮疹，感染性休克

〔案例〕李某，男，52 岁，外地来沪工作，2004 年 5 月，因感冒在上海郊区某诊所输

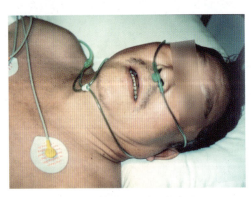

图 1-1　输液反应(脓毒症)

液，突感胸闷气急，寒战高热，血压下降，神志不清，急送上海长征医院。体温 39.5℃，心率 130 次/min，窦性，呼吸 38 次/min，血压 80/50 mmHg(10.7/6.67 kPa)，白细胞 28×10⁹/L，中性 95%，考虑为严重输液反应、感染性休克。经加用甲基强的松龙 80 mg 每 6 小时 1 次，连用两天，同时加用特治星＋大扶康等治疗，体温下降，病情稳定，但两天后全身多处皮肤出现片状出血性淤血，经两周治疗，完全健康出院。

2. 输液反应——液体中培养出克柔念珠菌

〔案例〕王某，女，31 岁。2005 年 8 月 2 日因早孕反应到江苏宜兴乡村卫生所行输液治疗，静滴 5% 葡萄糖(250 ml)＋头孢曲松钠(1 g)，输至 170 ml 时发现液体混浊，多量棕黄色的絮状物，1 小时后感到胸闷、气急、呕吐(胃容物)、寒战、高热(39.5℃)、腹痛、阴道流血，腹泻两次，为黄色水样便，血压下降至 86/46 mmHg(11.5/6.13 kPa)，白细胞

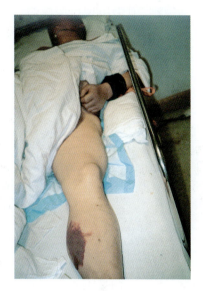

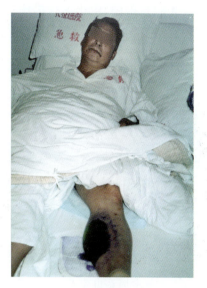

图1-2　皮下出血(1.案例)　　　图1-3　下肢皮肤出血,破溃(1.案例)

38.7×10^9/L,中性86%,大便脓球++,转至宜兴市人民医院救治,输液瓶中的液体培养出克柔念珠菌,即转上海长征医院ICU救治,当时神志清楚,但口唇有热型疱疹,血小板下降至8×10^9/L,D-二聚体2.5 mg/L,经两性霉素B及罗氏芬等治疗,病情稳定,行康复出院。

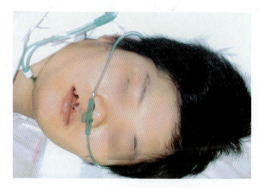

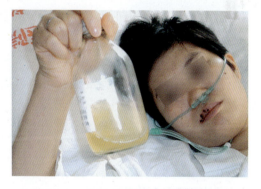

图2-1　输液反应,寒战、高热、昏迷、血压下降,　　图2-2　救治后康复中,输液瓶内为
　　　　救治后转入上海长征医院ICU(2.案例)　　　　　　　　黄色浑浊液体(2.案例)

3. 输液反应——瓶内液体培养出荧光假单孢菌

〔案例〕袁某,女,30岁。感冒后在江西景德镇市某卫生所输阿奇霉素和葡萄糖液,输入一半时感觉全身不适,胸闷气急,血压下降至60/40 mmHg(8/5.3 kPa),急送市第二医院ICU救治。肝功能严重受损,肺部双侧有点斑状的阴影,严重寒战、高热(39.5℃),白细胞上升到35.0×10^9/L,笔者会诊后认为是输液反应(细菌、真菌及其毒素输入)。由于病情危急,采用降阶梯治疗,立即采用美平2 g,加用稳可信、大扶康等并加用UTI 40万U/每6小时1次,白蛋白20 g,速尿20 mg/每6小时1次。5天后输液

中培养出荧光假单孢菌,由于治疗措施得力,病情得到控制,但仍出现口腔溃烂、膝关节红肿等。停用抗真菌和抗革兰 G⁺ 球菌药,继用美平和大剂量维生素 C 等治疗,痊愈出院。

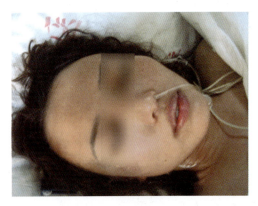 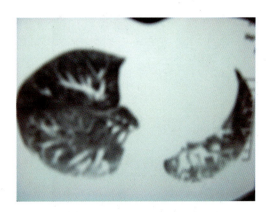

图 3-1　液体中培养出荧光假单孢菌　　　图 3-2　胸部 CT 显示肺部感染

4. 输液反应——液体中培养出"白色念珠菌"

〔案例〕李某,男,72 岁,患白内障,住上海长征医院眼科准备手术,于 1995 年 5 月 23 日 19 时 50 分输注 5% 葡萄糖＋罗氏芬,在液体输注 1/3 时突然感寒战,随之高热(39.8℃),血压下降 72/52 mmHg(9.6/6.9 kPa),气急、意识不清。立即拔除输液管,注射地塞米松、非那根抗过敏,多巴胺、阿拉明升压等治疗。全院会诊认为是严重输液反应,根据输液瓶中液体无絮状物,液体不混浊,考虑为细菌所致。21 时院通知笔者会诊,查体后认为是脓毒症休克,与输液有关。鉴于葡萄糖液体中应考虑细菌,但要重视"真菌"在葡萄糖中更易生长繁殖。在救治上既要抗细菌又要抗真菌(大扶康)。2 天后检验科报告输液瓶中培养出"白色念珠菌"。由于真菌、细菌兼顾治疗,病情很快得到控制。如果单抗细菌,其后果不堪设想。

【讨论】

● 输液反应的类型和鉴别诊断

输液反应在临床上非常多见,诊断不明、处理有误,其后果不堪。另外溶质药物本身有毒副作用和过敏反应,有文献报道抗生素类如青霉素、头孢类、氨基糖苷类、大环内酯类、万古霉素、喹诺酮和碳青霉烯类等和抗真菌药均有过敏反应:荨麻疹、充血性病疹,偶见有过敏性休克。而溶液本身有细菌、真菌和其他病原体污染,毒素一旦输入机体,会产生严重输液反应,且可引起脑、心、肺、肾、血液等损害。为此,输液中严密观察药物毒副作用和不良反应,一旦发生及时处理。当病情危急诊断不明时,应"降阶梯"兼并治疗。

5. 输液反应脓毒症

〔案例〕郑某,男,某市领导,60 岁。2005 年 11 月 5 日,出现严重输液(中药)反应,感觉胸闷、意识障碍、抽搐(实为寒战)、高热 39.5℃、白细胞 28.00×10⁹/L、中性 95%,

呼吸困难,低氧血症,血压下降到 76/50 mmHg(10.11/6.67 kPa),黄疸,肝功能损害,尿少,血小板下降至 $33×10^9/L$,PT、APTT 延长,D-二聚体增高,呈现 MODS(脑、心血管、肺、肾、DIC 等)。笔者会诊否定"过敏反应",认为乃属"脓毒症",建议采用美平(1 g,每 8 小时 1 次)、大扶康、替硝唑等治疗,加用乌司他丁 40 万 U,每 6 小时 1 次,病情好转稳定,两周后又行高压氧舱治疗,后康复出院,继续工作,随访半年,一切正常。

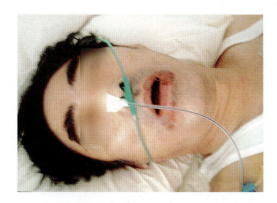

图 4-1　输液反应 3 天

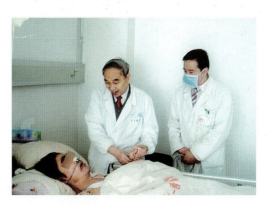

图 4-2　救治 1 周后

【讨论】输液反应不但在条件差的医疗单位出现,即使是设备良好的医院,在炎热夏季也常有发生。常见的有:① 发热反应:多认为由可溶性多糖体致热原引起,不少为细菌或真菌毒素对机体作用,引起寒战、高热、血压下降、休克、MODS,甚者死亡,常由输液中间环节存在问题比如药品、溶液(糖水或糖盐水等)、输液管被污染等引发。② 过敏反应:为即速反应,有平滑肌痉挛、喉头水肿、呼吸困难、顽固性休克,严重时心肺骤停。也可出现迟发性皮疹、消化道不适等。本例早期临床表现不典型,故开始时误诊为过敏性休克。

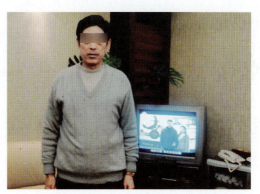

图 4-3　康复出院 2 月

药物不良反应

药物不良反应是指常用量条件下,由于药物或药物相互作用而发生意外的与防治目的无关的有害反应。包括不良作用、毒性反应、过敏反应和继发反应。

药物不良反应可分成 A 型和 B 型两种。A 型药物不良反应是由于药物的药理作用增强所致的反应。其特点是可以预测,通常与剂量有关。发生率高,但死亡率低;B 型药物不良反应是与正常药理作用完全无关的一种异常反应。一般很难预测,常规毒理学筛选不能发现。发生率虽低,但死亡率高。

1. 头孢拉定过敏性皮疹

〔案例〕陈某,男,55 岁,车祸,多发伤,颅底骨折,熊猫眼,肋骨骨折,血气胸(行闭式引流),软组织挫伤,经脱水利尿降温、抗生素等治疗,伤情逐渐好转,于 2003 年 1 月 25 日出现诱发过敏性皮疹,胸腹部明显,考虑为抗生素引起(头孢拉定)。经脱敏和糖皮质激素治疗,皮疹逐渐消失,患者痊愈出院。

2. 感冒药引起皮疹

〔案例〕吴某,男,51 岁,因感冒自服百服宁、康泰克等治疗,一天后出现全身发痒、皮疹,按压褪色,但白细胞不高,小便正常,肝肾功能无异常,考虑药物症,经用强的松每次 10 mg,每天 3 次,扑尔敏、维生素 C 等治疗,皮疹逐渐消褪好转。

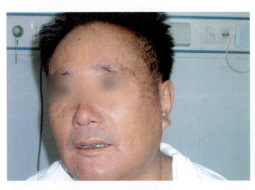

图 2-1 感冒药过敏

【讨论】各类药物均可产生不良反应,以抗菌药物在 ICU 中更多见。其不良反应包括毒性反应、过敏反应、二重感染和细菌耐药性的产生。上述各类不良反应不能截然区分,某些不良反应产生的机理主要为毒性反应,但也间有过敏因素在内。

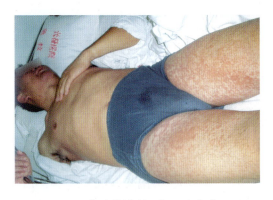
图2-2 感冒药过敏,充血性皮疹(一)

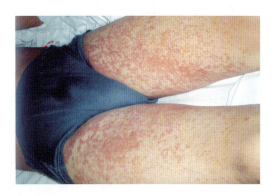
图2-3 感冒药过敏,充血性皮疹(二)

● 毒性反应

（1）对肾脏的损害　氨基糖苷类、多黏菌素类、万古霉素、头孢噻啶、两性霉素B均可导致不同程度的肾脏损害。早期表现为蛋白尿、管型尿,继之可出现血尿、尿少及氮质血症。发现肾损害后,及时停药大多可逆。

（2）对肝脏的损害　可致肝损害的药物有四环素类、红霉素酯化物、利福平、磺胺药、异烟肼、氟胞嘧啶、酮康唑等。青霉素类、头孢菌素类等亦可引起一过性血清转氨酶升高,停药后一般迅速恢复,并不需特殊处理。

（3）对胃肠道的毒性反应　各类抗菌药物,尤其口服给药者均可由于药物本身刺激作用引起恶心、呕吐、腹痛、腹泻、腹胀等反应,肠道菌群失调也是胃肠道反应原因之一。林可霉素类、任何广谱抗生素还可引起腹泻,严重时表现为假膜性肠炎。

（4）对神经系统毒性反应　青霉素类和头孢菌素类在脑脊液中浓度过高时可引起昏迷、抽搐、肌阵挛、幻觉、局限性癫痫样表现。氨基糖苷类如庆大霉素、卡那霉素、链霉素、阿米卡星、万古霉素均可损及第八对颅神经,即可致听力或前庭功能损害。氨基糖苷类抗生素对神经肌肉接头部位有组织作用,当该类药物大量放置于体腔内或过快静脉给药时可致呼吸骤停。多黏菌素类偶致呼吸抑制。氯霉素、普鲁卡因青霉素可致精神症状发生。氟喹诺酮类可引起兴奋、失眠等,在肾功能不全、原有癫痫等病史等患者尚可发生抽搐、幻觉等严重反应。亚胺培南在上述患者中亦有发生类似神经系统反应的可能。异烟肼可致周围神经炎。

（5）对造血系统的损害　氯霉素、磺胺药、半合成青霉素类、头孢菌素又可能引起白细胞和血小板减少,其中氯霉素所致者最多,严重者可致再生障碍性贫血。

某些抗菌药物可致凝血机制异常或其他原因引起出血倾向,如头孢孟多、拉氧头孢、头孢哌酮以及广谱青霉素类应用时均有可能发生出血倾向。

（6）对心血管系统的损害　早产儿、新生儿接受过量氯霉素时可产生周围循环衰竭（灰婴综合征）。大剂量林可霉素、磷霉素静滴时可引起晕厥、血压下降,偶有心跳、呼吸停止。两性霉素B静滴时偶可致心室颤动发生。红霉素、两性霉素B、四环素、万古霉素等静脉给药时易发生血栓性静脉炎。

● 过敏反应

抗菌药物可作为半抗原,与体内蛋白质结合成全抗原,在体内产生特异性抗体,当再次接触该药时,即可因于抗原抗体相互作用发生过敏反应。

(1) 过敏性休克　青霉素所致者最为多见,多发生在肌注时,皮肤试验时亦可引起,约70%发生在注射后5分钟内,表现为胸闷、呼吸困难、血压下降,严重者昏迷、抽搐、大小便失禁,部分患者尚可出现皮疹。过敏性休克一旦发生,可危及生命,需立即就地抢救,注射肾上腺素、抗组织胺药及肾上腺皮质激素,并予给氧。链霉素所致过敏性休克亦较多见,头孢菌素类、庆大霉素、四环素、氯霉素、红霉素等偶可发生。

(2) 药疹及药物热　多见于青霉素、链霉素、胺苄西林、头孢菌素及磺胺药等。药物热可与药疹同时出现,也可单独发生。

(3) 血管神经性水肿　多由青霉素所致,偶见于四环素类、链霉素、氯霉素、红霉素等。水肿累及呼吸道或脑部时常危及生命。

(4) 血清病型反应　表现与血清病相同,多见于青霉素应用者。

● 二重感染

也称菌群交替症,较长期应用广谱抗生素者多见。在应用该类抗生素过程中发生耐药金葡菌、肠道革兰阴性杆菌或真菌感染(可发生在消化道、呼吸道、尿路),引起脓毒败血症。

● 其他

(1) 维生素缺乏症　广谱抗生素应用抑制肠道菌群,使其合成维生素 B、维生素 K 等缺乏,可出现口腔黏膜疹、舌炎、阴道炎、肛门刺激等。

(2) 四环素类　可致牙齿黄染、牙釉质发育不全及骨骼生长抑制。

在药物治疗过程中为了达到有效血药或组织药物浓缩,以发挥最佳疗效而毒性最小,必须恰当掌握给药剂量及间隔时间,然而由于在不同患者之间药物的分布、代谢及排泄速率存在明显的个体差异,故给药剂量及间隔时间也因人而异。造成个体差异的原因很多,可分为遗传学的差异和非遗传学的差异。不同个体间其血浆稳态药物浓度可相差30倍以上,造成这种个体差异的一个重要原因是遗传因素引起的酶水平的不同。药物特异反应的一部分就是这种药物代谢所造成的。例如已经证明全身性红斑狼疮的发生与普鲁卡因酰胺、肼屈嗪和异烟肼的给药有关,常见于慢性乙酰化的人群中,去甲替林在羟基化差的患者中易于出现不良反应也属于这种例子。

造成个体差异的另一原因是环境因素,如吸烟者对某些药物的代谢较不吸烟者快,接触工业物质如杀虫药及苯吡等均可诱导某些药酶,因而使某些药物的代谢速率加快,以致影响药物的疗效。

在急诊室和ICU病房常见的不良反应可根据药物理化性质的特点和机体的状态分为4型。

(1) 一型反应(速发型)　即发过敏。在这一类型反应中,药物或其代谢物在体内与组织肥大细胞和嗜碱细胞的 IgE 抗体分子结合,使之释放药理活性的介质,如组胺、激肽、5-羟色胺和花生四烯酸衍生物等,这些介质可导致变态反应,典型的表现是鼻炎,荨麻疹,支气管哮喘,血管性水肿和过敏性休克。引起这些反应的常见药物有青霉素、链霉素、局麻药和含碘化物等。

（2）二型反应(细胞毒型)　药物(半抗原)与循环中 IgG、IgM 或 IgA 的抗体结合后,再与细胞膜蛋白形成抗原-抗体复合物,在补体作用下细胞溶解。这一类型毒性反应主要表现在血液学方面,如血小板减少症、白细胞减少症和溶血性贫血等。奎尼丁、奎宁、地高辛和利福平易引起血小板减少。免疫性白细胞减少细胞难以区别,但保泰松、卡比马唑、甲苯磺丁脲、抗痉药、氯磺丙脲、甲硝唑等易引起免疫性白细胞减少;青霉素、头孢菌素、利福平、奎宁、奎尼丁易产生溶血性贫血。

（3）三型反应(免疫复合型)　药物(半抗原)与循环中 IgG 抗体结合后,在补体作用下损伤血管内皮细胞,血清病就是这类型反应的典型表现,临床表现为发烧、关节炎、淋巴结肿大、荨麻疹、皮疹、哮喘等。引起这种反应的药物有青霉素、链霉素、磺胺和抗甲状腺药。

（4）四型反应(细胞介导或迟发型)　药物与蛋白质形成的抗原体复合物致敏 T-淋巴细胞,被敏化了的淋巴细胞一旦与其相应的抗相接触,则产生炎症反应。这种炎症反应多见于因局部用药而引起的皮炎,如局部药膏,抗组胺药膏,局部应用抗生素和抗霉菌药。

以上是从毒理机制方面分析变态反应的类型,但从临床实践看,变态反应常见的有下列几种。

（1）药热。

（2）药疹　中毒性红斑、荨麻疹、多发性红斑、结节型红斑、皮肤脉管炎、紫癜、剥脱性皮炎和红皮病、光敏反应、固定性皮疹、中毒性皮肤坏死症(赖氏综合征 Lyell's Syndrome)。

（3）结缔组织病。

（4）血液系统障碍　在血小板、白细胞、粒细胞等减少,溶血性贫血以及再生障碍性贫血。

（5）呼吸系统病症　最常见的是哮喘,还有肺炎合并红斑狼疮,肺嗜酸细胞增多症和纤维性肺泡炎。

3. 别嘌醇引起皮肤"大疱性表皮松解症"

〔案例〕王某,男,42 岁,多年痛风服用别嘌醇半月,皮肤红肿、瘙痒,而后出现表皮剥落,类似剥脱性皮炎,有发热(药物热或感染热),停用别嘌醇立即使用甲基强的松龙,大量维生素 C,抗过敏和抗感染等治疗,终于转危为安。

【讨论】

● 痛风间歇期及慢性期治疗

前者需用促进尿酸排泄药和抑制尿酸生成药——别嘌醇。在肾功能正常或有轻度损害及 24 小时尿中,尿酸排出量在 35.7 mmol/L(600 mg)以下时,可用排尿酸药;在中

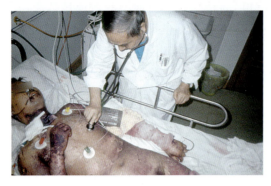

图3-1 口服别嘌醇引起的大疱性表皮松解症

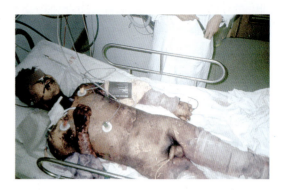

图3-2 全身性出现类似"剥脱性皮炎"表现

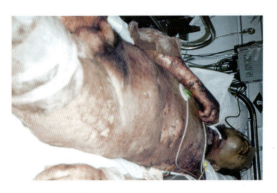

图3-3 救治过程中

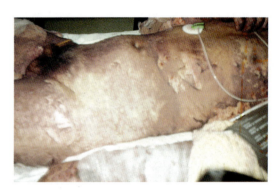

图3-4 经治疗有好转

等度以上肾功能障碍及24小时尿中尿酸明显升高时应用别嘌醇；在血中尿酸明显升高及痛风石大量沉积的患者，可合用以上两药。

抑制尿酸生成的药仅有别嘌醇（allopurionl），其结构类似次黄嘌呤，有较强的抑制黄嘌呤氧化内作用，从而阻断次黄嘌呤向黄嘌呤至尿酸的代谢转化，使血中其他氧化嘌呤增高，在人体内逐渐氧化生成易溶于水的异黄嘌呤从尿中排出。一般认为血尿酸水平在476～536 μmol/L（8～9 mg/dl）以下时，不需药物治疗。

● 别嘌呤的不良反应

（1）过敏反应　皮疹发生率3%～10%，可呈瘙痒性丘疹或荨麻疹，也可为水疱性反应等。尚可见过敏性血管炎，极罕见有剥脱性皮炎和表皮坏死。严重者全身可发生过敏性反应，甚至导致死亡。本病例为别嘌醇严重皮肤过敏反应引起"大疱性表皮松解症"。

（2）血液　可有白细胞、血小板减少及贫血，甚至全血细胞减少。

（3）胃肠道　可有恶心、呕吐、腹泻、腹痛、食欲减退、口腔溃疡等，发生率为1%～3%。

（4）肝脏　可有血氨基转移酶升高，引起肝肉芽肿形成伴胆囊炎、胆管周围炎、过敏性肝炎坏死等，甚至出现肝功能衰竭。

（5）泌尿生殖系统　可见肌酐清除率降低及少尿，可出现间质性肾炎，甚至发生进行性肾功能衰竭。长期用药可出现黄嘌呤肾病或结石。

（6）代谢/内分泌系统　可出现糖耐量减低（或出现糖尿病症状）。

（7）神经系统　常见有头痛、头晕，罕见手脚麻木感、疼痛、乏力等，停药后则恢复。

（8）其他　可有脱发、发热、淋巴结肿大等，有导致白内障的报道。

毛细血管渗漏综合征

毛细血管渗漏综合征(capillary leak syndrome,CLS)是指由于毛细血管内皮细胞损伤、血管通透性增加而引起毛细血管血肿,大量血浆蛋白渗透到组织间隙,从而出现低蛋白血症、低血容量休克、急性肾缺血等表现的一组综合征。CLS 的危害在于肺泡水肿、气体交换受限、组织缺氧,从而加重毛细血管损伤,从局部炎症改变到不能有效控制的全身炎症病变,最终可导致器官功能障碍综合征(MODS),大大增加了临床救治难度。

1. 食用生黑木耳后引起肺毛细血管渗漏

〔案例〕刘某,女,24 岁,哈尔滨籍,因"反复腹泻、呕吐 2 天"于 2006 年 10 月 5 日 18 时入住广州中山医院消化内科。入院前 2 天进食冰箱久置的黑木耳后出现反复腹泻,为水样便,伴有恶心,呕吐,精神倦怠。入院检查颈无抵抗,病理征阴性,体温 36.7℃,心率 104 次/min,呼吸24 次/min,血压 124/60 mmHg(16.5/8.0 kPa)。神志清楚,呼吸稍促;结膜不苍白,巩膜无黄染。心肺听诊未闻及异常。腹软,中上腹轻压痛,无反跳痛,肝脾肋下未触及,移动性浊音阴性,肠鸣音 8~9 次/min;双下肢无浮肿。入院后给予左氧氟沙星抗感染、补液等对症支持处理,患者腹泻症状缓解,但仍频发呕吐,于 10 月 6 日 19 时,患者呈昏睡状态,呼之无应答,体温不高,呼吸深快,20~25 次/min,心率 120~130 次/min,血压116/60 mmHg(15.4/8.0 kPa),对疼痛刺激反应减弱,瞳孔等大等圆,直径约 4 mm,直接、间接对光反射灵敏;21 时 30 分患者意识障碍较前加重,呈昏睡-浅昏迷状态,并突发双眼上翻,牙关紧闭,四肢肌张力增高。诊断考虑为食物中毒,中毒性脑病,急性肾功能不全,中毒性心肌炎,电解质紊乱,代谢性酸中毒。给予甘油果糖脱水降低颅内压,5%碳酸氢钠静点,纠正酸中毒,输入高糖及胰岛素降低血钾;患者仍处于昏迷状态,心率、呼吸增快,呼吸 35~45 次/min,血氧饱和度 85%~90%,呈下降趋势,心率多为 150~160 次/min,血压尚平稳,气管插管后转入 ICU 继续治疗,当时神志昏迷,呼吸急促,45~55 次/min,心电监护显示心率 170~180 次/min,血压 140~150/70 mmHg(18.6~20.0/9.3 kPa),$SPO_2$80%~85%,压眶反射未引出,结膜水肿,双瞳孔等大等圆,直径约 2.5 mm,光反射灵敏,双肺呼吸音粗,未闻及明显干湿啰音,心率 180 次/min,律齐,未闻及病理性杂音,腹软,腹膜刺激征无法检查,双下肢无浮肿。转入后给予泰能抗感染、脱水降颅内压、CRRT 治疗、纠正电解质紊乱等处理,于 10 月 8 日 0 时 15 分突发室颤,即予 200 J、300 J、360 J 反复除颤 3 次,0 时 19 分转为窦性。于 10 月 8 日晨突发血氧饱和度下降,气道内渗出大量鲜红色血浆样渗液,双肺听诊有大量水泡音,笔者会诊即给予甲强龙 500 mg,2 次静推,白蛋白 30 g,静脉滴注,每 4 小时 1 次,贺斯 500 ml 静滴 2 次,气道内地塞米松(5 mg,每小时 1 次)、肾上腺素(1 mg,每小时 1 次滴入),并加大 CRRT 治疗脱水,乌司他丁静滴,400 万 U/d(100 万 U,每 6 小时 1 次)。10 月 9 日,气道内渗液明显减少,球结膜水肿明显减轻,呼吸机吸氧浓度下降至 50%,胸片肺部情况有所改善。乌司他丁连用 3 天,减量至 160 万 U/d(40 万 U,每 6 小时 1 次),但神志未改善。

实验检查:

2006 年 10 月 5 日(门诊),白细胞 11.3×10⁹/L,中性 72.8%;急诊生化检查,钠 127.1 mmol/L,钾 4.75 mmol/L,二氧化碳 7.2 mmol/L。

2006 年 10 月 6 日 21 时,血常规:白细胞 22.9×10⁹/L,中性 86.1%,淋巴细胞 4.3%,嗜酸性 9.6%,血红蛋白 106 g/L,血小板计数 137×10⁹/L;尿常规:尿胆红素(+),尿胆原 16 momol/L,尿蛋白(+),白细胞无,镜检红细胞(++)。急诊生化检查:尿素氮 3.3 mmol/L,肌酐 138 umol/L,二氧化碳 17.0 mmol/L,钾 5.72 mmol/L;心肌酶:谷草转氨酶 58 IU/L,乳酸脱氢酶

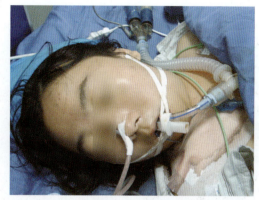

图 1-1 抢救中

377 IU/L,肌酸激酶 371.4 IU/L,肌酸激酶同工酶 9.1 IU/L。血气分析:pH 7.21,$PaCO_2$ 2.3 kPa,PaO_2 6.7 mmHg(8.89 kPa),HCO_3^- 7.0 mmol/L,SaO_2 85.4%。

床边心电图:窦性心动过速 104 次/min,胸导低电压。

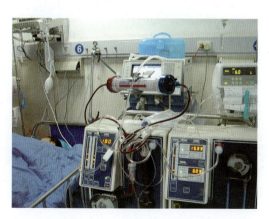

图 1-2　肾衰竭做 CRRT

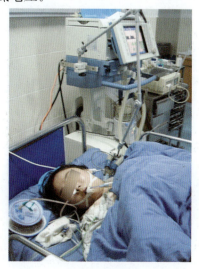

图 1-3　肺 ARDS、肺渗漏,呼吸机支持

腹部、盆腔、头颅CT未见明显异常。

2006年10月7日脑脊液压力：200 cmH$_2$O(19.6 kPa)；脑脊液生化：总蛋白534 g/L，氯149.6 mmol/L，余正常。脑脊液澄清，细胞计数等正常。

肝功能：ALT 4 928.00 Iu/L，AST 5 488.00 Iu/L，ALB 21.6 g/L。直接胆红素18.7 umol/L，间接胆红素62.8 umol/L，白蛋白21.4 g/L。

乙肝两对半：抗HBS-Ab阳性，余正常。梅毒抗体阴性，艾滋病抗体阴性。丙肝抗体阴性。

2006年10月7日胸正位片显示两肺纹理增多、增粗、模糊。考虑肺水肿。

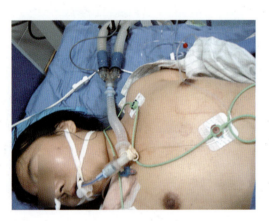

图1-4　室颤，3次电除颤后(10月8日)

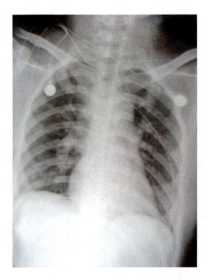

图1-5　入院次日(10月6日)，
肺野清晰，未见异常

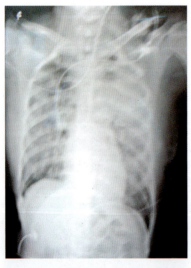

图1-6　入院后第4日(10月8日)，两肺野
呈云絮状增白，为肺泡性水肿

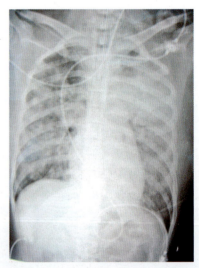

图1-7　肺毛细血管渗漏

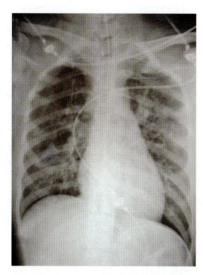

图 1-8　肺 ARDS 渗漏控制，
　　　　肺野清晰（10 月 9 日）

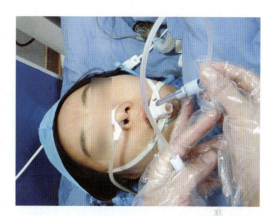

图 1-9　继续抢救中，气道吸痰，无渗液

【讨论】田卓民报道，CLS 综合征的常见病因有烧伤、感染、ARDS、过敏、严重创伤、急性胰腺炎等。本病的病理生理基础是毛细血管渗漏，血浆蛋白及胶体液漏到血管外间隙，组织水肿。晶体液的半衰期短，输入后，大部分从血管内渗出到血管外组织间隙，所以单靠晶体液输入来维持有效循环血容量所需的量大。此外，晶体液还有导致全身水肿（包括肺水肿、脑水肿）及组织灌注不足、组织缺氧、电解质和酸碱平衡紊乱（如输入生理盐水致高钠血症和高氯性酸中毒，输入林格液致低钠血症和碱中毒）的缺点。胶体液中含有分子量较大的物质，输入后能维持或增加血浆胶体渗透压，在血管内停留时间较长，补充血管内容量的效果好，其半衰期主要取决于平均分子量和水解程度（如羟乙基淀粉类）。

关于血浆白蛋白，有大量研究结果证明，用于 CLS 时，可以自毛细血管漏出，输入后在体内再分布，对血浆蛋白的影响时间很短。FFP 虽然是较为理想的容量扩充剂，可等渗地补充血容量，但 FFP 的真正适应证是严重消耗性凝血障碍，急性出血导致的凝血因子全面缺乏，稀有而复杂的凝血因子（如 X 因子）缺乏症。鉴于新鲜血浆冰冻血浆存在免疫问题及传播疾病的危险，因此不应作为扩容治疗。706 代血浆仍是目前临床上治疗 CLS 的有效药物，我们大力提倡应用代血浆，包括新的血浆代用品，不提倡 FFP 和白蛋白等血制品用于 CLS 的抢救治疗。笔者对 CLS 救治成功病例总结后得出，白蛋白剂量大、快速滴注，紧接速尿或 CRRT 快速排水才获得较好效果。

患者因病情危重，最终抢救无效死亡。病程中，"CRRT、乌司他丁、白蛋白、激素"等联合应用，成功控制了肺部毛细血管渗漏，肺部情况改善明显；但脑水肿改善不明显，昏迷程度进行性加重；持续 CRRT 进行，但肾功能衰竭无法纠正，持续少尿；病程中，肝功能衰竭明显，并发严重凝血功能障碍，至 DIC，先后曾行 3 次血浆置换治疗。患者系食用久置冰箱内黑木耳后中毒，无抢救经验，由于标本丢失，无法化验，故其致病因素尚不明确,亦有个别急诊科主任认为是急性铅中毒,病因尚有待探讨。

2. 坠落伤,全身毛细血管渗漏(SCLS)

〔案例〕朱某,女,18岁,高中生,不慎从四楼坠落,引起昏迷,血压测不到,肋骨骨折,血气胸,肝脾破裂,后腹膜血肿,胸椎挤压伤(截瘫),骨盆和股骨骨折,髋关节脱臼,手术后第3天出现全身肿胀,毛细血管渗漏,从气管内涌出淡红色的液体,肺氧合障碍,呼吸机给予纯氧、反比呼吸、PEEP 28 mmH$_2$O(2.74 kPa),但氧饱和度只有90%,血压依靠多巴胺、阿拉明维持。肝肾严重损害,当时无尿。由于全身肿胀血压不稳定,严重低氧血症,不敢做CRRT治疗。笔者到后,该患者已出现肺及全身出现毛细血管渗漏,处于濒死状态。建议立即加大升压药,同时使用大剂量乌司他丁,4小时内共用300万 U,白蛋白30 g(1次),速尿60 mg,效果不明显,追加100 mg,观察1小时,尿量有近50 ml,继续上述治疗,第2天尿量高达6 000 ml,全身的浮肿明显消退,呼吸机吸氧浓度降到40%,氧饱和度达95%。后转上海长征医院 ICU,骨科进行股骨干手术,术后两周出院,转南京,高压氧舱治疗。

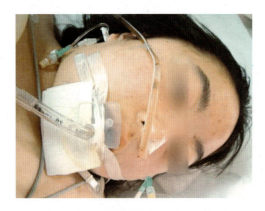

图 2-1　坠落伤后第3天,脸肿胀

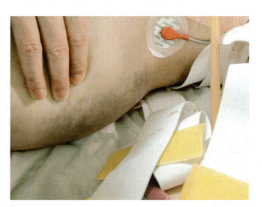

图 2-2　臀部肿胀淤血

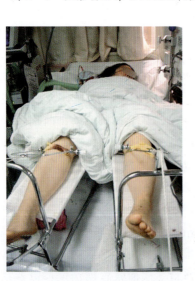

图 2-3　下肢牵引

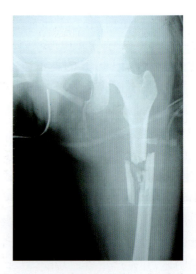

图 2-4　股骨粉碎性骨折,耻骨骨折

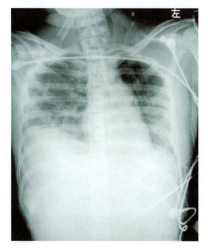

图2-5 肺间质和肺泡水肿

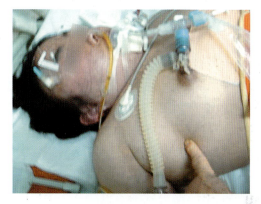

图2-6 躯干肿胀

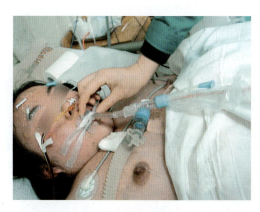

图2-7 昏迷中

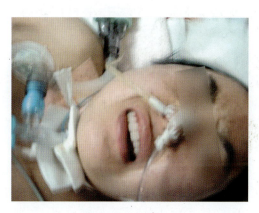

图2-8 痛苦中

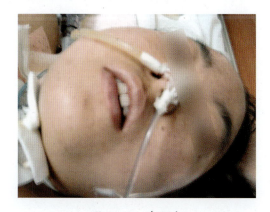

图2-9 清醒中

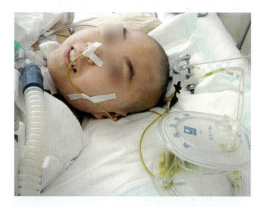

图2-10 康复中

【讨论】全身毛细血管渗漏综合征(SCLS)涉及多个重要脏器,病死率高。其发病机制系因某种突发因素(过敏、创伤)致使炎性介质释放,导致毛细血管内皮损伤,大量蛋白质和液体从血管内迅速渗漏到组织间隙,从而使有效循环血量下降,导致休克。该综合征以全身皮肤黏膜水肿、胸腔积液、血压及中心静脉压下降、尿量减少、肺不同程度的渗出、低氧血症、内环境紊乱为特征。

早期诊断依据为:① 发生在术后 24 小时内、非其他原因所致的血压进行性下降。② 引流管非出血性渗出液增加。③ 全身皮肤黏膜水肿,球结膜水肿,或伴胸、腹腔积液和心包积液。④ 低氧血症。⑤ X 线胸片显示肺间质呈渗出性改变。⑥ 实验室检查示血浆蛋白降低。对于该综合征目前尚无特殊的预防方法,处理的目的仅是提高心脏充盈压,改善低血氧,减轻毛细血管渗漏程度。急性期用白蛋白或新鲜血浆,可有效提高胶渗压,保证有效循环量。在机械通气中增加 PEEP 呼吸,提高吸入氧浓度,延长吸气时间,均可有效改善供氧。应用大剂量乌司他丁,笔者于 2007 年(SCLS)曾在 4 小时内用 UTI 300 万 U,白蛋白 30 g,速尿 60 mg+100 mg 获得成功。可以减少补体激活,抑制前炎细胞因子,明显减少渗出。

3. 结肠癌小肠粘连穿孔,粪性腹膜炎产生

〔案例〕王某,男,77 岁,离休干部。经常有下腹部不适,血红蛋白 90 g/L,轻度贫血,原因不明,住浙江某医院血液科检查。一周后发现腹痛剧烈,高热,白细胞 23×10^9/L,中性 95%,腹腔抽出有混浊性液体,即行剖腹术探查发现脓性液体 3 000 ml,结肠和小肠均有穿孔,降结肠有肿块,疑为恶性肿瘤。将腹腔大量液体排出并置管冲洗引流,无法关腹,将尼龙垫片放置腹腔再行关腹。笔者会诊时处于感染性休克,血压 70/55 mmHg(9.33/7.33 kPa),心率 132 次/min,氧饱和度 93%,氧分压 58 mmHg(7.73 kPa),腹部膨隆无肠鸣音,轻度压痛,提出加强抗感染,应用美平 2 g(每 8 小时 1 次),白蛋白 20 g 加速尿 20 mg(每 6 小时 1 次),稳可信和乌司他丁(100 万 U,每 6 小时 1 次)等治疗,病情逐步好转,5 天后,所有上述药物减半,结果感染加重,血培养假丝念珠菌,体温血象均升高,全身浮肿,氧饱和度下降,腹腔引流液变混浊,怀疑发生肠瘘,

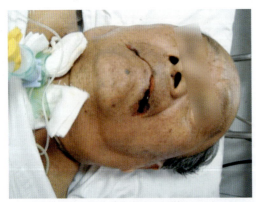

图 3-1 应用大剂量美平(6 g/d)、乌司他丁(400 万 U/d)、大剂量白蛋白(80 g/d),+速尿(80 mg/d),体温下降,生命体征稳定

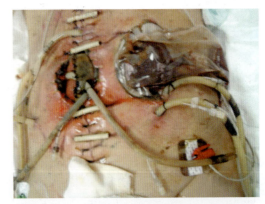

图 3-2 5 天后,病情稳定好转,将美平、乌司他丁、白蛋白减半,出现体温上升(39℃),白细胞上升,出现肠瘘,行局部手术处理

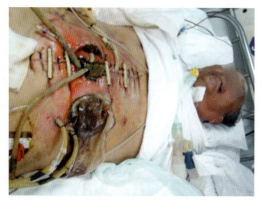

图3-3　再次加大抗生素用量,美平 8 g/d,乌司他丁 800 万 U/d,同时使用科赛斯、替硝唑等治疗,病情稳定,感染控制

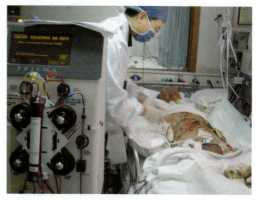

图3-4　行 CRRT 治疗,病情稳定,生命体征基本正常

但CT检查未能证实,外科认为无法手术,只能加强冲洗引流。笔者提出鉴于感染严重和毛细血管渗漏,需采用大剂量、作用强的抗生素,美平从每天 3 g 上升到 8 g,加用科赛斯和伏立康唑,乌司他丁加大剂量,每天 800 万 U 治疗,此后病情稳定,血氧饱和度 95%～97%,全身浮肿明显减轻,后转至上海继续治疗。

【讨论】鲁祥石等报道的左侧结肠癌合并肠梗阻46例Ⅰ期切除吻合临床分析中写道,患者临床表现为入院时腹痛、腹胀,停止自肛门排气、排便,程度不同的腹部膨隆、腹膜刺激征。梗阻性结肠癌患者左半结肠腔较小,弹性差,其内粪便固态、较干。癌肿多为浸润性癌,多呈环形缩窄性,易引起梗阻,临床上有 15% 患者因此而入院治疗。由于急性左侧结肠癌梗阻时呈闭袢性肠梗阻病理改变,容易导致肠壁缺血坏死,甚至出现感染性休克。因此,对手术治疗应持积极态度。术中结肠灌洗可以对肠道和吻合口细菌有抵制作用,避免细菌对吻合口愈合所需胶原蛋白的裂解作用。由于清除了结肠内大量粪块,减轻了吻合口机械张力作用,经灌洗后的肠管明显回缩,改善了吻合肠管的条件。

在实践中需注意:① 尽可能减少腹腔污染机会,挤压肠管手法要轻柔;② 尽量缩短灌洗时间;③ 保证吻合口肠壁血供;④ 充分的腹腔冲洗和通畅的腹腔引流;⑤ 保证远端通畅,术后还须每日扩肛至肛门排气为止。

风湿性及免疫功能低下性疾病

　　风湿性疾病(rheumatic diseases)泛指影响骨、关节及其周围软组织,如肌腱、滑囊、筋膜等的一组疾病,其发病原因有感染性的、免疫性的(如类风湿关节炎)、代谢性的(如痛风)、内分泌性的(如甲状旁腺疾病)、退行性的(如原发性骨关节炎)、地理环境性的(如大骨节病)、遗传性的(如黏多糖病)、肿瘤性的(如绒毛结节性滑膜炎)等。风湿性疾病以疼痛(关节、肌肉、软组织、神经等的疼痛)为主要症状。关节炎中过去习称为结缔组织病(更早名为胶原病或胶原血管疾病),由于患病人数众多,对劳动力损害严重,甚或致死,又缺乏特异治疗,故更为患者及医务人员所关注,但风湿性疾病并不只是结缔组织病。

1. 骨髓增生异常综合征,干细胞移植后 ARDS

　　〔案例〕李某,男,30 岁,麻醉科医生。2002 年 6 月 14 日劳累后头昏、乏力,经检查发现血液三系列明显减少,骨髓检查见有核细胞增生异常活跃,诊断为骨髓增生异常综合征。11 月 30 日行外周血干细胞移植,先后用甲基强的松龙等免疫制剂治疗。2003 年 5 月 20 日,受凉,高热(39.4℃),气急,脉速(146 次/min),严重低氧血症;X 光显示,肺间质纤维化,转急救科 ICU 救治,行气管切开,呼吸机辅助通气,加强肠外营养(益力佳),

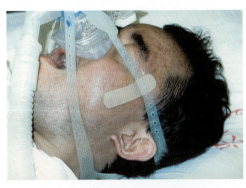

图 1-1　ARDS 无创机械通气
不能纠正低氧血症

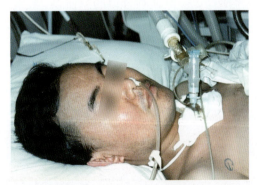

图 1-2　改为气管切开行机械通气 PEEP
达 150 cmH_2O(14.7 kPa)

加强抗生素、白蛋白速尿等治疗,15天后,病情稳定,转回血液科。随访4年仍在麻醉科正常工作。

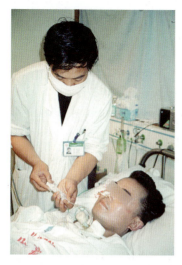

图1-3 调整呼吸机参数和气囊压力

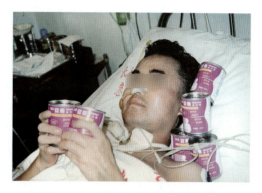

图1-4 肠内营养(益力佳)支持

【讨论】干细胞移植术后出现肺炎,甚至发生 ARDS 是移植后影响患者存活和生存质量的主要问题之一,它具有不同于免疫功能正常人所患肺炎的特点,几乎所有患者均有肺间质改变,临床表现为呼吸困难、血氧分压下降、伴或不伴有发热,胸部 X 线检查有炎性改变。移植后肺炎可由感染、移植物抗宿主病(GVHD)、预处理和药物损伤等多种因素引起,仅依据临床表现、体征和胸部 X 线检查难以鉴别病因,不同病因所致的移植后肺炎在治疗策略和预后上差异极大。累及肺间质疾病的病因鉴别取决于病理学证据。迄今,国内移植界极少为明确患者肺部合并症的病因而进行开胸肺活检的,而经纤维支气管镜的支气管内膜活检常不足以说明问题。

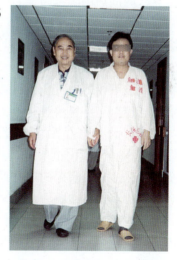

图1-5 随访4年,一直在从事麻醉医生工作

　　有文献报道,对于此类即使是感染性因素所致的肺炎,其临床转归可能不仅取决于感染原对肺组织的直接损伤,尚与感染原引起的炎性细胞渗出作用密切相关。因此如果抗感染治疗对移植后肺炎的患者无效,及时加用小剂量免疫抑制剂可能会阻断其炎性反应进程,避免肺组织损伤进一步向间质纤维化进展,从而降低这一类疾病的死亡率。

2. 重型 SLE(狼疮性弥散性出血性肺泡炎)

　　〔案例〕何某,女,69岁,患有系统性红斑性狼疮,长期服用激素。于2007年6月住新疆石河子某医院 ICU,笔者会诊时肺部有感染,血小板进行性减少,从 14×10^9/L 下降

到 2.5×10^9/L。一周前骨髓穿刺报告,有巨核细胞成熟障碍,血液科认为是骨髓功能障碍引起。而患者小便从每天 1 800 ml,一天后下降至 300 ml,两天后无尿,肾内科认为由狼疮性肾炎引起。笔者意见是尿量和血小板的减少是同步的,虽经大剂量甲基强的松龙(500 mg)冲击,病情未有好转,演变之快不能按上述的论点解释,又因免疫功能低下,肺部感染,实质为 DIC 引起。一周后患者因 MODS,尤其是肾功能衰竭而死亡。

3. 系统性红斑狼疮合并弥漫性肺泡出血

〔案例〕谢某,男,18 岁,因乏力、腹泻、泡沫尿 40 余天,气急进行性加重 3 天伴腹部不适,稀水样大便(每天 4～6 次)。开始发病时患者有发热(38.9℃),口腔溃疡,上颧部红斑,肝、肾功能均受损;4 月 23 日肾脏穿刺,确诊为全身性红斑性狼疮,于 2007 年 5 月 22 日住上海长征医院 ICU 病房,发现茶色尿,巩膜金黄色,进行性加重,ALT 587 U/L,AST 375 U/L;患者每天咳少量鲜红色血,胸闷气急进行加重,应用甲基强的松龙 500 mg,连续冲击 3 天,效果不明显,后行两天血浆置换,病情仍不能控制。实验室检查,血沉 41 mm/h,尿素氮 6.2 mmol/L,肌酐 42 mmol/L,尿酸 474 mmol/L,白蛋白 25.6 g/L,γ - GT 412 U/L,经上海仁济医院风湿科专家会诊,诊断 SLE 合并"弥漫性出血性肺泡炎",两周后因肺部咯血,ARDS 严重低氧血症而死亡。

【讨论】系统性红斑狼疮(systemic lupus erythematosus,SLE)是一种累及多器官、多系统的自身免疫性疾病,以多种自身抗体的产生和免疫复合物的聚集沉积为其特征。SLE 的病因和发病机制至今尚未完全明了,遗传、种族等先天性因素和性激素、感染、药物、环境、妊娠等非先天性因素等均可能与 SLE 的发病有关。目前已有 EB 病毒、逆转录病毒、链球菌、溶脲脲原体和人型支原体等感染和 SLE 相关的报道。

SLE 合并弥漫性肺泡出血(diffuse alveolar hemorrhage,DAH)最早于 1904 年由 Osler 报道,发生率占所有 SLE 患者的 1%～3.7%,平均发病年龄为 27～31 岁,女性多见,通常 SLE 诊断后的死亡期限最短 2 周,最长 19 年。Chang 等报道 SLE 合并 DAH 的死亡率在 50% 以上。

SLE 合并 DAH 的发病机制目前并不完全清楚。全身性血管炎,特别是肺毛细血管炎,可能是 SLE 合并 DAH 的病理基础。自身免疫复合物沉积于肺泡-毛细血管基底膜,可以激活补体,导致血管活性酶活化,炎症因子释放和细胞损伤;肺泡-毛细血管基底膜完整性的破坏,使得红细胞进入肺泡,导致 DAH 的发生。Hughson 等观察了 2 例因 DAH 而死亡的Ⅳ型狼疮性肾炎(LN)患者,发现其肺泡壁和肺毛细血管基底膜有 IgG 和补体 C3 的沉积,并有大量细胞凋亡,说明 DAH 的发生与 SLE 患者体内大量的自身抗体对肺血管的损伤有关。SLE 引起狼疮性肾炎的患者,其并发的贫血、高血压、低蛋白血症、肾功能障碍可引起肺损伤。贫血包括 SLE 相关性溶血性贫血、再生障碍性贫血及肾性贫血,可导致局部性肺泡缺氧,引起肺血管收缩,血管活性物质释放、肺组织损伤、肺血管张力改变。高血压通过影响体循环而改变肺循环,引起肺动脉高压,加重肺水肿。肾功能障碍及低蛋白血症亦可导致水钠潴留、肺水肿。另外,患者如长期使用免疫抑制剂治疗,机体细胞免疫、体液免疫功能下降,易引起肺部条件微生物感染,如真菌(曲霉菌感染等）、结核菌、卡氏肺囊虫等，引起肺损伤。

特别值得一提的是，SLE 合并 DAH 不仅发生在 SLE 的活动期，也可发生在病情稳定期，因此不能完全通过 SLE 是否活动来预测 SLE 合并 DAH 的发生。甚至有文献报道，DAH 可以发生在正规激素和免疫抑制剂的治疗过程中。

SLE 合并 DAH 的起病方式可为慢性、隐袭，但多见的是急性、暴发性，进展迅速，甚至很快发生呼吸衰竭，需要机械通气支持，常见症状为呼吸困难、发热、咳嗽及咯血。咯血量不等，从痰中带血到大量咯血，少数患者可无肉眼可见的咯血，但已发生广泛的肺内出血，临床上称之为"扣肺"。患者血红蛋白进行性下降，有时甚至和咯血量不成比例，同时伴有严重的低氧血症。胸部 CT 多为双肺对称性弥漫性间质-肺泡的浸润。

DAH 的诊断应符合以下 4 条标准中至少 3 条：① 咯血、呼吸困难、低氧血症、咳嗽等呼吸道症状；② 影像学上出现浸润阴影；③ 血红蛋白至少下降到 15 g/L；④ 血性支气管肺泡灌洗液中可见含铁血黄素吞噬细胞，并除外严重凝血系统疾病、急性肺水肿和肺栓塞等其他疾病；排除 Goodpasture 综合征、特发性肺含铁血黄素沉着症、系统性坏死性血管炎等其他以呼吸困难和咯血、双肺弥漫肺泡浸润病变以及贫血为特征表现的疾患。

在临床上，以下表现有助于狼疮性肺损害的诊断：胸腔液中 ANA 滴定度 1∶160 或胸腔液 ANA/血清 ANA 之比>1.0，胸腔液补体或免疫复合物阳性，同时有胸膜心脏病变，X 线有肺实质与肺间质损害，以肺间质为主，多发性、弥漫性，并以双下肺野多见，外周血中白细胞不多，对激素治疗有效。临床工作中应注意相关的表现，及时检查处理，避免漏诊、误诊。

SLE 合并 DAH 的患者一般采用甲基泼尼松龙（MP）或者环磷酰胺（CTX）冲击治疗，以 MP 1 g，加入 500 ml 补液中作静脉内滴注，以 3 小时内滴入为妥，不宜过快，连续用 3 天，然后每日泼尼松 100 mg，3～4 周内剧减至维持量，即每日 0.5～1.5 mg/kg（体重）；CTX 用法为 0.5～1 g/m^2（体表面积），60 分钟内滴完，每日 1 次，共用 6 个月，保持白细胞在 $1×10^9$～$3×10^9$/L，以后继续每 3 个月 1 次，至少用 2 年。关于在急性期加用 CTX 与否目前仍存在很大争议，部分学者认为可改善预后，而有的学者则认为会增加病死率。但其不良反应较多，过量免疫抑制治疗还会降低机体抵御感染的能力，导致继发性细菌、病毒感染。此外，由于药物治疗并不能直接移除血液中异常免疫物质，临床起效时间相对较长，部分患者难以在短期内达到有效控制急性病变的目的。有文献指出，SLE 合并 DAH 经常规治疗，生存率仅为 38%。血浆置换（PE）通过以外源性新鲜性冰冻血浆置换患者体内血浆，达到减少免疫活性物质的目的，被用于重症狼疮的应急治疗。但因其作用短暂，仍需要配合激素和免疫抑制剂等治疗。文献中报道有 50 余例采用长期间歇性血浆置换疗法合并免疫抑制疗法，获得病情缓解，取得良好的临床效果。一般每次置换 1～1.5 L，每周 2～6 L，分 2～3 次进行，持续 2～3 周。本病例年轻，病程进行快，经大剂量激素冲击和血浆置换，未能阻止病程的发展而死亡。由于血浆置换后有"抗体反跳现象"，故于血浆置换后的代偿期要给予环磷酰胺，以便得到较长期的好转。虽然单次 PE 可将体内异常免疫球蛋白降低 40% 左右，但人体中有 50% 的免疫球蛋白分布在血管外，这样在单次 PE 间期，血管外免疫球蛋白会重新分布，很快进入血液，再次引起靶器官损害。已有文献研究表明，PE治疗方案，并不能改变SLE合并DAH的预后。近年来，免疫吸附(IA)也有应用于SLE合并DAH的报道，它在膜式血浆分离的基础上应用了血液灌流的原理，清除血浆内异常的免疫球蛋白效率较普通血浆置换高，能够更为有效地减轻相应靶器官的炎性反应。另外，大剂量静脉输注免疫球蛋白是一项强有力的治疗措施，每日按400 mg/kg，连续3～5天，静脉滴注。其作用机制尚不清楚，可能与封闭单核-巨噬细胞系统及B淋巴细胞，清除肾组织免疫复合物，充当活化补体成分的受体，与循环免疫复合物或感染性抗原形成不溶性免疫复合物等有关。

4. 自身免疫溶血性贫血

〔案例〕李某，女，78岁，长期发烧，血沉快，免疫指标改变，贫血，经青岛医学院附属医院确诊为"自身免疫溶血性贫血"，给糖皮质激素等治疗，病情稳定，后因肺部感染、发热、呼吸困难、低氧血症，转至烟台解放军107医院治疗，经有关专家会诊认为"肺纤维化"，已无特殊治疗手段。笔者会诊认为肺部以间质和肺泡水肿为主，在原来治疗的基础上，加用乌司他丁40万U，每6小时1次，和白蛋白20 g＋速尿20 mg，每12小时1次，治疗后渐趋好转，康复治愈。随访两年生命体征稳定，生活能自理，每日去公园进行锻炼。

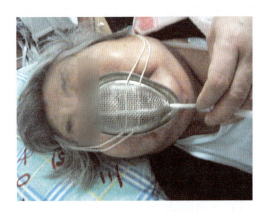

图4-1 严重低氧血症

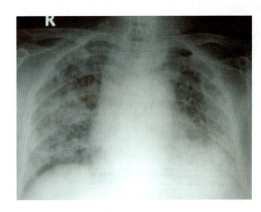

图4-2 两肺网状阴影

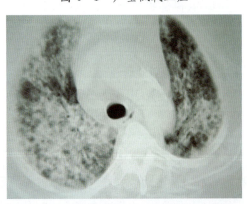

图4-3 CT肺窗显示网状影，支气管通畅，支气管血管束增粗，提示间质性肺水肿(一)

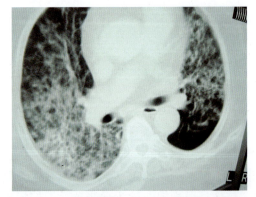

图4-4 CT肺窗显示网状影，支气管通畅，支气管血管束增粗，提示间质性肺水肿(二)

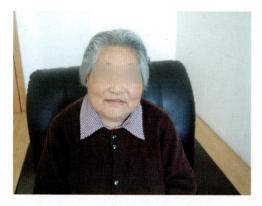

图 4-5　经治疗迅速好转康复

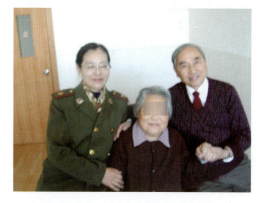

图 4-6　随访半年康复,生活自理

【讨论】本病例在原有风湿性病(自身溶血性贫血)基础上出现发热、血沉快,有专家诊断"肺纤维化"。在原因不明的慢性肺间质病中,特发性肺纤维化(idiopathic pulmonary fibrosis,IPF),是一种较为常见的代表性疾病。它临床上多表现为进行性呼吸困难伴有刺激性干咳,胸部 X 线片显示双侧中、下肺野的网状阴影,肺功能为限制性通气障碍,故称为 Hammarn-Rich 综合征。1935 年,由 Hamman 和 Rich 在美国首先报道 4 名严重呼吸困难紫绀的患者,均在半年以内死亡,1949 年他们在杂志发表了 4 例患者详细的肺部病理改变,并命名为"极性弥漫性肺间质纤维化"。此后,学者们发现多数患者病情较重,但也有未经治疗存活数年的患者。1965～1969 年期间,美国 Liebow 和 Carrington 根据病理形态学特点提出了脱屑性间质性肺炎(desquamative interstitial pneumonitis,即 DIP)、寻常性间质性肺炎(usual interstitial pneumonitis,即 UIP)的名称。

肺纤维化需与其他间质性肺疾病相鉴别,在临床工作中,常仅根据咳嗽、气短症状,而忽略胸部 X 线和气道阻塞的肺功能检查的证据,误诊为慢性支气管炎、肺气肿或慢性阻塞性肺疾病以及肺结核等较为常见的肺部疾病,延误了治疗。本病例主要以肺间质水肿为主,应予鉴别,故应用白蛋白和速尿脱水及 UTI 后,病情逐渐好转痊愈。

5. 病毒感染诱发全身性血管炎

〔案例〕李某,女,36 岁,因"咽痛、咳嗽、咳痰伴发热 5 天"2007 年 3 月 19 日入上海公利医院。体温 39.2℃,血压 110/80 mmHg(14.7/10.7 kPa),精神萎靡,口唇有疱疹,已结痂,咽充血,双侧扁桃体Ⅰ度肿大,左侧见脓点。双肺呼吸音粗,右肺底闻及少许湿啰音,双肺未闻及哮鸣音。胸背部、腹部可见散在红色皮疹。入院后给予抗感染(头孢呋辛、左氧氟沙星)、化痰(贝莱)、抗病毒(阿昔洛韦)、补液以维持水电平衡及用冰袋物理降温等对症治疗。但患者病情进行性加重,2 天后呼吸急促,严重低氧血症,PaO_2 42 mmHg(5.47 kPa),予以鼻插管呼吸机辅助呼吸。同时胸腹部、手掌、足趾、双耳后(对称性)出现出血性红斑,疱疹较前明显。胸部 CT 提示右中叶及两下肺炎症,以两下肺明显,伴实变,纵隔淋巴结不大,两肺急性间质水肿伴肺泡内广泛渗出,肺出现散在性结节,心影稍大,以左心室为主,心包膜稍增厚,少量胸水。心电图显示窦性心律,T 波改变。笔者会诊认为患者为血管炎,需加大甲基强的松龙为 320 mg/L,大剂量静脉丙种球蛋白,及抗病毒、抗感染等治疗。患者病情逐渐好转。3 月 27 日予以脱呼吸机并拔出鼻插管。3 月 28 复查,CT 显示两侧急性肺间质水肿伴肺泡广泛渗出、胸腔积液较前吸收明显。心电图提示为窦性心律,正常心电图。心超声显示三尖瓣少量返流。

入院时实验室检查:痰培养提示真菌。胸片提示:右肺感染。IgA:5.04 g/L。IgM、IgG:正常。D-二聚体:1 889 μg。白细胞 9.8×10^9/L,中性 87.7%,血红蛋白 90 g/L,红细胞 3.1×10^{12}/L,血小板 292×10^9/L。肾功能:尿素氮 5.0 mmol/L,肌酐 52 μmol/L。COX 病毒阳性;3 次血培养无细菌生长。抗心肌抗体阴性。痰培养阴性。抗"O"161 IU/ml,单链 DNA 11.96 RU/ml,双链 DNA 31.3 IU/ml。属正常范围。C-反应蛋白 0.3 mg/L,血沉 3 mm/h。胞浆抗体阳性,抗核因子阴性。

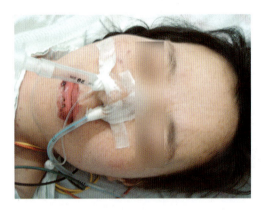

图 5-1 入院初期发热,皮肤出现出血斑

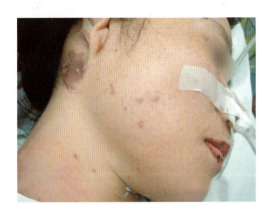

图 5-2 双侧耳后对称出现相似的 2.5 cm 的出血斑(一)

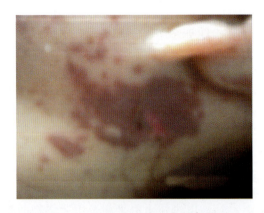

图 5-3 双侧耳后对称出现相似的 2.5 cm 的出血斑(二)

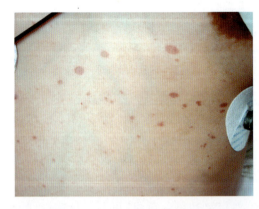

图 5-4 皮肤散在性出血斑

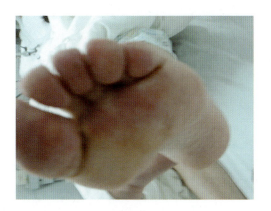

图 5-5　双脚足趾发绀

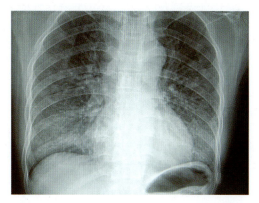

图 5-6　双肺渗出性改变,呈点片状模糊影

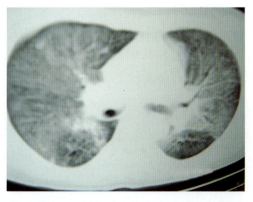

图5-7　CT 显示粗网状及网合结节状改变
沿支气管血管束分布,支气管通畅

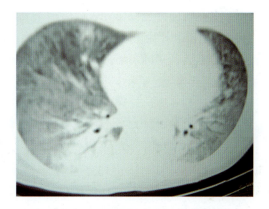

图 5-8　心脏扩大,两下肺背部
实变(重力性)

【讨论】本病例乃属超敏性血管炎(hypersensitivity vasculitis),又名过敏性血管炎(allergic vasculitis),是一种较常见的血管炎病。其受累的血管为毛细血管及其前后的小动脉和小静脉,其显微镜下的特征为其血管壁被大量多形核白细胞及其代谢物白细胞破碎物所浸润,亦有纤维素坏死的红细胞向血管外的渗出,因此,又名白细胞破碎性血管炎(leucocytoclastic vasculitis)。各个器官中的血管炎病变均在同一时期出现。

本病例感染后出现血管炎的表现。据观察,白细胞破碎性血管炎发病出现于外来病原体感染后。本病常见的病发部位是皮肤。它表现为各种皮疹,其中以丘疹性紫癜最为典型和多见,其他尚有出血点、出血斑、荨麻疹、疱疹、溃疡。皮疹可见于全身,但以下肢最多见,往往呈对称性。经 1~3 周可消失,但可有复发而反复出现。一般无后遗症,但多次发作后有时遗有色素沉着。皮肤外系统如关节、消化道、肾等亦可受累。本病全身出现出血斑,尤其是双耳后对称性出血斑,直径达 2.5 cm。

急性心肌梗死

急性心肌梗死(acute myocardial infarction，AMI)是由于冠状动脉血流完全中断或急剧减少，相应供血区内心肌因持续缺血缺氧而发生的不可逆性坏死，是内科常见的急症。绝大多数 AMI 是由于冠状动脉粥样硬化所致。在美国，每年有 90 万人患 AMI，其中约 22.5 万人死亡，至少半数是在症状发生后 1 小时和到达医院之前死亡。

1. 前壁急性心肌梗死，心功能恢复良好

〔案例〕王某，男，49 岁，文艺工作者。1978 年 5 月，由于工作繁忙，精神压力大，在看足球比赛电视时突然感到胸前闷痛，呼吸困难，医务人员上门就诊时发现为急性前壁心肌梗死，就地抢救。3 天后，病情稳定，因与子女口角，再次发生心梗，经止痛扩张冠脉，活血化瘀等治疗，病情稳定。家属鼓励患者自行加强锻炼身体，一个月后可以晨跑 5 公里，心功能恢复良好。

【讨论】本病例说明心肌梗死经治疗病情稳定后适度锻炼对心功能良好恢复很重要。

2. 下壁急性心肌梗死，心功能恢复不良

〔案例〕李某，男，49 岁，福州通讯工作者。于 1978 年 4 月发生急性下壁心肌梗死，在家抢救，心梗痊愈。鉴于其爱人是检验医师，害怕活动后发生意外，阻止他下床活动，4 个月后，下肢肌肉萎缩，心功能较差。经上海郑道声教授会诊指出，AMI 康复不能整天卧床休息，不利于心脏和全身各脏器的恢复。

【讨论】

● AMI 的康复应如何掌握，活动与休息的关系

上述两病例均为同龄，前者为急性前壁心梗，由于加强自身锻炼，恢复良好，后者是急性下壁心梗，心脏功能恢复理应获得满意效果，但由于家属对心梗后的康复缺乏认识，阻碍了其循序渐进的逐步锻炼，故康复不理想。

关于 AMI 后的康复中的动静关系，西方国家很强调早期下床，加强锻炼，以促使心脏侧支循环的建立，有利于心脏功能恢复，但不主张做激烈的运动锻炼，以防止心脏意外的发生。

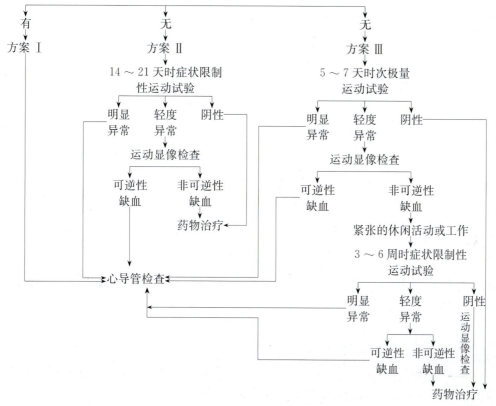

AMI后负荷试验检查计划图示

3. 大叶性肺炎诱发 AMI

〔案例〕李某,女,37岁,护士,平时健康无心肺疾病。2004年10月,右上腹部剧烈疼痛,临床检查,心肺无异常发现,但患者发烧,呼吸困难,心率加快,氧饱和度偏低,经观察检查发现有急性心肌梗死,胸片发现右下肺部有片状阴影,白细胞 13×10^9/L,中性90%,诊断为右下大叶性肺炎,经抗炎(罗氏芬)治疗后同时出现频发室性早搏,ST-T波改变,有动态的变化,CK-MB 38 U/L,确诊为心内膜心肌梗死。经普通肝素100 mg/d抗凝,结合扩张冠脉、止痛、活血化瘀等治疗,病情好转痊愈。

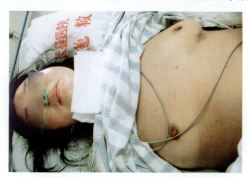
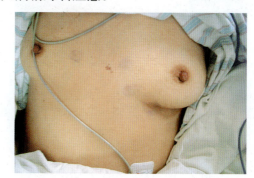

图 3-1　AMI 胸前电极定位

【讨论】
- 年轻人心肌梗死的特点
- 本病例考虑大叶性肺炎诱发急性心肌梗死

急性心肌梗死（acute myocardial infarction，AMI）是由于冠状动脉血流完全中断或急剧减少，相应供血区心肌因持续缺血而发生的不可逆性坏死。

AMI的诱因包括以下几方面：

（1）剧烈运动和劳累可诱发AMI。

（2）导致急性失血的外科手术可诱发AMI，特别是在已经存在冠状动脉狭窄的患者。

（3）出血性休克或感染性休克引起的低血压，可导致冠状动脉灌注减少。

（4）其他因素　① 主动脉瓣狭窄、发热、心动过速和焦虑不安引起心肌氧耗增加。② 各种原因引起的低氧血症、肺栓塞、低血糖，服用麦角类药，应用可卡因和拟交感药、过敏反应等。③ 创伤通过造成心肌的损伤坏死，或直接损伤冠状动脉而引起心肌梗死。④ 高血压患者服用短效二氢吡啶类钙拮抗药，尤其是服用剂量较大时可诱发AMI，这与此类药物加快心律、增加心肌氧耗有关。⑤ 呼吸道感染，特别是衣原体感染。有研究发现在人衣原体肺炎血清抗体滴度增加者，患AMI的危险性增加，可能与局部粥样斑块炎症反应加剧有关。

本病例年轻，无冠心病史，本次患有大叶性肺炎，由于渗出炎性介质等刺激冠脉引起痉挛闭塞，最终引起AMI是很少见的。

4. 老年心肌梗死CPR后何时进高压氧舱治疗

〔案例〕李某，女，67岁，患有冠心病、高血压、心绞痛，急性心肌梗死。2002年5月心搏骤停（15分钟），在常州第一人民医院行CPR治疗一天后，笔者会诊发现患者仍处于浅昏迷状态，瞳孔缩小但对光反应迟钝，仍需要呼吸机支持；经降温脱水，生命体征支持，10天后呼吸机脱掉，神志有所恢复，但语言指令性动作无法实施。建议转南京行高压氧舱治疗。3个月后仍有间歇性的癫痫小发作，继续康复治疗。

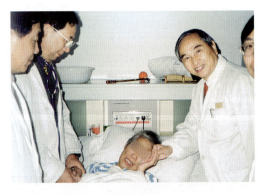
图4-1　AMI、CPR后会诊

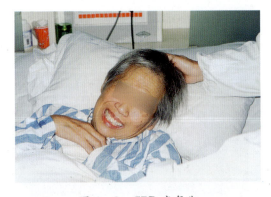
图4-2　CPR康复期

【讨论】
● 老年心梗 CPR 后高压氧舱的治疗指征

传统观念认为患者生命体征稳定,不用呼吸机,无气管切开,不发烧,心肺功能良好,无高血压。为此老年心肌梗死患者一旦发生心脏骤停,CPR 后符合上述条件进高压氧舱的适宜时机很难掌握,其结果不是植物人就是脑功能障碍痴呆。笔者认为进高压氧舱越早越好,但生命体征不稳定,不能进舱。若 CPR 后一月内不能进舱治疗,其效果明显减退,故老年心肌梗死患者为促进其心脏梗塞区的瘢痕愈合,应尽早进高压氧舱治疗。本例 3 个月后才进高压氧舱治疗,虽脑功能有所恢复,但生活质量不高,有智力障碍。就老年心肌梗死何时进高压氧舱治疗更好,笔者愿与同道们进一步探讨。

5. 急性下壁心肌梗死,心源性休克,室间隔穿孔,而冠状动脉造影无异常

〔病案〕徐某,女,53 岁,营业员。于两天前无明显诱因而出现上腹部疼痛,以右上腹部为主,呈持续性绞痛,阵发性加重,当地医院诊断为"胆道蛔虫",对症治疗效果差,于 2007 年 7 月 16 日入南昌大学医学院二附院普外科,初诊为胆囊炎。既往有脾脏切除术病史。查心率 90 次/min,血压 120/80 mmHg(16/10.7 kPa),心肺无异常,腹软,剑下及右上腹有压痛,无反跳痛。

入院实验室检查:心电图示:Ⅱ、Ⅲ、aVF、ST 段弓背抬高 0.02~0.03 mV,Ⅰ、aVL、ST 段压低 0.15 mV,患者入院后 7 小时出现血压下降,给予多巴胺治疗。诊断为急性下壁心肌梗死后转入心内科行冠脉造影术,未发现狭窄排除 AMI。因休克原因不明又转入 ICU。查心率 140 次/min,血压 90/60 mmHg 或 12/8 kPa(多巴胺维持),全身湿冷,体温不升,三尖瓣区可闻及 Ⅱ 级收缩期杂音。7 月 17 日患者自述腹部疼痛,向腰背部放射,压痛点不明显。7 月 18 日查 D-二聚体阴性,患者呼吸急促,烦躁不安,腹部 CT 及 MRI 未见明显异常,肺部 CT 显示双侧少量胸腔积液,右下肺实变。7 月 19 日查肌钙蛋白阳性,7 月 20 日查 D-二聚体阳性,患者体温升至 38.8℃,艾司洛尔持续泵入,维持心率在 125~140 次/min。

表 5-1　各项酶及白细胞和中性实验室指数

日　　期	7 月 16 日	7 月 17 日	7 月 18 日	7 月 19 日	7 月 20 日
谷草转氨酶(IU/L)	155	194	667	2 717	2 788
谷丙转氨酶(IU/L)		612	414	1 749	1 742
乳酸脱氢酶(IU/L)	466	726	1 275	2 008	1 334
肌酸激酶(IU/L)	895	955	238	正常	正常
CK-MB(IU/L)	43	109	48	32	27
血淀粉酶(IU/L)		488	432	194	136

日 期	7月16日	7月17日	7月18日	7月19日	7月20日
尿淀粉酶(IU/L)		3 943	3 943	1 532	
LDH₁(%)		42.1		14.6	
LDH₂(%)		28.2	13	8.2	
LDH₃(%)		10.4	4.2	3.3	
LDH₄(%)		5.3		14.1	
LDH₅(%)			52.2	52.2	
白细胞		26.9×10⁹/L	30.8×10⁹/L	17.6×10⁹/L	8.8×10⁹/L
中性(%)		90	90	88	80

　　患者下午 6 点出现呼吸急促，血氧饱和度下降，行气管插管呼吸机辅助呼吸，咪唑安定镇静，呼吸频率 30～50 次/min，体温不升。笔者会诊时根据临床发病难治性的冷休克，心电图的 AMI 典型的演变过程，尤其 V_2 导联中 R 波大于 V_3 导联中 R 波也是 AMI 的表现，心肌酶谱增高，肌钙蛋白阳性，应诊断为急性下壁心梗。心脏杂音的出现要考虑室间隔穿孔（两天后心脏杂音从 Ⅱ 级后升至 Ⅳ 级，触诊出现震颤，符合心肌梗死引起的室间隔穿孔），冠脉造影正常。国外有报道认为，冠状动脉造影正常而仍为急性心肌梗死的病例，因冠脉造影时注射造影剂压力增大，使冠状动脉被动扩张，可以出现"假阴性"。笔者建议应用低分子肝素抗凝、硝酸甘油和酚妥拉明扩血管，艾司洛尔减慢心率，降低耗氧量，使病情一度稳定好转，但患者于住院的第 8 天病情突然恶化，血压进一步下降，心率增快，肺部出现湿啰音，心功能进行性减退，休克，血压难以维持，于次日死亡。

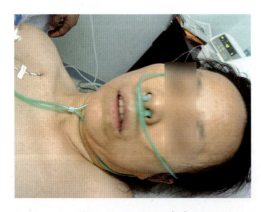

图 5-1　心源性休克

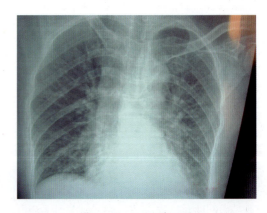

图 5-2　心功能不全

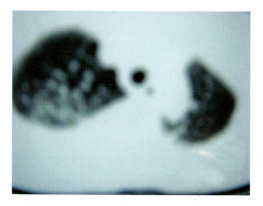

图 5-3 抢救中的肺 CT

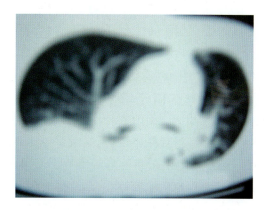

图 5-4 抢救中的胸部 CT

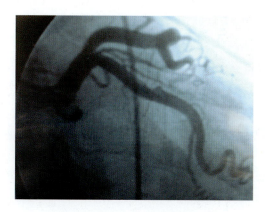

图 5-5 冠状动脉造影 1

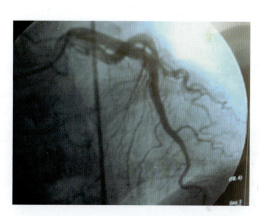

图 5-6 冠状动脉造影 2

【讨论】

● AMI 的临床表现与冠状动脉的关系

一般认为冠脉造影是 AMI 诊断的"金指标",但临床实践中发现冠状动脉痉挛的冠心病造影也可以无异常变化,因冠脉造影时注射造影剂压力增大,使冠状动脉被动扩张,可以出现"假阴性",冠脉痉挛亦可呈现冠脉造影正常。而最近引进的 64 排的 CT 有时比冠脉造影更能显示冠状动脉的病变。本病例不明原因冷休克,心肌酶谱升高,心电图典型

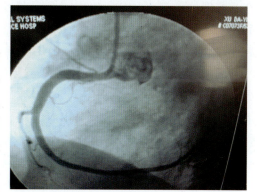

图 5-7 冠状动脉造影 3

的演变,肌酐蛋白阳性,没有任何根据否定 AMI,而临死前有室间隔穿孔,出现的心脏的响亮收缩期吹风样杂音伴震颤,只能以 AMI 来解释。笔者强调临床表现是诊断的主要依据,而实验室检查应作为参考,但冠脉造影的异常表现对临床诊断很有价值,但要注意造影"假阴性"的表现,晚近国内外均有类似报道。

6. 围手术期意外栓塞 AMI

〔案例〕李某,男,72岁,因患直肠癌于2002年11月行根治术。过去史:有高血压、糖尿病、冠心病等。术后由于出血量大,应用大量止血剂(止血敏、止血芳酸、立止血等)止血,两天后出现短阵室速,CK-MB56 U/L,肌钙蛋白阳性,心电图出现 $V_2 \sim V_5$ ST段抬高,弓背向上,而后出现Q波,明确为急性前壁心肌梗死,心功能Ⅲ级,血压轻度下降。由于手术后出血,未用溶栓抗凝,采用低分子右旋糖酐+丹参静滴和扩张冠脉、止痛,终于控制病情,心肌梗死痊愈,从ICU转回普外科。

【讨论】围手术期意外栓塞按栓塞的性质大体可分为血栓栓塞、气体栓塞、脂肪栓塞、羊水栓塞和其他栓塞。从病理生理角度看,血栓形成有三个条件:① 血管内膜损伤:血管内皮细胞受损,激活血液中第Ⅷ因子,从而触发一系列连锁反应,形成不溶解且稳定的纤维蛋白;② 血流缓慢:漩涡状的血流损伤血管内膜;③ 血液的凝固性增强:最常见于有广泛转移的晚期恶性肿瘤、大面积烧伤、严重创伤者。

老年、肥胖、高血压、糖尿病、冠心病、血栓栓塞史和卧床等是血栓栓塞的高危因素;手术引起的血管痉挛、内皮损伤、血液高凝状态以及止血促凝治疗等因素,均可使围手术期这种危险性极大升高。术前禁食使血液浓缩;动、静脉栓子不会引起严重栓塞,但置管维持时间长,尤其在中心静脉;诱导插管和麻醉维持过程中不良的头颈部位置可能与围术期脑梗塞的发生有关;术中体温降低会使血液黏度升高;持续血压偏低,导致脏器灌注不足,血栓形成的危险性增加。

非心脏手术围术期心肌梗死(MI)主要发生在冠心病患者中。Knorring报道,冠心病患者围术期MI的发生率为17.7%,死亡率32%,无冠心病者仅为0.09%。本例发生心肌梗死与大剂量使用止血剂有关。笔者发现老年术后患者使用大剂量止血剂发生急性心肌梗死者达10余例,故望同道们引起注意。其预防及处理的方法:① 针对不同的高危因素可积极治疗高血压、糖尿病、冠心病等疾病;② 适当的血液稀释,降低患者的血黏度;③ 围手术期不要大剂量使用止血剂;④ 机械性预防措施:其机制主要是通过可充气的气囊间歇性充气,使下肢和足底静脉受压,从而增加静脉回流,减少血液淤滞;⑤ 区域性硬脑膜外麻醉后术后镇痛。在处理上笔者认为围手术期血栓栓塞是否用尿激酶等溶栓治疗,应依具体情况而定;出血不明显而心肌梗死发生快、病情重者,应予溶栓抗凝,同时注意肺动脉栓塞(PE)的发生。一旦临床出现PE,应采取溶栓抗凝治疗。

气体栓塞多发生在:① 体外循环下动脉空气栓塞;② 腹腔镜手术时所导致的 CO_2 栓塞;③ 过氧化氢术中冲洗导致氧气栓塞。一般临床上很少出现气体栓塞。

脂肪栓塞多出现在长骨骨折,尤其是多发性长骨骨折的严重并发症。

羊水栓塞(AFE)可由多产妇、羊膜早期剥离、高龄产妇、孕妇子宫偏大、过期妊娠、分娩时骚动或张力过高、胎儿宫内窒息和死亡、羊水的胎粪污染等诱发产生。

其他栓塞如围手术期出现癌栓等。董健玉等曾报道2例晚期肿瘤者围术期脑梗塞,除其血液的黏滞度增加外,在切除肿瘤时手术对瘤体的挤压、牵拉,可使血管内血栓脱落形成栓子,也可使疏松的瘤体断裂,细小的瘤细胞和癌组织可进入血流形成癌栓。

心律失常

心律失常可根据发生原理、部位等因素分类,临床上最实用的是按其发作时心率的快慢分为快速性和缓慢性两大类。

快速性心律失常可分为:

(1) 期前收缩(房性、房室交界性、室性)。

(2) 心动过速　① 窦性心动过速;② 室上性心动过速(阵发性室上心动过速、非折返性房性心动过速、非阵发性交界性心动过速);③ 室性心动过速(室性心动过速阵发性、持续性、加速性心动过速)。

(3) 扑动和颤动　心房扑动(房扑)、心房颤动(房颤)、心室扑动(室扑)、心室颤动(室颤)。

(4) 可引起快速性心律失常的预激症候群(W-P-W综合征)。

缓慢性心律失常可分为:

(1) 窦性　窦性心动过缓、窦性停搏、窦房传导阻滞、病态窦房结综合征。

(2) 房室交界性心律。

(3) 心室自主心律。

(4) 引起缓慢性心律失常的传导阻滞　房室传导阻滞、室内传导阻滞。

1. W-P-W突发室上速

〔案例〕李某,男,18岁,新兵。1971 年 12 月早晨紧急集合时,患者站立不稳,头部冒汗,卫生员检查时发现脉搏快速达 150 次/min,急送鹰潭解放军 184 医院,心电图提示室上速,静脉推注西地兰 0.4 mg,心率反而上升到 184 次/min,继续用心得安治疗,不能控制心率后采用针刺穴位神门,强烈刺激患者疼痛喊叫,即转为窦性心率,心电图提示预激症候群(W-P-W)B型后,以心得安巩固治疗,未再复发。

【讨论】预激症候群(pre-excitation syndrome)或 W-P-W(Wolff-Parkinson-White) 症候群,是指患者除正常的房室传导途径外,还存在有附加的房室传导通道(旁路),引起心电图异常伴有心动过速倾向的临床综合征,诊断主要依靠心电图。W-P-W 症候群的人群发生率为 0.1%~0.3%。其本身不引起临床症状,但由于房室之间存

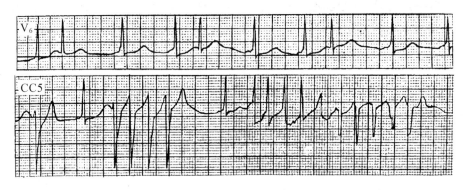

图 1-1　预激症候群并发扭转性室速心动过速

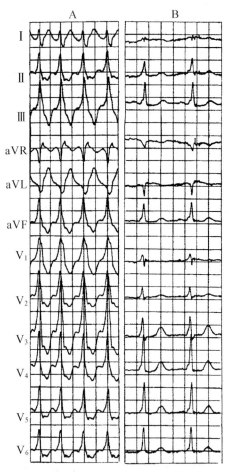

图 1-2　该患者 W-P-W 发作及
控制时的心电图

在附加通道,常可发生严重心律失常,甚至猝死。最常见的为顺向型房室反复心动过速(orthodromic atrioventricular reciprocating tachycardia,OAVRT),其次是房颤(扑)及逆向性或预激性房室反复性心动过速。此类心律失常在诊断与治疗上均有其特殊性,应予重视。

　　W-P-W 的基本解剖-生理学基础是心房和心室之间存在单条或多条异常的传导组织——附加通道(accessory pathway,AP)。通常 AP 的传导为双向性,即可前向传导(从心房传至心室)和逆向传导(从心室传至心房)。由于 AP 缺乏房室交接区的生理"延搁"作用,故其传导速度快,心房冲动部分经 AP 快速下传,提前到达 AP 的心室端,激动邻近心肌,从而造成心室提前激动和改变心室肌正常兴奋顺序,其结果是心电图上 QRS 波群畸形,起始部分有预激波(delta 波);心房冲动的其余部分可沿正常房室传导途径下传,与 AP 引起的不应期长短决定:① 正常通路不应期长,或冲动大部沿 AP 传导,则 QRS 畸形明显;② AP 不应期长,则心室融合波接近正常。已知的 AP 有下列几种,患者可能有多条 AP。

　　(1) 房室旁道(Kent 束)　Kent 束是经房室环直接连接心房和心室的 AP,大多位于左、右两侧房室沟或间隔旁。其心电图特征为:① P-R 间期<0.12 s,大多为 0.1 s,P 波正常;② QRS 时限≥0.11 s;③ 继发性

ST-T波改变。此心电图改变尚可分为A、B两型。ⓐA型预激：预激波和QRS波群在V_1导联中均向上，提示左室或右室后底部心肌预激；ⓑB型V_1导联的预激波和QRS波群的主波则均向下，提示右室前侧壁心肌预激。

（2）房结旁道（James束）　James束是后结间束绕过房室结的上、中部而终止于结下部或直达希氏束，造成房室之间的传导短路。终止于房室结下部者，称为James束不完全型；终止于希氏束者，称为James束完全型。此型预激称为变异型预激症候群，或称LGL（Lown-Ganong-Levine）症候群。本型少见。其心电图特征为：① P-R间期<0.12 s；② QRS波群时间正常；③ 无预激波。故又称短PR、正常QRS症候群。

（3）结室、束室连接（Mahaim纤维）　Mahaim纤维起自房室结而终止于心室肌者，称为结室纤维性（nodo ventricular fibers）；起自希氏束或其分支而终止于心室肌者称为束室纤维（fasciculo-ventricular-fibers）。其心电图特征为：① PR间期正常（$\geqslant 0.12$ s）；② QRS波群起始部有δ波，但δ波小；③ QRS波群时间$\geqslant 0.11$ s，但增宽轻微。本型最少见。

几种特殊类型的预激症候群：

（1）间歇性预激（intermittent pre-excitation）　是指心电图上的预激波时有时无。

（2）隐匿性预激（concealed pre-excitation）　指AP永久性前向传导阻滞（即冲动不能沿AP从心房传到心室），仅能逆向传导，心电图上无δ波，常规心电图无任何AP证据，只有出现反复性心动过速或室早时出现偏心性激动及延迟的V-A传导间期，方提示AP存在。隐匿性AP的逆向传导有效不应期随心动周期缩短而缩短，极易逆传出现心动过速，不需早搏诱发。

（3）潜在性预激　指AP有前传能力，但患者平时体表心电图无明显预激表现，只有在食管调搏或电生理检查心房程序被刺激，或使用兴奋迷走神经方法或钙离子拮抗剂阻断正常房室传导时，方可显示明显的预激心电图表现，称为潜在性预激。其原因可能与下列因素有关：① 房室结传导加速，心房激动经房室结-希氏束路径传导，与经AP前向传导几乎同时到达心室；② 经AP前向传导时间长（AP传导速度慢）或从窦房结到达AP的距离远，则心室预激成分极小；③ 两条AP位于相对位置上，产生相反的δ向量，使心电图上δ波相互抵消。

2. 反复心搏骤停——低钾扭转性室速

〔案例〕蔡某，女，35岁，江西鹰潭农民。于1995年7月，因天气炎热，出汗过多，突然昏倒，在鹰潭某院救治，心电图显示：室性心动过速（实际为扭转性室性心动过速），反复室颤除颤，心脏停跳5次。应用利多卡因等治疗无效，血清钾为1.8 mol/L，加快补钾，当天静脉补钾总量达17 g，并行心内膜起搏，获得救治成功。

【讨论】尖端扭转性心动过速（torsades de pointes，TDP），简称尖端扭转室速或扭转型室速，是一种特殊类型的快速性室性心律失常，通常发生在原发或继发性QT间期延长的基础上。近年来随着心电监护及记录方法的提高，发现具扭转形态的室速并非均

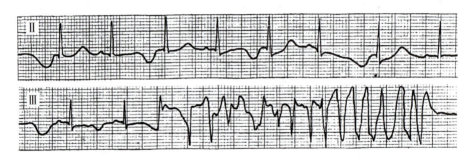

图 2-1　低钾血症(2.2 mmol/L)时 Q-T 间期延长及 TDP 发作

一同质的临床实体。有些室速,其 QRS 波呈典型扭转形态但基本心律中 QT 间期正常,其发病机制、治疗等也与 QT 间期延长者有很大差异,为了区别这两种扭转形态的室速,目前主张仅把伴 QT 间期延长者称为扭转型室速,而 QT 间期正常者称为多形性室速。

　　伴 QT 间期延长的扭转型室速常谓之为长 QT 综合征(long QT syndrome,LQTS),根据病因、起病方式及治疗的不同分为:

　　(1) 间歇依赖性(获得性)LQTS 病因包括　① 药物引起:抗心律失常药物(奎尼丁、丙吡胺、普鲁卡因胺、氟卡尼、胺碘酮、索他洛尔、苄普地尔等),精神治疗药物如三环或四环类抗抑郁药、吩噻嗪类等,血管扩张剂普尼拉明(心可定)、利多氟嗪(lidoflazine),某些抗寄生虫药如羟萘苄芬宁(灭虫宁)、氟喹、酒石酸锑钾等,以及红霉素、有机磷杀虫药等;② 电解质紊乱如低钾、低镁或低钙;③ 营养不良、饥饿或长期液体蛋白饮食;④ 严重的窦性心动过缓或病窦综合征,完全性或高度房室传导阻滞等。其临床特征为 TDP,几乎总发生在心搏暂停或心率突然减慢之后。

表 2-1　长 QT 间期综合征(LQTS)的分类

Ⅰ. 间歇性依赖型 LQT	C. 营养状态改变
A. 药物引起的 LQT	(1) 液体蛋白饮食
(1) 抗心律失常药物	(2) 饥饿(神经性食欲缺乏)
(2) 吩噻嗪	D. 严重的心动过缓
(3) 三环和四环类抗抑郁药	(1) 完全性房室传导阻滞
(4) 静注红霉素	(2) 窦房结功能不全
(5) 有机磷杀虫剂	E. 特发性间歇依赖 LQT
B. 电解质异常	Ⅱ. 肾上腺素能神经依赖型 LQT
(1) 低血钾	A. 典型性("特发性 LQT")
(2) 低血镁	(1) Jervell 和 Lang-Nielsen 综合征

先天性神经性耳聋	（2）影响自主神经的手术
常染色体隐性遗传	左颈根切除
（2）Romano-Ward 综合征	颈动脉内膜切除手术
正常听力	经腹部迷走神经肝切除术
常染色体显性遗传	（3）婴幼儿猝死综合征(SIDS)
（3）散发性	C. 不典型性
正常听力	（1）休息时 T 和 U 波正常,可有家族史
非家族性	（2）发病晚,无家族史
B. 可能非典型性	（3）颅内病变(尤其是蛛网膜下腔出血)
（1）MVP	Ⅲ. 中间型 LQT

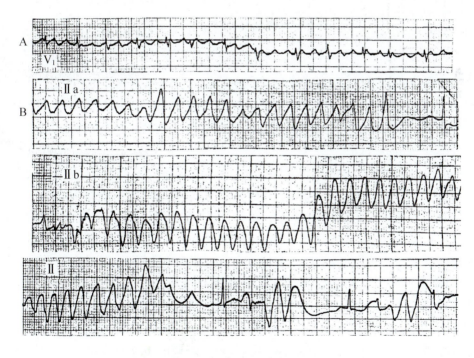

图 2-2 奎尼丁引发 TDP

（2）肾上腺素能依赖性(先天性)LQTS　主要根据有无先天性耳聋及遗传性分为：
① Jervell 和 Lang-Nielsen 综合征：有先天性神经性耳聋,常染色体隐性遗传。到目前为止,JLN 综合征已发现有两种亚型,即 JNL_1、JNL_2,其致病基因分别为 $KCNQ_1$ 和 $KCNE_1$,分别使心肌细胞离子流 I_{ks} 和 I_{kr} 减弱,使复极时间延长；② Romano-Ward 综合

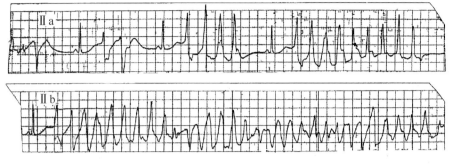

图 2-3　氯喹致 TDP

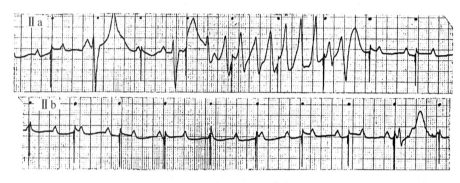

图 2-4　三度 A-VB 并发 TDP

征(RWS)：无耳聋,常染色体显性遗传;③散发型：无耳聋,无家族史。此型共同特点与高水平的儿茶酚胺有关,多在剧烈运动、疼痛、惊恐或其他应激状态下发作,临床表现为反复晕厥,也可以阿-斯综合征开始,乃至心脏性猝死。此型还包括某些二尖瓣脱垂、脑血管意外等所发生的 TDP。

（3）中间型 LQTS　有些患者 TDP 发作既可由儿茶酚胺类诱发,也与长间歇有关。部分患者的 TDP 发作时 U 波明显,但其前无长间歇,与运动及情绪无关。

扭转型室速常表现为反复而短暂的发作,由于发作时心室率极快,心排血量锐减,常引起眩晕或晕厥;发作时间较长,可引起抽搐及一系列脑缺氧表现,晕厥时间与心动过速发作时间相一致;而一般室速频率通常较慢,因此较易耐受,有时也可伴有晕厥,但与前者不同,晕厥常发生在心动过速的开始,以后尽管心动过速依然存在,晕厥可消失。扭转型室速如未能及时控制,可不断反复发作,最后转为心室颤动而死亡。

TDP 发作时的心电图呈现一系列形态增宽的心室波群,其频率在 160～230次/min,平均约为 220 次/min,节律不甚规则,心室波群的极性及振幅呈时相性变化,每隔5～20个心动周期,QRS 波的尖端即逐渐或突然倒转其方向,形成了围绕基线 QRS 波上下扭转的形态。上述室速波形的扭转形态不一定在所有导联中部能见到,因此,最好能采用多导联同步描记以显示此种现象。每次心动过速发作时间为数秒至数十秒,可自行终止,但极易复发。如不及时治疗,此种反复发作过程可持续并进展为室颤。

脏器移植

将某一个体的细胞、组织或器官用手术或其他措施移植到自己体内或另一个个体的某一部位的方法，叫作移植术（transplantation）。献出器官的个体，叫作供者（donor），接受移植器官的个体叫作受者（recipient）或叫宿主（host）。如果供者和受者为同一个体，则称为自体移植。被移植的器官叫作移植物（graft transplant），手术则叫作移植术。

按遗传免疫学的观点，如果供者和受者虽非同一个体，但有着完全相同的抗原结构，如同卵双生子之间的移植，称为同质移植（isogeaft，isotransplantation）。如供者和受者属于同一种族但不是同一个体，如人与人，狗与狗之间的移植，叫作同种移植或同种异体移植（allograft，allotrsnsplantion）；而不同种族之间（如狐与狗，猪与羊）的移植，叫作异种移植（xenograft xenotransplantation）。

移植时，将移植物移到受者器官原来的解剖位置叫作原位移植（orthotopic）；移植到另一位置叫作异位移植（heterotopic）或辅助移植（auxiliary）。

1. 肾移植后发生肺水肿的鉴别

〔案例〕李某，男，48岁，因慢性肾功能衰竭、尿毒症，于1989年4月在上海长征医院行肾移植治疗，术后肾脏功能良好，每日尿量达2 000 ml。3个月后出现呼吸困难，并进行性加剧，先请心内科会诊，鉴于呼吸困难，双侧胸部有湿啰音，心率120次/min，考虑为左心衰竭，肺水肿，行强心利尿扩血管等治疗，效果不理想。笔者去看望患者时发现患者安静平卧，问其："是否喜欢坐起？"回答："气急但不能坐起，平卧尚可。"故认为患者低氧血症的原因是肾移植后产生ARDS，或称"移植肺"。

【讨论】

● 心源性肺水肿与ARDS肺水肿的鉴别

在ICU救治病例中发生的肺水肿，以非心源性较为多见，但临床中常误诊为左心衰竭肺水肿，两者鉴别见下表。

表 1-1　心源性肺水肿与 ARDS 的鉴别

	心 源 性 肺 水 肿	ARDS
临床表现	快	起病慢
	较快	呼吸极度窘迫
	轻至中度	发绀明显
	不安、焦虑、不能平卧	精神状态安静、能平卧
	白色或粉红色泡沫	痰血样泡沫
	多,小、中等湿啰音,肺底多	湿啰音少,呈爆裂样
X线改变	与体征同时出现、近肺门部明显,治疗后吸收快	比体征出现早,且重于体征,周边部明显
血气	轻度低氧血症,吸氧改善快	低氧血症明显,吸氧改善慢
肺小动脉楔嵌压	＞18 mmHg,如＞23 mmHg 即可肯定	＜18 mmHg
气道分泌物蛋白浓度	低	高
气道分泌物蛋白含量/血浆蛋白	＜0.5	＞0.7
治疗反应	对强心、利尿扩血管药治疗反应好	对强心、利尿剂、扩血管药的即刻疗效不明显

注:1 mmHg＝0.133 kPa。

2. 肝硬化肝移植的时机

〔案例〕蒋某,48 岁,肝炎后肝硬化半年,平时应酬饮酒多,近一个月出现黄疸、腹水,住河南省人民医院消化科,笔者会诊后确定立即行肝移植手术。由于本人与家属有顾

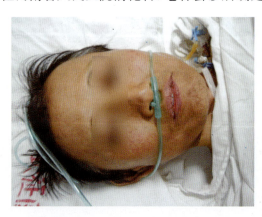

图 2-1　肝移植术后第 2 天

虑,拖延半月,病情加重,生命垂危,从郑州救护车转至上海的途中由于腹水太多,两次放腹水。到沪后次日即行肝移植手术,术后曾出现排异,经加大乌司他丁用量和其他排异药物,得到控制,逐渐康复,出院 3 个月后开始正常工作。

【讨论】脏器移植是医学科学的一门新兴的学科,我国已开展的有心、肺、胰、肝、肾等器官的移植术,而以肝肾移植较为普及。上海长征医院肝移植自 2001～2006 年底已

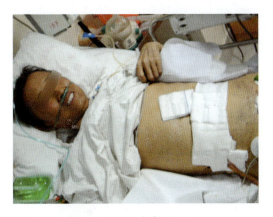

图2-2　康复阶段

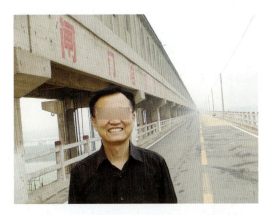

图2-3　一年后随访一切良好,继续正常工作

开展 500 多例,但肝移植的指征并不是所有临床医生都能准确掌握的。

一般认为的指征有:① 任何原因引起的慢性、不可逆的进展性肝病包括肝硬化(病毒性、自身免疫性、酒精性)、胆汁性肝病(胆汁性硬化、硬化性胆管炎、胆道闭锁),伴或不伴有顽固性腹水、自发性细菌性腹膜炎、门脉高压引起的不能控制的反复上消化道出血、肝肾综合征、肝性脑病、顽固性瘙痒等;② 暴发性肝功能衰竭;③ 无转移的肝脏恶性肿瘤;④ 先天性代谢疾病。如 α_1 -抗糜蛋白酶缺乏、糖原累及症、Wilson 病、家属性高胆固醇血症、血友病、血色病等。

肝移植的技术我国已迅速开展,适应证主要为重症肝炎和肝硬化、肝衰竭而内科治疗无效者,应尽早行肝移植治疗,本例肝衰竭已不可逆,术后出现排异现象,肝功能又一次受损;由于监测准确,处理及时,恢复良好,一年后随访一直正常工作。

肝移植后的常见并发症:① 手术操作有关的并发症:ⓐ 腹腔内出血:发生在术后 1～5 天,特别在 48 小时内,临床表现腹胀、腹腔引流有血液流出、脉率增速、血压下降、血红蛋白降低等,经检测无凝血障碍,经输血无效时应立即再次手术探查止血。ⓑ 肝动脉血栓形成:发生率 10%～40%,表现为急性供肝衰竭。ⓒ 胆管重建的并发症:有胆漏、胆管狭窄、感染和胆石形成。② 原发性供肝无功能(供肝衰竭):术后 3 月内发生率为 10%～20%。③ 非手术操作引起的并发症:ⓐ 高血压。ⓑ 感染。ⓒ 排斥反应:急性(细胞)排斥,是可逆的,发生率最高达 70%～80%,发生时间不等,可在术后 4 天,至术后 9 个月。慢性(胆管炎)排斥,是不可逆的,表现为进展性胆汁淤积伴高胆红素血症,ALP、γ-GT 升高,肝脏合成功能障碍(白蛋白降低,凝血酶原时间延长)。

该病例为中年男性,肝硬化伴腹水,已进入肝功能不可逆的阶段。由于不能达成共识,拖延一个月,直至患者意识不清,腹水量增大,才行肝移植手术。术后发生小排斥反应,经药物治疗后肝功能终于恢复正常。以此为例,建议有关医生要掌握肝移植的指征与时机。

3. 肝移植后发生髂静脉栓塞,溶栓、低分子肝素抗凝后大出血死亡

〔案例〕阿某,女,37 岁,于 2003 年 11 月,肝炎后肝硬化失代偿期,在行肝移植后出

现髂静脉栓塞,专科会诊采用尿激酶溶栓和低分子肝素抗凝治疗,由于原生肝功能尚未恢复,溶栓抗凝剂量相对过量,诱发血尿、皮肤、消化道、呼吸道等全身性广泛出血而造成MODS(脑、肺、肝、肾等),而低分子肝素过量又无对抗药物对抗,最终导致出血、脏器衰竭而死。

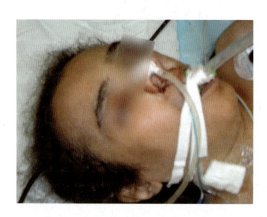

图 3-1　移植后第 3 天出现 MODS

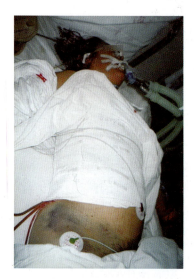

图 3-2　应用尿激酶和低分子量肝素后出现全身广泛性出血

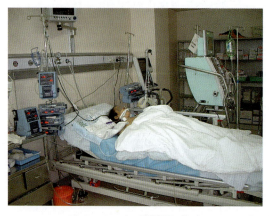

图 3-3　行 CRRT 治疗

【讨论】溶栓和抗凝治疗用于单纯性的脑梗、心梗、肺梗和血管栓塞性疾病能取得较好疗效,但在严重感染脓毒血症、MODS,尤其是肝肾功能衰竭时,可诱发和加重溶纤、抗凝药物的毒副反应,尿激酶和低分子肝素推荐剂量适合一般临床患者,而急危重 MODS 患者易发生过量,诱发出血,目前尚无有效的对抗治疗方法。笔者已碰到 5 例因使用低分子肝素过量引起广泛出血而死亡的案例,值得临床医生谨慎对待,或减少使用剂量。

营养不良,恶液质

生物体为了维持正常生命活动即保证生长和生殖所需的外援物质,称为营养要素,由水、矿物质、碳水化合物(糖)、脂肪、蛋白质和维生素等六类组成。其中水、矿物盐为无机物,脂肪、蛋白质及维生素为有机物。矿物盐中除含量较多的常量元素以外,有些含量很少,但因也参与机体许多生命活动而称为微量元素。

引起营养缺乏病的常见原因有以下两方面。

(1) 供给量不足。

(2) 需要量增加　① 先天性缺陷;② 后天获得性因素。

消化吸收不良症群中的营养素缺失

吸收不良所在部位	引起营养素缺失的疾病或药物	缺失的营养素
广泛性	热带口炎性腹泻 胰腺功能不全 口服新霉素 口服秋水仙碱	脂肪、氮、叶酸、铁及维生素 A、K、B_{12} 等
小肠上端	胃、十二指肠或回肠切除 麸质敏感性肠炎 消胆胺	叶酸、铁及维生素 A、D、K;脂肪、钙等
小肠末端	盲袢综合征 回肠切除 节段性回肠炎	脂肪、维生素 B_{12} 等
肠道选择性	恶性贫血 酒瘾	维生素 B_{12}、叶酸、硫胺素等

1. 长期营养不良,恶液质

〔案例〕周某,女,73 岁,长期厌食,进食较少,呈恶液质,平时有咳嗽咳痰的 COPD

病史。本次因感冒肺部感染，呼吸困难，急送上海长征医院，行呼吸机辅助治疗，抗感染祛痰，并加强营养支持（肠内肠外营养并举），体质逐渐恢复，抵抗力增强，脱呼吸机后观察一周，生命体征稳定，最后康复出院。

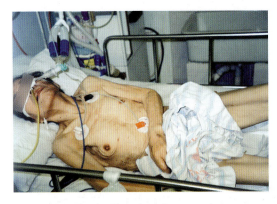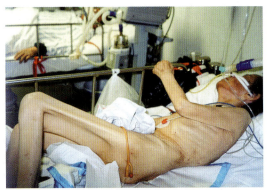

图 1-1　重度营养不良，皮下脂肪和　　　图 1-2　重度营养不良，皮下脂肪和
肌肉大量消耗（一）　　　　　　　　　　肌肉大量消耗（二）

【讨论】营养不良性消瘦是一种多见于婴儿期的极度消瘦症，又称婴儿萎缩症（infantile atrophy，inanition，athrepsia）。

● 营养不良性消瘦的病因

（1）摄入不足。

（2）喂养不当。

（3）先天营养基础差　多见于胎儿营养不良引起的低体重出生儿，如双胎、多胎、早产、足月小样儿。出生时本已瘦小，再加母乳不足，喂养不当，更易发生营养不良性消瘦。

（4）疾病诱发　① 患先天性唇裂或腭裂影响哺乳；② 因患腹泻或胃肠炎长期限制进食；③ 慢性代谢性疾病影响消化吸收；④ 各种感染性疾病：如麻疹、百日咳、痢疾、肺炎、婴儿肝炎等，尤以慢性肠炎最为重要，引起长期消化吸收障碍，慢性消耗又因摄入不足，导致营养不良。婴儿期生长发育速度快，一旦进食量不够，常在短期内引起营养不良性消瘦。

进食减少后首先出现小儿生长发育速度减慢，体重增长滞后，如进食量继续不足，则生长可完全停止。皮下脂肪逐渐消耗，体重在正常同龄儿中位数减 1～3 个标准差以下。长期的营养不良也可使身高增长落后，全身皮下脂肪全部丧失，二颊吸吮脂肪垫最后消失，面颊下陷，呈干瘪老人面容；无浮肿，皮肤松弛，光薄，起皱，毛发干细发黄。全身皮包骨头，骨骼突出处十分明显。

本例患者乃属营养不良性消瘦，贫血不显著，血红蛋白和血细胞压积可轻度下降，血浆总蛋白、白蛋白、前白蛋白、运铁白蛋白、β-脂蛋白和氨基酸量都接近正常。空腹血糖较低，可发生自发性低血糖休克。而游离脂酸、甘油三酯可增高，胆固醇则维持正常。

恶性营养不良是一种由于蛋白质严重缺乏而能量供应尚可维持最低水平的极度营

养不良症。多见于断乳期的婴幼儿。

(1) 膳食中供给的蛋白质总量和优质蛋白质长期不能满足需要,而能量供应却能保持低水平。

(2) 疾病诱发 感染性疾病(尤其是肠道和呼吸道感染)常使轻、中度营养不良患者发展为恶性营养不良。反复感染如腹泻、肺炎,常与恶性营养不良互为因果,形成恶性循环,加重病情。影响营养食物摄入、消化、吸收、代谢的先天性疾病,如唇、腭裂,先天性肥厚性幽门狭窄,贲门失弛缓症等;慢性迁延性消化道疾病如慢性肠炎、菌痢、严重肠寄生虫病、肠吸收不良综合征、婴儿肝炎综合征等和慢性消耗性疾病如结核病、恶性肿瘤等都是引起营养不良的原因。

● 恶性营养不良的临床表现

(1) 凹陷性水肿。

(2) 一般表现 全身消瘦但比营养不良性消瘦患者为轻,有时由于全身水肿,而体重不减,肌肉变薄萎缩,肌张力低下,但尚存留一些皮下脂肪。神情呆板,反应淡漠,不喜活动或与人交往,有时也烦躁不安;胸部狭小而腹部膨胀,这多因腹部气胀,腹肌无力松弛或伴有腹水所致,肝脏异常增大。患病时间短者对生长发育影响尚不大,而持续时间长者则使生长发育受阻而落后。

(3) 皮肤病变 皮肤干燥,失去光泽,过度角化变硬,失去弹性,并出现色素沉着;可先有小块分散的皮肤红斑,继而融合成片,或开始即呈大片红斑,逐渐颜色加深,由紫红色转为棕褐色,伴鳞状脱皮;多见于面部和四肢,尤以下肢、会阴、受压及水肿部位为甚。此与糙皮病相异,后者多见于日晒暴露部位。皮肤病变若扩大至全身,易合并继发感染而发生溃疡,加重病情,重症可见斑点、瘀斑。

(4) 毛发指甲改变 毛发干枯、脆细、失去光泽,易折断脱落变得稀疏,卷发者变直。深色头发颜色逐渐变浅,呈浅橘黄红,甚至变白。头发随营养好坏而变,常深浅分段明显,趾指甲生长缓慢,脆薄易断。

(5) 消化吸收功能改变 食欲越来越差,甚至完全拒食,经常发生腹泻呕吐,迁延不愈。

(6) 心、肾功能改变及神经系统症状 心音低钝、心率缓慢,血压偏低,心电图各导联电压全面降低,有时出现T波低平或倒置。肺部感染或输液过快会增加心脏负担可出现心力衰竭。肾脏血流量及肾小球滤过率减少,肾脏浓缩功能差,尿量增多,出现低渗尿。恶性营养不良对早期发育迅速的脑组织危害颇大。

(7) 并发症 ① 患者常有低蛋白血症,全身总液量增多,使细胞外液呈低渗性。当出现呕吐、腹泻,易引起低渗性脱水及电解质严重紊乱,产生低血钾、低血钠、低血钙和低血镁,引起相应症状。② 维生素A缺乏症:可出现眼角膜干燥软化,甚至穿孔。也常伴维生素B缺乏引起的口角炎。因生长发育滞缓,故少见佝偻症,常伴有营养性贫血。③ 极易并发各种急慢性感染和传染病,多有肠道和呼吸道感染,易感染麻疹、结核等传染病和寄生虫病,消化道或全身霉菌感染也不少见。一旦发生感染常迁延不愈。如患革兰氏阴性杆菌肠炎、脓毒症或泌尿道感染常不易治愈。

● 恶性营养不良的治疗

应采取综合治疗,并以调整饮食、补充足够的能量和优质蛋白质最为重要。尽力促进消化代谢功能,给予精心护理,去除病因及积极防治并发症都不应忽视。

继发性蛋白质热能营养不良,是因各种疾病所引起的营养不良,可发生于不同的年龄段,在年长儿童、少年和成人中发生的营养不良大多由疾病诱发,即使在经济发达的国家中也不少见。

2. 溃疡性结肠炎、恶液质,术后心搏骤停

〔案例〕李某,女,49岁,安徽某校校长,反复腹泻,有时见血便7年,经检查后确诊为溃疡性结肠炎。先后在合肥、南京、北京、上海等中、西医治疗,症状未能控制,体质消瘦,35 kg(身高1.65 m),呈恶液质状态。于1999年9月入上海长征医院普外科,行全结肠切除,手术顺利,术后心搏骤停(严重低血钾、血清钾2.3 mmol/L)。CPR后转入ICU病房救治,3天后发生切口裂开,腹腔流出粪性液体(吻合口瘘),切口敷料呈绿色(铜绿假单胞菌感染)经静脉营养和抗生素、头孢拉定等治疗,腹腔行生理盐水冲洗,引流,逐渐好转,体重增加,痊愈出院。

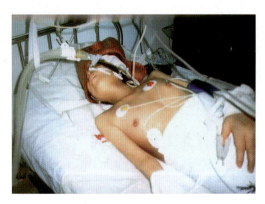

图2-1 溃疡性结肠炎7年,行全结肠切除,术后发生心脏骤停

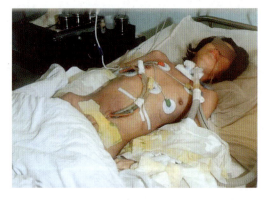

图2-2 术后第3天切口裂开,流出粪性液体(吻合口瘘)

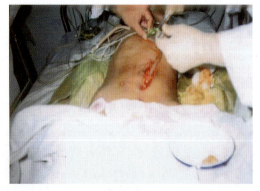

图2-3 切口敷料由黄色变为绿色,发生铜绿假单胞菌感染

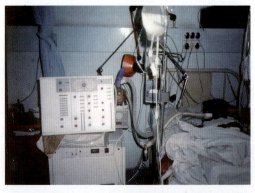

图2-4 肠外营养3周,逐步过渡到肠内营养

【讨论】胃肠道外营养是在现代医学科学基础上发展起来的，也可以说是适应现代治疗学的需要而发展起来的。由于内外科治疗学的发展，患者的营养-热量-蛋白质和其他营养物质的需要和补充成为一个突出的问题。在许多情况下不可能经平常口服途径补给，需要胃肠外营养支持（parenteral nutrition，PN）。而从静脉输入简单营养物质发展为完整的完全胃肠外营养，经历了漫长的探索，只在近20多年才达到成熟阶段。

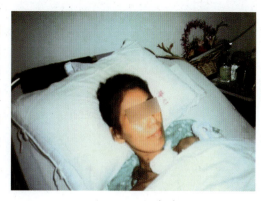

图2-5　恢复中

● 感染等代谢反应与营养支持的关系

（1）除糖营养物质的代谢。

（2）脂质外代谢。

（3）蛋白质代谢　人体体重的15％是蛋白质，蛋白质是生命的存在方式。成人每天平均需要蛋白质每千克体重1 g，用以补充身体不可避免的蛋白质消耗，如脱落细胞，肌肉伸缩时消耗的肌动蛋白和肌凝蛋白，以及用于身体的生长、组织的修复、维持循环中蛋白质含量及制造酶等。摄入的蛋白质经肠道中的蛋白酶水解成肽，最终水解为氨基酸，吸收后经门静脉进入肝脏合成蛋白。

● 肠外营养支持的适应证

（1）胃肠道梗阻　如贲门癌、幽门梗阻、高位肠梗阻等。

（2）胃肠道皮肤瘘以及短肠综合征。

（3）肠道广泛炎症性疾病。

（4）高代谢状态。

（5）肿瘤患者接受大面积放疗和大剂量化疗。

（6）肝肾功能衰竭。

本病例全结肠切除，救治过程主要依靠PN而获得成功。

电解质紊乱

正常人体液的含量约占体重的 55%～60%,其中细胞内液占体重的 35%～40%,细胞外液占体重的 20%～25%(血浆占体重的 4%～5%,组织间液占体重的 15%～20%)。钠的含量平均 60 mmol/kg(体重)。水为保持体液容量相对恒定所必需,每日排出量与摄入量必须相等(1 500～2 500 ml/d),以维持水代谢的相对恒定。成人每日所需水量约为体重的 40%,若有出汗则需加出汗液所排出的水分。一般大汗淋漓 1 小时,失水可达 3 000 ml;出汗湿透衬衣、衬裤时,失水约 1 000 ml。人体维持体液容量和渗透压的相对恒定,主要通过下丘脑-垂体后叶和肾脏的调节。入水调节主要依赖渴觉,当细胞外液渗透压增高时,刺激下丘脑渴感中枢而感口渴;出水调节主要依赖抗利尿激素(ADH)及醛固酮,通过对肾小管作用来调节。

1. 长期服用保钾利尿剂,导致高血钾、心搏骤停

〔案例〕高某,女,75 岁,患有风湿性心脏病,联合瓣膜病变,反复出现心功能不全,长期应用洋地黄和利尿剂(安体舒通)。于 1997 年 3 月突然出现心脏骤停,血清钾为 7.8 mol/L,心电图出现 T 波高尖,窦室传导明确为保钾利尿剂诱发高血钾,心室停跳。经胰岛素葡萄糖疗法,使血清钾转入细胞内,同时加用碳酸氢钠和排钾利尿剂速尿,病情得以控制,痊愈出院。

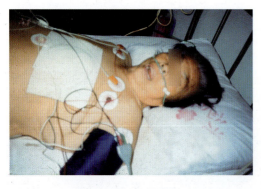

图 1-1 救治开始

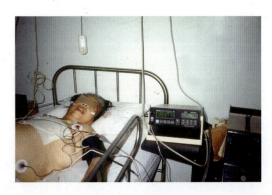

图 1-2 救治中

【讨论】

● 高血钾发生原因和引起心搏骤停的机理(见心电图1-4~6)

假性高钾血症是指测得的血清钾浓度增高而实际上血清钾浓度并未有增高的情况。

引起高钾血症的原因有以下几种。

(1) 钾摄入过多。

(2) 肾排钾减少。

(3) 细胞内钾大量释放 ① 大量溶血

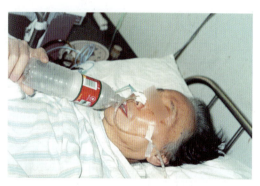

图1-3 康复

和组织缺氧：如血型不和的输血和严重创伤；② 组织缺氧：严重缺氧时，ATP生成不足，细胞膜Na-K泵功能障碍，细胞内钾离子大量外流；③ 酸中毒。酸中毒时，细胞外液中H^+进入细胞内，Na^+、K^+被释放到细胞外；④ 家族性高钾性周期性麻痹：是一种常见染色体显性遗传性疾病；⑤ 胰岛素缺乏：糖尿病酮症或非酮症患者均可发生。因胰岛素缺乏，影响细胞膜Na^+-K^+-ATP酶的功能，妨碍K^+进入细胞内。⑥ β-受体阻断药过量应用。

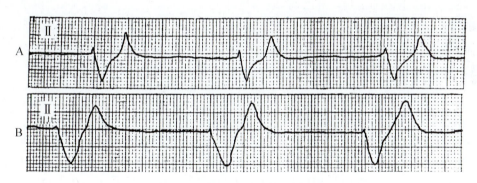

图1-4 高钾血症呈窦-室传导，无P波，巨T波

A 血清钾7.2 mmol/L   B 血清钾8.4 mmol/L

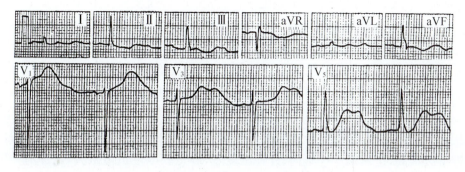

图1-5 脑出血者心电图

T波宽、U波明显且两者融合成巨T波，Q-Tu 0.80秒

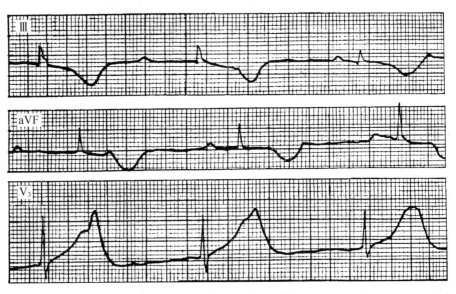

图 1-6　完全性房室传导阻滞晕厥 T 波

（4）高钾血症的病因之——钾分布异常　①细胞内钾逸出增加：见于溶血、大面积组织创面、烧伤、横纹肌溶解、淋巴瘤，或白血病化疗后大量肿瘤细胞破坏、严重感染或饥饿使机体处于高分解代谢状态等，可使细胞内钾大量释放出，超过肾脏的排钾能力而潴留于体内；②细胞内钾外移：如酸中毒（pH 每下降 0.1，血清钾可增加 0.7 mmol/L）、组织缺氧、休克、高钾性周期性瘫痪、癫痫持续状态、静注精氨酸、洋地黄中毒、β-受体阻滞剂等均可使细胞内钾外移；③细胞沉积钾离子，使钾离子潴留在细胞外液中，引起血钾升高。

高钾血症本身通常无特殊病理改变，但可引起肌麻痹及突然发生严重心律失常和心搏骤停而致死亡。这是通过高血钾对细胞生理影响所致。细胞的静息膜电位和阈电值比例降为 20：1。正常静息膜电位和阈电位分别为 $-90\ mV$ 及 $-65\ mV$，如果静息膜电位和阈电位愈接近时，细胞兴奋性愈高，但当静息膜电位明显降低，复极即受阻，因而发生肌麻痹。高血钾可降低跨膜细胞电位，始为兴奋，终至复极受阻，因而发生松弛性肌麻痹。血浆钾浓度增高对心肌细胞动作电位产生的影响是：①高血钾时，静息膜电位降低，故使 0 相与 1 相上升速度减慢，室内传导减缓，心电图（ECG）上表现为 PR 间期延长，QRS 波增宽；②细胞膜对钾的通透性增加，钾较迅速地从细胞内液释出，细胞动作电位时间缩短，再极化加速，第 3 相下降速度加快，坡度变陡，此现象在 ECG 上则表现为一种尖而高的 T 波。由于部分去极化之故，Na^+ 则不易进入细胞，使动作电位无法正常迅速达到最高点，致使心脏去极化变慢，ECG 上表现 QRS 波增宽，PR 间期更为延长；③血钾继续增高，进而缩小细胞内、外钾浓度差，静息膜电位负值减少，从原有 $-90\ mV$ 升至 $-70\ mV$ 或更高，升高程度和细胞外钾浓度增加呈比例关系。当传导变慢时，心脏各部分细胞活动情况不一，可出现心室性早搏，严重者最后发生室性心动过速（VT），心室颤动，最后到达不能应激的地步。

2. 出汗、呕吐引起低血钾，反复心脏停跳(5次)

〔案例〕李某，女，35岁，上海郊区农民，平素健康。1973年7月22日上腹部不适，呕吐两次，突然发生晕厥猝死。急送上海某医院心内科，经心电图检查发现，窦性心动过速，出现U波，Q-T延长，血清钾2.3 mmol/L，反复室颤5次，电击除颤后，反复出现持续性的室速，经利多卡因等治疗，仍不能控制，除补充氯化钾和硫酸镁外，龚兰生提出采用奎尼丁和心得安联合治疗后，心律失常得以控制，最终痊愈出院。

【讨论】钾在正常人体内总量约150 g(45 mmol/kg)，多在细胞内(98%)维持细胞内渗透压，控制细胞内液含量和酸碱平衡，而2%游离状态K^+大部分与蛋白质、磷酸盐、糖原等结合。

血清钾浓度高低受下列因素影响：① 失水血液浓缩，血钾升高；② 缺氧酸中毒细胞内钾外移，血钾升高，碱中毒钾移至细胞内易出现低血钾；③ 慢性失钾患者有耐受性，临床不明显；④ 补钾中或后即抽血检验，结果难以反映，要求半小时后抽血送检；⑤ 当抽血前拍打、按摩手臂亦可使血钾值升高；⑥ 血浆钾比血清钾低0.5 mmol/L，此因凝血时血小板与其他细胞内钾排入血清中；⑦ 严重感染时，组织细胞破坏，体细胞内钾总量低，而由于K^+外移，血清钾可明显升高，但仍按高血钾处理。

高血钾处理除补Ca^{2+}、Na^+对抗外，葡萄糖胰岛素疗程法可使细胞外K^+转入细胞内，当前采用血液净化疗法更合理和确切。当出现水钠潴留、低钾(有时也可存在高血钾)时，如果有脑水肿、肺间质/肺泡水肿、腹胀、肠间质水肿，笔者建议CRRT治疗，同时加用高浓度的白蛋白，常可获得较好的疗效。

盛暑，人们饮食欠佳，一旦发生呕吐、腹泻、出汗等情况，容易发生低血钾，由于血液浓缩，血清钾可以假性表现——正常或偏高，易被临床医生忽略。

3. 低血钾

● 血清钾正常，实为低钾诱发室颤(8次)

〔案例〕王某，女，62岁，干部，患风湿性心脏病，联合瓣膜病(主动脉瓣关闭不全，二尖瓣狭窄伴闭锁不全)，住福州某院心内科。于1979年5月进食老鸭汤后，出现腹痛腹泻伴呕吐。家属寻找医生，急告患者抽搐，双眼上翻，笔者看望时神志清楚，除腹部不适外，其他都正常，血压、心率、呼吸等无异常，血常规检查血清钠135 mol/L，氯105 mol/L，钾4.3 mol/L，钙2.3 mol/L。心电图检查窦性心率，偶发房早。本科讨论时，主治医生以下认为是风心加冠心所致，笔者(时任科副主任)认为：① 患者有风湿性心脏病，长期用强心利尿(双氢克尿塞)药治疗，由于上吐下泻，血液处于浓缩，所测的电解质的水平假性偏高；② 患者心电图显示有U波，提示低血钾；③ 心搏骤停，首次发生自动复跳，多见于低血钾；④ 由于长期用排钾利尿剂，易引起细胞内缺钾；⑤ 患者没有胸痛、胸闷、心悸等不适，突然出现室颤，应考虑低钾所致。当时科主任亦表示同意笔者的意见，在监护中发现患者出现阿-斯综合征，心电示室颤，当即拳击胸部，立即转为窦性心律，先后8次室颤，5次拳击有效，每天补钾8 g，但血钾仍呈进行性下降，降至2.3 mmol/L，后发现血清镁亦低，在补钾基础上加补镁，同时加用胰岛素、葡萄糖，病情得到满意的控制，康复出院。

● 呕吐、低血钾诱发室颤

〔病例〕陆某,男,38 岁,2003 年 4 月 3 日因聚餐饮酒过量,发生多次呕吐(8 次),突然意识丧失伴抽搐,急送浙江嘉善县人民医院。急诊科行 CPR 后转入 ICU 病房继续救治,笔者会诊时患者浅昏迷,瞳孔缩小,对光反应灵敏,自主呼吸出现,但是还需呼吸机支持治疗,心肺骤停的原因为呕吐之后出现低血钾所致(血清钾 2.9 mm/L)。心脏停跳时间 30 分钟,笔者建议继续深入进行 CPR 治疗,强调亚低温脱水和补钾补镁等治疗。一周后再次会诊,患者已清醒,脑无后遗症。

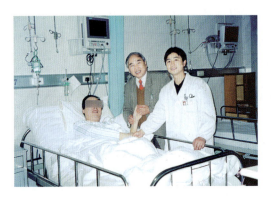

图 3-1　CPR 后

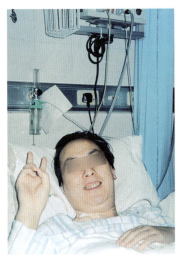

图 3-2　康复

【讨论】

● 低血钾引起心搏停止的特点

笔者认为有以下特点:

(1)常有诱发低血钾的病史。

(2)开始发生室颤会自动复跳。

(3)室颤时拳击除颤可获成功。

(4)心电图可有 U 波,Q-U 间期延长,常出现快速型心律失常,极少数出现房室传导阻滞。

(5)血清钾多为低下,但也有正常的,注意假象,需临床医生仔细鉴别。

(6)补钾、补镁治疗常可取得明显疗效等。

4. 麻醉意外,心肺骤停,高糖高钠高氯高渗状态

〔案例〕李某,女,7 岁,2004 年 3 月 24 日,因急性阑尾炎在新疆某院手术治疗,缝皮时,患儿感觉疼痛,医生追加麻药,术后送入病房时,家属发现全身青紫,没有呼吸,经检查发现,呼吸心跳骤停,急送麻醉科行 CPR 治疗,当晚会诊时,患儿瞳孔对光反应灵敏,自主呼吸有力,神经反射良好。午夜患儿体温高达 41 度,全身不断抽搐,病情恶化,两天后转入当地大学附属医院 ICU 救治,检查血糖 36 mmol/L,血钠 182 mmol/L,血氯

142 mmol/L，呈高渗状态。全院会诊各专科教授认为患儿昏迷深，脑水肿严重，需加强甘露醇脱水，而 ICU 主任认为不妥，但按大多专家意见采用甘露醇脱水，结果又一次心搏骤停。笔者第 8 天会诊时发现患儿已处于脑死亡，建议作二氧化碳潴留激发实验、脑 CT、脑干诱发电位、超声多普勒，查大脑中动脉血流，结果脑严重肿胀，不但脑沟回消失，而脑室也看不清，大脑中动脉无血流，证实脑死亡。

【讨论】

● 心搏骤停后高糖、高钠、高氯、高钾的发生机理

CPR 后由于中枢神经系统损害，交感神经兴奋，儿茶酚胺分泌增多，加上救治中肾上腺素、葡萄糖、糖皮质激素补充，而机体胰岛素的分泌相对不足，常可导致高血糖。CPR 的患者使用脱水治疗，由于高热、呼吸机辅助呼吸治疗过程中的不显性失水、呕吐、腹泻，通过胃管或胃肠造瘘管引流等引起的胃肠源性液体丢失过多，心肺复苏时多次使用碳酸氢钠等都可导致高钠血症。ICU 内的脓毒症、烧伤、创伤等患者补充大量的等张液，也是引起高钠血症的诱发因素。同时高钠血症的发生与患者原发病也存在相关性：① 治疗脑损伤患者时，由于考虑脑水肿严重，输液量受到人为限制，有效血容量往往相对不足；② 颅脑损伤和脑卒中患者由于脑水肿降颅压的需要，大量使用襻利尿剂和渗透性利尿剂，使用不当就会造成高钠血症；③ 头部创伤、神经外科手术、缺血性脑病等使下丘脑-神经垂体后叶系统受损，导致中枢性尿崩症，而此时补液量常有相对不足。水盐代谢主要受下丘脑-垂体后叶下属肾素-血管紧张素-醛固酮系统和抗利尿激素（ADH）来调控，而 ADH 由下丘脑的视黄核和室旁核神经元合成，运送至神经垂体释放，以提高肾远曲小管和集合管上皮细胞对水通透性的改善，增加重吸收量，减少尿量，调节晶体渗透压。由于下丘脑受损，常可出现中枢性的尿崩症。至于高氯，多由于高钠引起，同时由于心搏骤停后，无氧代谢增强，乳酸产物增加，代谢性酸中毒明显，进而引发高钾。

高钠血症治疗中存在的主要问题是完全限制了钠的摄入并补充水，结果不但不能纠正高钠血症，反而加快了患者的死亡，主要是因为过快地纠正高钠会导致脑细胞水分的吸收超过聚集的电解质和有机溶质的消散速度，引起细胞水肿，可能会导致严重的神经功能损伤。有学者建议，降低血钠浓度的速度每小时最大不超过 0.5 mmol/L。

临床上存在有误区，认为脑水肿严重，要加强高渗性脱水，而患者处于高糖、高钠、高氯、高钾、高渗状态时使用 20% 甘露醇，高渗性的脱水常是"火上加油"的治疗。本例患者采用甘露醇，再一次发生心脏骤停，加速脑死亡，笔者发现多例患者由于专科的意见要加强高渗性脱水而造成内环境更加紊乱，结果加速死亡。

5. 群体发生低血钾周期性麻痹

〔案例〕1974 年 4、5 月间在鹰潭龙虎山附近部队仓库，干部和战士共 12 人，年龄在 19～42 岁，夜间至凌晨突然出现两下肢麻木不能动弹，5 例有明显的肌痛，急送当地部队医院。检查血压、脉搏、呼吸、体温均正常，血糖、钠、氯、钙均正常，但血清钾甚低（0.9～3.2 mmol/L），心电图窦性心律，无早搏及其他异位节律，但 ST 段压低 1～2 mm，T 波低平，3 例倒置，8 例出现明显 U 波，膝反射迟钝，无病理反射。由于当时无条件查 CK 及

甲状腺等内分泌功能，临床诊断为低钾性周期性麻痹。经静脉或口服氯化钾，补钾的量：静脉4～8 g/d、口服3～6 g/d；部分患者补充硫酸镁，2～5天后全部恢复正常，痊愈出院。该地区驻军也不断地发生此病，而部分农民也有散发性发病。

【讨论】笔者认为该组病例为低钾型周期型麻痹（Hypo PP），该病是一组以周期性发作的弛缓性骨骼肌无力为特点的离子通道异常的神经肌肉疾病，常伴有低钾血症，危重时可致严重的心律失常、呼吸肌麻痹而危及生命。该地区属江西山区，紧靠龙虎山，发生低血钾是否与当地的水质、土质和饮食等有关未作调查，无法定论。本组患者没有发现甲状腺和肾上腺皮质等内分泌疾病因当时没有条件查内分泌功能。杨正飞报道在2000年1月至2007年1月诊治的158例。此类患者，有进行性四肢无力（以双下肢为著），近端重于远端。四肢麻木107例，肌肉酸痛34例，肌体颤抖22例，言语无力21例，昏厥或休克3例，呼吸肌受累2例，近期消瘦、怕热、多汗者28例；血清钾0.85～2.50 mmol/L者32例，2.52～2.98 mmol/L者110例，3.09～3.50 mmol/L者16例。部分低钾患者伴低血镁。113例肌酸磷酸激酶（CK）升高。41例患者的T3、T4、FT3、TSH检查结果符合甲亢。心电图在115例中至少有下列一种异常，即T波低平、双相或倒置108例，U波明显、U≥T 97例，ST段下移93例，QT延长74例，窦性心律不齐41例，Ⅰ～Ⅱ度房室传导阻滞22例。

原发性周期性麻痹包括低血钾、正常钾型和高钾型，以Hypo PP最多见。近年研究发现Hypo PP是由离子通道基因突变所致的离子通道病，与遗传有关。部分患者伴发某些全身性疾病，如甲亢、原醛，称为继发性PP，在β-肾上腺素能神经兴奋和甲状腺激素的影响下，Na-K-ATP酶泵的活性增高，引起K^+过多地转入肌细胞内。该组有41例继发于甲亢，均在麻痹发作后才诊断为甲亢，抗甲亢治疗后麻痹减少或消失。甲亢性周期性麻痹（TPP）在亚洲的发病率为甲亢患者的11.8%～81.8%，在西方国家的发病率为甲亢患者的0.11%～0.12%，其中男性多见，男女之比约为20:1。TPP患者基因突变，多在午夜或晨起突发弥漫性骨骼肌无力，严重低钾及甲状腺素水平升高，少数伴有甲状腺毒症的临床表现，可能伴有低磷、低镁血症。该调查发现Hypo PP患者肌酶学各项指标均有不同程度升高，其中CK升高最为明显，伴肌痛患者尤甚。有报道提示低钾麻痹发作期CK等肌酶升高，且肌酶升高程度与血钾降低程度呈负相关，血钾降低愈严重，肌酶升高愈显著。其机制可能是低钾导致肌肉缺血，肌细胞内大量自由脂肪酸（FFA）积聚，诱导分子水平的病变以及肌膜通透性增高，肌浆内CK外逸。

剧烈运动和劳累是麻痹发作最重要的诱因。患者肢体呈对称性软瘫，近端重于远端，下肢重于上肢，无感觉障碍。患者的症状、体征与血钾水平不一致。但麻痹发作可能导致呼吸肌麻痹及严重心律失常，甚而致命。其中就有2例死于室速、室颤。因此早期诊断和及时恰当治疗至关重要。突发的双下肢或四肢无力疑为Hypo PP患者，应首先做心电图检查和血电解质（尤其是钾和镁）测定。如心电图提示低血钾，应立即补钾，不必等待血钾检测结果，可采用口服补钾或静脉补钾。若出现心律失常、呼吸肌麻痹、肠麻痹等，提示体内缺钾严重，应加快、加大补钾量，补液浓度可提高到1% KCl，但必须行心电图监护；伴低血镁时应给予硫酸镁或门冬氨酸镁静滴。

6. 脑血管意外清醒-嗜睡-清醒,严重脑性低钠血症

〔案例〕吴某,男,58岁,干部。高血压病史30年,服降压药不定时,生活没有规律。于1973年12月在江西鹰潭发生脑溢血(位于内囊),当时无CT,故定位不确切。经脱水降压保护脑细胞等治疗,神志一度清醒,但右侧肢体活动不力,后又发生浅昏迷或嗜睡,血生化检查:钾4.5 mmol/L,钠112 mmol/L,氯95 mmol/L,有代谢性酸中毒。在治疗中偶尔发现静注碳酸氢钠很快清醒,停用后不到两小时又再次昏睡,重复静注碳酸氢钠,又很快清醒,如此变化反复6次,但采用3%氯化钠,效果不如碳酸氢钠明显,经综合抢救成功出院。但当时对脑性低钠血症的发生机理了解不深,最近查阅文献,有类似的病例报道提供给读者。

【讨论】低钠血症是脑血管意外继发的一种常见的水盐代谢紊乱,部分为医源性(如使用甘露醇、激素和利尿剂)引起,但有时是颅内疾患本身所致,称为中枢性低钠血症。目前已明确地分为两种形式,即抗利尿激素(ADH)异常分泌综合征(syndrome of inappropriate antidiuretic hormone secretion,SIADH)和脑性耗盐综合征(cerebral salt wasting syndrome,CSWS)。SIADH是指丘脑下部——垂体系统受损,ACTH和抗利尿激素(ADH)分泌异常,尿钠排出增加,肾对水的重吸收增加,导致低血钠、低渗透而产生的一系列神经受损的临床表现。CSWS是指继发于急慢性中枢神经系统损伤,肾保钠功能下降,尿钠进行性增多,血容量减少而引起的低钠血症,常发生于严重脑外伤和脑血管意外脑卒中后。抗利尿激素(ADH)是由下丘脑视上核神经细胞合成,输送到垂体后叶贮存并释放。正常人体ADH分泌主要受血浆渗透压与血容量的调节。抗利尿激素异常分泌综合征(SIADH)是急性脑卒中患者一重要的内分泌系统并发症。有资料表明,大约有13%的脑卒中患者会发生SIADH。

急性脑卒中患者易发生抗利尿激素异常分泌综合征,考虑系各种因素直接或间接刺激了下丘脑视上核及神经垂体,促使ADH分泌增多,作用于肾远曲小管及集合管。通过环磷酸腺苷(cAMP)等作用,提高了肾小管细胞膜的通透性,增加了水分的重吸收,引起水潴留与稀释性低钠血症。由于血容量扩张,肾小球滤过率增加,醛固酮分泌可能被抑制,尿钠排出增加,同时抑制了近曲小管对钠的重吸收。

SIADH目前诊断沿用以下标准:① 临床表现:在治疗过程中出现精神症状及意识障碍昏迷,表现为精神萎靡、烦躁、嗜睡,甚至抽搐、昏迷,部分患者出现顽固性腹胀、腹泻、恶心、呕吐,其中以烦躁、嗜睡等意识障碍为常见;② 实验室检查:ⓐ 低钠血症(血钠<130 mmol/L);ⓑ 低血浆渗透压(<270 mOsm/L);ⓒ 尿钠>20 mmol/L,24小时尿钠>80 mmol/L;ⓓ 尿渗透压增高,尿渗透压>血渗透压;ⓔ 肾功能、肾上腺皮质功能及甲状腺功能正常,无容量不足或水肿。

CSWS尚无统一诊断标准。下列情况有助于诊断:① 低血钠伴多尿;② 尿钠升高,尿量增加而尿比重正常;③ 低血容量,中心静脉压下降(常<6 cm H_2O 或 0.59 kPa)、脱水症、心率快、体位性低血压、红细胞压积和血BUN增高;④ 补水、补钠后病情好转。本病例可能属于此类型的补钠,尤其补碳酸氢钠后迅速清醒。

对SIADH治疗需注意:① 积极治疗原发病,控制脑水肿,以减轻对下丘脑的刺激,

同时积极对症处理胃肠道症状,鼓励患者进食,以增加盐的摄入;② 限制摄水:一旦确诊 SIADH,即应严格限入水量,包括饮食水量和静脉液体量。一般入水量控制在少于尿量和不显性失水之总和,约 500~1 000 ml/d 之内。症状轻者通过限水就可取得满意疗效,重症患者入水量应控制在 400~700 ml/d 以内,使体内水呈负平衡;③ 补盐:因患者机体并不是真正缺钠,钠代谢呈平衡或接近正平衡状态,同时高盐的摄入可抑制 ACTH-肾上腺皮质轴,而兴奋垂体后叶,刺激 ADH 释放,加重病情,引起中枢神经系统脱髓鞘改变,故不能盲目补钠。确定是否补钠需参考血钠下降情况和 24 小时尿钠排泄总量。对于急性严重病例,如血钠<120 mmol/L 伴有意识障碍、抽搐等神经系统症状时,可用 3%~5%高渗盐水静脉滴注,血钠上升速度每天应控制在 8~12 mmol/L,但注射时应控制补盐的速度,注意避免出现肺水肿或因此引起潜在心脏病发作的危险,如血钠浓度回升至 130 mmol/L,就应停止输入高渗盐水;④ 速尿的应用:对症状较轻并伴高血容量者,可在严格控制摄水基础上,加用速尿促进利尿而减少细胞外液。症状较重,可先给予速尿 20 mg 静脉推注,使细胞外容量减少,然后补充高渗盐水;如尿量增加不明显,必要时可重复给予。此时应注意,如先用高渗盐水,因患者的肾小球滤过率增加而近曲小管对钠的重吸收减少,所输入的钠会很快随尿排除而不能使血钠浓度增高,因此必须先用速尿。同时应监测血钾,及时补充氯化钾,以避免出现低钾血症;⑤ 血浆渗透压过低时,及时补充胶体,以升高血浆渗透压,减少水分从细胞外液移向细胞内液,避免加重脑细胞水肿或引起肺水肿。进行以上治疗时需严密监测血电解质尤其是血钠、尿钠、血渗透压、尿渗透压、尿量、尿比重等,并及时调整用药剂量,从而避免出现新的并发症。

CSWS 由于肾大量排钠,血容量减少,钠代谢呈负平衡,因此采取的治疗措施是补钠和补水,恢复血容量和钠的正平衡。首先需快速补足血容量,提高血浆渗透压,以改善微循环。究竟补充多少盐分合适,需要根据患者的血钠浓度、尿钠浓度、血容量进行综合分析。轻度或中度缺钠患者,可根据血清钠缺失量,先给予一半,再加每天的需要量,所需水量用葡萄糖盐水补足。重度缺钠者,一般先补给质量浓度为 30 g/L 的高渗盐水 200~300 ml,以尽快升高血钠。治疗过程中每日严密监测血钠、尿钠及 24 小时尿量,待血钠、尿钠均恢复正常后,继续巩固 3 天。

杨自力等报道脑盐综合征(cerebral salt wasting syndrome,CSWS)是指继发于急、慢性中枢神经系统损伤,肾脏钠重吸收功能下降,血钠进行性下降,血容量减少而引起的中枢性低钠血症,常发生于严重颅脑损伤后。CSWS 常与抗利尿激素不适当分泌综合征(syndrome of inappropriate antidiuretic hormone,SIADH)相混淆,两者虽然均表现为低钠血症,但临床特点和治疗明显不同,容易造成误诊误治。

颅脑损伤后 CSWS 主要以低血钠、低血渗造成的神经系统症状为主,出现精神和意识改变,比如烦躁、精神萎靡、嗜睡,进而抽搐、昏迷。该组患者伤后 5~12 天开始出现低钠血症状,12 例首发症状为精神症状和意识状态改变,6 例意识障碍加深,并出现再次昏迷,其中 1 例出现肢体抽搐。

由于肾小管对钠的重吸收功能下降,因此 CSWS 患者除了血钠下降,还出现尿钠排出增多。由于水的重吸收也降低,所以临床上出现多尿,导致血容量的减少并出现血液浓缩。该组常规治疗后出现血钠和血渗透压下降,尿钠和尿渗透压升高。

STADH 是由于抗利尿激素分泌增多,使水潴留而发生的低钠血症,细胞外液容积增大,液体增多。它与 CSWS 相同之处在于两者均有尿排钠增多与低钠血症,常并发于颅内伤病;所不同的是 CSWS 尿钠排出增多,同时排水也增多,细胞外液容量减少,出现脱水症,同时体重下降,中心静脉压下降,血容量减少,血渗透压、红细胞压积和血尿素氮均增高。CSWS 和 SIADH 患者血浆心钠素和抗利尿激素均可增高,因此内分泌激素测定在鉴别诊断上意义不大。

7. 尿路感染,严重高血钾死亡

〔案例〕王某,女,27 岁,因发热、尿频、尿急、尿痛,患尿路感染,于 1964 年 9 月入住福州某医院,白细胞 1.4～2.2,中性 88%～98%,经庆大霉素等治疗一度好转,后因尿路感染未能控制,发展为全身性脓毒症,除了 SIRS 表现外,突出的是高血钾症,血清钾 5.6～6.7 mmol/L,钠、氯均正常,静脉和口服全部禁用钾盐,但血清钾仍继续上升,而感染代谢性酸中毒未能纠正,10 天后达 8.2 mmol/L,心电图呈窦-窦传导,心室停搏,死亡。

【讨论】血清钾超过 5.5 mmol/L 时称为高钾血症(hyperkalemia)。体内总体钾过多,称为钾过多(potassium excess)。如无溶血、酸中毒、白细胞增多或血小板增多等使钾从细胞内转移至细胞外的因素,那么,血清钾浓度增高,体内总体钾也过多。

● 高钾血症的病因和发病机理

(1) 钾过多性高钾血症 ① 排钾困难:急、慢性肾功能衰竭,尿少和尿闭期是引起高血钾症的最主要原因;严重失水失钠,循环衰竭,发生肾前性氮质血症代谢性酸中毒时,保钾性利尿剂应用过量;肾上腺皮质功能减退症,尤其是危象发作;下尿路梗阻排尿困难;② 摄入过多:肾功能不全时口服或静脉输注钾盐过多,如输注大剂量钾盐、库存血等,易发生此类高钾血症。

(2) 转移性高钾血症 ① 酸中毒、休克、中毒、溶血反应(输血或溶血性贫血危象)、分解代谢亢进(严重感染、创伤、手术等)或输入库存过久的血,红细胞常逸出钾而导致本症;② 恶性淋巴瘤、白血病等化疗时由瘤细胞内逸出钾所致;③ 急性洋地黄中毒;④ 家族性高钾型周期性麻痹。

(3) 浓缩性高钾血症。

临床上神经肌肉表现为早期极度疲乏、软弱、四肢无力、行走困难、肌张力下降、腱反射消失、呈上升性弛缓性瘫痪。严重者可发生吞咽、呼吸和发音困难。血钾达 8 mmol/L 时可发生呼吸肌麻痹而死亡。

本病例无肾脏和内分泌疾病,其血钾升高的原因为严重感染,代谢性酸中毒造成器官损坏、细胞破坏,释放大量钾。生化专家多次会诊,认为此患者严重缺钾,但每日未进钾的情况下 1 周后,血钾升高如此之快,从理论上很难解释。笔者认为因严重感染而发生高血钾者偶尔见到,但本例血钾的变化甚为少见,其根本原因是感染脓毒症未能控制,大量组织破坏,细胞内钾大量释放,结果出现高血钾而死亡。这方面值得再进一步探索。

急性肠系膜血管性疾病

肠系膜血管可发生急性闭塞或反射性收缩、痉挛，造成肠管急性缺血、坏死，临床分类和病因如下：

（1）肠系膜动脉闭塞　①急性肠系膜动脉栓塞：栓子多来自患病的心脏；②急性肠系膜动脉血栓形成：通常发生于动脉粥样硬化性狭窄基础上，当某些诱因，如心力衰竭或心肌梗死存在时，可导致动脉急性血栓形成。

（2）肠系膜静脉血栓形成　通常继发于门静脉高压症、腹腔感染、真性红细胞增多症、肿瘤及外伤等疾病。

（3）非闭塞性肠系膜缺血　常见诱因包括：①心血管疾病：如心力衰竭、心率失常、心肌梗死或动静脉瘘；②严重感染：如脓毒症、脓毒性休克；③外伤：如脑外伤；④药物因素：如心力衰竭时应用洋地黄制剂；⑤其他：如嗜铬细胞瘤。

1. 急性肠系膜静脉血栓形成，上消化道出血

〔案例〕李某，男，35岁，因阵发性上腹痛1周，加重两天，于2006年6月7日入上海新华医院，一周前进食粽子后出现上腹痛，无恶心呕吐，无返酸嗳气、腹泻等表现，当地医院予阿莫仙、达喜治疗无明显好转。入院前（6月6日）患者自觉上腹胀痛加重，并向腰背部放射，急诊查尿淀粉酶565.65 IU/L，血淀粉酶正常，血常规白细胞7.5×10^9/L，N 70%，予以抗感染、解痉治疗后好转。入院当天早晨食用蛋粥后腹痛加重，血常规白细胞8.3×10^9/L，中性75%，尿淀粉酶854.73 IU/L，腹部B超胆囊未见结石，胆总管无扩张，查上腹部CT示"胰头密度欠均匀"，急诊拟"腹痛待查，胰腺炎待排"收治入消化科。起病以来，一直无明显排便排气。既往史中否认高血压、糖尿病病史，1996年有咳血，有双下肢肿痛，发现双下肢深静脉血栓形成史，予以对症治疗后好转。患者生于沪，否认有疫水疫区接触史，吸烟史有20余年，每天10～20支。偶尔饮酒。家族史中，母亲、外婆均有可疑静脉血栓形成病史。

入院体检见体温37.8℃，神清，痛苦面容。半卧位，双肺无啰音。HR 80次/min，律齐。腹平软，中上腹有压痛，无反跳痛和肌卫，肠鸣音可闻及，4～6次/min，肝肋下2指，质中偏软，叩痛时有时无，脾脏肋下刚触及，无移动性浊音。双下肢无浮肿；双下肢皮肤

色素沉着。

入院后给予信法丁、加贝酯等治疗及甲硝唑、左克等抗感染治疗,但腹痛缓解不明显,且背部放射痛日趋明显。6月8日下午3时起先后数次呕鲜血共约500 ml,查腹部立位平片见数个液平,上腹部CTA提示有轻度肝硬化,脾大,少量腹水,食管下端管壁可疑增厚,部分肠腔壁水肿,肠系膜上动脉及静脉未见明显栓塞,胃镜检查显示"慢性隆起糜烂性胃炎,反流性食管炎,食道裂孔疝",DIC报告D-二聚体8.4 mg/L。请外、内科会诊后予以制酸、止血、654-Ⅱ解痉、止痛治疗。6月9日上午2时30分起患者心率突然增快至150次/min,随后呕鲜血1次,量约300 ml,上午3时出现血压下降至80/48 mmHg(10.6/6.4 kPa),全院会诊后转入ICU行手术。术中发现出血性腹水量约

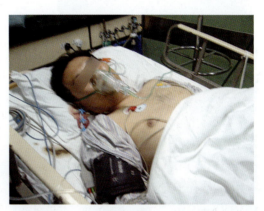

图1-1 阵发性上腹痛1周,加重2天

1 000 ml的病变均在小肠,缺血坏死程度不同,坏死肠段长短不一,最短为50 ml,几乎累及全部小肠。肠壁明显水肿、色暗紫无光泽,肠系膜静脉近肠端(即远端)发生广泛血栓,血管变黑,呈黑色条纹状血栓改变,界限明显,其伴随动脉搏动微弱或消失,小肠大部发黑、扩张,小肠系膜内散在有血栓存在,只有近端(距屈氏韧带约20 cm)小肠及远端小肠(距回盲部约100 cm)色红、蠕动好,行坏死肠管迅速切除。患者术后给予机械通气,积极抗感染(泰能),抗炎保护脏器(用乌司他丁),抗凝(用低分子量肝素),肠外营养支持等综合治疗。患者于6月15日撤离呼吸机,呼吸和肾功能恢复正常。6月30日开始进食流质,顺利出院后,继续抗凝治疗。

【讨论】急性肠系膜静脉血栓形成(acute mesenteric vein thrombosis,AMVT)通常属同一种继发性疾病。常继发于:① 门静脉高压症;② 腹腔感染;③ 高凝状态,如家族遗传性蛋白S、蛋白C或抗高凝血酶Ⅲ缺乏,真性红细胞增多症,妊娠或口服避孕药等;④ 肿瘤;⑤ 外伤或手术,如脾切除术;⑥ 某些疾病,如镰刀红细胞性贫血、游走性血栓性

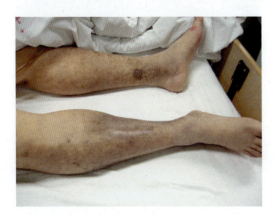

图1-2 双下肢皮肤色素沉着

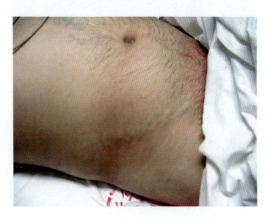

图1-3 右下腹壁浅表静脉曲张

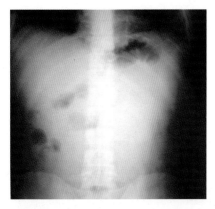

图 1-4 腹部立位平片未见明显异常

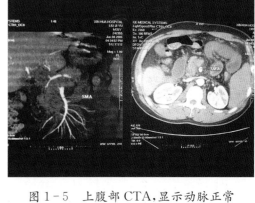

图 1-5 上腹部 CTA,显示动脉正常

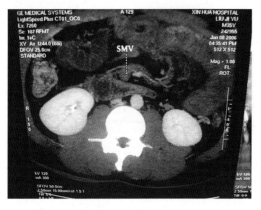

图 1-6 增强实质期,显示 SMV 不强化,
　　　　提示栓塞

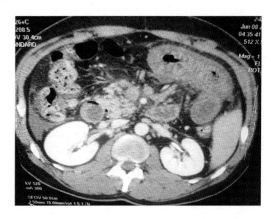

图 1-7 CTA 读片

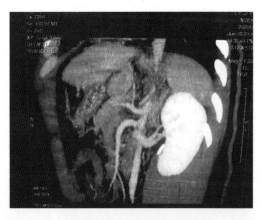

图 1-8 CTA 读片

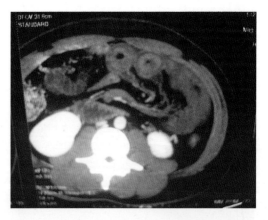

图 1-9 CTA 读片

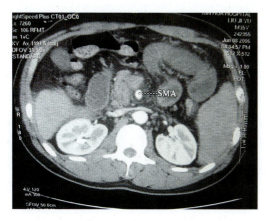

图 1-10　CTA 读片

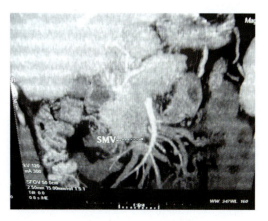

图 1-11　CTA 读片

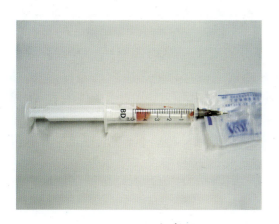

图 1-12　腹部穿刺

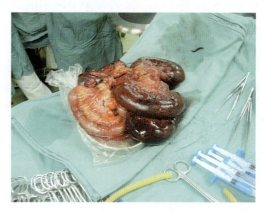

图 1-13　剖腹探查

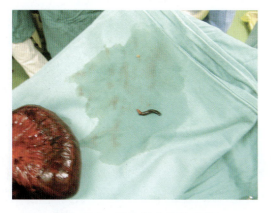

图 1-14　肠系膜上静脉血栓

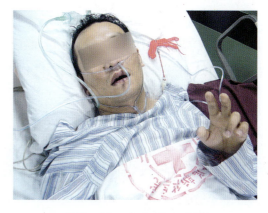

图 1-15　术后 21 天出院

静脉炎、肠道炎性疾病及血吸虫病等。

部分 AMVT 患者发病时无明显诱因,而被称为"特发性"或"原发性"AMVT。实际上,绝大多数所谓"原发性 AMVT"都可以用家族遗传性高凝状态来解释。

(1) AMVT 起病隐匿　早期无特异症状体征,多数患者在出现腹膜炎甚至剖腹手术后始作出诊断,往往失去最佳治疗时机。据文献报道,在肠系膜血管栓塞病例中,81%的患者有共存病,常见的有血液高凝状态、门静脉高压症、腹部细菌性炎症、腹部损伤及腹部手术后或长期口服避孕药等。而原发性 AMVT 患者则与血中抗凝血酶原Ⅲ因子、C 蛋白及 S 蛋白的缺乏等有关。本患者抗凝血酶原Ⅲ因子(ATⅢ)极低,故考虑可能是原发性 AMVT。早期诊断 AMVT 临床症状复杂多样,辅助检查无特异性表现,早期诊断非常困难,诊断平均延误时间 48～80 小时。与急性肠系膜动脉缺血不同,AMVT 多以腹胀、腹部钝痛缓慢起病,早期往往疼痛定位模糊,无明显体征。以持续性疼痛起病者,极易被误诊为胰腺炎。部分患者因肠系膜动脉反射性痉挛,以及肠管因淤血缺氧导致一时性蠕动增强而出现痉挛性腹痛,易被误诊为肠梗阻。缺乏对 AMVT 的警惕性,对可能存在的高凝状态认识不足,也是造成误诊的重要原因。本患者腹痛起病,有阵发性上腹痛,伴呕血、便秘,尿胰淀粉酶增高,血胰淀粉酶正常,开始无明显外科体征,一度误诊为急性胰腺炎。我们认为以下几点有助于早期诊断:① 有深静脉血栓形成病史,未行正规治疗;② 发病前有数月或数周的胃肠道功能紊乱表现,如腹部隐痛不适,停止排便排气等;③ 腹痛急剧加重,腹胀,频繁呕吐,类似于肠梗阻表现,但患者剧烈持续性腹痛与轻微体征不相称是本病早期最重要的特点;④ 有消化道出血表现——呕血;⑤ 腹膜炎体征:腹穿可得血性液;⑥ 彩色超声多普勒、腹部 CT 有可能发现门静脉、脾静脉及肠系膜静脉血栓形成。Robert 等报道,CT 诊断的准确率达90%以上。螺旋 CT 其阴性结果可排除诊断;⑦ D-二聚体增高,D-二聚体阴性可排除,其特异性较高。

(2) 及时手术　AMVT 的手术指征和手术时机的掌握十分困难,临床一旦考虑本病,均应积极开腹探查。据文献报道,手术治愈率 50%～60%,非手术治疗死亡率达92%～100%,肠切除术后复发率 20%～30%,其中 60%复发灶在吻合口处。

(3) 术后抗凝　抗凝治疗是预防血栓形成,提高治愈率的重要措施,但临床出血常用止血剂,其结果加速病情发展,起反作用。目前抗凝治疗方法多采用低分子量肝素5 000 IU 皮下或静滴,每 12 小时 1 次,若有活动性出血,适当减量。低分子量肝素可用 2周,若有条件,可检测抗活化因子Ⅹ,其主要反映低分子量肝素浓度,若为治疗用药,其浓度范围控制在 0.4～0.7 IU/ml,肝素用至 12 天时开始口服华法林,3 mg/片,第 1 天,1片,每 8 小时 1 次,第 2 天,1 片,每 12 小时 1 次,第 3 天凝血酶原时间 INR 1.8～2.5 基本正常,若<1.8,再加半片,若>2.5,再减半片,华法林口服半年至 9 个月,最好一年。开始使用华法林当天用低分子肝素,每天 1 次,肝肾功能差,应减剂量到 2/3～1/2。目前静脉系统血栓都主张使用阿司匹林,若出血明显,应减量或停药。此外,检测抗凝血酶Ⅲ可观察肝素是否为有效指标,抗凝血酶Ⅲ正常在 80%～120%,<70 注意低分子肝素效果可能欠佳,<50%低分子肝素效果减低一半,<30%低分子肝素基本无效,抗凝血酶

Ⅲ低,可予输血浆。防止低分子肝素过量,并注意其不良作用,可能导致血压低,心律失常,若口服抗凝有出血倾向,应减量,可用维生素 K 120 mg。

加强对本病的认识,早期诊断、及时手术、术后抗凝治疗是降低复发率、提高治愈率的关键。

2. 急性肠系膜动静脉栓塞合并小肠坏死

〔案例〕杨某,男,厨师,41 岁。因左上腹痛 5 天,加重伴腹胀 1 天,于 2007 年 7 月 31 日入上海长征医院。患者 5 天前无明显诱因下出现左上腹隐痛,不放射,无发热,无恶心呕吐,饮食及排便正常,地段医院给予胃苏颗粒、血栓通等药,无明显好转。1 天前腹痛加重,呈绞痛,波及全腹,难以忍受,伴腹胀,可放射至腰背部,查心电图显示心率 155 次/min,窦性心动过速;腹部 B 超显示有“脂肪肝,腹腔积液,左下腹 23 mm,右下腹 12 mm”,血压正常 120/80 mmHg(16/10.7 kPa),之后腹胀明显加重,意识渐模糊,晕厥 1 次,持续约 10 分钟。当夜来急诊,入院时呈嗜睡状,意识模糊,血压测不到,全腹胀痛明显,腹腔穿刺抽出不凝血性液体,查血常规显示白细胞 22.2×10^9/L,中性粒细胞 81.9%,血红蛋白 177 g/L。B 超显示腹腔积液,左下腹部 48 mm。给予补液升压抗休克、抗感染等治疗,并予以胃肠减压、导尿、深静脉置管等处理,至次日下午血压稳定,复查血红蛋白降至 100 g/L,尿量 1 500 ml,拟“急性腹膜炎、感染性休克”收入普外科。当日在全麻下行剖腹探查术,术中见腹腔内大量淡血性腹水约 1 500 ml,小肠系膜无扭转,距十二指肠悬韧带 40 cm 处小肠肠管坏死,颜色淤黑,无蠕动,其肠系膜血管(动静脉)内广泛血栓形成,末端回肠(距回盲瓣 110 cm)无坏死,坏死小肠近端肠管扩张水肿明显。行“小肠切除术+小肠端端吻合术”。吻合术后 10 分钟转入急救科 ICU。

既往史:患者诉 2 月前有类似腹痛发作,呈隐痛,持续时间短,给予口服“胃药”后缓解。否认高血压、冠心病、糖尿病及血液系统等病史,否认肝炎、结核等传染病史,否认外伤、手术史。否认疫水、毒性、化学性及放射性物质接触史。吸烟 20 余年,每天 20 支左右。饮酒 20 余年,黄酒 500 g/d。否认家族遗传病、肿瘤病及类似疾病史。

术后体温 37.8℃,脉搏 163 次/min,呼吸 24 次/min,血压 99/63 mmHg(13.2/8.4 kPa)。烦躁,双下肺呼吸音稍低,未闻及干湿性啰音,心率 163 次/min,心音较弱,律齐,各瓣膜区未闻及病理性杂音。腹膨,左上腹可见一长 20 cm 手术切口,敷料干燥,切口无渗血渗液,留置胃管+胃肠减压,肝下及盆腔负压引流,全腹无明显压痛和反跳痛,无移动性浊音,肠鸣音弱,双下肢无浮肿,活动正常,神经系统检查无异常。

入院后行机械通气,凯斯(头孢哌酮钠他唑巴坦)、甲硝唑抗感染,兰苏(盐酸氨溴索)化痰,奥西康(奥美拉唑)制酸,还原型谷胱甘肽保护肝功能,乌司他丁抗炎保护器官功能,小剂量肝素(100 mg/d)抗凝和肠外营养等对症支持治疗。患者于术后 3 天肛门排气,1 周撤离呼吸机,肠道功能恢复良好,监测凝血功能基本正常。2 周后切口拆线,拔除引流管,并逐渐过渡到肠内营养,持续抗凝治疗。3 周后肝素改为口服华法林治疗。各重要器官功能基本正常。

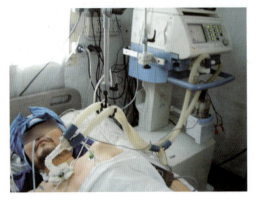

图2-1 术后救治中

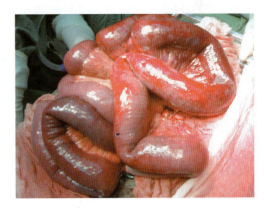

图2-2 术中开腹所见肠管

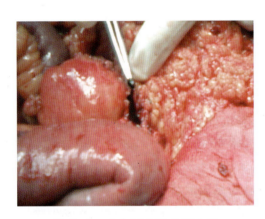

图2-3 术中所见肠系膜血栓

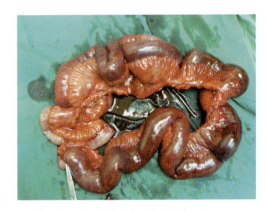

图2-4 手术切除的坏死小肠

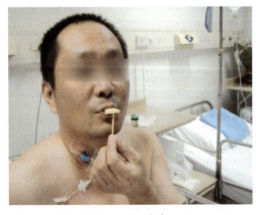

图2-5 康复

【讨论】

● 肠系膜血管栓塞(MT)的临床表现

本病例临床主要表现为腹痛、恶心、呕吐及腹泻。有的出现便血、腹胀、肠鸣音减弱或消失。应用X线腹部平片、彩色多普勒、CT、选择性肠系膜血管造影、病理学和手术等进行检查及确诊。采用溶栓、抗凝和手术等方法治疗。由于MT的临床表现不典型,无特异性的征象,常发生漏诊误诊。肠系膜静脉血栓形成的早期诊断较为困难,多数患者因肠坏死行剖腹探查时才得以确

诊。该病起病较慢,如为风湿性瓣膜病、心内膜炎的赘生物脱落,形成肠系膜动脉栓塞时才出现剧烈腹痛并腹膜刺激征。早期25%患者腹部平片或立位腹透可为阴性,不到40%的患者可有肠梗阻表现。有研究报道,其误诊率为16.7%。临床上缺乏剖腹探查的指征时,血管造影是早期诊断可疑的MT最有价值的方法,但当患者出现感染性休克

等危重表现时不宜行造影检查。

确诊后必须立即进行处理,腹痛 8 小时以内无腹膜刺激征者可给予非手术治疗。手术治疗中肠切除术最常用,肠系膜上动脉栓塞早期(12 小时以内)应积极开展取栓术,以避免肠坏死或缩小肠切除的范围。动脉血栓形成大多数伴有动脉粥样硬化,常用自体大静脉行旁路手术;当血流重建后,观察肠管的情况,如有坏死,待界线清楚后行肠切除。肠系膜静脉血栓形成者,就诊时往往已发生肠坏死,应及时手术探查,术中发现小肠大范围坏死时,要尽量保留有活力的肠管,手术后应继续抗凝治疗,防止血栓再次形成。

胆道反复出血

本病首次由法国 Glisson(1654)描述,系因疾病或创伤在肝内或肝外产生胆管和血管间异常交通,致使血液流至胆道,称谓胆道出血。

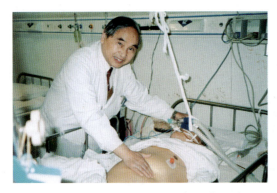

图 1　腹痛剧烈,腹软,上腹部轻度压痛,无反跳痛,大便反复出血

〔案例〕赵某,男,72 岁,因急性胆囊炎反复发作,2002 年 5 月又因胆道感染寒战发烧,体温 39.5℃,白细胞 36×10^9/L,中性 95%,感染性休克,激发 MODS(心、肺、肝、肾、血液),经泰能、大扶康、升压药、扩冠等治疗,但黑便每日有 3~5 次,胃镜检查未发现胃及十二指肠出血,而血液从总胆管口流出,确诊为胆道出血。即用止血敏等治疗,出血停止。

腹痛胆囊炎,胆道反复出血

【讨论】

● 胆道出血的诊断与鉴别诊断及治疗

常见的病因有创伤、感染、结石、肿瘤和血管疾患。少见病因有肝包虫病、凝血功能紊乱、胆总管囊肿、胰腺炎及门静脉高压症等。胆道手术和胆石通过胆管无疑会损伤黏膜也可引起小量出血。

胆道出血的病程与出血量、出血时间的长短以及是否持续性或一次性还是反复出血有关,大多数出血来源于小动脉,仅是静脉损伤出血则量较少,如有门脉高压,亦可为大量出血。胆道出血可来源于肝实质、肝内或肝外胆道(包括胆囊),罕见有来源于胰腺的(Sandblom,1972)。临床症状是因失血及在胆道中形成血凝块所致。胆道的血液排入消化道后可发生呕血,但几乎都有黑便。突然大量的出血可引起休克,除非急诊手术,否则患者会致死。持续小量的出血可造成慢性继发性贫血。胆道内血液常能形成血凝块,这取决于出血量和有无凝血功能紊乱。在 Oddi 括约肌之上形成的血凝块,可排入肠道,亦可存留在胆管内,后者可像结石一样引起胆绞痛和黄疸,如堵塞胆囊管或进入胆囊亦能引起胆囊炎,罕有长期存留而形成结石者(Olsen,1982)。胆管炎时的纤维性渗出也可形成凝块,有类似血凝块的性质。胆管内血凝块常被误诊为结石而处理不当。

胆道大量出血时,血凝块和胆汁混在一起,而小量胆道出血时血液与胆汁不混合,向下流动形成单纯性血凝块,为带有水平面的管腔塑性的血块。混合型与单纯型血块两者有明显的不同。前者质地柔软,很容易因胆汁的纤溶作用而迅速溶解;后者质地坚硬。混合型倾向与管壁黏附。

出血形成的血凝块在形态学上与结石有所区别,其形状常为卵圆形,有时为分叶状,罕有呈圆形者。一般来说,血凝块与所在部位的管腔形状相一致,系由血凝块因管腔塑形所成,即在总胆管处的血凝块呈圆柱状,位于壶腹乳头部胆管的血凝块,则呈括约肌的形状或胰管的形状;而壶腹部的血凝块则为半圆形;小胆管的血凝块为长有分支的丝带状,且常卷曲成球形。坚硬的血凝块在胆绞痛发作后可排至肠道,有时可见于呕吐物中。血凝块的表面覆盖有纤维化蛋白丝,呈分叶体,经胆道镜也可见到这些形态变化。新鲜的血凝块为红色,可逐渐变为暗棕色,质地柔软,易碎或坚韧不等。未认识到胆道出血者常称此为"浓缩的胆汁"、"胆栓"、"组织碎屑"等。根据血凝块的形态学表现,大多数可经胆道造影识别。当新鲜血块与胆汁混合时,边界表现不清楚。由于易与胆道黏膜黏附,而常附着在管壁上,有时呈丝线形状。这些临床征象与试验观察资料对于结石相鉴别非常重要。即使无胆道出血可见,亦有可能为纤维蛋白沉积或为血凝块,因此不一定手术治疗。

胆道出血的另一种表现是相隔数月或几年反复发作,引起胆道出血的肝内病变很难自然愈合。文献报道有反复出血达36年的妇女(Sandblom,1972)。由于血肿囊腔内衬以受损的肝实质细胞而非肉芽组织,故无法自然愈合,需积极采用手术治疗(如肝动脉结扎等)方能治愈。

胆道出血症状有胃肠道出血及黑便,占90%,呕血为60%,胆绞痛70%,黄疸60%。这些症状同时出现即所谓"三联症"。胃肠道出血如同时出现胆道症状,应首先考虑为胆道出血。胆道出血常为周期性,难以自然停止,需要手术治疗;小量胆道出血几乎无症状,但偶然也会形成固体的血凝块。

胆道出血的诊断首先应作胃镜检查,排除其他原因引起的出血,有时常会直接看到有血液自Vater壶腹部流出,也可同时作ERCP检查,以证实胆管内有无血块。超声波或CT检查可证实存在有血肿(甚至很小的血肿),但不能查出动脉胆管瘘。胆管内的血凝块与胆石不同,有不甚清晰的低密度影像,胆囊内的血凝块可呈沙砾状高密度影,称为"微小结石"或"浓缩胆汁"。最好的检查方法是选择性肝动脉造影,可查出出血的主要来源。如造影剂向下流入胆管,则可能说明动脉与胆管相通。有时也可见到动脉直接开口至门脉系统。造影完毕后,可考虑作动脉栓塞治疗。

胆道出血应根据出血原因进行治疗。一般选择肝切除或肝动脉结扎、肝动脉栓塞。胆道出血的病因治疗包括以下内容。

(1)肝外伤。

（2）医源性创伤　① 诊断性肝穿刺引起；② 经皮肝穿刺胆道造影：Sarr 报道 300 例中有 9 例胆道发生大量出血；③ 内支撑管治疗；④ 肝动脉插管行持续区域灌注化疗，也会引起胆道出血；⑤ 胆道手术；⑥ 外科手术和器械探查肝内胆管损伤管壁引起出血。

（3）非炎症和胆道蛔虫引起的出血。

（4）结石。

（5）肿瘤。

（6）血管疾患　约占胆道大量出血的 10%。真性肝动脉瘤破入胆道引起出血的发生率因真菌性动脉瘤的消失而减少，仅源于动脉粥样硬化及结节性多动脉炎。有时血管疾患因动脉高压致胆道出血，一般以胆囊多见，称为"胆囊中风"。

（7）凝血紊乱。

笔者建议对于不明原因反复上消化道出血，有时呈周期性，伴有上腹部疼痛者，应高度怀疑胆道出血，进行纤维胃镜及影像学等检查进行鉴别。

中　毒

中毒仍是当今急诊急救的主要疾病之一,是我国居民的第五大死亡原因。在救治中毒者时,必须准确把握好中毒诊断与治疗的5个关键环节。

(1) 准确把握中毒的基本概念　要作出毒物中毒的正确诊断,必须具备几个基本要素:① 要有明确的毒源存在;② 人员与毒物必须有密切接触;③ 毒物接触人体必须有足够的时间和(或)足够的剂量;④ 毒物作用于机体后应有相应组织器官损伤的依据。

(2) 准确把握中毒的院前急救　中毒现场处理的任务有三条:① 迅速对现场中毒者进行检伤分类,对危重中毒者进行紧急处置;② 保持危重中毒者的气道通畅、供氧,维持其血液循环,满足生命需要;③ 迅速安全地将所有中毒者疏散、转运到有救治能力的医院。

(3) 准确把握解毒剂的合理使用　从事中毒急救的医生,特别是从事院前急救的医师,首次接触患者时,对毒物明确、症状典型且有特效解毒药者,应及时合理地用药。

(4) 准确合理的全程对症支持治疗　早期全程对症支持(吸氧、维持重要脏器功能、纠正电解质紊乱和酸碱失衡等)治疗显得尤为重要。

(5) 准确收集中毒的流行病学资料　中毒流行病学资料收集得完整与否,对于处理中毒事件,特别是重度特大群体中毒事件,具有十分重要的作用。

1. 毒鼠强中毒死亡

〔案例〕何某,男,22岁。自服毒鼠强(服量不详),抽搐剧烈,在县医院进行洗胃处理,一天后转至海口某医院治疗。由于服毒剂量太大,病情发展凶猛,各脏器功能很快衰竭,尤其 DIC 的出现,静脉出现血栓形成血管栓塞,皮肤、消化道和呼吸道大出血。虽然行 CRRT 等治疗,病情也无法控制,最后死亡。

【讨论】

● 毒鼠强引起 MODS 死亡的机理和 DIC 的防治

周志强等提出毒鼠强急性重症中毒主要表现为抽搐(全身骨骼肌包括呼吸肌群阵挛性及强直性抽搐)、呼吸停止,甚至窒息,中毒者可在数分钟内死亡。有实验表明毒鼠强通过拮抗 γ-二氨基丁酸受体,使中枢神经系统过度兴奋而致全身抽搐。据笔者观察分析,毒鼠强中毒引起中枢异常兴奋,惊厥,抽搐,呼吸停止,窒息缺氧,是致死的首要原因。

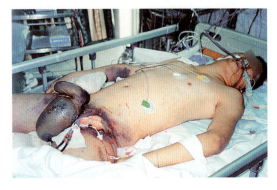

图1-1 毒鼠强中毒,全身出血,
阴囊巨大血肿

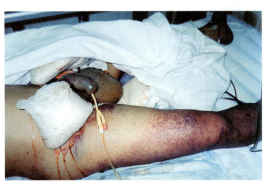

图1-2 阴囊和下肢出血(一)

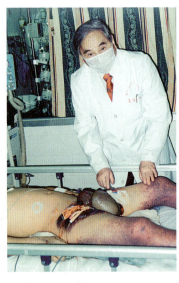

图1-3 阴囊和下肢出血(二)

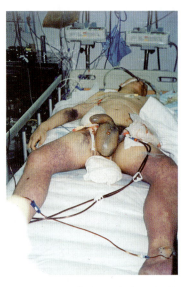

图1-4 阴囊和下肢出血(三)

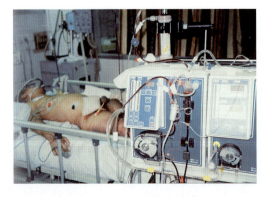

图1-5 血液净化治疗

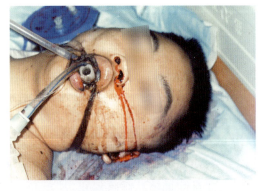

图1-6 深昏迷,鼻孔出血,全身肿胀,毛细
血管渗漏,临终前全身出血

由于毒鼠强中毒在发生严重抽搐、呼吸停止时常发生误吸,致中毒者数分钟内窒息死亡,因此必须在控制抽搐,开放气道,维持正常的呼吸功能后,才能进行洗胃和胃肠内给予活性炭(50 g)及硫酸镁,减少毒物吸收;利尿和连续性肾脏替代治疗,能在一定程度上排除毒物,有利于保护心、肝、胰、脑等主要器官功能,防治抽搐反复发生,保持呼吸道通畅等仍是中毒者恢复健康的重要基本措施。

笔者认为毒鼠强中毒死亡的原因早期是抽搐、窒息等,但本病例皮肤内脏大出血是死亡前的严重的征象。由于该病例早期洗胃不够彻底,止痉不够有力,脏器保护措施不强,最终以 DIC 为突出的表现,为此将毒鼠强中毒者早期控制抽搐,开放气道,行呼吸机支持,必要时用肌松剂防治肌肉的阵挛,有条件则行 CRRT 治疗,有利于提高抢救成功率。

2. 群体毒鼠强中毒救治

〔案例〕2002 年 4 月,广东某地因午饭进食快餐,发生 15 例毒鼠强中毒,急送广东中山市人民医院,在急诊室立即采用洗胃、镇静止痉、导泻利尿。笔者会诊,除上述救治外对中毒患者应作床旁超滤吸附。其中 5 例中毒较重,在 ICU 行持续血液净化(CBP),两例行气管切开,呼吸机支持等综合治疗。结果死亡 1 例,其余全部痊愈出院,没有发生MODS 和 DIC,脑和各脏器无任何后遗症。

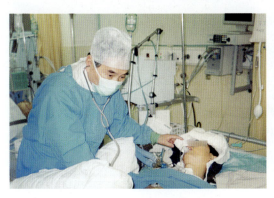 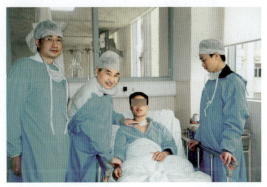

图 2-1　毒鼠强中毒患者(一)　　　　图 2-2　毒鼠强中毒患者(二)

【讨论】

● 毒鼠强早期治疗探讨

本组病例救治中该院领导高度重视,亲自指挥组织,将全部中毒患者全部放在急诊科抢救室、ICU 和急诊病房。将 5 例中毒较重的患者安置在 ICU,除常规措施外,全部使用 CBP,并对抽搐严重者采用肌松剂治疗,两例行气管切开。笔者认为毒鼠强早期死亡是由于阵发性全身抽搐,呈癫痫样大发作,持续角弓反张,造成窒息缺氧而致,本组案例因早期救治措施得力及时,故救治效果理想。

3. 毒鼠强中毒救治成功

〔案例〕李某,女,28 岁,外地来沪工作,误服两包毒鼠强,很快出现全身及右眼睑、面部抽搐,昏倒时右面部撞墙,造成眼球结膜出血,面部挫伤。急送上海长征医院急诊抢救室,立即洗胃,咪唑安定镇静,由于抽搐频繁,用小剂量肌松剂卡肌宁,加强利尿和导泻,病情控制。3天后神志清醒,康复出院。

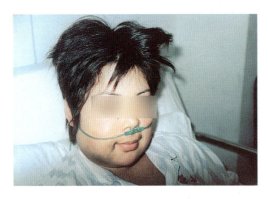 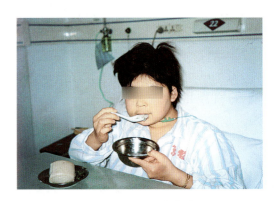

图 3-1　抢救1天后病情控制　　　　图 3-2　3天后康复出院

【讨论】由摊贩非法生产、销售的所谓强效毒鼠药——毒鼠强,目前有两种配方,一是由剧毒农药"氟乙酰胺"配制,称之为"毒鼠强";二是用剧毒化工原料"四次甲基二砜四胺"(ATI)配制,也称之为"毒鼠强",这两种非法生产的毒鼠药私售较为普遍,引发的中毒事故也颇多。

本病例误服毒鼠强后由于救治及时,措施得力,病情很快控制,尤其制止抽搐时加用肌松剂,故很快康复。

4. 百草枯中毒肺纤维化死亡

〔案例〕李某,男,13岁。于2005年10月服农药乐果和百草枯,急送浙江某市医院,经洗胃、阿托品、解磷定等治疗,有机磷中毒很快控制,但百草枯中毒引起的肺纤维化不断进行性加重。笔者于9天后会诊,发现患者呼吸急促、氧饱和度低下(80%)、动脉血气氧分压34 mmHg(4.53 kPa)、CT显示两肺呈弥漫性纤维化表现,由于家属不同意气管插管,行呼吸机支持治疗,两天后死亡。

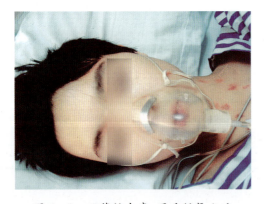 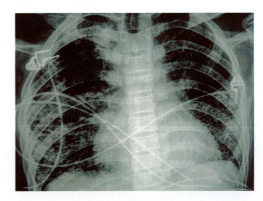

图 4-1　百草枯中毒,严重低氧血症　　　图 4-2　早期肺部无明显改变

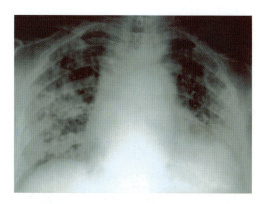

图 4-3　胸片显示肺有片状阴影

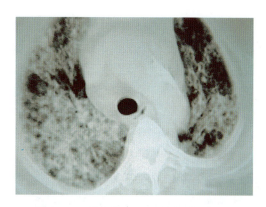

图 4-4　CT 肺窗显示肺纤维化(一)

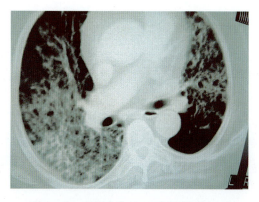

图 4-5　CT 肺窗显示肺纤维化(二)

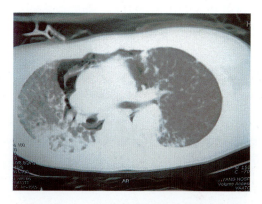

图 4-6　CT 肺窗显示肺纤维化(三)

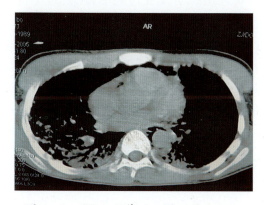

图 4-7　CT 纵隔窗显示肺纤维化(一)

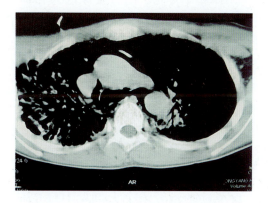

图 4-8　CT 纵隔窗显示肺纤维化(二)

【讨论】

● 百草枯的致病机理

百草枯属于接触灭生性除草剂,接触土壤后较快失去活性,无残留,也不污染环境。纯品百草枯为白色结晶,工业品纯度>95%,不挥发,易溶于水,微溶于低碳醇,不溶于烃类,约在 300℃ 分解,酸性条件下稳定,可被碱水解,与阴离子表面活性剂(肥皂、洗衣粉中的主要成分烷基苯磺酸等)接触,也易失去活性。20%二氯化物水溶液成人致死量估计为 5～15 ml 或 40 mg/kg 左右,是人类急性中毒病死率最高的除草剂。

百草枯可经完整皮肤、呼吸道和消化道吸收,但急性中毒几乎均为经口误服所致。国内外报道的病例中,经口误服 20% 水剂 30 ml 以上者,全部死亡。百草枯吸收后肺中的含量甚高,常大于血中含量的十至数十倍,在体内很少降解,常以完整的原形随粪、尿排出,少量可经乳汁排出,吸收和排出的速度均较快,动物实验经口染毒 90 分钟血浓度达高峰,24 小时内由肾排出 50%～70%,由粪排出约 30%。

百草枯对皮肤黏膜有刺激和腐蚀作用,全身中毒可引起多系统损害,尤以肺损害较严重,可引起肺充血、出血、水肿、透明膜形成和变性、增生与纤维化等,改变并累及循环、神经、血液、胃肠道和膀胱等系统和器官。多数学者认为百草枯是一电子受体,可被肺Ⅰ型和Ⅱ型细胞主动转运而摄取到细胞内,作用于细胞的氧化还原反应,在细胞内活化为氧自由基是毒作用的基础;所形成的过量超氧化阴离子自由基及过氧化氢等,可引起肺、肝及其他许多组织器官细胞膜脂质过氧化,从而造成多系统组织器官的损害,常可引起死亡。

百草枯中毒表现为红斑、水疱、溃疡和坏死等,指甲亦可被严重破坏而脱落。除大量经口误服较快出现肺水肿和出血外,大多呈渐进式发展,1～3 日内肺、肾、肝、心脏及肾上腺素等坏死,病程中可伴发热。重症可有中毒性心肌损害,个别病例尚有高铁血红蛋白血症,甚至发生急性血管内溶血。

百草枯中毒分为:① 轻度中毒:百草枯摄入量<20 mg/kg;② 中、重度中毒:百草枯摄入量<20～40 mg/kg;③ 暴发性中毒:百草枯摄入量>40 mg/kg,剩余毒物可用分光镜在 60 nm 处测定消光率。

百草枯中毒死亡的直接原因为肺损伤,其病理组织学改变与氧中毒类似,中毒后 1～2 周内出现肺损伤、肺不张、肺浸润、胸膜渗出和肺功能明显受损,此后发生肺纤维化,最终呼吸衰竭而死亡。全国各地均有报道,而河北省发生的病例更多见。有医院报道,一年收治 80 多例,根据他们的救治体会,下列措施有一定效果:① 发生当时用泥土和白陶土溶液洗胃,并需反复进行;② 有条件行床旁超滤和透析(CRRT);③ 采用大剂量乌司他丁和血必净;④ 对糖皮质激素的应用意见不一,在没有其他救治条件下可以应用;⑤ 尽量避免用呼吸机治疗,氧疗浓度要低,否则加速加重肺纤维化。总之百草枯救治当前尚无特效治疗药物,死亡率甚高。

5. 百草枯中毒救治中大剂量 UTI 的应用

〔病案〕李某,女,28 岁,于 2007 年 4 月山东某市误服百草枯,经洗胃后急送 ICU 治疗,出现进行性呼吸困难,X 光片显示肺纤维化。4 周后笔者去济南齐鲁大学附属二医院 ICU 会诊,建议试用大剂量 UTI 防治肺纤维化的进展,剂量 100 万/U 每 6 小时 1 次,使用后病情一度稳定好转,呼吸机条件降低,家属提出做肺移植手术后转至济南某医院,治疗方案有所变化,3 个月后因肺纤维化而死亡。

【讨论】救治中该院临床医生提出,大剂量 UTI 的使用是否太晚? 管向东教授在《乌司他丁(UTI)在急性肺损伤中应用研究的进展》中提出,UTI 抑制急性肺损伤炎症细胞聚集和激活；UTI 抑制急性肺损伤炎症介质和细胞因子释放。笔者认为 UTI 对各种原因引起的急性肺损 ARDS 肺纤维化可能有一定的防治作用，但如何使百草枯引起肺纤维化的进展减慢还有待进一步探索。

6. 野蘑菇中毒

〔病案〕1970 年 11 月，笔者在江西鹰潭 184 医院工作时，曾在龙虎山偏僻农村，一家 5 口吃野蘑菇中毒。其中一男一女小孩进食过多，症状严重，很快死亡，其余 3 人，医疗组进行输液、阿托品等治疗，逐渐恢复痊愈。

【讨论】
● 野蘑菇的毒素分类、中毒的表现和临床的救治方法

真菌类食物中毒主要指毒蕈和真菌毒素所引起的食物中毒。真菌性食物中毒多由进食被真菌及其毒素污染的食品所引起。真菌毒素与细菌毒素不同，无免疫原性，故对人体较易造成急慢性损害，且治疗无特效药物，主要以排毒、对症支持为主。

毒蕈即野生毒蘑菇，种类繁多，毒性很强，含有损害肝脏溶血毒素。建国以来最大的一次毒蕈中毒，于 2001 年 9 月 1 日发生在江西永修县有 5 000 人中毒。毒蕈毒素多耐热，目前已知者约有 150 余种，主要有如下数种：① 毒蕈碱：是一种毒理效应与乙酰胆碱相似的生物碱；② 类阿托品样毒素：毒性作用正好与毒蕈碱相反，表现则与阿托品过量中毒相似；③ 溶血毒素：如红蕈溶血素、鹿花菌素等；④ 肝毒素：如毒肽和毒伞肽等，此类毒素毒性极强，可损害肝、肾、心、脑等重要脏器，尤其对肝脏损害最大，前述毒性很强的蕈种大多含此毒素；毒肽主要作用于肝细胞核，毒性作用快；毒伞肽主要作用于肝细胞的内质网，毒性作用慢，但毒性较大，是前者的 20 倍，致死量小于 0.1 mg/kg。

治疗方法：① 早期催吐（限神志清醒者）及洗胃；② 阿托品等抗胆碱药可拮抗毒蕈碱作用，适用于含毒蕈碱的毒蕈中毒（如扑蝇蕈、斑毒蕈等）；③ 巯基类络合剂：对肝损害型毒蕈中毒有一定疗效，适用于白毒伞、毒伞、鳞柄白毒伞、褐鳞小伞等肝损害型毒蕈中毒；④ 糖皮质激素：可用于溶血毒素引起的溶血反应，对中毒性心肌病、中毒性肝病变和脑神经病变，均有一定的治疗作用，宜早期、短程、大量使用，如氢化可的松 300～400 mg/d 或地塞米松 20～40 mg/d，一般连用 3～5 日；⑤ 重视对症及综合治疗：及时补液纠正水、电解素乱及酸碱失衡，积极施以保肝和支持治疗。溶血症病情严重者，尚应行换血疗法或输新鲜血，和床旁血液净化治疗，同时应碱化尿液，静脉注射或口服碳酸氢钠（静脉注射首次用 5% 碳酸氢钠 100～200 ml，口服碳酸氢钠 1～2 g，每日 4 次）。神经型症状严重者，早期防治中毒性脑水肿加强脱水，及时用解痉药物控制抽搐，并防治呼吸衰竭。

本组病例发生在 20 世纪 70 年代初，在江西偏僻的山区，全家服毒后两人迅速死亡。笔者到后通过简易的体检发现意识障碍，瞳孔缩小，心率慢，血压低，当时无抢救条件，只用阿托品 1 mg/h，速注葡萄糖液、维生素 C 等治疗。结果全部救活，考虑误服毒蕈样碱的毒菇，故阿托品治疗有效，未发现溶血和严重的肝损害，笔者建议食用蘑菇应需鉴别

有无毒性,一旦发生急送医院救治。

7. 甲醇气体泄漏中毒

〔病案〕赵某,男,45岁,某化工厂工人。于2005年3月因甲醇气体泄漏,发生吸入性中毒,在常州市某院行CRRT等治疗。两天后转至上海长征医院继续救治,当时患者

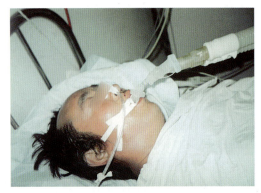

图7-1 甲醇气体泄露中毒,低氧血症,
呼吸机支持

处于昏迷,血压在多巴胺的维持下可达110/80 mmHg(14.7/10.7 kPa),有自主呼吸,需呼吸机支持下 SpO₂ 95%;继续行CRRT治疗和甘油果糖白蛋白速尿交替脱水,大量维生素C等治疗下病情处于稳定,但两天后突然四肢出现手舞足蹈,持续1小时,经脱水和针灸治疗后症状控制,两周后意识有所恢复,但对话和指令动作不确切,转出ICU,用高压氧舱治疗。半年后随访各脏器功能恢复良好,未见眼和脑后遗症。

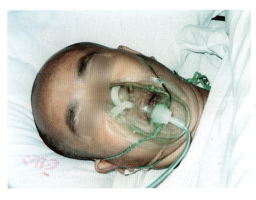

图7-2 经CRRT治疗好转,脱离呼吸机,
面罩给氧

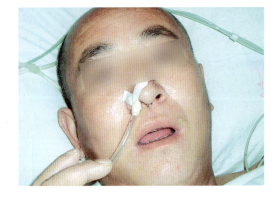

图7-3 康复出院,高压氧舱巩固治疗

【讨论】

● 甲醇中毒的诊断和处理

甲醇又叫木醇、木酒精,近年来报道多起用工业酒精制造假酒引起的甲醇中毒事件。误服甲醇5~10 ml即可致严重中毒。

甲醇可经呼吸道、胃肠道和皮肤吸收,多因误服含甲醇的白酒及吸入其蒸气而中毒。主要作用于神经系统,具有明显的麻醉作用,对视神经和视网膜有特殊的选择作用。在醇脱氢酶的作用下,甲醇在视网膜上转化为甲醛,由于视网膜缺乏甲醛脱氢酶,甲醛不能转化为乙酸而分解,导致甲醛大量积聚,抑制视网膜的氧化磷酰化过程,膜内能量代谢障碍,细胞发生退行性变,视神经萎缩,严重者双目失明。甲醇在体内抑制某些氧化酶系统,抑制糖的需氧分解,使无氧酵解增加,乳酸及其他酸性代谢产物积聚,故易发生

酸中毒。甲醇蒸气对呼吸道黏膜有强烈刺激作用。

甲醇中毒的临床特点：① 潜伏期：吸入中毒一般 24～96 小时，口服中毒 8～36 小时。有饮酒史者潜伏期可延长；② 神经系统表现：ⓐ 中枢神经症状：头痛、头晕、乏力、步态蹒跚，重者共济失调、震颤、昏迷、脑水肿；ⓑ 精神症状：多发于中毒的 2～3 日，表现为谵妄、多疑、恐惧、狂躁、幻觉或抑郁症；尚可出现记忆力、智力障碍，治疗后多能恢复；ⓒ 眼部症状：眼部疼痛、视物模糊、复视，眼前出现黑点、亮点，重者黑矇甚至失明；检查可见视网膜水肿、球后视神经炎、视神经萎缩等；③ 酸中毒表现：呼吸深快，二氧化碳结合力下降，常低于 13.5 mmol/L。动脉血气分析更能明确诊断；④ 消化系统表现：恶心、呕吐、腹痛、腹泻等，可并发肝脏损害及胰腺炎；⑤ 其他：吸入中毒者可有眼及呼吸道黏膜刺激症状。严重中毒可出现心动过速、心肌炎、糖尿、蛋白尿、少尿甚至尿闭。

实验室检查：血、尿中甲醇阳性，甲酸含量增加。

急救与治疗：① 迅速清除毒物和加速排泄：有条件者宜早期用血液净化疗法。应用乙醇阻止甲醇氧化，促进排出，即将 95％乙醇用 10％葡萄糖溶液配成 5％乙醇溶液，静脉滴注。血中乙醇浓度控制在 21.7～32.7 mmol/L 为宜。轻者可口服 50％白酒 0.25 ml/kg，以后每 4 小时口服 0.5 ml/kg，连用 3～4 天，神经中枢明显抑制的患者忌用乙醇治疗；② 对症治疗；积极防治脑水肿。

本病例为吸入性的甲醇气体中毒，在救治上除常规外，主要以床旁超滤透析；在救治中一度出现手舞足蹈，经镇静脱水等治疗，症状全消。住院两周意识有所恢复，但仍不能正确对话，后转入高压氧舱治疗，脑部症状基本消除，出院回家。

8. 一氧化碳中毒

● 一氧化碳中毒未就地抢救转移至外地死亡

〔案例 1〕李某，女，18 岁，2007 年元月热水器洗澡时一氧化碳中毒昏倒在浴室，经当

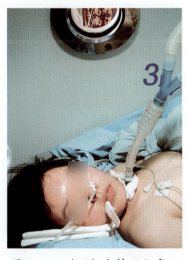

图 8-1　呼吸机支持下行高压
氧舱治疗

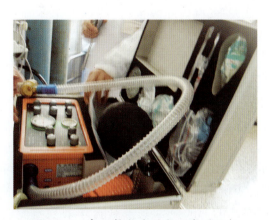

图 8-2　高压氧舱内的气压式呼吸机

地高压氧治疗一次,家属自己决定在没有任何的监护和治疗下,从温州运送至南京,先后15个小时内未进行脱水等治疗。到达后即进高压氧舱,出现心脏呼吸骤停,经CPR后,心脏复跳,但呈深昏迷,瞳孔散大固定,无自主呼吸,一切反射均消失,患者处于"脑死亡"状态。笔者会诊,经二氧化碳滞留激发实验,无反应。静脉注射阿托品2 mg,心率不增快,在家属的强烈要求下,于呼吸机支持下,再一次进高压氧舱治疗,脑无反应,后家属放弃治疗,患者死亡。

● 一氧化碳中毒存活,智力恢复良好

〔案例2〕吴某,男,17岁,2002年12月,因热水器洗澡,一氧化碳中毒昏迷,自主

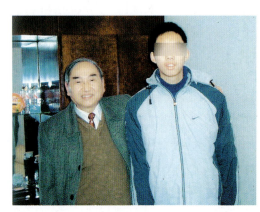

图8-3　一年后随访,智力恢复良好

呼吸很弱,需插管,行呼吸机辅助呼吸,入浙江乐清虹桥镇人民医院ICU救治,经10天的复苏治疗,脑仍无反应,医生和家属均觉得无清醒可能。笔者会诊,认为脑损害较重,如不进行高压氧舱治疗,脑功能难以恢复,建议冒风险,得到家属理解和支持,在球囊挤压维持呼吸情况下,进高压氧舱治疗。前后进行4个疗程,生命体征稳定,呼吸机脱离,脑功能恢复良好。3个月后随访,患者数字计算和数理化的考核均回答正确。

【讨论】大多数作者认为肺水肿是CO中毒肺脏病理学的突出征象,产生机制为缺氧、酸中毒及CO直接毒性作用,肺毛细血管壁通透性增加及肺部淋巴循环受阻,产生CO中毒性肺水肿。此外,由于中毒后脑缺氧、脑水肿、中枢神经系统功能障碍而继发或加重肺水肿的发生。

肺毛细血管壁及肺泡壁通透性增加多由感染及理化因素引发(包括毒性气体的直接刺激)。毛细血管扩张、淤血,管周多量嗜中性粒细胞、单核细胞、淋巴细胞及嗜酸性粒细胞浸润,肺泡间隔增厚,肺泡壁毛细血管扩张有微栓形成,部分肺泡腔内有浆液性渗出。

CO中毒可引发ARDS。根据陆月明和孙波对ARDS的介绍,有毒气体,包括高浓度氧、NO_2、NH_3、Cl_2、SO_2、光气、醛类、烟雾等可引发ARDS,而根据笔者临床观察结果,CO中毒引发的ARDS的发生率比较高。

CO系细胞原浆毒物,对全身各组织细胞均有毒性作用,急性一氧化碳中毒(ACOP)时,中毒和缺氧直接激活内皮细胞及炎症细胞,可产生多种炎症因子,启动全身炎症反应(SIRS)。临床也观察到严重的CO中毒可发展为多器官功能障碍综合征(MODS)。

CO中毒引起低张性缺氧。CO中毒的病理生理基础是血红蛋白与CO结合形成难以解离的HbCO,丧失携氧能力,使红细胞内2,3-DPG生成减少,氧离曲线左移,HbO_2中的氧不易释出,从而引起组织缺氧。根据缺氧类型,一般认为血液性缺氧时动脉氧含量大多降低,但PaO_2正常,故又称之为等张性低氧血症。CO中毒既妨碍Hb与O_2结

合,又妨碍氧的解离,造成组织严重缺氧。因此,通常认为在无呼吸抑制及明显肺水肿情况下,CO中毒患者PaO_2是正常的。

CO中毒时即使没有呼吸抑制及肺水肿,PaO_2也有下降;非ARDS组CO中毒时有低张性缺氧存在,尤其是重度CO中毒,对此田锁臣等有类似报道。原因主要是血氧含量(CaO_2)降低,组织对氧的利用首先消耗物理溶解的氧,组织的氧分压低,HbO_2迅速分离而放出氧,可以说溶解状态的氧决定了结合状态氧的量。HbCO丧失携氧功能又妨碍结合氧的释放,因此,流经组织的血液中氧分压是降低的。

CO中毒时,HbCO升高,PaO_2下降,氧饱和度下降,$PaCO_2$下降或正常,碱剩余(BE)负值增大,均与动物实验结果相符。PaO_2下降是由HbCO和急性肺损伤所引起,因此,应用氧合指数做诊断ARDS的重要标准受到质疑。笔者认为HbCO和PaO_2均具有诊断ALI/ARDS的能力,与PaO_2比较,HbCO诊断ACOP所致ALI/ARDS正确性更高。

高压氧治疗CO中毒具有独特的疗效,其优点是清醒快、治愈率高、并发症少、死亡率低,对于重症CO中毒,应给予充分高压氧疗20～30次。

上述两病例均为一氧化碳中毒,前者病情较轻反而死亡,后者较重而存活,脑功能恢复良好,与同年学生智力相同。高压氧舱对一氧化碳中毒的治疗,对各脏器均有保护作用,尤其对脑功能保护,具有所有药物无法替代的作用;但严重一氧化碳中毒,昏迷脑水肿严重者,进高压氧舱前与高压氧舱内减压时均应脱水治疗,否则发生脑水肿反跳,造成不良后果。病例1由于运输途中15小时未行脱水降颅内压和亚低温保护脑细胞等治疗,结果造成心脏停跳,行CPR后处于"脑死亡"状态。故一氧化碳中毒救治应就地抢救,早进高压氧舱治疗是良策。笔者抢救病案2获得成功,温州地区每年冬天由于热水器安装不合理,发生一氧化碳中毒病例不少,但有的临床医生认为患者已清醒不作高压氧舱治疗,结果发生"迟发性脑病"(DNS),王文岚等报道高压氧治疗可针对胶质细胞改善患者脑组织损伤程度。急性CO中毒患者经积极治疗后多数可以康复,但仍有3%～30%的患者在中毒症状缓解、意识恢复正常后,经过一段时间的"假愈期",再次出现神经精神异常(智能、体格、行为等改变),称之为"一氧化碳中毒迟发性脑病(DNS)"。临床上高压氧治疗对改善DNS患者症状的作用非常显著。星型胶质细胞(AS)可以为神经元的迁移和靶向性延伸充当基质,并且能产生多种神经营养因子和基质分子促进轴突生长。脑损伤时,星形胶质细胞被激活增生,由于星形胶质细胞能合成与分泌神经营养因子,缓冲细胞外K^+和代谢多种神经递质,因而激活的星形胶质细胞对损伤神经元具有一定的保护作用。但是过多增生的星形胶质细胞又可以分泌轴突再生抑制性分子,如韧黏素和硫酸软骨素蛋白聚糖等参与胶质细胞瘢痕形成,从而形成不利于轴突生长、神经元修复的环境。笔者认为为避免一氧化碳引起的DNS,凡中毒者都应常规进入高压氧舱治疗,此建议供同道们参考。

9. 一氧化碳中毒昏迷,"自身挤压综合征"

〔案例〕李某,男,27岁,于1997年12月发生煤气中毒,次日上午被邻居发觉,即破

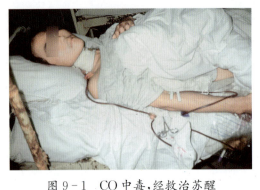

图 9-1　CO 中毒,经救治苏醒

门而入,发现夫妻均昏迷,妻子为仰卧位,丈夫右侧卧位,左侧大腿压迫右侧大腿时间较长,送至上海长征医院 ICU 病房。患者经抢救后苏醒,但李某右侧大腿明显肿胀并小便进行性减少至无尿,肌酐尿素氮升高,不发热,神智清楚,其他脏器功能尚好。即行右侧大腿切开减压,并采用血透疗法、扩张血管、碱化尿液,保护各个脏器。两周后尿量恢复正常,肾功能良好,大腿肿胀消失,切口愈合出院。

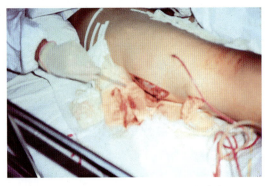

图 9-2　右侧大腿挤压发生"自身挤压综合征",切开减压

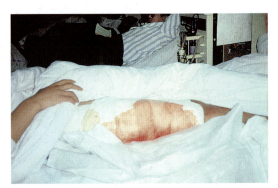

图 9-3　右大腿肿胀,切开后少量渗血

【讨论】

● "自身挤压综合征"发生机理

挤压综合征是人体某一部位或某几个部位,特别是肌肉丰富的部位,受到较长时间的重力挤压后造成的复杂而严重的创伤,同时出现以急性肾功能衰竭和肌红蛋白尿为特征的临床综合征。

挤压综合征的常见病因有以下四方面。

(1) 身体受到重压,易发展为挤压综合征。常见于施工塌方、地震、矿井的坍塌及交通事故等。

(2) 肢体受到暴力创伤,肌肉严重碾挫伤,肌肉及肌腱撕脱伤,特别是动脉血管破裂引起组织缺血未得到及时治疗,造成组织坏死或恢复血液供应再灌注损伤。

(3) 腹腔内压力过高。腹膜后出血、气腹、肿瘤、急性胰腺炎、大量腹水及肝移植手术后等。

(4) 机体自压及烧伤、昏迷、乙醇或药物中毒及一氧化碳中毒等造成意识丧失时,导致了身体的自压损伤,严重时导致挤压综合征。

本病例由于一氧化碳中毒昏迷,右侧卧位造成左侧大腿长时间压迫右大腿,造成右大腿肌肉崩解,大量释放肌红蛋白,堵塞肾小管,造成急性肾功能衰竭。经大腿减压、碱化尿液,保护肾脏,并行血透治疗,肾功能很快恢复正常。

10. 误服氯氮平

〔案例〕陆某,女,23岁,2004年元月5日误服氯氮平和安定(剂量不清)。入院时患者昏迷,瞳孔对光反应良好,血压下降至 80/60 mmHg(10.7/8 kPa),呼吸浅快,32次/min,即洗胃并立即做血透(采用碳罐),用大剂量维生素C、速尿等治疗,次日有反应。第3天清醒,各脏器无明显损害,5天后出院。

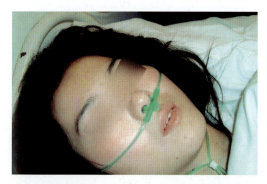 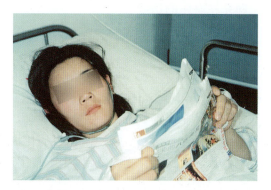

图 10-1　氯氮平中毒,昏迷、休克、低氧血症　　　　　图 10-2　救治成功,康复中

【讨论】

● 氯氮平致病机理

氯氮平又称氯扎平,是二苯氧氮杂卓类抗精神病药的代表药,为非典型性抗精神病药,其确切作用机制尚未阐明。对多种神经递质受体(如多巴胺 D_1、D_2、D_4 受体及 5-HT_2 受体、胆碱受体、组胺受体、肾上腺素 α 受体)有较强的亲和力。据研究,本药对 D_1 受体的亲和力大于对 D_2 受体的亲和力,对 5-HT_2 的亲和力大于对 D_2 受体的亲和力,这可能与氯氮平的高疗效和椎体外系综合征(EPS)发生率低有关。由于本药不与结节漏斗部的多巴胺受体结合,故很少影响(或不影响)血清催乳素的含量,适用于治疗精神分裂症。

氯氮平中毒往往引起多器官功能障碍。由于氯氮平直接抑制脑干网状结构上行激活系统,中毒后均出现意识障碍,主要表现为昏迷。由于氯氮平阻断肾上腺素能 α-受体,故有40%患者血压明显下降。这与心率增快、缺氧、抽搐、体温升高等因素有关。重度中毒者出现昏迷、抽搐或急性左心衰竭,心肌损伤较明显,主要表现为 CK、CK-MB、AST、乳酸脱氢酶(LDH)水平明显升高。40%以上患者出现发热,中毒数小时后体温即可升高,多在39℃以上,一般持续2~5天,体温恢复正常。11.7%的患者血尿素氮和肌酐升高,多表现为少尿性急性肾衰竭,如不及时进行血液净化,可导致死亡,病死率为3.4%。死亡原因主要由多器官功能衰竭(呼吸、循环、肾和中枢神经)引起。

氯氮平中毒患者多为年轻人,常有精神病病史,一旦出现昏迷、抽搐、气道分泌物增加、发热等特征表现,应高度怀疑氯氮平中毒的可能。由于中毒后较多患者出现瞳孔缩

中　毒

小、气道腺体分泌亢进和肺水肿,故常误诊为有机磷农药中毒,但氯氮平中毒时全血胆碱酯酶正常。中毒后昏迷的发生率非常高,也易误诊为安定类药物中毒;实际上安定类药物很少引起昏迷,更无抽搐表现。

目前氯氮平中毒仍以洗胃和对症治疗为主,但存在以下问题:① 对胃肠道内残余毒物的清除不够重视;② 血液净化是否促进毒物排除尚不明确,临床倾向于应用血液灌流。因为氯氮平血浆蛋白结合率为95%,理论上血浆置换应是最好的排毒措施;③ 肺水肿的治疗较混乱;④ 中枢兴奋药物品种应用较多,但仅纳洛酮的作用较明确,其具有促醒和升高血压的功能。

11. 甲醇中毒心肺骤停

〔病案〕格某,男,59岁,外籍,在浙江从事技术工作,平时喜饮酒。2007年3月,与同伴共饮"二锅头",感觉浓度不够,又加饮"工业酒精";1周后,其同伴突然发生心肺骤停死亡。经血液毒物分析,甲醇浓度明显超标,而本人1周后自诉头昏,手脚活动不利,去超市时发生晕厥,急送医院,住入消化科,当时神志尚清,一天后突然发生心跳呼吸停止猝死。经CPR后,心脏复跳,血压需用多巴胺和多巴酚丁胺维持,无自主呼吸,瞳孔散

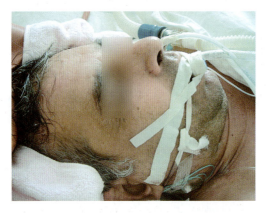

图 11-1　喝工业酒精,甲醇中毒,
心脏停跳 20 分钟

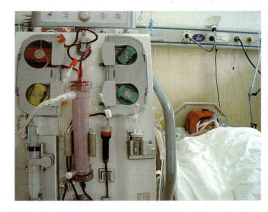

图 11-2　CRRT 治疗 20 天

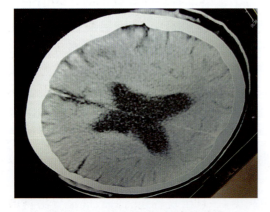

图 11-3　脑沟变浅,轻度脑肿胀

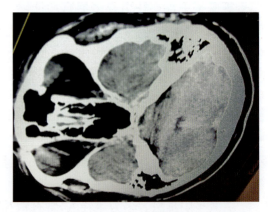

图 11-4　脑肿胀

大固定,对光和疼痛反应不灵敏。两天后笔者会诊建议:除常规 CPR 治疗外,加用 CRRT 治疗,连续 20 天病情稳定,昏迷较浅,瞳孔有反应,自主呼吸无力,仍需呼吸机支持,未发生肺部感染。经研究进高压氧舱治疗,生命体征稳定,但脑电图无 α 波,大脑波层功能障碍呈持续性植物状态。

【讨论】

● 甲醇中毒处理——血液净化疗法

甲醇中毒后主要影响神经系统,尤以视神经损害明显,可出现不同程度的视力变化,眼底检查可有视网膜充血、出血、视神经乳头苍白及视神经萎缩,中枢神经系统症状主要有头痛、眩晕、乏力和不同程度的意识障碍。有报道表明,几乎 80% 以上的急性甲醇中毒患者有眼部症状及体征,仅约 25% 的严重患者有昏迷、躁动、抽动等临床表现。结合患者职业环境及早期血液毒物检查可明确诊断。

急性甲醇中毒尚无理想的特效解毒治疗,早期救治中除了给予及时的呼吸支持、控制颅内压和纠正酸中毒等综合治疗外,床边血液透析加上碳罐吸附对成功救治起到了关键作用。由于甲醇及其代谢产物甲醛和甲酸易溶于水,且分子量小易透过半透膜的特性,血液净化能及时将其清除,从而有效阻断甲醇对细胞的损害,避免了神经细胞发生退行性改变及不可逆的坏死,并减轻和纠正酸中毒。有文献报道,对 44 例急性甲醇中毒实施早期、充分的血液透析或滤过等血液净化治疗,结果中毒者血液中的甲醇被及时清除干净并全部存活,提示血液净化对早期廓清血中甲醇的必要性,是急性甲醇中毒临床救治的首选方法。也有主张采用乙醇促使甲醇氧化,这有利于减少甲醛与甲酸的产生,对保护脑组织也起到良好的作用。

12. 硫化氢中毒

● 硫化氢中毒 CPR 成功,"迟发性脑病"

〔案例 1〕 汪某,男,50 岁。2006 年 2 月 14 日与同伴在舟山挖下水道时昏倒,一人当场死亡,本患者则因"吸入硫化氢气体中毒昏迷"入舟山市普陀区医院急诊科抢救。送

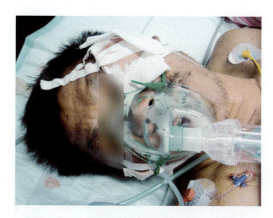

图 12-1 H₂S 中毒 CPR,加用大剂量乌司他丁,迅速苏醒,烦躁,自行拔插管,改无创通气

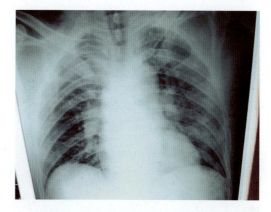

图 12-2 H₂S 吸入肺损伤

到急诊科时患者心肺骤停,双瞳散大,CPR后两肺遍布湿啰音,心率慢,30~40次/min;诊断硫化氢中毒,急性肺水肿,头面部多处挫裂伤。予以气管插管,机械通气,升压,强心、甘露醇、白蛋白加速尿交替脱水利尿,纤支镜肺灌洗,抗感染(倍能,替硝唑)及大剂量乌司他丁(100万U,静注,连续4次后改为40万U,每6小时1次),患者意识很快清醒,

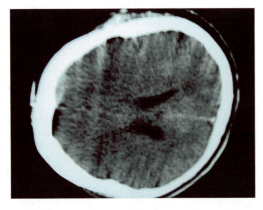

图12-3　H₂S中毒CPR后脑沟变浅,提示脑肿胀

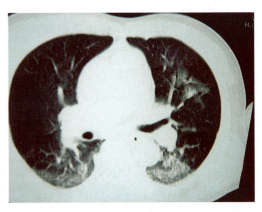

图12-4　H₂S吸入性肺损伤,CT显示两肺毛玻璃影和斑片影

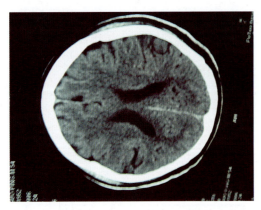

图12-5　CT脑水肿好转

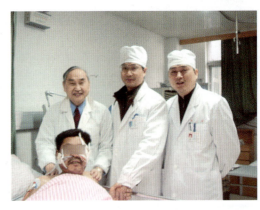

图12-6　基本痊愈

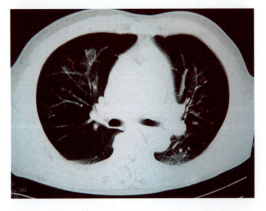

图12-7　2周后CT显示仅残留少许纤维灶

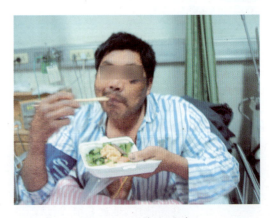

图12-8　基本痊愈

但烦躁，自行将气管插管拔除，后改为无创通气，生命体征趋于稳定。第8天发生迟发性脑病，语无伦次，手握困难，嘴唇发麻，四肢共济失调，经高压氧舱医治，每日2次，3天后又恢复正常。一年后随访无后遗症，恢复正常劳动能力。

〔案例2〕 6例患者均为男性，年龄26～51岁，平均39.5岁。均为同一煤矿的管理人员和采煤工。因煤矿发生冒顶事故而致井下作业面 H_2S 浓度迅速升高（事后现场检测 H_2S 浓度达 900～1 000 mg/mm^3），使4人中毒，其中2人当场死亡，另2人中毒昏迷，下井救护过程中因缺乏防护设备又导致工人中毒昏迷。所有中毒者经初步处理后2～3小时转入解放军乌鲁木齐总院进一步救治，当时临床主要表现见下表。

表 12-1　6例重度 H_2S 中毒患者临床主要表现

临　床　表　现		例 数	临　床　表　现	例 数
意识障碍	深昏迷	4	休克	4
	浅昏迷	2	心肌损害/心功能不全	6/2
抽搐/烦躁不安		4/2	球结膜充血	4
呼吸困难		6	发热	6
呼吸衰竭		4	听力损害	1
急性肺水肿		4	神经系统后遗症	2

表 12-2　6例重度 H_2S 中毒患者血白细胞分类与动脉血气改变

病案号	WBC $(10^9/L)$	N(%)	pH	$PaCO_2$ (mmHg)	PaO_2 (mmHg)	BE	HCO_3^-
1583346	20.10	91.1	7.277	31.6	36	−12	14.8
1583345	17.45	93.7	7.241	25.8	38	−14	13.0
1573757	14.30	90.7	7.489	20.7	61	−8	15.7
1583351	30.15	89.0	7.498	48.4	56	14	37.5
1583335	26.69	85.9	7.465	47.6	63	5	32.6
1583350*	15.21	87.8	7.432	27.8	47	−6	18.5

注：* 为死亡患者。

表 12-3　6例重度 H_2S 中毒患者血清酶峰值变化(U/L)

病案号	ALT	AST	CK	CK-MB	LDH
1583346	252	130	1 061	15	493
1583345	131	323	16 030	21	687

（续表）

病 案 号	ALT	AST	CK	CK-MB	LDH
1573757	330	251	6 530	37	856
1583351	401	405	12 500	54	1 011
1583335	259	174	7 200	10	400
1583350*	43	218	15 070	60	531

注：本院实验室参考值：ALT（谷丙转氨酶）0～40 U/L；AST（谷草转氨酶）0～40 U/L；LDH（乳酸脱氢酶）100～240 U/L；CK（磷酸肌酸激酶）26～200 U/L；CK-MB（CK同工酶MB）0～25 U/L。

* 为死亡患者。

影像学改变：5 例患者胸片示双肺纹理增多增粗，双肺门均见有向肺野内放射分布的片状絮状影，左右不对称，心影未见增大。4 例患者胸片显示同时合并肺部感染征象。典型胸片见图 12-9 与图 12-10。3 例患者头颅 MRI 示双侧基底节区豆状核及尾状核、双侧脑室前后角及体部，部分大脑皮层可见对称性长 T1、长 T2 异常信号，FLAIR 亦呈高信号，神经系统损害程度与 MRI 表现明显相关。1 例有严重神经系统损害患者的脑血流灌注断层显像（ECT）显示双侧大脑皮质菲薄，白质区扩大，双侧颞顶区脑血流灌注明显减少。1 例以心功能不全为主要表现患者的心脏超声显示左室运动普遍减弱，左室收缩功能低下，射血分数仅为 29%。

心电图变化：4 例患者心电图表现为多导联 ST 段弓背向上抬高 0.3～1.1 mV，相应导联 ST 段压低，酷似心肌梗死表现（图 12-11）；1 例患者心电图表现为反复发作的心房颤动。

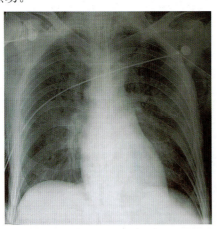

图 12-9 心影不大

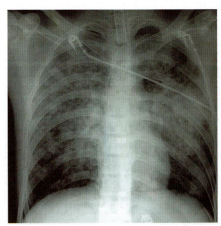

图 2-10 肺内片状絮状影，左右不对称

4 例患者入院时即出现急性肺水肿、严重呼吸衰竭及休克，立即给予气管切开，以保护性肺通气策略进行呼吸支持，同时给予强有力的循环支持，迅速稳定患者的生命体征后收入急诊 ICU 进行加强监护治疗。根据病情采取头部降温、大剂量蛋白酶抑制剂（乌

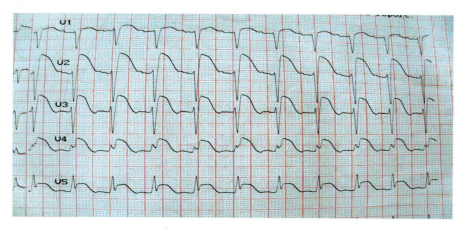

图 12-11　入院时心电图

司他丁)。在 ICU 存活痊愈 4 例,UTI 应用总量高达 1.3 亿单位(即 1 300 支),自由基清除剂(依达拉奉)、脱水、利尿、激素、大剂量维生素 C、营养心肌改善细胞代谢(磷酸肌酸钠)、改善微循环、保肝、控制感染等综合治疗措施,保护器官功能,预防并发症。对所有患者,只要病情允许,尽快进行高压氧治疗。结果本组 6 例患者中,4 例痊愈,1 例成植物状态,1 例于入院后第 3 天在心内科 CCU 突发心搏骤停抢救无效死亡。

【讨论】

● 硫化氢致死机理

硫化氢被认为是一种强大的细胞色素 C 氧化酶抑制剂,该酶是细胞氧化磷酸化过程的"终点酶",其功能被抑制将导致机体有氧代谢几乎完全受阻,继而导致 ATP 继发性耗竭及乳酸堆积,最终造成类似氰化物中毒的组织细胞缺氧,即细胞内窒息。但是,临床上按救治氰化物中毒的方法救治硫化氢中毒往往并不奏效。晚近研究表明,H_2S 介导的早期大量氧自由基释放及线粒体膜去极化所导致的广泛细胞损伤也是其毒性作用的重要组成部分。因此,重度硫化氢中毒往往会引起多系统和多器官损害,其中中枢神经系统、呼吸系统、循环系统的损伤最为严重。救治过程中必须从整体出发,针对 H_2S 中毒对机体造成的病理生理变化,从不同的器官水平,采取强有力的综合治疗及预防措施,以挽救生命,预防并发症。

● 硫化氢中毒的综合救治策略

重度硫化氢综合治疗应包括以下几个方面。

● 早期强有力的呼吸循环支持是决定成败的关键

重度 H_2S 中毒所致多器官功能损害,早期突出表现为中枢神经、呼吸和循环衰竭。除 H_2S 对各器官系统的特异性损伤外,缺氧(包括内呼吸与外呼吸功能障碍)是导致患者多器官功能损害的共同病因,各器官系统所发生的病理生理变化互为因果,形成恶性循环,在短时间内导致患者死亡。因此,必须尽早开始对此类患者进行强有力的呼吸循环支持。此时应注意以下几点:① 重视早期气管切开:重度 H_2S 中毒患者意识障碍严重,牙关紧闭,肌张力高,如行气管插管,必须使用镇静剂和肌肉松弛剂,避免诱发不可逆的循环衰竭而导致死亡。如插管时不使用镇静剂、肌松剂，则易加重全身痉挛状态，增加机体氧耗量，加重缺氧，对本已脆弱的各器官功能造成第二次打击，从而使患者病情恶化。早期气管切开可引流呼吸道分泌物，避免机械通气过程中出现的气道阻塞、意外拔管或因不耐受气管插管而被迫使用大量镇静剂等不必要的麻烦。② 早期采取肺保护性通气策略迅速改善氧合：肺是 H_2S 毒性作用的主要靶器官。H_2S 具有强烈的细胞毒性作用，通过抑制细胞能量代谢，损伤肺毛细血管内皮，诱导产生大量氧自由基，导致肺组织各型细胞损伤，使肺功能严重受损。临床突出表现为类似 ARDS 的严重呼吸窘迫及肺水肿。本组 6 例患者中 4 例表现为大量血性液体从气道内涌出、呼吸频率超过 40 次/min、氧合指数(PaO_2/FiO_2)<200，出现肺毛细血管渗漏，对此类患者，应在迅速建立人工气道后立即开始正压通气。采取小潮气量（6～7 ml/kg）；迅速寻找最佳 PEEP，最大限度改善肺顺应性；辅以适当镇静等肺保护性通气策略，减少呼吸负荷，避免呼吸机相关肺损伤（VALI）。本组 4 例患者机械通气时间 2～29 天，除 1 例于入院第 3 天 CCU 救治中因突发心搏骤停而死亡，其余患者均顺利脱机。③ 加强监护维持循环稳态：H_2S 中毒的本质是细胞缺氧，而低血压必然加重细胞缺氧。H_2S 中毒所致低血压的原因是多方面的，但心功能损害、细胞能量代谢障碍及乳酸堆积可能是其主要原因。因此，必须加强监护，针对纠正组织缺氧、改善细胞能量代谢、保持内环境稳定等环节，及时采取措施，维持机体循环稳定。

● 采取综合救治手段，重视脏器功能保护

（1）重视乌司他丁对器官功能的保护作用　目前公认 H_2S 中毒无特效解毒剂。乌司他丁（ulinastatin，UTI）是从人尿中提纯的蛋白酶抑制剂，具有抵抗外来刺激、减少外界损伤因子对机体的损伤及维持人体内环境平衡的作用。基础与临床研究表明，UTI 可抑制急性肺损伤（ALI）炎症细胞的聚集和激活；抑制炎症介质和细胞因子释放；减轻 ALI。舟山刘成国院长说："该院这两例 H_2S 中毒，一例闪电式死亡，另一例闪电式清醒，个人认为可能与应用大剂量乌司他丁有关。"陈雪峰等将 UTI 用于治疗 ALI 患者，发现 UTI 能显著降低 ALI 患者升高的血清 C 反应蛋白浓度，提高氧合指数，认为 UTI 可替代激素用于治疗 ALI。姜兴权等也证明，肺保护性通气策略联合乌司他丁能改善 ALI 患者呼吸力学、动脉血气及血流动力学，降低 MODS 等并发症发生率，显著降低死亡率。针对 H_2S 导致器官功能损伤的机制，李新宇等将 UTI 用于 H_2S 中毒的临床救治，早期使用大剂量 UTI（120 万～160 万 U/d）可起到明显稳定呼吸循环功能、减轻肺水肿、预防并发症、缩短病程的作用。

（2）重视治疗的整体观和连续性　以保护器官功能为出发点，实施综合救治。批量伤病员短时间到达抢救室，对应急救治能力要求极高，应迅速有效地调集和调整人力物力，在统一指挥下，有针对性地采取救治措施，极重症患者必须保证床旁有足够的医护人员对病情实施动态监护治疗。整体观察在 H_2S 救治过程中极为重要，要抓住危及患者生命的主要矛盾，以维持各脏器系统的平衡为出发点，在早期救命阶段即需注意防治误吸、高热、抽搐、高血糖、高渗、消化道出血、继发感染等并发症。高压氧治疗 H_2S 中毒的作用是肯定的。无需呼吸支持、生命体征平稳的患者应尽快进入单人纯氧舱治疗，无法脱离呼吸机的患者,创造条件脱机后尽快进舱,支持设备,球囊挤压,气压式呼吸机,可在氧舱内完成救治工作。

13. 氨气中毒

〔案例〕吴某,男,23 岁,某化工厂工人。1998 年 9 月,因氨气泄漏,发生吸入性中毒,急送上海化学中毒防治中心救治。由于肺部损伤严重,严重缺氧,行气管插管,呼吸机治疗,出现氧分压正常,而二氧化碳潴留(动脉血气 PCO_2 高达 90 mmHg 或 11.9 kPa)。经呼吸科教授会诊,提出加大潮气量,两小时后发生全身性的皮下气肿,

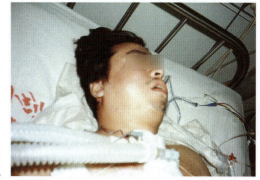

图 13-1 氨气中毒,因加大潮气量,出现皮下气肿

后转入上海长征医院,首先降低呼吸机的潮气量,使用糖皮质激素、维生素 C 等治疗,后发生肺部感染,脓毒血症,感染性休克死亡。

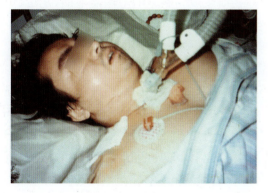

图 13-2 氧分压基本正常,CO_2 潴留加重

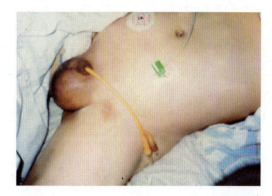

图 13-3 全身皮下气肿,以阴囊及腹部明显

【讨论】

● 氨气中毒的处理要点

氨气为碱性无色水溶性刺激性气体,易溶于水,呈强碱性,吸入后与黏膜水分起作用形成氨水,对呼吸道有强烈刺激和腐蚀作用。可使组织蛋白变性、脂肪皂化,破坏细胞膜结构,对皮肤、眼、呼吸道黏膜产生强烈刺激作用,可发生皮肤灼伤、角膜溃疡、喉头水肿、化学性肺水肿、继发 ARDS。轻者临床症状不明显,支气管黏膜轻度受损,经一般对症处理可治愈。由于支气管黏膜大片脱落,重者可引起窒息及不同程度的瘢痕性气道狭窄,导致阻塞性肺气肿。甚至可引起反射性呼吸、心搏停止。氨中毒性肺水肿为化学性肺水肿,机制是氨的直接刺激作用使呼吸道黏膜充血、水肿、损伤,产生大量分泌物,又促使血管通透性增加,影响氧气吸入弥散,造成呼吸功能障碍,同时毒物损伤肺泡表面活性物质;加之中毒后交感神经兴奋,使淋巴管痉挛,引起淋巴回流障碍而导致肺水肿。由于发病机制不同于其他肺水肿,决定了它在治疗上的不同。这种肺水肿一旦发生,很

快会发生 ARDS,治疗上除强心、利尿、限制液体量外,更重要的是降低肺泡壁和毛细血管通透性及炎症反应,减轻肺损伤,恢复肺功能。目前主张大剂量使用糖皮质激素,使用原则为早期、足量、短程应用,可防治肺水肿,预防后期的肺纤维化。但笔者的临床实践证明,UTI 对急性肺损伤有良好的治疗作用,对阻碍肺纤维化的进程有一定的帮助。

笔者发现除呼吸衰竭Ⅰ型、Ⅱ型外,临床上还存在动脉血气分析,氧分压正常或接近正常而二氧化碳分压增高。考虑吸入性气体的损害,小气管黏膜肿胀,出现吸气时由于胸廓扩张,小气道尚能气体通过,而呼气时,胸廓塌陷,小气道闭合,使二氧化碳无法呼出。此类型能否作为呼吸衰竭Ⅲ型尚需进一步探讨。

李昌报道,2004 年 8 月 1 日福建省漳州市郊发生一起多个氨气罐相继爆炸事件,空气中氨气浓度平均为 67 mg/m³。此事件致 1 人现场死亡,先后 78 人就诊。在本组病例中,中、重度中毒患者全部出现肺水肿,重度中毒者多为肺泡型肺水肿,中度中毒者以间质性肺水肿为主。因早期胸片不易检出单纯性间质性肺水肿,故临床上必须密切观察病情,加强呼吸道管理,如出现病情加重、咳嗽剧烈、胸闷、气急、脉速、发绀及双肺出现啰音等情况应及时复查胸片。治疗上中、重度中毒患者应强调早期运用激素治疗,可预防或减轻肺水肿,促进水肿液吸收及肺泡表面活性物质生成。激素的应用需早期、足量、短疗程。对不能进食的患者每日液体输入量一般控制在 1 000 ml 以内。

14. 二氧化碳泄漏中毒,窒息,呼吸、心搏骤停

〔案例〕王某,男,29 岁,上海某大厦消防队长。于 2006 年 10 月,因地下室继电器损害短路,固体二氧化碳泄漏,造成工作人员中毒窒息昏倒;患者本人携带氧气冲入地下室将昏倒人员救出,但再次入地下室时也发生昏倒。在其他消防队员的救护下,将其抬至室外,发现呼吸心跳已停,当即现场行心外按压,口对口呼吸的初步急救后转至上海浦南医院急诊抢救室行气管插管 CPR 治疗,20 分钟后心脏复跳,转至 ICU 进一步救治。从昏倒到心脏复跳长达 50 分钟,笔者于第 3 天进行会诊,发现患者呈深昏迷,瞳孔散大固定,无对光反应,自主呼吸消失,救治上除降温脱水,心脑保护,生命体征及每天高压氧舱两次治疗外,加大纳洛酮(12 mg/d)的用量,大剂量乌司他丁(100 万 U 每 6 小时 1

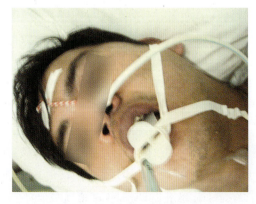
图 14-1　入院时昏迷状态

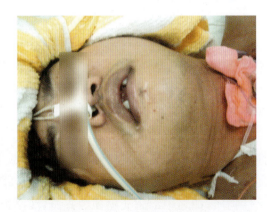
图 14-2　1 周后气管切开

次,8天后改为40万U,每6小时1次,共两周),脑部反应有改善,但1周后继发感染高热(39.5℃),脑进一步受到打击,后转入上海新华医院ICU抗感染等治疗,待体温降至正常后又进行高压氧舱治疗,脑电图检查无α波。有关专家会诊及笔者一致认为该患者难以清醒,但两个月后却意识有反应,4个月后,脑功能基本恢复,能下床活动,生活能自理。脑功能恢复良好。

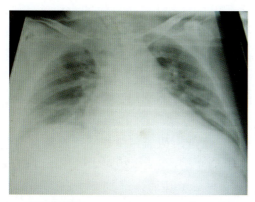

图14-3　入院时肺平片

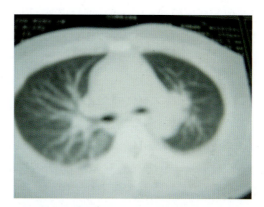

图14-4　入院时CT

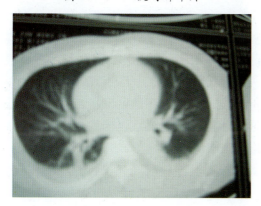

图14-5　3周后肺CT

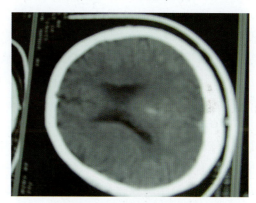

图14-6　入院时脑CT肿胀

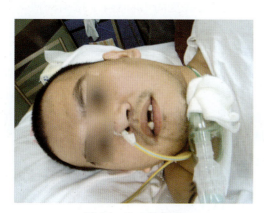

图14-7　康复时

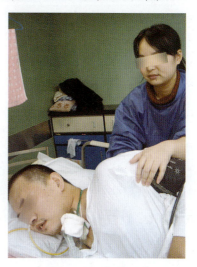

图14-8　家属叩背

【讨论】

● 如何评估 CPR 后脑功能的恢复

本例患者呼吸停跳时间长(50分钟),昏迷时间3个月以上,除心脏呼吸停止外,两次感染高热的打击,而且脑电图无 α 波,一般认为大脑皮层功能难以恢复,但此病例脑的恢复超出了一般医学规律,下面的几个问题值得探索。

(1) 高压氧舱的作用 每日2次,以后继续不间断的坚持高压氧舱的治疗。高压氧可以做到:① 提高血氧分压:在2.5~3.0绝对大气压氧压下,PaO_2 从常压下的100 mmHg(13.3 kPa)增至1 813~2 193 mmHg(241.13~291.66 kPa)。血浆物理性溶解氧从3 ml/L提高到54~66 ml/L。增加20倍左右,可显著提高脑组织和脑脊液的氧分压,增加组织氧储备,对脑、心、肺等重要器官有保护作用;② 增加氧的弥散率和弥散范围:在3个绝对大气压下,位于脑皮质毛细血管动脉端的 PaO_2 增至70 mmHg(9.33 kPa)左右,氧的弥散半径增至100 m左右;③ 增加组织氧含量和储备氧量;在3个绝对大气压下,平均每公斤组织的储氧量为常压下的4倍,在2个绝对大气压下,脑脊液和脑组织的氧含量由常压下的33~34 mmHg(4.4~4.5 kPa)提高到244~277 mmHg(32.5~36.8 kPa);④ 打断脑缺氧、脑水肿、脑内压增高的恶性循环,可使颅内动脉血管收缩,血管阻力增加,血流量减少,有效降低颅内压;⑤ 改善组织有氧和无氧代谢,防止和纠正酸中毒,控制肺水肿,促进和维持水、电解质平衡。若条件允许,笔者建议 CPR 救治中高压氧舱从每日1次增加到2次,对脑保护,改善脑功能,促进脑苏醒颇有好处。

(2) 大剂量乌司他丁(UTI)的作用 每天400万U,连续8天后160万U使用两周,如此大的用量,尚属首次(至2006年底),但未发现毒副作用。UTI能减少缺血对运动神经传导速率(MNCV)的影响,并能抑制延迟性神经细胞死亡。国内学者亦观察到使用 UTI 预防和治疗能减轻脑组织水肿,阻止脑细胞凋亡。

(3) 脱水剂的应用长达1个月 鉴于患者呼吸心脏停跳时间长,后反复感染高热,加重脑损害,脑水肿显得特别突出。从开始甘露醇与白蛋白速尿交替脱水,以后演变为甘油果糖与白蛋白速尿脱水,最后单纯用白蛋白速尿脱水(每12小时1次)。笔者认为此类患者的脑水肿的演变规律不只是1周,脱水剂的应用应根据临床实际情况来调整,予以适当延长时间。

(4) 亚低温(34~36℃) 患者10天后一度意识恢复尚可,但由于感染高热又一次进入昏迷,仍强调亚低温治疗,减少能量代谢,保护脑细胞,减少脑细胞凋亡。本病例能救治成功,亚低温治疗起了重要作用。

(5) 抗感染 本例患者的感染在肺部,根据细菌药敏,选用抗生素,尽量避免用高档广谱抗生素(尤其泰能等碳青酶烯类),故本病例未发生严重的真菌感染,笔者认为 ICU 中死亡的直接原因是感染,尤其是真菌感染。王爱霞提出 ICU 患者真菌感染除病情危重外,主要与用药有关:① 不合理使用高档广谱抗生素碳青酶烯类(尤其泰能等药),不但杀死了 G^- 性杆菌、也破坏了肠道正常细菌群,促使真菌大量生长繁殖甚至发生真菌脓毒症;② 大剂量长时间使用糖皮质激素,使机体免疫功能低下,为真菌繁殖提供了条件。笔者认为上述观点符合临床实际情况,应予以注意。

15. 甲胺磷中毒

〔案例〕阳某,男,22岁,因"腹痛,恶心,呕吐伴意识不清约2小时",于2006年8月3日20时急诊入院。当晚7时45分室友发现患者蜷曲在床,腹痛,大汗,持续恶心呕吐,随后神志不清,呼之不应,肢体抽搐,二便失禁,急送江苏省太仓市中医院。再三追问病史,诉约晚6时曾自服甲胺磷农药25 ml。

入院查体:心率60次/min,呼吸16次/min,血压100/60 mmHg(13.3/8 kPa),意识不清,全身皮肤湿冷,口中轻度大蒜味,小便有浓大蒜味,双侧瞳孔针尖样大,对光反射迟钝,口唇轻度紫绀,两肺呼吸音粗,闻及广泛粗湿性啰音,心音正常,心律齐,腹软,未触及包块等,肠鸣音弱,四肢肌肉不自主颤动,肌张力降低,腱反射消失,病理征未引出。

急查胆碱酯酶0.6 U/L,血常规白细胞19.56×10^9/L;中性粒62.1%,心肌酶谱AST 273.4 U/L;LDH 460 U/L;CK 412 U/L;CKMB 36.4 U/L,血淀粉酶267 U/L,血气分析 pH 7.325;PaO_2 42 mmHg(5.6 kPa);SaO_2 73%;$PaCO_2$ 47.8 mmHg(6.36 kPa)。

急行气管插管,呼吸机辅助呼吸,并应用阿托品解毒,且快速达阿托品化,氯磷定复能,同时插胃管,用2% $NaHCO_3$ 24小时内重复洗胃,中毒6小时内行血液灌流5小时,次日再灌流3小时,乌司他丁40万U静注,每6小时1次,结合抗感染、利尿、导泻,稳定内环境,保护重要脏器功能,对症处理及支持治疗。患者经以上抢救,入院40小时后神志转清,自主呼吸稳定,撤离呼吸机,继续维持阿托品化。8月5日查肝功能:AST 68.1 U/L;ALT 79.4 U/L;LDH 280.9 U/L,血淀粉酶正常,胆碱酯酶正常低限(4 U/L),后改乌司他丁40万U,每8小时1次,静注,继续维持阿托品化,氯磷定逐渐减量,逐步开放饮食。至8月10日患者一般情况良好,生命体征平稳,胆碱酯酶正常,稳定4日无不适症状。停用所有药物,观察3天,复查肝肾功能、心肌酶谱、胆碱酯酶、血淀粉酶等各项指标均正常。8月13日痊愈出院。

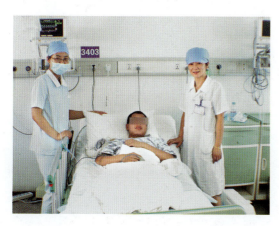

图15-1 入院40小时,神志转清

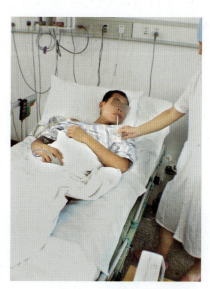

图15-2 口服流质

【讨论】本例救治除给予反复洗胃、应用阿托品和氯磷啶等常规手段外,并行呼吸机支持,加用乌司他丁和床旁血液灌流等治疗,缩短了疗程。患者恢复较快,可能与上述措施运用有关。其确切的疗效有待同行们进一步深入探讨。甲胺磷为高效高毒杀虫剂,中毒死亡率高,临床表现毒蕈样和中枢神经系症状较突出,有机磷杀虫剂中毒在救治中笔者认为应注意:① 催吐和洗胃要反复进行,要彻底,可减少对抗药剂量;② 阿托品量不宜过大,减量逐步防止中毒"反跳";③ 密切观察"中间综合征"发生而死亡;④ 重要脏器要保护,防止 MODS 发生;⑤ 有条件的对严重患者可行血液净化(CBP)或换血疗法。

中　暑

中暑(heat illness)是指高温或烈日暴晒引起体温调节功能紊乱所致的一组临床综合征,以高热、皮肤干燥无汗及中枢神经系统症状为特征。重症中暑依其主要发病机制和临床表现常分为三型:① 热射病(heat stroke,hyperpyrexia):是因高温引起体温调节中枢功能障碍、热平衡失调,使体内热蓄积,临床以高热、意识障碍、无汗为主要症状;由于头部受日光直接暴晒的热射病,又称日射病(sun stroke);② 热痉挛(hest cramp):是由于失水、失盐引起肌肉痉挛;③ 热衰竭(heat exhaustion):主要因周围循环不良,引起虚脱或短暂晕厥,后者又称热晕厥(heat syncope)。

1. 热射病救治

〔案例〕李某,男性,30 岁,因高温作业突然晕倒,伴高热 7 小时入广州某医院。入院检查 T 42℃,脉搏 145 次/min,血压 84/46 mmHg(11.2/6.13 kPa),SaO_2 85%;深昏迷,呼吸浅快、双侧瞳孔等大等圆,直径约 2.5 mm,对光反射存在,颈抵抗,双肺呼吸音粗,未闻及干湿啰音及胸膜摩擦音,心律齐,四肢肌力 2 级,肌张力正常,病理反射未引出。逐渐出现呕吐,呕吐物为胃内容物,大便失禁。辅助检查:大便潜血阳性。尿常规显示:尿蛋白＋＋,管型＋。胸片无异常,头颅 CT 未见异常。入院诊断为重症中暑,热射病。

本例基本治疗是即刻予以气管插管、气管导管内给氧,快速扩容等早期复苏治疗。降温与注射氨基比林、酒精擦浴、头部冰敷、全身冰毯等措施同时进行。患者生命体征逐渐平稳,体温逐渐降至正常,但患者仍呈深度昏迷,双侧瞳孔等大等圆,直径约2.5 mm,对光反射存在。4 日后患者神志转为清醒,偶有呛咳,声弱,言语轻度障碍,吐字不清,四肢肌力 4 级。给予高压氧治疗 20 日,患者病情渐好转痊愈出院。

并发症的防治有以下几点。

(1)肝功能　患者入院当日肝功能检查提示总胆红素、直接胆红素和谷草酶均明显升高(TBIL 56.5 μmol/L、DBIL 24.0 μmol/L、AST 181 U/L),3 日后达峰值,TBIL 163.2 μmol/L,DBIL 达 60.3 μmol/L。皮肤、巩膜中度黄染,腹部 B 超示肝轻度肿大。入院 2 日后行血浆置换术,每日 1 次,共 2 次。同时护肝治疗,27 天后逐渐恢复正常。入院后两周行肝脏穿刺活检术,病理报告显示肝细胞浑浊肿胀。肝血窦受挤压,枯否细胞增生,未见明显淤胆;电镜下肝细胞胞浆内有大小不等的空泡,可见色素颗粒,未见肝细胞坏死,提示为肝细胞变性。

(2)横纹肌溶解　当日查肌酸激酶(CK)为 7 246 U/L。次日行乌司他丁 20 万 U 静滴,2 次/d,3 日后改为 10 万 U 静滴,2 次/d,共 7 天。5 日后 CK 回落至 1 545 U/L,15 日后恢复正常。入院后 17 日行小腿腓肠肌活检,显示横纹肌纤维间血管扩张充血,电镜下肌纤维间可见一些空泡,肌核胞浆内见一些色素颗粒和空泡,提示肌纤维变性。

(3)肾功能　肌酐(Cr)和尿素氮入院时明显高于正常值(BUN 12.0 mmol/L,Cr 408 μmol/L),入院后两者一直处于下降趋势,尿素氮于 8 日后回落至正常范围内。Cr 于 15 日后恢复正常。

【讨论】中暑可以通过高温环境等对细胞膜的破坏及胞浆影响等机制而并发横纹肌的损伤。而长时间的疲劳(体力劳动),使肌肉纤维受到过度牵拉,更易出现横纹肌结构受损,产生热量积蓄,进而引起肌肉血液循环减少,发生代谢障碍,ATP 等高能化合物消耗殆尽。剧烈运动后细胞外和(或)细胞内 Ca^{2+} 浓度急剧下降,引起横纹肌细胞和膜磷脂损伤等一系列"瀑布反应"。

横纹肌细胞与单核细胞类似,细胞中存在大量的 IL-6,横纹肌溶解后许多降解产物如 IL-6、肌酸、尿酸、肌红蛋白、肌酸激酶等被释放入血。大量肌红蛋白进入血液循环,并同时伴有肾血流量减少或循环血量减少时,会发生急性肾小管坏死而发生急性肾功能衰竭,IL-6 释放入血中可进一步引发炎症介质反应,甚至出现脓毒症,导致重要脏器在高温打击后的"第二次"及"多次"继发性打击,造成重要脏器功能的进一步损害。

乌司他丁不但可有效对抗热应激过度对机体的各种打击,其拮抗 IL-6 的作用有助于阻断了炎症介质反应的进一步扩大,从而防止了多脏器功能的进一步损害。此外它还可以稳定细胞膜,最大程度减少细胞膜的损伤,缓解了横纹肌的溶解,促进后期康复。本例患者在救治过程中,早期、足量使用乌司他丁,确实起到了一定的临床效果,较同类型患者病情危重程度减轻,肾功能、免疫功能恢复较快,避免了炎症反应及脏器损害的进一步发展,同时无任何不良作用。在重症中暑的救治中,乌司他丁是一个值得关注的有益药物,就其作用机制还有待于进一步观察和研究。

2. 中暑并发 MODS

〔案例〕王某,男性,上海人,15 岁,中学生。入院前 4 天(2006 年 7 月 13 日),因与家人有对抗情绪,在西安野外拓展训练中拒绝进食,少量进饮,出汗较多。入院 2 天前出现发热,体温达 38.5℃,未予诊治,并较长时间坐在太阳下;继之出现表情淡漠,神志渐不清,但无恶心、呕吐,无腹泻,无抽搐等症状,于 16 日 0 点送至西安交通大学第一附属医院急诊科。按"中暑"给予降温、降颅压、补液等治疗。救治中,持续处于昏迷状态,体温最高达 41.2℃,心率加快(109 次/min),呼吸急促(37 次/min),血压下降(89/34 mmHg 或 11.9/4.53 kPa),出现肢体抽搐。血气分析提示呼吸性碱中毒合并代谢性酸中毒,并出现无尿、急性肾功能衰竭,即转入该院中心 ICU,上海市领导重视并派专家赴西安参加抢救。

检查患者为中度昏迷,压眶反射消失,瞳孔对光反射减弱,双侧球结膜充血水肿,左下肺叩诊浊音,左肺呼吸音低,未闻及啰音。心界不大,心律齐,心音低钝,各瓣膜听诊区未闻及病理性杂音。腹部平坦,无明显压痛,肝脾肋下未触及,肠鸣音8～10次/min,双下肢肿胀明显。双上肢落鞭征阳性,双上肢处于外展外旋位,四肢肌张力降低,腱反射迟钝,双侧病理反射未引出。

入院诊断为:① 重度中暑(热射病);② 多器官功能衰竭(脑、心、肺、肾、肝)。

立即行气管插管,机械通气,持续床旁血滤(CRRT),物理降温,液体复苏,脱水降颅压,同时积极营养心肌、脑细胞及保肝、保护胃肠道黏膜,罗氏芬抗炎,乌司他丁(40万U,每6小时1次,共用1个月)抑制炎性反应及TPN营养支持等处理。生命体征渐平稳,一周后意识恢复较好,对言语刺激有反应,可完成部分简单指令动作。瞳孔等大正圆,光反应灵敏。腱反射对称、活跃,病理反射未引出。半月后意识恢复,要求进食,但四肢疼痛无力,不能站立,仍无尿。期间持续肾替代治疗,置换液流量2 000 ml,超滤率250～600 ml/h;增加液体入量,尤其是晶体入量,维持出入平衡。停用甘露醇和β-七叶皂苷钠,改用白蛋白20 g/d脱水。加用丹参注射液改善微循环,补充碳酸氢钠,保持血气偏碱,逐渐过渡到全肠内营养。一个月一切恢复较好,食欲佳,尿量700 ml/d,但下肢仍疼痛,无力站立,每周2次血透可维持肌酐、尿素氮正常。余各项均正常,8月15日转至肾内科继续康复治疗。一个月后完全康复,回到上海。

实验室各项指标见表2-1和表2-2。

表2-1　肝　功　能

生化指标＼日期	1/7	18/7	19/7	20/7	21/7	22/7	23/7	24/7	25/7	26/7
ALT(U/L)	495	577	616	691	640	710	700	570	431	406
AST(U/L)	20	2 323	2 283	2 075	1 591	850	850	534	254	221
TP(g/L)	58.9	66.3	84.9	85.4	71.8	—	55.1	59.2	55.2	57.8
TBIL(μmol/L)	26.6	28.5	31	23.6	24.3	19.8	20.1	20.5	16	13.8
DBIL(μmol/L)	12.6	18.96	15.2	13.25	13.53	—	4	16.31	12	0.2
ALP(U/L)	138	101	112	116	109	166	158		144	193
ALB(g/L)	33.3	38.7	53.2	53.7	44.1	29.4	27.7		33.5	31.5

表2-2　肾功能电解质

生化指标＼日期	1/7	18/7	19/7	20/7	21/7	22/7	23/7	24/7	25/7	26/7
BUN(mmol/L)	49.5	22.47	18	10.44	12.39	11.1	11.0	11.0	7.75	11.5
CREA(μmol/L)	790	385	268	147	171	156	126	132	54	128
UA(μmol/L)	—	598	368	86	98				96	—
Na$^+$(mmol/L)	143	146	141.6	142.2	140.9	141.5	135.8	136.7	146	139.6
K$^+$(mmol/L)	8.21	4.16	4.95	3.91	4.41	4.22	3.95	4.86	4.03	4.53
Ca^{2+}(mmol/L)	1.85	1.46	2.42	2.38	2.55	2.27	2.04	2.23	2.46	2.32
Cl$^-$(mmol/L)	95.9	101.9	106.1	100.8	102.7	103.7	103.4	101.3	105.2	106.8

表 2-3 出 凝 血 时 间

生化指标＼日期	1/7	18/7	19/7	20/7	21/7	22/7	24/7	25/7	26/7
PT(s)	18.2	15.8	11.3	12.0	12.8	13.2	12.8	13.4	12.8
APTT(s)	38.2	61.7	40.5	33.0	49.7	48.5	48.4	157.9	36.9
TT(s)	26.9	Max	—	26.5	84.7	39.8	85.0	Max	24.7
FIB(g/L)	2.67	2.78	3.79	3.82	2.91	2.58	2.26	2.04	2.35

表 2-4 心 肌 酶 谱

生化指标＼日期	17/7	20/7	21/7	23/7	24/7	25/7	26/7
CKMB(U/L)	4 500	2 140	1 220	1 193	152	0.48	0.01
AST(U/L)	1 645	2 280	1 710	1 332	504	259	228
LDH(U/L)	9 563	2 305	1 950	1 989	808	487	480
CK(U/L)	过高测不出	152 840	108 890	46 560	16 976	200	7 901

表 2-5 血 气 分 析

指标＼日期	17/7	18/7	19/7	20/7	21/7	22/7	23/7	24/7	25/7	26/7
pH	7.258	7.287 7.192	7.341 7.42	7.42 7.368	7.345 7.332	7.427 7.332	7.31 7.433	7.322 7.330	7.311	7.383
PO$_2$(mmHg)	82	85.3 65	115.6 149.1	149.1 183.9	98.5 73.2	136.2 113.4	119.9 111.9	226.2 139.0	104.0	72.6
PCO$_2$(mmHg)	31.8	39.3 65.8	29.9 28.1	28.1 31.8	30 32.4	37.2 38.7	36.2 35.9	36.2 38.8	42.6	36.6
HCO$_3^-$(mmol/L)	13.9	18.3 24.7	15.8 17.8	17.8 17.9	16 16.8	24.7 20	17.8 24.2	18.9 20.0	21	21.3
BE	−12.1	−7.7 −4.3	−8.8 −5.5	−5.5 −6.3	−8.5 −8.0	0.2 −5.4	−7.7 −0.3	−5.9 −5.5	−4.9	−3.3

表 2-6 血 常 规

指标＼日期	17/7	18/7	19/7	20/7	21/7	23/7	24/7	25/7
WBC($\times 10^9$/L)	39.03	28.10	21.58	21.30	18.7	15.3	17.32	19.7
NEUT(%)	93.1	96.2	95.2	96.1	89.6	80	80.3	86.2

X 线检查：

7 月 18 日：右膈顶抬高，双肺，心脏未见异常；

7 月 24 日：双肺未见活动病灶，心膈未见异常；

7 月 25 日：两肺纹理增粗，右膈肌升高。

CT 检查：

7月20日：左侧颞叶下极处高低密度混合影(考虑蛛网膜囊肿可疑)；

血培养药敏：

7月21日：鲍曼氏不动杆菌,对头孢哌酮/舒巴坦、左克、莫西沙星敏感。

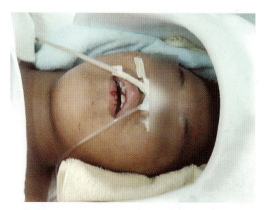

图2-1　昏迷状态,冰帽降颅温,留置鼻胃管肠内营养,鼻导管持续低流量吸氧

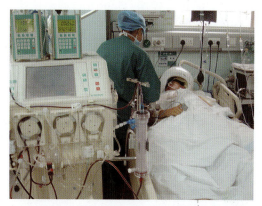

图2-2　持续床旁血滤(CRRT)3周,24～48 h更换滤器及管路,采用普通肝素抗凝,置换液流量2 000 ml/h,超滤率 250～600 ml/h,超滤液最初为红酒色,后逐渐变淡至淡黄色

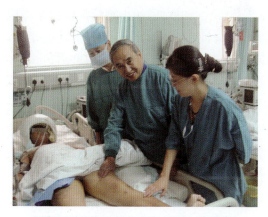

图2-3　下肢肌肉肿胀崩解,张力高

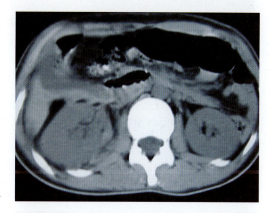

图2-4　肾肿胀

【讨论】

(1) 对中暑早期表现缺乏认识,该患者体质虚弱,在高温直射下训练易发生中暑,前两天未很好的医治,且很少饮水进食,加重了病情的发展,尤其是脑的损害和肌肉的崩解,产生大量的肌红蛋白,造成严重的肾功能和各脏器的损害。

(2) 送医院前将中暑误认为情绪的低落,未及时处理。

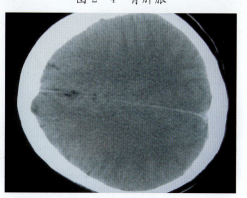

图2-5　脑肿胀,脑沟回、脑室不清楚

（3）本例患者各脏器都有损害，脑和肾脏尤为明显，无尿时间长达3周，持续进行CRRT治疗取得了较好的效果。连续应用UTI 160万U/d，对各个脏器的保护起到一定的作用。

（4）患者虽昏迷，且肾功能衰竭长达月余，但由于医疗和护理得当，未发生导管和肺部的感染。

（5）中暑肢体肿胀不属于外伤引起的"筋膜综合征"，一般不做切开引流，否则大量体液丧失易激发感染，造成严重不良后果。

3. 中暑后发生真菌性出血性肠炎休克

〔案例〕李某，男，21岁，战士，于2007年7月在新疆某地野外训练时昏倒，急送当地

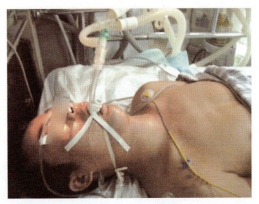

图3-1　中暑心肺骤停CPR后，救治中

市人民医院救治，神志不清，呼吸急促，血压下降到70/52 mmHg(9.33/6.92 kPa)，心率138次/min，白细胞25×10⁹/L，中性90%，氧分压48 mmHg(6.4 kPa)，尿量几无，行呼吸机治疗，考虑为感染性休克。加用泰能(1 g/8 h)，次日请解放军乌鲁木齐总医院会诊，经生命体征支持后即转至总医院，多次监测血压不稳，氧饱和度低，两小时后发生呼吸心搏骤停(5分钟)，CPR后出现各脏器功能损害，DIC。笔者会诊后考虑当地的温度高达37℃，此战士为内地长大，对高温缺乏耐受，CK总量

高达4万单位，因肾功能衰竭出现很早，脑损害较重，考虑中暑日射病，经CRRT，白蛋白脱水治疗，并用醒脑静，乌司他丁等治疗，病情稳定好转。但一周后突然出现下消化道出血，量达2 500 ml，血压下降，大便检查大量白色念珠菌，考虑为霉菌性出血性肠炎，与泰能的使用有一定的关系。经一个月的救治，神志清楚，各脏器恢复良好，小便量可达3 000 ml/d(多尿期)。半月后除大便次数较多，偶有腹痛外，一切恢复正常，步行去消化科康复治疗。

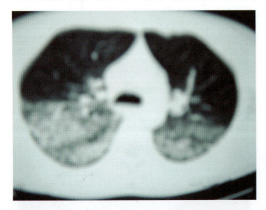

图3-2　中暑CPR后肺不张合并感染

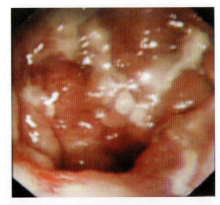

图3-3　纤维结肠镜发现结肠出血、溃疡，提示霉菌性出血性肠炎

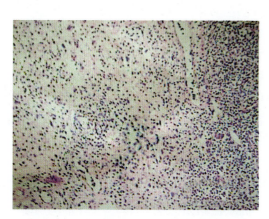

图3-4　结肠病理切片显示有真菌感染

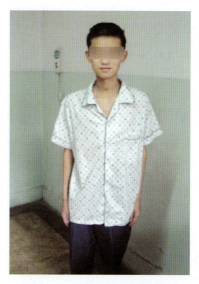

图3-5　康复,转消化科治疗

【讨论】

● 中暑后真菌性出血性肠炎的发生机理

该病例救治后一周发生霉菌性出血性肠炎是与病情太重、抵抗力低有关;但更主要的原因是泰能使用时间过长,剂量太大。泰能代谢产物经胆汁排入十二指肠至小肠,由于泰能杀菌效果较强,把肠道的 G⁻ 杆菌杀死而且正常的肠道菌群也难以存活,结果造成肠道的大量真菌生长繁殖,临床可有侵袭性真菌病和真菌性毒血症等。本病例突出肠道的真菌自身的作用,出现出血性肠炎,出血量大,造成失血性休克,故泰能使用剂量不宜太大,时间不宜太长。

4. 中暑后迅速出现 DIC

〔案例〕李某,男,28岁,消防干部。于2007年7月5日野外训练时突然昏倒,急送南昌某院 ICU 救治。于当日傍晚昏迷,时有抽搐,血压 70/50 mmHg(9.33/6.67 kPa),血小板下降至 23×10^9/L,PT 29秒,KPTT 60秒,TT 28秒,小便和消化道及皮肤有出血倾向,明确存在 DIC。小便量进行性减少,肝功能损害进一步加重,出现酶胆分离,转氨酶(ALT)从 1 500 U/L 下降至 70 U/L,AST 从 800 U/L 降至 50 U/L,血清总胆红素从 4.0 μmol/L 上升至 700 μmol/L,经救治出血现象不明显,但血小板始终保持在 30×10^9/L,最终因肝功能衰竭而死亡。

【讨论】

● 中暑为什么很早会发生 DIC

本病例为重症中暑合并 DIC,发病急,多在数小时内发生,出血症状明显而广泛,常伴有低血压、休克、烦躁,甚至昏迷、抽搐,少数表现为广泛性微血栓形成,进而导致血流动力学障碍,受累器官缺血、缺氧,甚而出现组织坏死,导致器官衰竭。特别是少尿、无

中　暑

尿、急性肾衰,但其主要原因是中暑后肌肉崩解,肌红蛋白释放,肾小管堵塞,故重症中暑常合并存在 MOF。

国外曾报道,在 125 例中暑患者尸解中,122 例有心、肾、脑的广泛出血,认为出血是其主要死因。重症中暑死亡率很高,即使得到及时治疗,病死率亦高达 $10\% \sim 50\%$,DIC 是许多疾病发展过程中一种严重的病理表现,而且是导致患者死亡的主要原因之一。所以在中暑的诊治当中,应高度重视 DIC 的早期临床表现和实验室指标的改变。

出血是 DIC 的主要临床表现,常见的是皮肤黏膜广泛瘀点、瘀斑,内脏器官如胃肠道、泌尿道、阴道也可出血,严重者为颅内出血、肺出血,而 DIC 引起消化道出血。用洛赛克、垂体后叶素、生长抑素效果不佳,可在应用肝素的基础上补充血小板、凝血因子Ⅷ、新鲜血浆等。

● DIC 实验室诊断

目前重点已从明显的或典型的转向不明显的或前期 DIC,前期 DIC 往往凝血功能、血小板无明显改变,但 D-二聚体、凝血酶-抗凝血酶复合物(TAT)与纤溶酶-抗纤溶酶复合物(PAP)已显著升高,由此提示应将上述改变作为中暑患者的常规检查。

体外膜肺氧合在急危重病中的应用

体外膜肺氧合（ECMO）利用体外循环原理应用于 ARDS 引起严重低氧血症的救治，对于解决机体缺氧取得较好疗效。随着临床实践的深入，发现在急危重患者救治上对于解决机体供氧和血液循环支持等作用，特别在严重低氧血症和循环衰竭甚至呼吸循环骤停情况时，不是药物和呼吸机主动脉气囊反搏仪等所能替代的，故当前在 CPR、AMI、重症心肌炎、ARDS 和严重胸外伤等救治上虽已取得较好疗效，有专家提出 ECMO 改称"心肺循环支持"，但在急危重病救治领域内如何开创新的救治手段，还有待从事急救工作医生们深入探索。

1. 体外膜肺氧合在 CPR 中的应用

〔案例 1〕李某，男，32 岁，警察。于 2007 年 8 月 31 日上午 9 点，车在高速公路上行驶时，被对面车辆上一金属物飞过隔离带，击穿挡风玻璃后打中头部及左胸上部，当即昏迷，司机轻伤。打呼救电话后半小时来救护车，行 CPR 未成功，即送广东中山市人民医院。到达抢救室时心搏骤停，瞳孔散大到边，无对光反应，即静脉推注肾上腺素、行胸外按压，心电图仍显示直线，无室颤波。立即行体外膜肺氧合（extraporeal membrane oxygenation，ECMO），转动 10 分钟后心电图出现室颤，行电除颤，复跳为室上速，后转为窦性心律。在 ECMO 支持下送至影像科做头颅和胸部 CT，结果显示弥漫性的脑肿胀，脑干损伤，蛛网膜下腔出血，两肺（尤其左肺）严重挫伤，少量胸水，鉴于无尿即行 CRRT，血压依靠肾上腺素和去甲肾上腺素维持，血气分析氧分压高达 254 mmHg（23.9 kPa），二氧化碳 48 mmHg（6.4 kPa），pH 6.9，BE −16 mmol/L。笔者于次日下午赶到，发现患者呈深昏迷，瞳孔散大，无对光反应、无疼痛反应、一切反射消失、无自主呼吸，心率 114 次/min，心音低，听不清，脉搏弱，四肢湿冷，CK 54 800 单位，其中 MB 684 单位，肝肾功能指标正常，但全身浮肿明显，气道内不断有少量血性液体。笔者认为脑、胸损害严重，心跳停止时间太长（1 小时），已处于"接近脑死亡"状态。笔者建议采取"超范围、超常规、超剂量"的治疗，采用乌司他丁（UTI）100 万 U、纳洛酮 4 mg 和白蛋白 20 g，每 4 小时1次,由于肾功能衰竭,停用甘露醇脱水,停用大剂量糖皮质激素改用乌司他丁。行超声多普勒血流检查,发现颈内动脉无血流。次日上午笔者检查发现心音有力,全身肿胀减轻,气道内无分泌物,生命体征稳定,心率上升至 148 次/min,但脑无好转迹象。继续行 ECMO 和 CRRT 治疗。

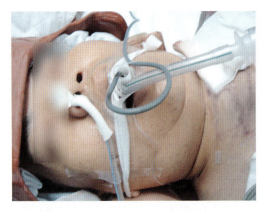

图 1-1　深昏迷,心搏骤停1小时,没有呼吸没有反射,瞳孔散大到边,无对光反应

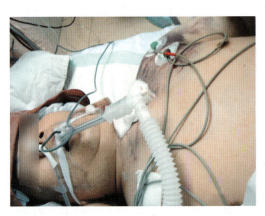

图 1-2　头和左胸被金属物严重击伤

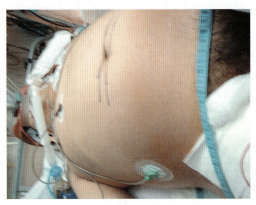

图 1-3　腹部胀气膨隆,无肠鸣音

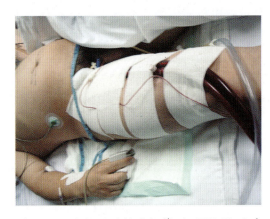

图 1-4　右侧股动静脉插管,行 ECMO 治疗

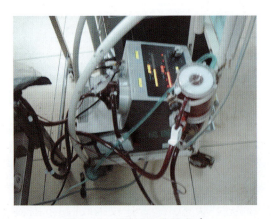

图 1-5　ECMO 运转当中

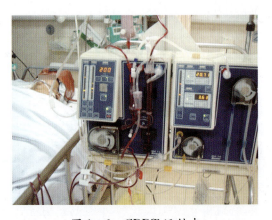

图 1-6　CRRT 运转中

【讨论】体外膜肺氧合（ECMO）是通过胸腔外血管插管进行的长时间体外心肺支持，暂时部分替代心肺功能的一种技术。国外报道 ECMO 可对这些心搏骤停的患者提供临时支持，使心脏和肺得到充分休息，在救治危重患者中有良好的临床效果。

动物实验表明，CPR 中胸部按压，心排量仅达正常的 1/4～1/3，颈动脉平均压很少超过 40 mmHg(5.33 kPa)，心肌血流量仅为正常的 20%。临床操作中对心搏骤停者实施标准胸外心脏按压只能提供相当于正常值 10% 的脑血流和 5% 的冠脉血流，而开胸心脏按压也仅能使之增加 1 倍。万健和李国民对 3 796 例院内心肺复苏患者的回顾性分析表明，全部患者 CPR 后自主循环恢复率为 30.4%，24 小时生存率为 3.6%，脑复苏成功率仅为 1.4%。

研究提示 CPR 联合 ECMO 技术在提高主动脉压力和冠状动脉血流方面明显优于单一 CPR。ECMO 建立后即使是自主循环和自主呼吸还没有恢复，主动脉及冠状动脉内的血流为经氧合器氧合了的动脉血，血氧饱和度和氧分压都达到生理要求。心搏骤停期间各重要器官在 ECMO 下得到有效的氧供和代谢，使器官功能得到维持，对防止器官衰竭起到了重要的作用。标准 CPR 不能改善复苏结果的原因在于其产生的心脑低灌注难以维持生物学生命，故有学者提出 ECMO 名可改为心肺循环支持。

心肺复苏时间超过 10～15 分钟，患者的生存希望就很小。多器官功能衰竭是 ECMO 成功的一个重大障碍，因此 ECMO 的选择必须及时，尽早改善全身缺氧状态是 CPR 成功的重要因素之一。危重心脏病患者常规 CPR 效果不佳，患者自主循环不能恢复或难以维持时，应尽快建立 ECMO。ECMO 技术本身所致的（如插管和手术）创面出血，插管远端肢体缺血造成等；ECMO 支持时间长，涉及方面多，并发症常是导致治疗失败的重要原因。要严密仔细观察患者病情变化，及时发现异常情况。此外笔者认为管理良好的组织团队和高效率的分工协作对成功地抢救危重患者也是必不可少的。

CPR 中无心电活动，一般终止救治，但该院利用 ECMO 设备进行循环和氧的维持，结果从心室停搏转为室颤，行电复律成功，为后续治疗争取了时间。此种抢救手段在国内外甚少。该院 ECMO 应用很广，不但在 ARDS 中应用，而且在重症心肌炎、心肌梗死和严重创伤等方面广泛应用，获得了较好的效果。

〔案例2〕男性，39 岁，于 2006 年 4 月 16 日上午 9 时 30 分因"胸痛 2 小时余，神志不清 5 分钟"车送至广州中山市人民医院急诊科抢救室。体查：心率 0 次/min，呼吸 0 次/min，血压测不到，深昏迷，瞳孔散大，对光反射消失，颈动脉搏动消失，口唇及肢端发绀，心脏听诊无心音，心电监护显示"心室颤动"。立即行胸外心脏按压，气管插管机械通气，给予肾上腺素等静注及电除颤处理，但心跳无恢复。13 分钟后行右股动静脉插管，25 分钟后开始 ECMO，转流 4 分钟恢复自主心跳，心率 134 次/min，血压 95/50 mmHg(12.7/6.7 kPa)，呈深昏迷状，双侧瞳孔直径 5 mm，无对光反射。心电图显示"急性广泛前壁心肌梗死"，床旁胸片示"双肺肺水肿"；10 时 20 分在 ECMO 支持下送介入室。冠状动脉造影显示左冠状动脉前降支近段狭窄为 95%，即行球囊扩张及支架植入处理，重新造影显示狭窄为 0%。术后送入监护室，继续 ECMO 支持治疗，下午 5 点，患者生命体征趋于稳定，呈浅昏迷，复查胸片见肺水肿吸收，撤除 ECMO，保留机械通气，并行 IABP 辅助

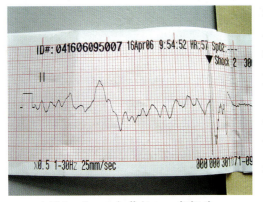

图1-7　心电监护：心室颤动

患者于 2006 年 4 月 27 日康复出院。

治疗。停止 ECMO 治疗后,SaO$_2$ 96% 以上。4 月 17 日上午 9 时 30 分,患者停用所有镇静药,机械通气模式:ASB＋PEEP,参数:PS 10 cm H$_2$O(0.98 kPa)PEEP 5 cm H$_2$O(0.49 kPa)、FiO$_2$ 40%、监护仪显示 SaO$_2$ 98% 以上,上午 10 时停止机械通气治疗。两小时后拔除气管插管,经鼻导管吸氧。患者神志逐渐好转,11 时停用 IABP。21 日神志清晰,对答切题,肢体活动自如,无胸痛、心悸、气促等症状,转出监护室至普通病房。

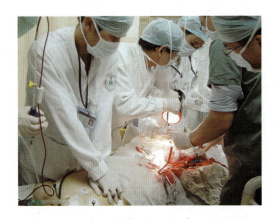

图1-8　在心肺复苏同时,建立 ECMO

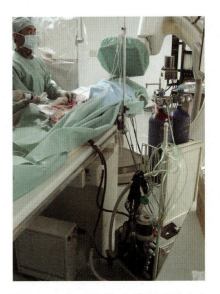

图1-9　在 ECMO 支持下放置支架

2. ECMO 在急性爆发性心肌炎救治中的应用

〔案例〕唐某,女,15 岁,于 2005 年 10 月 2 日因心前闷痛,心悸,头晕 2 天,加重伴呼吸困难半天,由外院转入中山市人民医院,送入抢救室时 ECG 显示室性紊乱型心律,心率 107 次/min,血压 80/50 mmHg(10.7/6.67 kPa),给予吸氧、输液、静注可达龙 150 mg 等处理,约 15 分钟后患者突然意识丧失、发绀,血压,脉搏测不到,立即心脏按压,经静脉心内膜紧急临时心脏起搏,同时实施 ECMO 循环呼吸支持,转流 30 分

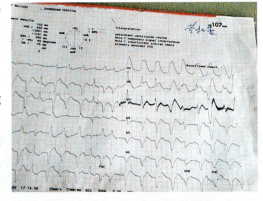

图2-1　入抢救室时心电图

钟后患者清醒,ECG 显示室性心律,查心肌酶偏高,床边心脏彩超显示左室壁活动普遍减弱,二尖瓣关闭不全,三尖瓣关闭不全,左心室收缩功能差,诊断为"暴发心肌炎,恶性室性心律失常,心源性休克",给予激素、极化液等治疗,次日转为窦性心律,10 月 4 日撤机,经治疗 12 天,心电图、心肌酶恢复正常,临床痊愈出院。

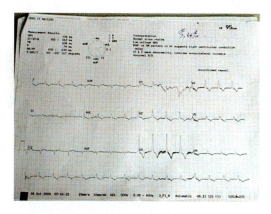
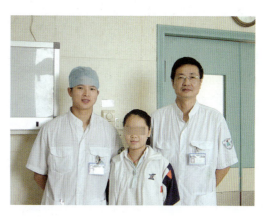

图2-2　15 分钟后患者意识丧失、发绀,　　　图2-3　康复出院
　　　　　心电图无脉搏电活动

3. ECMO 在化学性肺炎、ARDS 救治中的应用

〔案例〕张某,男,39 岁,于 2004 年 12 月 25 日,因吸入浓硫酸与盐酸混合的气体 2 天,胸痛 1 天,加重,伴呼吸困难 3 小时入中山市人民医院,送入抢救室时神志不清,SaO_2 30%,血压 70/40 mmHg(9.33/5.33 kPa),查血气分析 PaO_2 37 mmHg(4.9 kPa)即行气管插管,呼吸机辅助呼吸。胸片显示两肺大量斑片状,棉花状模糊阴影,诊断为"化学性肺炎",在机械通气模式 ASB+PEEP,参数 PS 15 cmH_2O(1.47 kPa)PEEP 13 mmHg(1.73 kPa),FiO_2 100% 的情况下,血气分析 pH7.38,PaO_2 46 mmHg(6.13 kPa),$PaCO_2$ 56 mmHg(7.47 kPa),HCO_3^- 20.2 mmol/L,诊断为化学性肺炎并发 ARDS,予行 ECMO,患者呼吸困难逐渐改善,SaO_2 98%～100%,PaO_2 70～100 mmHg(9.33～13.3 kPa),3 天后脱离 ECMO,2005 年 1 月 15 日复查胸片,双肺阴影吸收,痊愈出院。

4. ECMO 在心脏贯通伤救治中的应用

〔案例〕邢某,男,45 岁,2007 年 4 月 12 日因不慎从 4 楼跌落 3 楼,被两小截钢筋插进胸部,当时即昏迷休克,呼吸困难,即呼 120 救护车,经现场急救病情稳定后送入中山市人民医院。查体见体温 37℃,脉搏 52 次/min,呼吸以呼吸机辅助呼吸,血压 105/65 mmHg(13.97/8.68 kPa),昏睡(已镇静)。头颅五官无畸形,双侧瞳孔等圆等大,直径约 3 mm,对光反应迟钝,颈无抵抗。左胸部胸大肌近腋侧、约第 5、6 肋间分别可见两条钢筋插入,第一条贯穿胸壁自左肋下穿出,另一条入胸随心跳搏动,左肺听诊呼吸音减弱,可闻少许干湿性啰音,右肺基本正常。心率 52 次/min,律齐，无明显病理性杂音。腹平软，无压痛、反跳痛，肝脾肋下未及，Murphy's 征（阴性），移动性浊音阴性，肠鸣音 3 次/min。四肢肌力、肌张力检查欠合作。生理反射、病理反射未引出。床旁 X 线平片显示：① 左胸腔见两条金属条越过中线，金属影行程经过心影，高度怀疑金属条穿过心脏；② 肺水肿改变；③ 左第 7、8 肋骨骨折。彩色 B 超显示心脏贯通性强回声光带，心脏破裂；诊断为"心脏贯穿伤"、"肺挫伤"。因搬动患者随时有心脏破裂、伤情恶化可能，为争取手术时间和条件，果断施行 ECMO 支持心肺功能，随后将患者送入急诊手术室进行手术。手术时先把左前胸未进胸腔的钢筋取走，伤口清创缝合。然后正中开胸，探查证实了超声所见——心脏被钢筋穿透。遂在心脏上再插管道与股动静脉管道一起接到体外膜肺，把心脏血引空，心肺功能被 ECMO 代替。使用心脏麻痹液使心脏停下，然后切开心脏，直接把插在心脏的钢筋取走。探查心脏的损伤情况时发现钢筋把心脏左室后壁、室间隔及右心室捅破，破口接近 2 cm。遂对心脏伤口进行逐一修补。术后 1 个月，患者康复出院。

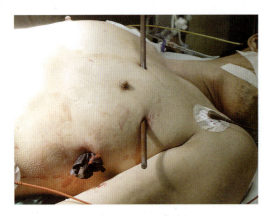

图 4-1　心脏贯穿伤

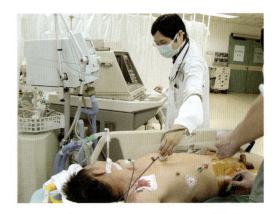

图 4-2　床旁彩色 B 超检查

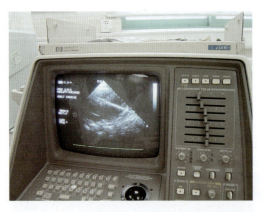

图 4-3　心脏彩超显示心脏贯通性强回声带

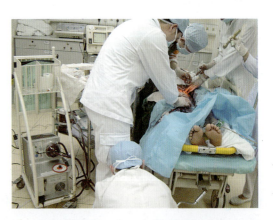

图 4-4　ECMO 循环呼吸支持

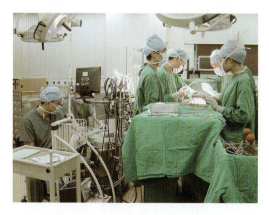

图 4-5　在急诊手术室手术

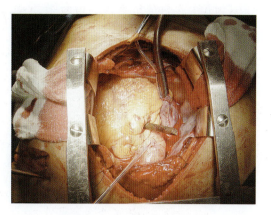

图 4-6　钢筋贯穿心脏

5. ECMO 在主动脉夹层救治中的应用

〔案例〕干某,男,50 岁,因突发胸痛 2 小时于 2004 年 1 月 28 日入中山市人民医院。既往有高血压病史,无规则服药。入院时血压 230/160 mmHg(30.4/21.3 kPa),急诊 CT 提示主动脉夹层,心包积液。收入 ICU 给予控制血压、心率和镇痛等治疗。CTA 确诊是 Stanford A 型夹层动脉瘤,拟实施腔内隔绝术。2004 年 1 月 30 日大便时突然出现呼吸困难,神志不清,血氧饱和度下降至 75%。紧急气管插管,呼吸机辅助呼吸,病情有好转;2004 年 2 月 5 日,突发血氧下降,PaO_2 41 mmHg(5.47 kPa),血氧饱和度 75%~80%,血压 83/50 mmHg(10.9/6.67 kPa),X - Ray 示纵隔增宽,心胸比减小,双肺野片状阴影较前增多,支纤镜检查见支气管严重受压,夹层再次破裂,逐实施 ECMO、降低呼吸机参数,循环逐渐稳定,血氧、血氧饱和度好转。2004 年 2 月 8 日,患者连同 ECMO 带到介入室行主动脉腔内隔绝术,主动脉造影发现头臂干起始部增宽,弓降部不光滑。术中放置带膜支架 1 个,Calf 支架 1 个。术后造影病变部位明显好转。ECMO 支持 7 天,运转过程顺利,在第 3 天膜肺发生血浆渗漏,更换膜肺。后因患者并发严重感染,住院治疗 79 天,临床痊愈出院。

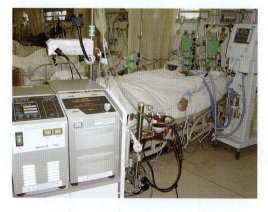

图 5-1　实施 ECMO 支持

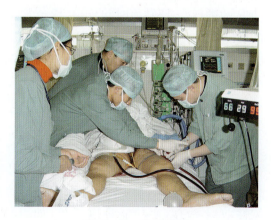

图 5-2　更换膜肺

【讨论】在急危重患者的抢救中,心肺功能支持是抢救治疗的关键。传统的心肺支持技术主要包括血管活性药物、机械通气技术、主动脉内球囊反搏术等。目前这些技术仍然是心肺衰竭抢救的主要手段,然而由于这些技术本身存在有局限性,对于一些严重心肺功能衰竭患者,这些支持难以保证氧供和血供,或给患者带来严重的并发症,最终导致机体的死亡。

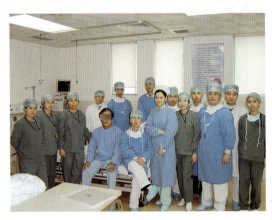

图 5-3　康复出院

　　ECMO 技术是一种持续体外生命支持手段,通过体外设备较长时间全部或部分替代心肺功能,使心脏、肺脏得以充足休息,以争取心脏、肺脏病变治愈及功能恢复的时间。ECMO 分为两种类型:即 VA - ECMO 和 VV - ECMO。VA - ECMO 是将血液从静脉引出,氧合后经动脉回输患者体内,可同时进行心肺支持。VV - ECMO 是将血液从静脉引出,氧合后从静脉回输患者体内,它只能替代肺做功,仅用于心功能良好的呼吸衰竭患者。

　　ECMO 因其强大的心肺替代功能并且操作简单而应用非常广泛。由于 ECMO 的出现使许多危重症的抢救成功率明显上升(如 ARDS)。更令人振奋的是使许多令医生束手无策的难题有了新的有效解决方法,如心跳呼吸骤停。

● 各种原因引起的心跳呼吸骤停

　　心脏骤停(CA)患者复苏关键是将氧合血迅速输送到脑和冠脉,以防血流中断引发细胞不可逆损害。现代医学发现 CPR 过程中,只要保证细胞生存所需最低血流量,30 分钟后细胞仍可存活,心肌和神经细胞损伤既与缺氧有关,又受 CPR 后期再灌注损伤的影响,这就为 ECMO 宽限了时间。V-A ECMO 替代心肺功能可提供足够心输出量,改善心、肺、脑等重要脏器的灌流,从而建立有效人工血液循环。而 CPR 仅能提供相当于正常 10% 的脑血流和 5% 冠脉血流,开胸按压心脏也仅能使血流增加 1 倍。而且,随着 CPR 的进行,心肌缺血时间延长,导致其反应性逐渐下降,并最终失去对各种治疗措施的反应性,使得心肺脑复苏失败。该院认为在有 ECMO 条件的医院,心跳呼吸骤停的抢救首选传统急救方法,同时实施 V - AECMO。此方案的优点是:① 最短的时间支持呼吸循环,保护重要脏器;② 防止反复出现心跳呼吸骤停;③ 在安全的状态下寻找并治疗原发病。经过训练的团队可以将 ECMO 的启动时间控制在 8~15 分钟。在有效的心肺复苏支持下,团队密切合作尽快启动循环,是保护重要脏器不发生不可逆损害的关键。实施 ECMO 支持下寻找原发症并积极治疗。无原发症的患者可祛除刺激因素后迅速脱离 ECMO 系统,如电击、高血钾等导致的心跳呼吸骤停。某些原发症经过支持可以逐渐恢复,待恢复后可脱离 ECMO 系统,例如重症暴发性心肌炎。若有严重的原发症且非自限性,如不治疗,心功能难以恢复,如 AMI 和重症心肌炎等应迅速进一步治疗。在 ECMO 支持下多科协作治疗,在黄金时间段实施冠状动脉脉支架植入术或冠状动脉脉搭桥术是可以迅速恢复心功能的。此治疗路径的关键是：① 确认排除脑损伤引起的心跳骤停；② 迅速有效的心肺复苏，迅速的 ECMO 启动，保护重要脏器功能；③ 及时的后续治疗。由于脑功能丧失使一切治疗失去意义，在这一临床路径中脑功能丧失的确定是终止 ECMO 的重要指征之一。该院应用 ECMO 救治各种原因引起的心跳呼吸骤停有 11 例，以 AMI、重症暴发性心肌炎效果最好，3 例 AMI 全部康复出院，5 例重症暴发性心肌炎中有 4 例康复出院，1 例心肺脑复苏成功，但死于其他并发症。

● 急性严重心功能衰竭

严重的心功能衰竭不但会减少组织器官血供，更严重的是随时会有心搏骤停的可能。ECMO 可改善其他器官及心脏本身的氧合血供，控制了心搏骤停的风险。重症暴发性心肌炎、急性心肌梗死、心脏术后低心排综合征需要进一步治疗，必要时进行手术治疗。在 ECMO 实施同时可实施主动脉内球囊反搏（IABP）以减轻心脏后负荷，改善冠脉循环和微循环，减轻肺水肿，促进心功能恢复。同时主动脉内球囊反搏（IABP）可作为脱离 ECMO 系统的过渡措施。笔者认为加用 CRRT，加速体内过多水分排出，减轻心脏负担可提高治愈率。

● 急性严重呼吸功能衰竭

常见于感染、火灾气体吸入、刺激性气体吸入、肺挫伤。机械通气为目前最基本的治疗，其中呼气终末正压通气（PEEP）为改善初期的呼吸衰竭发挥了较为理想的作用。但是 PEEP 由于不能解决肺内分流异常，而且造成胸腔正压，不利于血流动力学的维持，另外也有造成氧中毒和气压伤与容积伤的危险。因为大多数严重呼吸功能衰竭病例随时有心跳骤停的可能。一旦出现心跳骤停或其他器官损害，则势必影响预后。治疗原则还是尽快建立稳定的生命支持，缩短器官缺氧时间。目前应用 ECMO 还没有统一指征，Manert 等认为，ARDS 患者首先应给予传统综合治疗，经治疗 24～96 小时若病情无好转，达以下标准则为紧急应用 ECMO 指征：FiO_2 100%，PEEP$>$5 cmH_2O(0.49 kPa)，$PaO_2$$<$50 mmHg(6.67 kPa)持续 2 小时以上。笔者认为 ARDS 患者在经过积极的机械通气治疗后，仍存在顽固的低氧血症时，ECMO 应用指征可相应放宽。PEEP$>$10 cmH_2O(0.98 kPa)，$PaO_2/FiO_2$$<$60 mmHg(8 kPa)时更应越早应用 ECMO，以更早纠正顽固的低氧血症，并可避免长时间过高的机械参数对肺脏造成的损害。呼吸功能衰竭需要支持时间长，一般选择 V-V 转流，氧合器首选硅胶膜式氧合器。对于肺挫伤首选 V-A 转流方法，可减少肺血流，同时应对可能发生的肺出血。呼吸机治疗的参数可在 ECMO 支持下，调至氧浓度$<$60%、气道压$<$40 cmH_2O(3.92 kPa)的安全范围内。有学者提出用低气道压给肺膨胀供氧，二氧化碳排除则由人工膜肺完成。

● 保障高危介入及手术治疗的循环呼吸支持

ECMO 能使患者循环稳定，并为患者提供一定的氧供，为 AMI 开通血管赢得时机和创造条件；可将术中失血用体外循环回收注入 ECMO，以维持足够的循环血容量，确保手术顺利进行。该院遇到的 3 例急性心肌梗死（AMI）心搏骤停患者，在心肺复苏同时建立 ECMO，恢复自主循环后，将患者连同 ECMO 送入介入室行 PCI，3 例患者均康复出院；1 例主动脉夹层瘤并发严重低氧血症、低血压，在 ECMO 支持下行主动脉腔内隔绝术,术后随访 3 年,患者生活质量良好;4 例严重多发伤、2 例心脏贯穿伤,在 ECMO 支持下完成救治手术,3 例严重多发伤术后死于 DIC,其余均存活出院。

该院认为:① ECMO 可以有效地改善低氧血症和循环灌注,但是 ECMO 本身不是直接治疗疾病,而是一种短期生命支持的方法。应用的前提是其他治疗手段无效而患者是可逆性病变者;② 多器官功能衰竭是 ECMO 成功的一个重大障碍,因此 ECMO 的选择必须及时、果断,尽早改善全身缺血缺氧状态,以遏制病情进一步发展,并为心肺可逆性病变的恢复提供机会;③ 常备不懈,中山市人民医院急诊科及重症治疗科均备有一套正规的 ECMO 系统。同时对急诊科及重症治疗科全员培训,让当班人员都能第一时间完成 ECMO 的使用时机的判断、插管、预充、转流,以争取治疗时机,这在成功救治的暴发性心肌炎、急性心肌梗死并心脏骤停等得以充分体现;④ 在维持全身血流动力学稳定的基础上应尽量降低 ECMO 流量,同时采取综合治疗措施,积极治疗原发病;⑤ 整合多学科知识和技术,建立 ECMO 团队,明确分工与协作,这对成功抢救急危重症患者也是必不可少的。

笔者认为广东省中山市人民医院对 ECMO 在急危重病救治中做了大量临床工作和深入探索,为提高治愈率和减少致残率打下了良好的基础。

急性放射病(ARS)

核武器是指利用重核(^{235}铀或^{239}钚)的裂变原理或轻核元素(氘、氚、锂)聚变原理而制成的一种具有大规模杀伤破坏作用的武器,一般是指原子弹、氢弹和中子弹。平时医疗中常有^{60}Co照射人体后发生的急性放射病。

核武器的杀伤作用:① 光辐射(热辐射);② 冲击波;③ 早期核辐射:人员受到一定剂量的早期核辐射作用后,可发生急性放射病。

受照量在100~1 000 rd时可发生骨髓型(或称造血型)放射病。按其伤情可分为轻、中、重和极重度四极。中度和重度骨髓型发射病具有典型的病程经过,在整个病程中分为四个阶段,即初期、假愈期、极期和恢复期。肠型和脑型放射病病程很短,分期不像骨髓型放射病那样明显。

1. ARS与全身性毛细血管渗漏综合征

〔案例〕李某,("B"),男,37岁,山东人,农民,经营大蒜出口,于2004年10月20日因呕吐、眩晕、发热入院。经一系列检查发现兄弟俩人在无防护设备的情况下,对储藏的大蒜行^{60}Co照射保鲜处理时受到照射,疑为急性放射病,转北京解放军307医院治疗。其中一例"A"诊断为轻度肠型急性放射病,受照剂量估计范围为20~25 Gy,存活33天;另一例诊断为极重度骨髓型急性放射病,受照剂量估计为9~15 Gy,存活75天。后者经异基因外周血造血干细胞移植成功后出现反复感染、呼吸衰竭、循环衰竭、肝功能损伤等多器官功能障碍综合征(multiple organ dysfunction syndrome,MODS)及毛细血管渗漏综合征,虽经积极治疗,但该患者最终死于多脏器功能衰竭。现将该患者病情变化介绍如下。

● 病情变化

入院后骨髓象显示增生极度减低。紧急与其同胞兄妹行HLA配型,与患者同胞哥哥配型结果完全相合,于受照射后第4天行异基因外周血造血干细胞移植术预处理,受照射后第7天给予输注供者外周血造血干细胞。移植后+7(第7天)天血象开始恢复,第10天血象白细胞恢复正常,行植入证据检测为完全供者植入,+14天及+21天骨髓检查基本为正常骨髓象,完全供者型植入,血型提示有 A 抗原出现(A、B 抗原比例为 1：3)。

患者于 11 月 7 日发现存在肺部感染、少量胸腔积液及心包积液,经抗感染治疗后,肺部炎症得到有效控制,胸水减少。11 月 17 日超声心动图提示左心房增大,左室射血分数由入院时 67％降至 53％,18 日上午起患者出现反复发作性阵发性房性心动过速,经抗心律失常治疗后缓解。11 月 21 日出现高热、咳嗽、咳白色黏痰,胸部 CT 显示右上肺尖有斑片影,肺纹理增粗,双肺感染范围扩大,同时右肺薄壁空洞形成,胸水再次出现。经加强抗感染(细菌及真菌)治疗后,患者咳嗽、咯痰症状有所缓解,体温下降,仅在输注两性霉素 B 过程中有轻微发热,听诊双下肺湿性啰音较前减少。12 月 1 日患者体温再次升高,最高达 37.9℃,且心率及呼吸频率有所加快。12 月 2 日病情加重,出现呼吸窘迫,氧合下降,经更换抗生素、甲基强的松龙冲击、面罩吸氧等治疗后效果不佳。12 月 4 日 17 时 30 分呼吸急促进一步加重,频率为 40 次/min,心率加快,为 130 次/min,氧饱和度急剧下降至 90％以下。口腔及鼻腔出血明显增加。查体发现双肺呼吸音明显增粗,布满哮鸣音。18 时 35 分氧饱和度下降至 61％,即行气管切开。术中发现气管内大量血性液体,气管切口处渗血明显。19 时 40 分返回病房。术后仍可从气管切开套管处吸出鲜红色血性液体,左侧锁骨下静脉穿刺处渗血明显,口腔内有大量血性液体流出。

● 病情演变分期及主要治疗措施

从 2004 年 12 月 4 日入 ICU 救治至 2005 年 1 月 4 日死亡,患者病情变化共经历了四个阶段,2004 年 12 月 4 日至 15 日急性呼吸衰竭期;12 月 16 日至 25 日脓毒症合并 MODS 期。12 月 26 日至 30 日循环衰竭期;12 月 31 日至 2005 年 1 月 4 日终末期。从病程及尸体解剖结果看,感染贯穿全过程(见图 1-5,1-6)。治疗上除持续生命体征监测、呼吸机辅助通气、抗感染、气道管理、呼吸机管理、保护心功能、抗心律失常、预防多脏器功能不全的发生、纠正水电解质和酸碱平衡紊乱、监测 24 小时液体出入量及中心静脉压和血糖(见图 1-7 和图 1-8)外,针对病情不同阶段,采用不同手段尽量控制病情进展,改善患者症状及体征。各阶段患者的临床表现及采取的治疗措施如下。

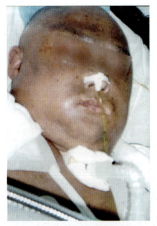

图 1-1 ARS 毛细血管渗漏,出现
全身性水肿,头面部尤甚

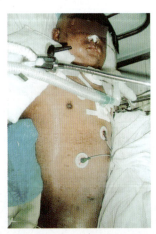

图 1-2 ARS 抢救中

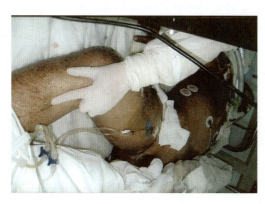

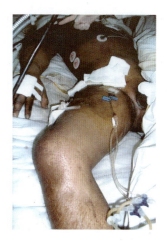

图 1-3　SCLS 下肢肿胀明显(一)　　　图 1-4　SCLS 下肢肿胀明显(二)

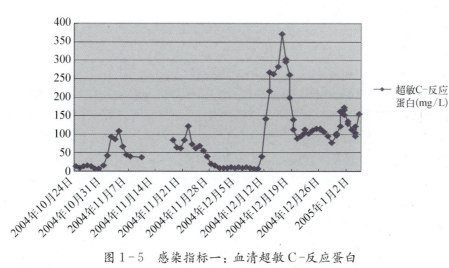

图 1-5　感染指标一：血清超敏 C-反应蛋白

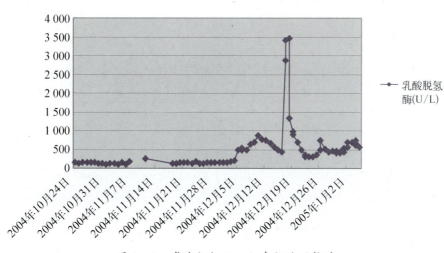

图 1-6　感染指标二：血清乳酸脱氢酶

● 急性呼吸衰竭期

患者行紧急气管切开返回病房接呼吸机后,主要表现为呼吸急促,呼吸频率达40次/min左右,人-机对抗、氧合急剧下降,SpO_2降至75%左右;出血倾向、口腔及气管套管内可吸出较多血性液体,口唇破溃处及气管切开处仍渗血明显。查体双肺可闻及大量的湿性啰音。辅助检查显示血象:白细胞$13.78×10^9$/L,中性96.3%,血红蛋白69 g/L,血小板$159×10^9$/L;凝血五项指标:凝血酶时间测定为不凝,D-二聚体535,APTT 67.7 s,活动度71%;生化检查:BUN 14.66 mmol/L,血清肌酐131 mmol/L,计算肌酐清除率为43.37%;床旁胸片见双肺大片模糊状阴影。分析病情我们认为患者血小板计数正常,长期使用抗生素而未及时补充凝血因子,凝血功能中凝血酶原时间明显延长,12月2日开始使用大剂量激素影响血小板黏附,因此出血原因为摄入量减少及使用广谱抗生素引起维生素K缺乏,使体内凝血因子Ⅱ、Ⅶ、Ⅸ、Ⅹ、蛋白C和蛋白S功能受损,不能有效参与凝血所致。引起急性呼吸衰竭是由于放射性肺损伤、肺部感染的基础上合并肺出血及鼻、口腔内血液误吸造成。因此,针对引起急性呼吸衰竭的诱因及发生机制,治疗上首先应去除诱因(即止血):立即静注、肌注维生素K_1(10 mg)各1支,以后每日肌注1支,同时输注新鲜血浆和血小板。气道管理上加强吸痰;呼吸模式采用容量控制性通气+PEEP,以减少肺部渗出、提高氧合;联合使用肌松剂维库溴胺和镇静剂咪唑安定,使患者处于肌松、镇静状态,以防止人-机对抗。经上述处理后,患者出血倾向明显得到改善,表现为口唇及气管切开处渗血明显减少,鼻、口腔、气管内无新鲜血性液体吸出;氧合明显改善,氧饱和度在FiO_2为0.50时在95%以上。此阶段患者还表现为高动力型血流动力学,血压持续偏高,最高达190/110 mmHg(25.3/14.7 kPa),使用硝普钠降压效果不佳,硝普钠泵入剂量每分钟为8 μg/kg时血压仍在150/90 mmHg(20/12 kPa)以上。改用压宁定治疗无效,使用心痛定、复方降压片、酚妥拉明、苯那普利、倍他乐克治疗后血压控制于120/70 mmHg(16/9.3 kPa)左右。此阶段患者肾功能、肝功能、胃肠道功能基本正常,出、凝血功能在使用维生素K_1后逐渐恢复正常。经抗炎、止血等处理后影像学显示肺部渗出病变明显吸收(见图1-9)。右心功能开始减退,表现为体循环淤血,球结膜、四肢及下坠部位开始水肿,心脏B超显示右心增大、三尖瓣关闭不全,CVP偏高(见图1-7)。早期血糖持续偏高,经泵入胰岛素后血糖控制良好(见图1-8)。真菌感染得到有效控制,细菌感染有加重趋势,表现为寒战、高热、大汗淋漓,分类中性粒细胞百分比有增加趋势,超敏CRP开始升高,痰涂片及培养、骨髓培养有耐甲氧西林表皮葡萄球菌生长。

● 脓毒症合并MODS期

突出表现在12月17日。患者出现循环不稳定,血压下降,组织灌注差,尿量明显减少;伴随组织水肿加重,肌酐清除率急剧下降,氧合下降,气道峰压增加,爆发性肝损伤,存在DIC,细菌感染指标超敏CRP达370.75 mg/L。各脏器功能损伤的具体表现如下。

(1)心血管方面 第一心音由强转弱,心尖搏动弥散;反复发作性心律失常,16、17日主要以房性早搏及阵发性室上性心动过速为主,18日后表现为心房颤动(快室率),24

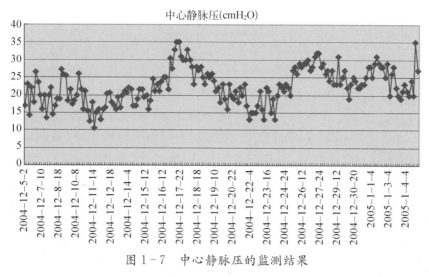

图 1-7　中心静脉压的监测结果

图 1-8　血糖监测结果

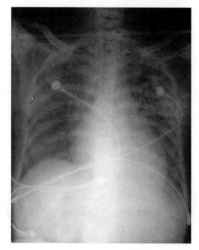

12月6日照射当天

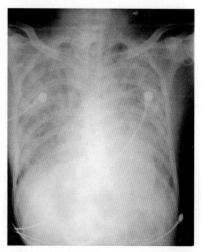

12月9日照射后第3天,两肺渗出实变

图 1-9　肺部影像学变化

日后为室率不快的房颤,17日后,窦性心律时心率为80～90次/min,对任何刺激无反应(如吸痰、加大多巴胺剂量等),俗称"死心律";血压开始下降,需要使用小剂量多巴胺维持;组织灌注不良,持续出现代谢性酸中毒,高热,但四肢末端温度低,尿量明显减少;全心功能不全加重,胸片提示心影有所扩大,肺部淤血改变;超声提示全心扩大,以右心扩大明显,左室射血分数为48%,下腔静脉明显增宽,肺毛细血管楔嵌压 34 cmH_2O(3.33 kPa),中心静脉压32 cmH_2O(3.14 kPa);毛细血管渗漏加重,双侧球结膜、颈部、全身下坠部位及四肢水肿加重,腹水明显增多(见图1-10和图1-11)。

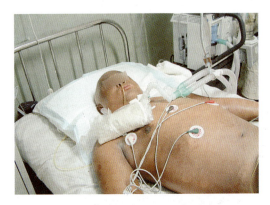

图1-10 全身浮肿明显

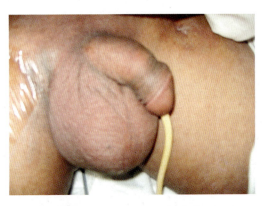

图1-11 大腿阴囊浮肿

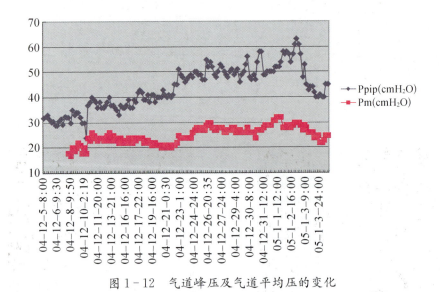

图1-12 气道峰压及气道平均压的变化

(2)肺部情况 尽管胸片显示感染有所减轻,但氧合进一步下降,气道峰压增加至40 cmH_2O(3.92 kPa)左右,最高达 51 cmH_2O(4.99 kPa)(见图1-12)。

(3)爆发性肝损伤 巩膜黄染,谷丙转氨酶、直接胆红素、总胆红素于17日由正常突然分别上升至1 180 U/L、27.3 $\mu mol/L$、42.3 $\mu mol/L$,腹部B超提示肝脏肿大,肝淤血,胆囊壁水肿。

(4)胃肠道功能减退 17日肠鸣音消失,灌肠后恢复肠蠕动。24日肠鸣音未闻及,无大便,经甘露醇导泻后解大便 5 次,肠鸣音稍弱。

(5)肾功能减退 17 日尿量明显减少,组织水肿加重,18 日尿素氮 29.23 mmol/L,24 小时肌酐清除率仅 33.7%。

(6)DIC 凝血五项指标显示:D-二聚体 1 320,凝血酶原时间 18 s,活动度 52.3%,部分凝血活酶时间 44.5 s,凝血酶时间 14.3 s,纤维蛋白原定量 4.75 g/L。

此阶段的治疗重点为抗感染和脏器功能的保护。抗感染上使用科赛斯+脂质体两性霉素 B 减量为 100 mg+口服伊曲康唑抗真菌,稳可信+泰能抗细菌治疗;使用促肝细胞生长素+甘利欣+还原性谷胱甘肽+凯西莱+思美泰治疗肝功能损伤;通过行漂浮导管置管术,监测肺泡毛细血管楔嵌压,明确中心静脉压升高的原因,确定为右心功能不全后加快输液速度,提高血压,改善组织灌注;使用 654-2 改善微循环,联合利尿剂,减轻组织水肿;使用低分子肝素钙皮下注射、输注血小板及血浆治疗 DIC。经上述积极治疗,细菌感染得到有效控制;血液动力学稳定,组织灌注得到有效改善,代谢性酸中毒消失;全身水肿减轻,尿量增加,肾功能指标明显好转,肌酐清除率上升至 80% 以上;氧合改善,动脉血气分析显示氧分压 80 mmHg(10.7 kPa)以上;20 日化验结果显示肝功能及 DIC 各项指标明显好转。

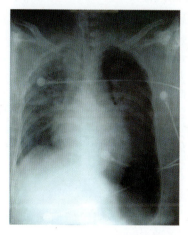

显示左侧气胸
2005 年 1 月 3 日 9 时

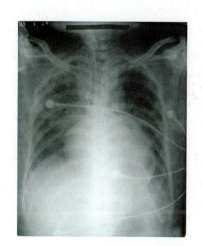

显示气胸消失
2005 年 1 月 4 日 9 时

图 1-13 气胸的治疗前后

● 循环衰竭期

患者表现为血压持续偏低,全身水肿再次加重,腹水再次增加;频发心房颤动(室率约 80 次/min),持续时间延长,对乙胺碘呋酮反应减弱,房颤时心电图显示 R-R 间期延长;输注中药痰热清时,血压下降,尿量减少,氧合下降,表现为超敏反应;输注脂肪乳时氧饱和度下降,气道峰压升高至 50 cmH$_2$O(4.9 kPa)左右,最高达 56 cmH$_2$O(5.48 kPa);胃肠功能减退,肠鸣音消失,无排便及排气,28 日晚间胃管负压吸引引流出咖啡样液体,潜血阳性,出现上消化道出血;白细胞及中性分类、超敏 CRP、体温有所回升,气道分泌物增加,提示又有新的感染。治疗上持续泵入小剂量(每分钟 2~5 μg/kg)多巴胺、多巴酚丁胺,以增强心肌收缩力、扩张肾动脉;持续泵入酚妥拉明及间断静脉注射 654-2 改善微循环;使用乙胺碘呋酮抗心律失常;更换呼吸机模式及采用肺保护性通气策略,尽量减少气压伤发生的可能性;积极止血及刺激胃肠道功能。经上述治疗后血液动力学有所稳定,微循环得到有效改善,尿量明显增加,全身水肿有所减轻,消化道出血得到有效控制。但胃肠道功能无明显改善,感染控制不佳。

- 终末期

主要表现为输注脂肪乳、血液制品、生物制品过程中血压、氧饱和度下降;气道峰压超过 60 cmH$_2$O(5.88 kPa)(见图 1-12)并于 1 月 3 日发生左侧气胸(见图 1-13);频发心房颤动(心室率 60~80 次/min)伴窦性停搏及Ⅲ度房室传导阻滞;肠鸣音消失,大便不通;全身浮肿明显,尿量下降,24 小时肌酐清除率 6.6%;1 月 4 日 7 时 30 分发现双侧瞳孔不等大,左侧瞳孔 5 mm,右侧瞳孔 2.5 mm,对光反射消失。治疗上在输注脂肪乳剂、血液制品、生物制品时密切监测,增加多巴胺的泵入速度,维持血压;气胸发生后及时进行胸腔闭式引流、更换呼吸模式;持续泵入异丙肾上腺素,并于 1 月 2 日安装心脏临时起搏器。在使用大剂量速尿、丁尿胺均效果不明显后,使用 654-2 间断静脉注射,曾一度出现微循环改善、尿量增加,但因病情危重逐渐失效,遂于 1 月 3 日 23 时 30 分行床旁持续血液滤过,效果不佳,且患者有出血倾向。虽经积极治疗,但患者于 1 月 4 日 17 时 21 分起心率开始下降,且对肾上腺素不敏感,抢救无效死亡。

【讨论】

- 感染的控制

患者经异基因外周血造血干细胞移植成功后出现反复感染,早期为呼吸系统的细菌、霉菌感染,经治疗感染尚能控制。但在 2004 年 12 月 4 日发生急性呼吸衰竭后,虽使用了强效的抗细菌、真菌药物,但细菌感染此起彼伏,细菌感染指标超敏 CRP 居高不下;同时真菌广泛蔓延,最终形成霉菌性脓毒症。

- 无法解释的血流动力学变化

在急性呼吸衰竭期,患者在肌松、镇静的情况下表现为高动力型血流动力学改变,血压持续偏高,硝普钠效果不佳。发生 MODS 后,血压逐渐下降。至终末阶段则表现为临床无法解释的输注脂肪乳、血液制品、生物制品过程中的血压、氧饱和度下降的现象,并且输注速度越快,血压下降越明显,改用 706 代血浆或林格氏液快速扩容时血压可迅速上升。

- 毛细血管渗漏综合征

患者自急性呼吸衰竭阶段右心功能开始降低后,逐渐出现反复加重的全身性浮肿、腹水,虽经积极利尿、改善微循环,但总的效果不佳。

- MODS 的防治

尽管抢救过程中采取了积极的预防措施,包括呼吸道的管理、肺保护性通气策略、积极的抗感染、药物预防等,但患者最终死于多脏器衰竭。

针对由急性照射引起的多脏器累及(multiple organ involvement,MOI)和多脏器衰竭(multiple organ failure，MOF)的诊断及治疗，逐渐得到各国学者的重视。为此，2003年11月专门在德国乌耳姆大学科学会堂举办"照射引起的多脏器累及和衰竭：从发病机理、诊断、治疗及基础研究等方面进行探索"的国际科学研讨会。与会专家通过病理生理等基础和临床方面研究，提出感染仍可能是导致 MOF 和死亡的重要原因。Gourmelon P 等认为照射引起的 MOF，一方面由高剂量照射引起系统性感染，产生过量的系统性炎症反应综合征，诱发细胞介导的免疫效应瘫痪所致；另一方面由高剂量照射引起组织损伤造成：① 骨髓衰竭引起出血、感染和脓毒症；② 内皮细胞损伤引起微循环紊乱；③ 实质细胞损伤引起电解质丢失，最终导致 MOF。从本例 MODS 的发生、发展来看，该患者受高剂量照射后发生骨髓抑制，经异基因外周血造血干细胞移植成功后出现反复感染、呼吸衰竭、循环衰竭、肝功能损伤、毛细血管渗漏综合征等，最终因 MOF 死亡。分析原因，我们认为在高剂量照射后内皮细胞与实质细胞损伤、细胞免疫缺失(尸解示淋巴滤泡结构消失)，及移植后持续使用糖皮质激素及免疫抑制剂的基础上，反复感染，最终导致 MOF。

　　总之，该极重度骨髓型急性放射病患者 MODS 原因主要与重要脏器的放射性损伤及全身感染有关，其表现的临床特征有一定的特殊性。针对这类患者如何通过改善放射性损伤后的组织修复及提高机体细胞、体液免疫能力来预防 MODS 的发生将是我们重点研究课题之一。

2. 两例极重度急性放射病(ARS)

　　〔案例〕1990 年 6 月 25 日，上海某放射医学研究室的 ^{60}Co 源室发生了一起严重的 ^{60}Co 源辐射事故，7 人误入工作状态的辐照室，分别受到 2～12 Gy 的急性外照射损伤(见表 2-1)。

表 2-1　7 名受照人员受照条件、剂量估计值和诊断治疗结果

患者	距照射源距离 (cm)	受照时间 (min)	剂量率 (Gy·min^{-1})	受照剂量 (Gy)	诊断	结果
1	80～200	27.7	0.2～4.7	12	极重度骨髓型 ARS	死亡
2	125～190	15.8	0.2～1.9	11	极重度骨髓型 ARS	死亡
3	175～180	9	0.7～1.0	5.2	重度骨髓型 ARS	存活
4	180～250	6.5	0.2～0.9	4.1	重度骨髓型 ARS	存活
5	150～300	5.8	0.3～1.3	2.5	中度骨髓型 ARS	存活
6	180～200	3.2	0.75～0.9	2.4	中度骨髓型 ARS	存活
7	150～180	3	0.6～1.3	2	中度骨髓型 ARS	存活

　　其中两例极重度 ARS 病例报道如下：

患者 1 市某,男,56 岁,已婚,1990 年 6 月 25 日 9 时~9 时 40 分,全身受 ^{60}Co 源辐射 12 Gy,照射后 20 分钟即感乏力、上腹部不适、恶心、呕吐。照后 2 小时到医院急诊,给予苯甲酸雌二醇抗放射、改善微循环、冻存胎肝细胞悬液输注及预防性应用抗生素等紧急救治后于照后 6 小时入院。体检:体温 37.4℃,血压 90/60 mmHg(12/8 kPa),神志清楚,面部明显潮红,似醉酒样,球结膜充血。毛发完整,双侧腮腺肿大,浅表淋巴结不肿大,皮肤无黄染和出血点,心率 84 次/min,心律齐,未闻及杂音,双肺呼吸音清晰,未闻及干湿啰音,腹软,肝脾未触及。照后当天至第 3 天白细胞暂时增高,以后迅速下降,淋巴细胞在照后 2 小时即降至 1.0×10^9/L 以下。照后第 3 天和第 4 天分别于髂骨和胸骨穿刺骨髓,显示造血停滞。经现场模拟试验,估计照射剂量为 12 Gy。

患者 2 万某,男,53 岁,已婚。照射现场及条件同,受照剂量 11 Gy,时间 15.8 分钟,距 ^{60}Co 源 125~190 cm,剂量率每分钟为 0.2~1.9 Gy。照后 10 分钟即明显乏力、头晕、恶心。照后 50 分钟开始频繁呕吐,腹泻 1 次。照后 2 小时到医院急诊,体检:体温 37.6℃,血压 98/60 mmHg(13.1/8 kPa),神志清楚,面色潮红,球结膜充血(持续 4 天消退),照后 8 小时双侧腮腺肿大(持续 1½ 天),浅表淋巴结不肿大,皮肤未见黄染和出血点,心率 72 次/min,心律齐,心尖部可闻及 Ⅱ 级收缩期吹风样杂音,不传导,双肺呼吸音清晰。腹软、肝脾未触及,照后第 7 天进行骨髓移植。

两例照后当日恶心明显,呕吐 5 次,每日 2~4 次腹泻,为黄色或墨绿色稀糊状,1 周后次数减少,但性状仍不正常,第 13 天开始脱发,腋毛、阴毛相继脱落,第 21 天基本脱光。第 20 天咳嗽,咳白痰,痰中带鲜血。第 23 天血压下降、少尿、无尿,应用大剂量速尿仍无效,死亡。尸解见多脏器广泛出血,肺大片出血;真菌性脓毒症(白色念珠菌);ARS。

外周血象:白细胞总数在照后 0~4 天内暂时上升,后迅速下降,照后第 9 天降至最低值(0.75×10^9/L),第 11 天回升至 1.05×10^9/L,并持续 3 天(可能与输注胎肝有关),第 14 天再次下降至最低值(0.022×10^9/L,一直至死亡未见回升)。

骨髓象:分别于照后 0、3、4、11 天 4 次骨髓穿刺,除第 1 次稀释外,其余 3 次均显示骨髓增生低下,造血停滞。

病原学检测:照后第 6 天大便培养出白色念珠菌,第 15 天开始痰涂片和培养均为白色念珠菌,第 21 天血培养和尿培养均有真菌。

皮肤黏膜:照后第 2 天,上唇左外侧、鼻出现弥漫性单纯疱疹。照后第 2 天开始上颚部溃疡,并逐步增多,第 12 天口腔黏膜广泛糜烂、溃疡,覆有白色伪膜,咽部充血、疼痛,并向唇黏膜、口腔前庭发展,第 25 天口腔糜烂全面好转,坏死的黏膜、伪膜脱落,新鲜黏膜上皮覆盖,至 35 天口腔溃疡完全愈合。

照后第 11 天开始脱发,腋毛、阴毛和胡须也相继脱落,第 17 天基本脱光。第 16 天颈部和胸骨柄处皮肤出现片状暗红色血性斑疹,逐渐融合扩大,颈部先出现水泡,并以下述顺序向全身发展;从颈部→面部→前胸部→腋窝,上腹部→双腹股沟,双肘窝→脐部,腰背部→上下肢近远端。所波及皮肤均有灼痛及触痛,多经过以下几个阶段:红斑→转暗→干燥、色素沉着→干性脱屑,前胸部皮肤少许水泡。

胃肠道症状:除照后当天有恶心、呕吐外,3 天后明显减少,但食欲一直欠佳,持续 1

个月。随着口腔溃疡愈合,食欲逐渐改善。照后当天开始腹泻,逐渐加重,持续16天,最多时每日腹泻7次,量1 700 ml,多为黄绿色或深褐色稀大便,大便隐血＋＋～＋＋＋。第30天胃肠道症状基本消失。

外周血象:照后0～4天,白细胞总数暂时性增高后迅速下降,第6天<1.0×10^9/L,第15天(骨髓移植后天数＋8)降至最低值0.011×10^9/L。

骨髓象:照后第4天骨髓象显示增生极低、幼稚细胞罕见,第44(＋37)天骨髓增生明显活跃,幼稚细胞增多,造血恢复良好。

移植物抗宿主病(GVHD):照后第26天(＋19)天,双手指末端掌侧和双足底出现散在玫瑰色红斑,第29天(＋22)天皮疹明显增多,向掌侧大小鱼际肌、后背部和胸腹部发展,由于合并皮肤放射损伤,较难鉴别;巩膜黄染,肝功能受损血总胆红质32.44 μmol/L,ALT 62U;持续高热,最高达40℃;胃肠道症状未加重。第37(＋30)天腹部皮肤活检为GVHD。第35天(＋28)天,四肢指、趾和掌心皮疹消退,干燥硬化脱皮。第43天,背部、胸部皮疹好转,体温下降,肝功能正常,胆红素<17.1 μmol/L。

间质性肺炎:第47(＋40)天开始低热,伴有咳嗽,无明显咳痰,并逐渐加重,第57(＋50)天X线胸片显示两中下肺野弥漫性网状结节样改变。第59(＋52)天出现刺激性干咳、呼吸增快,血氧饱和度下降,体温达39℃,给予吸氧(1～44 L/min),无明显好转,第60(＋53)天血气分析显示PaO₂ 46 mmHg(6.1 kPa),第61(＋54)天病情进一步加重,用鼻导管和面罩吸氧无改善,呼吸困难,PaO₂降至38 mmHg(5.1 kPa),出现代谢性酸中毒失代偿,于62(＋55)天凌晨0时10分被迫气管切开,人工呼吸机辅助呼吸(PEEP),呼吸状况一度有所改善,但出现剧烈呛咳,与呼吸机对抗;在用吗啡和安定无效的情况下,于第66(＋59)天开始持续静滴咪唑安定及肌松剂毕可松或卡肌宁。卡肌宁每小时最大剂量用至2.6 mg/kg,呛咳得以控制,但肺部病变仍在发展,X线胸片显示网状结节样改变向两肺上侧扩展,伴有实质性渗出样改变。第67(＋60)天支气管肺泡灌洗液病毒培养CMV阳性,并找到CMV包涵体。第85(＋73)天出现双侧胸腔积液,全身浮肿,呼吸功能迅速恶化死亡。尸体解剖病理报告为肺弥漫性纤维化。

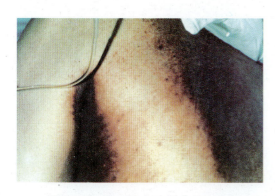

图2-1 照后的皮肤损伤(35天)

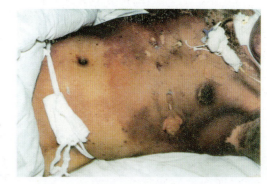

图2-2 照后的皮肤损伤(56天)

【讨论】ARS使机体的白介素2升高,自然杀伤细胞及淋巴因子激活的杀伤细胞活性增强,对血管内皮细胞有黏附、杀伤作用,导致内皮细胞溶解破溃,ARDS时持续高浓度吸氧也可导致血管内皮细胞损伤,此外感染产生的细胞因子,白介素1、白介素6及氧自由基等对毛细血管也造成损害。此两案例尸解发现,血管内皮细胞数量减少,基底膜增厚、纤维化,毛细血管基底膜厚达正常的1 500倍,严重出现毛细血管渗漏,气管内可以涌出血浆样液体,阻碍气体交换,存在严重低氧血症。ARS与严重的脓毒症引起的SCLS,当前尚无理想的治疗方法,笔者在40例由各种病因所致SCLS中,仅有两例早期SCLS采用大剂量糖皮质激素与白蛋白和速尿治疗成功。2006年10月,一患者吃生黑木耳后发生中毒,出现肺SCLS,笔者加用大剂量乌司他丁(100万U)和白蛋白20 g,每6小时1次,次日明显改善,两天即控制气道渗液,肺野清晰。

气管插管并发症

经口或鼻气管插管和气管造瘘在急诊室和ICU中对呼吸衰竭低氧血症救治起到至关重要的作用；但在插管过程和后续作用中常有声带损伤、喉头水肿、伤口出血、皮下和纵隔气肿、伤口感染、气管黏膜糜烂和肺部感染等并发症。笔者介绍一些临床气管插管或切开、呼吸机支持中发生的各类并发症供同道们参阅。

1. 金属气管套管气囊压迫气管环坏死，无名动脉破裂死亡

〔案例〕王某，男，19岁，江西龙虎山，某仓库战士。于1970年9月，被银环蛇咬伤，心脏骤停4次，行CPR，由于当时抢救条件有限，气管切开后，采用银制金属套管，外包橡皮套充气，堵塞气管。行皮囊按压人工呼吸，经一个月的救治，患者清醒，生命体征稳定，准备拔管，当天深夜，突然发生呼吸道大出血而死亡。经过尸体解剖发现球囊压迫部位气管环发生坏死，右侧无名动脉坏死穿孔，引起大出血而死亡。

【讨论】神经性蛇毒分为两种类型，一种是作用于运动神经与骨骼肌接头处的突处后膜，与后膜的胆碱能受体相结合，使运动神经末梢释放的乙酰胆碱对该受体不起作用，从而导致骨骼肌松弛，称突触后神经毒素；另一种是作用于神经肌肉接头的突触前膜Ach的释放过程，例如银环蛇毒素的B-神经毒素以及从江浙蝮蛇中分离出来的具有PLA_2活性的突触前神经毒素。由于蛇毒对神经肌肉传递阻滞，故引起呼吸肌麻痹、缺氧、二氧化碳潴留、酸中毒、严重感染等，可继发呼吸中枢抑制，还可致感觉运动障碍，患者出现全身肌肉酸痛、四肢麻木无力、甚至瘫痪及下眼睑下垂，视力模糊或复视，张口、吞咽及发音困难，呕吐、腹胀、腹泻等多方面的中毒症状。

由于蛇毒中多种成分，如蛋白水解酶、精氨酸酯酶、舒缓肽、增强肽和磷脂酶A_2等能破坏血管壁及肌肉组织，影响机体血管舒缩运动的生理活性物质，加之蛇毒中的溶血素、凝血素、抗凝血素、蛋白水解酶等毒性物质，使血液内的红细胞溶解及毛细血管内皮细胞破坏，引起广泛溶血和出血。其中凝血素可使血液凝固，往往在毛细血管内形成血栓，血流缓慢，造成各器官组织缺氧。蛇毒几乎对各系统器官组织都有毒性作用，蛇毒促进纤维蛋白原转为纤维蛋白，形成凝血沉积于毛细血管，加之溶血毒素出现溶血，直接损伤肾小球及肾小管，引起急性肾功能衰竭。

蛇咬伤死亡的主要原因是呼吸麻痹、急性循环衰竭和急性肾功能衰竭。

（1）呼吸麻痹　蛇毒中的神经毒素主要作用于外周神经，阻断神经-肌肉接头的传递，从而引起呼吸肌麻痹、缺氧、二氧化碳潴留、酸中毒、严重感染等，可继发呼吸中枢的抑制。

（2）急性循环衰竭　心脏毒可直接影响心肌代谢，致心肌细胞坏死；血液毒中的溶蛋白酶和磷脂是具有强烈的溶组织、溶血或抗凝作用，对全身血管内皮细胞、心肌均有严重的破坏作用，影响血液循环功能而导致急性心功能衰竭；此外蛇毒中尚含缓激肽释放酶，促使激肽原分解出缓激肽，它们使毛细血管扩张，通透性增加，引起局部肢体高度肿胀，并使大部分血液分布到末梢血管床，导致血容量相对不足，引起血压下降，出现休克。

（3）蛇毒中的血液毒素具有强烈的溶血作用，产生大量的血红蛋白沉积于肾小管，引起肾小管阻塞。同时蛇毒可引起类组织胺的释放和循环障碍，导致有效循环血量减少，肾血管收缩，肾小球过滤率下降，肾小管坏死；加之蛇毒对中下肾单位内皮细胞有直接破坏作用，从而导致急性肾功能衰竭（ARF）。大量血红蛋白阻塞肾小管是导致 ARF 的主要原因。

本病例发生在 1970 年，由于医疗条件差，救治经验不足，在 CPR 中气管使用金属套管外包橡皮纸套充气，防止气管内的空气向外泄漏。由于没有呼吸机，只采用球囊挤压鼓气做人工呼吸，由于气囊位置不能变动，气压高，压迫气管壁易造成气管壁坏死，进一步造成无名动脉坏死。江西鹰潭市人民医院潘荣华发表的"毒蛇咬伤"论文中说，鹰潭地区毒蛇咬伤以蝮蛇为主，病情越重，心电图改变越明显。由于毒蛇含有毒性蛋白质、多肽和酶类，对人体的作用分为 3 类，即神经毒、血循毒及混合毒。血循毒对心肌有显著毒性作用，严重影响心肌代谢，使心肌细胞变性、水肿、坏死，易引起心脏骤停。本病例乃属此种类型，反复停跳 4 次，故治疗上除了中和毒素、消除毒素、排除毒素外，需注意心电和心功能的监测，保护好心肌，避免发生心脏停跳。

2. 气管切开，套管球囊滑脱堵塞管口，窒息死亡

〔案例〕李某，52 岁，急性重症胰腺炎并发 MODS、ARDS、肺部感染。入上海某医院行气管切开，呼吸机支持，于 1988 年 5 月 5 日深夜，在病情稳定的情况下，患者烦躁，呼吸困难，低氧血症。护士行反复插管吸痰，均无法进入气道，并突然心脏骤停，值班医生拔出气管套管，发现球囊滑脱，堵塞气管，造成窒息而死亡。

3. 气管插管气囊压迫引起的气管食管瘘

〔案例〕高某，女，53 岁，两天前买菜回家后突发神志不清，于 2006 年 8 月 31 日入上海长征医院，血压 190/100 mmHg（25.2/13.3 kPa），GCS 7 分，CT 检查后发现左基底节区脑出血并破入脑室，需手术治疗。家属意见行保守治疗，此外，尚有垂体瘤、糖尿病、高血压病（极高危）等疾病。一直行经鼻气管插管呼吸机 SIMV＋压力支持治疗。于 2007 年 3 月 3 日行气管吸痰时吸出较多棕色营养液，经纤支镜证实发生了"气管食管瘘"。

4. 气管套管口紧贴气道管壁造成缺氧

〔案例〕蔡某,男,7岁,患先天性心脏病,室间隔缺损。在上海长征医院行修补术,术后,生命体征稳定,但翻身后出现呼吸机的气道压力升高,低氧血症原因不明。后扭转颈部,突然缺氧改善,考虑小儿气管套管口紧贴气道造成缺氧。

【讨论】笔者在20年ICU工作中,气管插管千余例,发现并发症有下列几种类型。

(1)气管插管时有引起牙齿损伤或脱落,口腔、咽喉部和鼻腔的黏膜损伤出血及下颌关节脱位的可能。

(2)浅麻醉下行气管内插管可引起剧烈呛咳、憋气、喉头及支气管痉挛,心率增快及血压剧烈波动而导致心肌缺血。严重的迷走神经反射可导致心律失常、心动过缓,甚至心搏骤停。

(3)气管导管内径过小,可使呼吸阻力增加;导管内径过大,或质地过硬都容易损伤呼吸道黏膜,甚至引起急性喉头水肿或慢性肉芽肿。导管过软容易变形,或因压迫、扭折而引起呼吸道梗阻。

(4)导管插入太深可误入一侧支气管内,引起通气不足、缺氧或术后肺不张。导管插入太浅时,可因患者体位变动而意外脱出,导致严重意外发生。因此,插管后及改变体位时应仔细检查导管插入深度,并常规听诊两肺的呼吸音。

(5)较长时间固定一个位置,可压迫发生气管环坏死,进一步产生气管食管瘘,甚至出现无名动脉穿孔、大出血而死亡。

(6)气囊质量较差,球囊膨胀不均匀、不对称,造成气道堵塞,通气障碍引起严重缺氧,故建议定期更换气管套管位置,避免长期压迫固定部位。

(7)金属气管套管不宜配用呼吸机,一会出现气体泄漏,二会损伤气管黏膜,造成出血、坏死,但脱呼吸机后要保持气道通畅,以便于套管消毒。

护　理

运动神经元病7年昼夜呼吸机治疗未发生相关性肺炎

〔案例〕卫某，男，70岁，因患运动神经元病，呼吸困难，于2000年11月26日入上海长征医院ICU，由于肋间肌膈肌运动无力，需昼夜不间断地呼吸机支持。至2007年7月30日，经历7年，肺部未出现明显感染；仅有一次发现痰色稍黄，患者感到憋气，白细胞没有升高，不发烧，但可能有一定的感染，经阿奇霉素治疗3天，即症状改善，其他时间未发生肺部感染。故"呼吸机相关性肺炎"，只要护理到位不一定都发生，该患者的护理经验总结为三方面：① 加强拍背，重叩背部，顺序自下而上、从外到内，反复进行，每4小时1次；② 加强气道湿化，每次从气道内给生理盐水5～10 ml，反复进行，直到痰液转清；③ 加强气囊鼓气，使闭合的肺泡开放，增加肺的气体交换，气囊的挤压时间一般在10分钟左右。

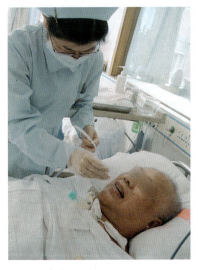

图1　口腔清洁，吸出分泌物

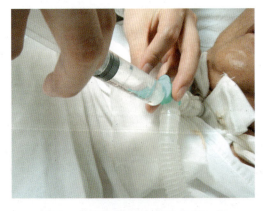

图2　气道内注射生理盐水(5 ml)

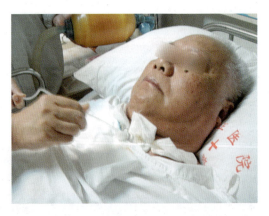

图3　呼吸道生理盐水冲洗后，吸出气道分泌物

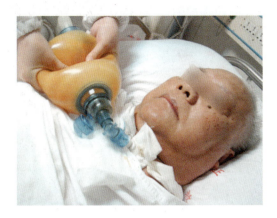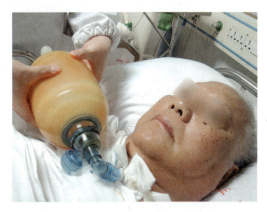

图 4　气道分泌物吸尽后,气囊鼓气,　　　　图 5　鼓气后,气囊恢复状态
　　　　使肺泡复张

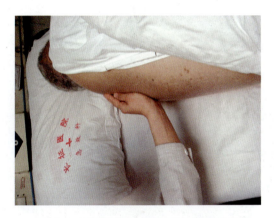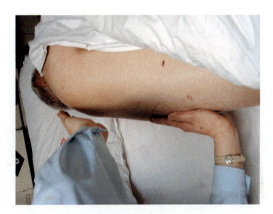

图 6　叩背顺序,自下而上,由外到内　　　　图 7　叩背力度加大,也可双手
　　　　　　　　　　　　　　　　　　　　　　　　"敲鼓"似拍背

【讨论】

● ICU 重病患者院内感染的预防

王春亭报道 ICU 患者下呼吸道感染的病原菌以 G⁻杆菌为主,病原菌显示多重耐药,G⁻杆菌对亚胺培南敏感性较好,而 G⁺菌对万古素敏感,临床应根据药敏选择抗生素。

重症监护病房内感染发生率比普通病房高,其中又以下呼吸道感染为多见,病死率高达 40% 左右。回顾分析 2004 年 5 月至 2006 年 6 月王春亭所在医院综合重症监护病房患者院内感染的细菌分离情况、耐药性及临床特点,以期对以后患者的治疗有所帮助。

临床诊断符合下述两条之一即可诊断:① 患者出现咳嗽、痰黏稠,肺部出现湿啰音,并有下列情况之一:ⓐ 发热;ⓑ 白细胞总数和(或)嗜中性粒细胞比例增高;ⓒ X 线显示肺部有炎性浸润性病变;② 慢性气道疾患患者稳定期(慢性支气管炎伴或不伴阻塞性肺气肿、哮喘、支气管扩张症)继发急性感染,并有病原学改变或 X 线胸片显示与入院时比较有明显改变或新病变。院内感染细菌耐药情况见表 1 和表 2。

表1 主要革兰阴性菌对常用抗菌药物的耐药率(%)

抗菌药 \ 菌种	铜绿假单胞菌 ($n=37$)	大肠埃希菌 ($n=22$)	肺炎克雷伯菌 ($n=20$)	鲍氏不动杆菌 ($n=5$)	阴沟肠杆菌 ($n=6$)	嗜麦芽窄食单胞菌 ($n=8$)
氨曲南	81.1	86.4	95.0	80.0	83.3	50.0
庆大霉素	94.6	90.9	85.0	80.0	83.3	75
阿米卡星	81.1	68.2	75.0	80.0	66.7	62.5
奈替米星	67.6	95.5	75.0	100.0	83.3	50.0
左氧氟沙星	75.7	63.6	70.0	80.0	83.3	25
环丙沙星	54.1	45.5	60.0	60.0	66.7	25
哌拉西林	59.5	45.5	70.0	60.0	50.0	75.0
头孢哌酮/舒巴坦	40.5	27.3	55.0	60.0	33.3	12.5
替卡西林/克拉维酸	35.1	18.2	25.0	40.0	33.3	12.5
哌拉西林/他唑巴坦	45.9	31.8	35.0	40.0	50.0	12.5
米诺环素	56.8	45.5	45.0	40.0	50.0	0.0
亚胺培南	27.0	68.2	20.0	60.0	16.7	37.5
头孢噻肟	59.5	72.7	55.0	60.0	50.0	50.0
头孢吡肟	62.2	68.2	55.0	40.0	50.0	50.0
头孢他啶	24.3	81.8	80.0	20.0	50.0	0.0
SMZ	83.8	77.3	60.0	20.0	66.7	0.0

表2 主要革兰阳性菌对常用抗菌药物的耐药率(%)

抗菌药 \ 菌种	金黄色葡萄球菌 ($n=13$)	表皮葡萄球菌 ($n=2$)	粪肠球菌 ($n=4$)
青霉素	100.0	100.0	75.0
万古霉素	0.0	0.0	0.0
环丙沙星	53.4	0.0	50.0
红霉素	53.4	0.0	50.0
呋喃妥因	46.2	0.0	50.0
四环素	61.5	50.0	25.0
庆大霉素	76.9	50.0	75.0
利奈唑烷	46.2	50.0	50.0

国内外很多研究结果表明,昏迷、气管切开、机械通气和低蛋白血症是重症监护病房的危险因素。这是由于重症患者病情危重,多数处于昏迷状态,咳嗽和吞咽反射能力丧失,气道分泌物排出困难,造成不同程度的呼吸衰竭,其中一部分患者需要进行机械通气治疗,因此患者必须进行气管切开或气管插管,这样就使气管与外环境直接沟通,破坏了呼吸道屏障,进一步削弱了咳嗽反射和纤毛运动,损伤气道上皮,导致炎症反应。Fagon 等报道,人工机械通气的时间每延长 1 天,发生肺部感染的危险就增加 1%。Graven 等也证实延长机械通气时间,肺部感染的发生率会增加。另外,处于昏迷状态的危重患者胃蠕动功能下降,容易产生胃内容物潴留和反流,呼吸道误吸的可能性也会增加;加之患者伴有意识障碍,增加了误吸的可能性或严重程度,使院内感染发生的可能性进一步增加。

漏诊误诊

误诊是临床上普遍存在的一种现象,它影响医疗质量、危及患者安全,是造成医疗事故、医疗差错、医疗纠纷的主要原因之一。误诊现象始终伴随着诊断的全过程。随着医学和相关学科的发展,各种现代化的检查仪器不断进入临床,诊断手段有了很大进步和提高,但是临床误诊率并没有因此下降。据刘振华统计,生前误诊率迄今仍在30%左右。根据陈晓松分析,上海1960年误诊率为26.2%,而1980年后增加了2.3倍;广州1974年误诊率为50.3%,20世纪80年代上升了1.7倍。谭郁彬分析,天津医学院在1956~1965年临床总体误诊率为27.1%,1971~1980年为29.0%。误诊率最低的是20世纪50年代,为28.7%,60年代为29.1%,70年代最高,为36.7%,80年代为32.5%。

1. AMI 并发心脏破裂(误诊)

〔案例〕李某,男,73岁,教授。于2002年5月8日午饭后洗碗时,突然感到胸闷、头昏,急送上海某医院,神智清楚,血压80/60 mmHg(10.7/8 kPa),脉搏细,心电图无异常发现,心肌酶谱 CK - MB 28 μg/L,急救科医生考虑心肌梗死,心源性休克,而专科医生认为不符合心肌梗死,当时呕血一口,而认为消化道出血,低血容量性休克,收入 ICU 病房进行监测与治疗(止痛、扩冠、活血化瘀),病情一度稳定。当天晚上出现心动过速,值班医生采用西地兰0.4 mg,静注,于第二天下午突然胸痛,意识丧失,血压测不到,心音听不清,心率变慢,心电图呈一直线,心跳呼吸停止,CPR 治疗无反应,最后取得家属同意,开胸按压,发现左心室破裂,心包填塞(500 ml 血液),证实为急性心肌梗死,左心室破裂而死亡。

【讨论】AMI 最严重并发症就是急性梗死的心肌组织断裂或破裂,心脏组织破裂的临床表现变化相当大,取决于破裂部位,可位于乳头肌、室间隔或心室的游离壁。从20世纪60年代后期起,心肌破裂发生率增加,占尸解资料的31%。以前使用过肾上腺皮质激素或非类固醇抗炎药的患者,应考虑有可能诱发心脏破裂,因为这药影响瘢痕愈合。早期溶栓治疗似乎可减少心脏破裂的发生,有效的溶栓治疗能部分提高患者的存活率。而晚期进行的溶栓治疗实际上增加心脏破裂的危险。梗死心室的游离壁破裂占 AMI 住院患者死亡原因的10%以上。心尖部位的壁较薄,由血管的末端供血的心肌明显坏死,侧支循环少,由于心肌收缩时切力作用于无收缩力的僵硬的心肌坏死区伴微结构断裂等,均是导致心尖部位室壁破裂的局部因素。

以下是严重 AMI 伴发游离壁破裂的一些特征:① 常发生在年老患者,女性发生率高于男性;② 似乎在高血压患者中比正常血压患者较常见;③ 左室破裂发生率高于右室 7 倍,心房破裂很少见;④ 通常累及左前降支冠状动脉的终末血供区域的心肌,即左室前壁或侧壁;⑤ 游离壁破裂与相对大面积的透壁性心肌梗死有关,梗死面积至少占左室心肌的 20%;⑥ 可在梗死发生后的 1 天至 3 周发生,最常见于梗死发生后的 1～4 天;⑦ 通常发生在梗死范围扩大前,即在心肌坏死软化区,心肌变薄,心腔不成比例地扩张;⑧ 最常见的病因是心室壁局部撕裂或夹层血肿穿破到心肌坏死区;⑨ 通常发生在正常心肌与梗死组织交界处;⑩ 很少发生在梗死区的中心部位,如发生在梗死区中心部位,一般是在梗死后的第二周,而不在第一周;⑪ 很少发生在增厚的心肌部位或有广泛侧支循环的区域;⑫ 最常发生在无心肌梗死史的患者。左室游离壁破裂,通常导致心包积血,患者死于心脏压塞。偶尔可见于未诊断的或无痛性心肌梗死患者,心室游离壁破裂为首发的临床表现,可以被认为是"心源性猝死"的一种类型。

本病例发生急、快,起病后即出现心源性休克,提示 AMI 面积大,冠脉主干梗塞,发生在心脏游离壁破裂起病的 1～4 天。本例为第 3 天,当时笔者认为是 AMI,而专科医生否定 AMI,未作溶栓治疗,仅用小剂量肝素,未用糖皮质激素,但入院当晚心率快,值班医生静注 0.4 g 西地兰,这与次日下午发生左心室破裂可能有一定关系。因洋地黄能增加心肌耗氧,在 AMI 急性发病期多数学者认为避免应用此类药,而西地兰虽增加正常心肌收缩力,但易在梗死区与正常心肌边缘区易发生破裂。笔者认为 AMI 发病 24 小时内应避免应用洋地黄类药,而 β-阻滞剂早期应用可减少心脏破裂和心电-机械分离的发生。此外糖皮质激素或非类固醇抗炎药在 AMI 救治过程中尽量少用,该类药可诱发心脏破裂,这与影响瘢痕愈合有关。

2. 席汉综合征误诊为"心包积液"

〔案例〕张某,女,37 岁,江西农民。因活动后有心慌气急感,胸片显示心脏扩大,呈球形,诊断为心包积液,但心电图无低电压和 T 波平坦等表现,窦性心律 60 次/min;血红蛋白 75 g/L,白细胞 3×10^9/L,中性 50%,淋巴 45%,嗜酸性 5%,超声检查显示心包有少量积液。追问病史,生产 3 胎,最后一次有大出血,晕厥。平时纳差,无月经,性欲低。体检见消瘦,皮肤干燥少弹性,腋毛、阴毛均消失,皮肤缺乏弹性;内分泌的检查,甲状腺素和皮质醇低下,符合席汉综合征诊断。

【讨论】垂体功能低下的病变在垂体前叶本身为原发性垂体功能低下。病变在下丘脑,分泌促垂体前叶的释放激素缺乏,导致垂体前叶激素分泌不足,为继发性垂体前叶功能低下。席汉综合征由产后大出血引起前叶功能低下,产后垂体坏死及萎缩,常发生于产后大出血(胎盘滞留、前置胎盘)或产褥热,引起垂体血管痉挛或弥漫性血管内凝血(DIC),使垂体门脉系统缺血而导致垂体坏死萎缩。发生于产后的垂体功能减退又称席汉(sheehan's)综合征,美国每年发生率为 1/100 万人,发展中国家发生率较高。也可发生于有大小血管病变的糖尿病患者或是妊娠期糖尿病患者,其他血管病变,如结缔组织病、镰形细胞性贫血、海绵窦栓塞、颈动脉瘤可引起本病。近年来用高分辨率 CT 检查,在 57 例 Sheehan 综合征妇女中发现有 39％的蝶鞍容量小于正常,20％的妇女有空泡蝶鞍,提示垂体血供障碍的发生可能与局部解剖因素有关。根据临床表现分四型,即混合型(最常见)、性功能减退型、继发性黏液水肿型、阵发性低血糖型(最少见,也最严重)。本病例产后大出血,常疲乏无力、纳减、无月经等病史,心电图改变亦符合席汉综合征,其重症患者常在产后大出血休克死亡或因重度感染而死亡;轻者可带病延年至 1～20 年,但常处于虚弱状态。如能再度怀孕,则于妊娠后期,垂体功能有生理亢进时,可一度好转,甚至完全恢复正常;但亦可因再度大出血而使病情加重或暴死等。早期轻症患者,经适当治疗后,可以长年如正常人。对于有继发性肾上腺皮质功能减退和本病的混合型病例,往往易发生以下并发症:① 感染;② 垂体危象及昏迷,各种应激,如感染、腹泻、呕吐、失水、饥饿、受寒、中暑、手术、外伤、麻醉、酗酒及各种镇静安眠药、降血糖药物反应等,常可诱发垂体危象及昏迷。垂体危象有高热型,体温高达 40℃以上;低温型,体温在26～30℃之间,低血糖型、循环衰竭型、水中毒型、呼吸衰竭型等,有时呈混合型。临床表现为精神失常、谵妄、高热或低温、恶心、呕吐、低血糖病群、低体温、低血压、昏厥、昏迷和惊厥等症状。值得注意该患者 X 片心脏大呈球状,但 B 超显示少量积液实为心腔扩大、心肌肥厚及与长期贫血、缺氧和甲状腺肾上腺等分泌低下有关,而不是心包积液所致,应予鉴别。

3. 不明原因心力衰竭实为不典型的急性心肌梗死(漏诊)

〔案例〕李某,女,51 岁,平时身体健康,体检无发现心脑肺有异常情况。于 1984 年9 月突然发生左心衰竭,肺水肿,经救治后病情一度稳定,但反复发作,心肌酶谱正常,无心律失常。医生大多认为是非冠心病引起的心力衰竭,但笔者认为中老年患者不明原因的心力衰竭并有心电图细微改变(胸前导联 V₁、V₂、V₃ 的 R 波幅度逐渐减低,常为急性心肌梗死表现),应高度警惕 AMI。午夜时突然发生心脏骤停,经 CPR 治疗无效,行开胸按压,证实为急性前壁心肌梗死。

【讨论】AMI 心外膜冠状动脉发生前向性血液中断,接受阻塞部位以下血管供血的心肌已丧失收缩能力,无法完成收缩。心肌依次发生四种异常收缩形式:① 运动同步失调:即相邻心肌节段收缩时间不一致;② 收缩减弱:即心肌缩短范围减少;③ 无收缩:即心肌收缩中止;④ 反常收缩:出现反常扩张,收缩期膨出。与梗死部位发生功能异常同时,残余正常心肌在早期出现过度无能运动。这种非梗塞区早期收缩过度是急性代偿的结果,包括交感神经系统活力增加和 Frank-Starling 机制的影响。由于非梗死节段心肌收缩使梗死区发生反常收缩,所以部分代偿性过度运动为无效做功。AMI 患者的非梗死区常有心肌收缩功能减退。其原因可能与本来已经存在的供应心室的非梗死区冠状动脉狭窄,以及新发生梗死的相关动脉闭塞使非梗死区的侧支血供丧失有关。后者又称这为"远距离部位缺血(ischemia at a distance)"。不管梗死发生有多少时间,左室的 20%～25% 有室壁运动异常的患者,可能表现出左室衰竭的血液动力学征象。

本病例平时身体健康,以不明原因左心衰竭肺水肿反复发作为特点,临床医生经常以心电图作为 AMI 的主要诊断依据,但在临床大量实践总结中(尤其老年人的 AMI),20%～30% 的心电图可无特异性表现,呈假阴性,本病例 $RV_1 > RV_2 > RV_3$,实为 AMI,不被临床医生注意而漏诊。

4. 急性下壁心肌梗死伴室间隔穿孔死亡,心源性休克而冠状动脉造影无异常发现

〔案例〕李某,女,53 岁,营业员,因上腹部疼痛 2 天于 2007 年 7 月 16 日入江西某医院。患者两天前无明显诱因而出现上腹部疼痛,以右上腹部为主,呈持续性绞痛,阵发性加重,无明显间断缓解,在当地医院诊断为胆道蛔虫症,给予对症治疗效果差,后以胆囊炎感染性休克收入普外科。既往有脾脏切除术病史。

入院查体:心率 90 次/min,血压 120/80 mmHg(16/10.7 kPa),心肺查体正常,腹软,剑下及右上腹部压痛,无反跳痛。

入院实验室检查:白细胞 21.3×10^9/L,中性 85%,淋巴细胞 15%,总胆红素 44.2 μmmol/L,直接胆红素 13.7 μmmol/L,间接胆红素 30.5 μmmol/L,谷草转氨酶 137 IU/L。入院后心电图显示:Ⅱ、Ⅲ、aVF ST 段弓背抬高 0.02～0.03 mV,Ⅰ、aVL ST 段压低 0.15 mV,患者入院后 7 小时出现血压下降,给予多巴胺行升压治疗。诊断为急性下壁心肌梗死转入心内科行冠状动脉造影术,未发现狭窄的冠状动脉,否定 AMI,以不明原因休克转入 ICU。笔者会诊认为是典型 AMI,冠脉造影可能是假阴性。

ICU 中查体:心率 140 次/min,血压 90/60 mmHg(12/8 kPa)(多巴胺维持),全身湿冷,体温不升,三尖瓣区可闻及Ⅱ级收缩期杂音。谷草转氨酶 155 IU/L,乳酸脱氢酶 466 IU/L,肌酸激酶 895 IU/L,肌酸激酶同工酶 43 IU/L。

7 月 17 日实验室检查:谷草转氨酶 194 IU/L,谷丙转氨酶 612 IU/L,乳酸脱氢酶 726 IU/L,肌酸激酶 955 IU/L,肌酸激酶同工酶(CK-MB)109 IU/L,血淀粉酶 488 IU/L,LDH_1 42.1%,LDH_2 28.2%,LDH_3 10.4%,LDH_4 5.3%,尿淀粉酶 3 943 IU/L,白细胞 26.9×10^9/L,中性 90%,淋巴细胞 10%。患者自述腹部疼痛,向腰背部放射,压痛点不明显。

患者呼吸急促,烦躁不安,腹部 CT 及 MRI 未见明显异常,肺部 CT 显示双侧少量胸腔积液,右下肺实变。

两天后实验室检查:肌钙蛋白阳性,谷草转氨酶 2 717 IU/L,谷丙转氨酶 1 749 IU/L,乳酸脱氢酶 2 008 IU/L,肌酸激酶正常,肌酸激酶同工酶 32 IU/L,血淀粉酶 194 IU/L,尿淀粉酶 1 532 IU/L,LDH_1 14.6%,LDH_2 8.2%,LDH_3 3.3%,LDH_4 14.1%,LDH_5 52.2%,尿淀粉酶 3 943 IU/L,白细胞 17.6×10^9/L,中性 88%,淋巴细胞 10%,D-二聚体阳性,患者下午 6 点出现呼吸急促,血氧饱和度下降,行气管插管呼吸机辅助呼吸,咪

唑安定镇静,呼吸频率 30～50 次/min,体温不升。

患者体温升至 38.8℃,艾司洛尔持续泵入,维持心率在 125～140 次/min。3 天后,心杂音明显加强(Ⅳ级)伴震颤,心脏超声提示室间隔穿孔,5 天后因休克、心力衰竭而死亡。

【讨论】

● 冠状动脉造影正常的急性心肌梗死

美国 Eugene Braunwald 报道,在所有 AMI 患者中大约有 6% 在冠状动脉造影或尸解时未能证实动脉粥样硬化,而在作出诊断时的年龄在 35 岁以下的则为上述比例的 4 倍,这些病在发生 AMI 时通常无心绞痛病史,在梗死前往往无任何其他前驱症状,但有 AMI 的临床和实验室检查征象及心电图特点。本病例中年女性突发上腹痛和冷休克,开始以急性胆囊炎感染性休克入住普外科病房,因心电图、心肌酶谱等典型改变诊断为 AMI 转入心内科 CCU 行冠状造影无异常改变排除 AMI 又转入 ICU。笔者会诊发现临床心电图、实验检查均符合急性下壁心肌梗死,心前区Ⅳ级收缩期吹风样杂音伴震颤,考虑室间隔穿孔,后经彩超证实。采用抗凝、扩冠、活血化瘀、抗休克等治疗,一度稳定好转,后突然病情恶化,因休克、心力衰竭无法控制死亡。文献报道正常冠状动脉的心肌梗死与典型冠脉狭窄性 AMI,在临床上两者无明显区别。冠脉正常 AMI 的机理:① 冠脉痉挛造成心肌缺血梗死,而后痉挛解除冠脉恢复正常;② 血栓形成所致,可能伴有冠脉内皮功能异常,造成血栓形成,而后血栓本身发生自溶,故造影时冠脉显示完全通畅或冠脉造影中未能显示小斑块;③ 冠脉口栓塞:由于脱垂二尖瓣或黏液瘤,堵住冠脉口造影时已解除;④ 冠心病涉及的血管太小,造影无法显示;⑤ 造影加压使血管扩张,造影剂沿栓子周围通过显像造成假象;⑥ 各种血液学异常在冠状动脉正常的背景下产生血栓形成(真性红细胞增多症、伴有红细胞增多的紫绀型心脏病、镰状细胞贫血、弥散性血管内凝血、血小板增多症和血栓形成性血小板减少性紫癜);⑦ 需氧量急剧增加(甲状腺毒症等);⑧ 继发于毒血症、失血或药物等因素导致的低血压;⑨ 解剖学的变异:如冠状动脉开口异常、冠状动脉静脉瘘或心肌桥等,以上仅是理论上的探索。

冠状动脉造影正常的 AMI 患者的长期观察结果,其预后好于有冠状动脉狭窄的心肌梗死患者。从首次梗死恢复以后,梗死复发、心力衰竭和死亡在冠状动脉造影正常的患者较为少见。

5. 扭转性室速误诊为"排尿性晕厥"

〔案例〕吴某,男,75 岁,因冠心病住院。1984 年 9 月由于体力较差,心功能不全,长期卧床。行扩冠利尿等治疗,但患者卧床小便时突然发生晕厥,一线医生观察的结果认为心电图无异常的变化,考虑为"排尿性晕厥",实验室检查血清钾 2.5 mmol/L,钠 135 mmol/L,氯 106 mmol/L。住院后一周突然出现意识丧失,心搏骤停,经心肺复苏后,心电图提示"扭转性室速(TDP,U 波电交替)",扩冠补钾补镁和心得安治疗扭转性室速,未再发,痊愈出院。

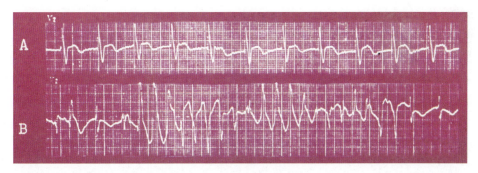

图 5-1 严重低血钾引起 TDP

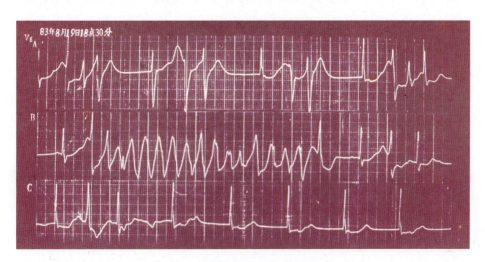

图 5-2 低血钾室早扭转性室速

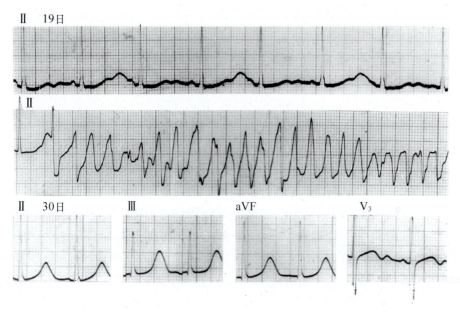

图 5-3 严重低血钾，U 波电交替，补钾后心电图恢复正常

【讨论】

● 扭转性室速的原因和心电图诊断

排尿性晕厥大多表现为夜间起床直立排尿诱发迷走神经亢进而发生晕厥,而本病例为卧床解小便,不符合排尿性晕厥发生条件,而且其心电图显示低钾,U波电交替。心电图表现为:① 心率缓慢或长间歇之后 U 波增大且易电交替;② U 波电交替常合并脉搏交替,是提示左心衰竭有意义的征象;③ 室性早搏之后或室性心动过速之前 U 波往往增大伴交替,有人称之为舒张期震荡波(diastolicoscillatory wave,Dows),U 波愈大,愈易诱发室性心律失常;④ U 波电交替常伴 Q - T 间期延长,标志着心室复极延迟。

Schert 认为任何长心动间歇后第一个心搏 T 波轻微改变和 U 波增大是心室容量增多的结果,U 波电交替可反映心搏量的交替性变化,Lee 等报道一例 U 波电交替伴脉压交替性变化,从心超同步记录显示左室后壁和前间隔收缩幅度有大小变化,左心室舒张末期内径大小分别为 5.8 cm 和 5.4 cm,收缩末期呈 4.2 cm 和 4.5 cm 交替,每于心室强收缩后呈现巨大 U 波。Eyer 等亦报道 10 例前收缩后脉压与 U 波电交替,故多数学者认为 U 波电交替与机械因素有关,并非电活动异常所致。单纯性 U 波电交替可见于低钾血症、低钙血症、低镁血症以及低氯性碱中毒者,当电解质紊乱纠正后可迅速消失。此外,在急性左心衰竭时可观察到 U 波电交替,可作为判断左心衰竭的标志之一。有报道奎尼丁、胺碘酮过量及脑外伤招致 U 波电交替。Bachour 认为巨大 U 波伴电交替是心肌兴奋性增高表现,常是严重心律失常的前兆。

6. 心脏手术后"临界性"心包填塞

〔案例〕张某,男,72 岁,患风湿性联合瓣膜病。于 2006 年 12 月,在乌鲁木齐某医院行换瓣手术结束时,发生心搏骤停;笔者会诊曾考虑心包填塞,但因心包引流通畅,颈静脉怒张不明显,依据不足,采用 CPR 对症处理,一度生命体征稳定,神志清楚,但又反复出现 3 次心搏骤停。最后行剖胸探查,发现心包有填塞,术后病情未能控制而死亡。

【讨论】当心包引流通常症状减轻或消失,一旦出血过多,出现心包填塞、心搏骤停,此乃为临界性的心包填塞。有报道继心脏手术后的心包积血的无心包切开后综合征,典型特征时也可出现急性心压塞和心包缩窄。在对连续 510 例心脏手术患者的观察中,2% 于术后 1~30 天内(平均 8 天)发生了心脏压塞。接受抗凝治疗的患者中发生大量心包渗液伴压塞者比接受阿司匹林治疗的患者多 10 倍。心脏压塞有术后不能解释的低血压病例,约占 10%,且可与低血容量或心室衰竭相混淆。继发性或心功能衰竭引起的肝淤血,常与上腔静脉综合征相混淆。

本病例为高龄换瓣术后,出现间歇性心跳呼吸骤停,原因不明,笔者会诊首先考虑心包填塞,但心包切开,引流通畅,颈静脉怒张不明显,脉压不小,X 线胸片心影不扩大,与心脏外科专家研究可能性不大。电解质(包括钾、钠、钙等)正常,肺梗塞无依据,无活动性大出血等。笔者认为是否有可能是不典型急性心肌梗死造成心搏骤停。经扩冠脉、活血化瘀、脱水、降温、小剂量肝素(50 mg/d)、大剂量纳洛酮和乌司他丁等治疗后病情好转,神志转清,生命体征稳定。但在笔者准备返回时又一次心搏骤停,CPR 后又反复出现 6 次心搏骤停，次日凌晨因心包引流量大，提示活动性出血，再次开胸探查，发现心包积血 500 ml，心脏有压塞。值得反思的是术后心包引流通畅，一旦不畅就应考虑心脏压塞。CPR 术后引流不畅、症状亦不缓解，笔者认为此病例为心包积血压迫心脏，乃属"临界状态"表现不典型。有学者提出低压性心脏压塞(low-pressure cardiac tamponade)患者的临床表现可无颈静脉怒张，右心房压力是低的。在低血容量的情况下，该综合征往往是心脏压塞发展的早期阶段。这时，心包液积聚所引起的心包腔内压力的上升与低的右心舒张期充盈压相等。心包穿刺降低心包腔内压力，可使右房压力和心包内压力分离。低压性心脏压塞好发于结核和肿瘤性心包炎伴严重脱水的患者中，但本病例心脏换瓣术后，有类似表现值得考虑。

众所周知，继发性心包积液的心包腔内压力升高与以下因素有关：① 绝对的积液量；② 积液产生的速度；③ 心包本身的特性。正常人心包腔容纳 15～50 ml 液体，如液体积聚缓慢，心包伸展，心包腔可适应多达 2 L 液体而不出现心包腔内压力升高。然而，正常未伸展的心包腔能适应液体快速增长，而仍能维持心包腔内压力-容量曲线在平坦部分的液体量仅在 80～200 ml。如液体量迅速增加，超过 150～200 ml，则心包腔内压力会显著上升。如心包因纤维化或肿瘤浸润而异常僵硬，则很小量的积液也会使心包腔内压力显著升高。

有心包积液但没有心包腔内压力升高的患者可以没有任何症状。偶尔这些患者主诉有持续性的胸部压迫性钝痛或压迫感。大量心包积液则可因邻近组织机械性受压而产生症状，包括食管受压引起的吞咽困难，气管、支气管受压引起咳嗽，肺受压及随后出现的肺不张导致呼吸困难，膈神经受压导致呃逆，喉返神经受压致声嘶，邻近的腹腔脏器受压可产生恶心和腹胀感等。

心包积液压迫左肺底产生 Ewart 征，即左肩胛角下有一片听诊浊音区。由于肺实质受压在肺野内可闻及啰音。不伴心包腔内压明显升高的大量心包积液者可不出现动脉搏动、血压和颈静脉搏动的异常。

无论何种心包积液，其临床重要性依赖于：① 是否出现因心包腔内压升高而致的血流动力学障碍；② 全身性病变的存在及其性质。笔者体会在疑有急性心包炎患者中，用超声心动图来确定心包积液是相当可靠的。

心脏压塞是由于心包腔内液体积聚引起心包内压力增加所造成。其特征有：① 心腔内压力升高；② 进行性限制了心室舒张期充盈；③ 每搏量和心排量降低。心脏压塞的结果，即心包内压力与心室舒张压相等的结果，导致双侧心室的透壁扩张压和舒张期容量显著下降，并使每搏量下降。每搏量的下降最初由发射性的增加肾上腺素能神经的张力而代偿。心动过速和射血分数的增加在早期有助于维持前向性心排血量。心脏交感传出神经激活的增加伴有肾上腺、脑、肝的持续兴奋以及交感神经活动对肾脏的迷走神经调节抑制。在心脏压塞期间，心脏交感神经激活也调节左室弛缓的加速作用，有助于保持舒张期充盈。肾上腺素对心脏支持的重要性反映在心脏压塞时，应用 β-肾上腺素能阻滞剂可使射血分数和每搏量减少以及心室弛缓减慢。

严重的心脏压塞，由于心输出量的下降，代偿机制不再足以维持体动脉血压，生命器官灌注不足,冠状动脉灌注下降,引起选择性的心内膜下灌注不足。极度心动过缓常发生于严重低血压,并将发展成心电机械分离、心搏骤停等,是严重心脏压塞的结果。

7. 急性下壁心肌梗死误诊为"急性胆囊炎"

〔案例〕张某,女,68岁,上海郊区农民,于2004年2月因上腹部疼痛伴轻度呕吐但无发烧,去某医院急诊。血化验,白细胞$13 \times 10^9/L$,中性85%。心电图检查,报告正常(实质胸前导联,R波有进行性下降,此为心肌梗死的不典型表现)。体格检查,腹软,上腹部有轻压痛,无反跳痛,心肺无异常发现。接诊医生告诉家属为"急性胆囊炎",两小时后突然心搏骤停,经CPR后仍处于休克状态,告知家属为"急性心肌梗死引起的",对方不理解,表示异议。笔者次日曾去会诊,发现误诊,是"急性下壁心肌梗死"诱发心脏骤停,继续抢救并劝阻家属。3天后自动出院。

【讨论】急性心肌梗死(AMI)为冠状动脉闭塞,血流中断,使供应心肌持久性缺血而发生局部坏死。典型症状为胸骨后剧痛,向肩臂放射(左侧多见)常可伴有呼吸、循环、消化系统症状,结合心电图、心肌酶谱活力一般可以正确诊断。但因梗死范围大小、损伤程度、起病缓急、病程和时间等不同,可表现各异而发生漏诊、误诊。本病例为68岁女性,上腹部剧痛起病,要警惕并排除因右冠状动脉栓塞引起的下壁AMI,除心电图外,应同时查心肌酶谱、肌钙蛋白等,现参考有关文献就AMI漏诊、误诊原因进行分析如下。

(1)年龄因素 一般而言,AMI多发生在中老年人群,对于年轻AMI患者,医者因警惕性不高可被误诊为其他疾病。多例年龄为20多岁的AMI患者,如1例汽车司机因连续开车18小时诱发AMI,昏倒在地,当地医生误认为系疲劳过度所致,嘱休息、静注葡萄糖液。经心电图、酶学检查确诊AMI;另1例为运动员在比赛中突然腹痛、呕吐,误认为是急性胃肠炎,后经心电图证实为AMI。事实上,近年来年轻AMI患者有增多趋势,这类患者AMI前常无心绞痛史,貌似"健康",多由紧张、劳累、情绪激动等诱发冠脉持续性痉挛或导致不稳定粥样斑块破裂出血、血栓形成而阻塞冠脉。笔者遇到14岁AMI患者,其原因为冠状动脉炎。高龄患者可因病史讲述不清或痛觉减退表现为无痛性AMI而误诊。总之,无论患者年轻还是高龄,对于难以解释的临床表现应警惕AMI的可能,必要时做心电图、酶学检查予以排除。

(2)症状不典型 这是导致临床误诊的常见原因。可有下述表现:① 疼痛部位改变:部分患者疼痛发生在上腹部,尤其是下壁梗死,可误诊为溃疡穿孔、急性胰腺炎、胆囊炎、急性胃肠炎等急腹症。笔者曾遇到多例此类患者,有些疼痛发生在头颈部、咽喉、下颌处,而胸痛轻微,可误诊为咽喉炎、牙痛或偏头痛;胸痛以右侧为主可误诊为肺炎或胸膜炎等;② 胸痛不明显或无痛:这种情况多见于高龄、糖尿病患者,偶尔小面积梗死在整个病情中也可无痛;③ 以其他症状作为首发症状或掩盖胸痛,最常见的可表现为突然出现不明原因或难以解释的心力衰竭(尤其是左心衰竭)、昏厥、血压明显下降或休克、脑卒中(尤其在原有脑动脉硬化基础上,因AMI使脑血供骤降而出现缺血性脑卒中征象)、急性胃肠道症状如恶心、呕吐、腹胀、呃逆、严重心律失常而误诊为其他疾病;④ 可表现为心搏骤停或猝死,尤其发生在院外,诊断更加困难;⑤ 少数患者因心脏破裂可表现为急性心包填塞征象;⑥ 右室梗死可主要表现为颈静脉曲张、肝大等右心衰竭的症状。总之,尤其是中老年患者出现上述症状,其原因无满意解释时均应考虑有 AMI 的可能,并及时检查心电图和血清酶学鉴别之。相反,某些疾病的临床表现可酷似 AMI,如主动脉夹层分离、主动脉窦瘤破裂、特发性心肌心包炎、急性肺动脉栓塞、急腹症,脑血管意外等,不要将其误诊为 AMI。

（3）心电图表现不典型　据统计,约 10%～15% AMI 因心电图表现不典型或仅有不肯定改变而难以作出肯定的诊断,此时结合病史和酶学等检查才能作出诊断。产生不典型心电图改变的原因包括梗死范围小,多处或对应性梗死,再发梗死,多处小灶性梗死,内膜下梗死以及伴室内传导阻滞、心室肥厚或预激综合征等。不典型梗死图形常见有以下几种。

1）始终不出现相应的梗死图形:见于:① 多处梗死、包绕性心内膜下梗死,因梗死向量相互抵消之故;② 小灶性梗死:梗死面积<2 cm^2 时体表心电图可反映不出来。

2）延缓出现梗死图形及"伪性改善":当梗死开始时,如病变范围小或尚处于可逆性阶段,此时虽有典型临床表现可无典型梗死图形,心电图做得太早就会看不到,经数小时至数日后,待梗死发展到一定范围后才出现病理性 Q 波。笔者在 1968 年文革时期,遇到一例 68 岁农民,连续胸痛 72 小时,不发热,经多次心电图检查,最后才确诊为 AMI。此外,少数病例在发病 3～7 日这段时间,心电图会出现暂时性的"伪性改善",甚至转为正常,若恰在此时做心电图有可能漏诊。因此,对怀疑 AMI 的患者,应立即做心电图检查。在 24 小时内至少应重复 1～2 次,或相隔 6 小时检查 1 次,在前 3 日每日重复,以后每隔 1～2 日重复 1 次,直到 AMI 明确诊断或排除。不能因 1～2 次心电图无典型改变就轻易地否定 AMI 诊断。

3）常规导联中不显示梗死图形:见于:① 局限性高侧壁梗死,当心电位是呈半垂悬型时,aVL 的 QRS 波多呈多向小波群,Ⅰ、aVL 不出现 QS 或 QR 波,此时需将 V$_{4\sim6}$ 电极上移 1～2 肋间才出现异常 Q 波;② 正后壁梗死:可仅在 V$_{3R}$、V$_{1\sim2}$ 出现 R 波增高及 S 波降低,R 波下降支有切迹,R/S≥1,ST 段压低,T 波正向,其形态有时易与右束支传导阻滞或右室肥厚相混淆,此时应加做 V$_{7\sim8}$ 或食管导联,可见到典型梗死图形;③ 右室硬死主要表现在右胸导联 V$_1$、V$_{3R}$ 及 V$_{4R}$ 导联中 ST 段抬高。

4）仅出现 ST-T 变化,无病理性 Q 波:见于:① 心肌梗死超急期:此时可能仅出现 T 波高耸或宽大,ST 段呈直线斜升,偶尔伴 R 波缩小或 S 波消失;② 心内膜下梗死;③ 相对应的多处梗死及梗死并发室内传导异常时,病理性 Q 波被相互抵消或掩盖,仅表现为 ST-T 原发性改变;④ 同部位再梗死:可以表现为原有 Q 波加深、加宽,也可只再度出现 ST-T 的急性演变,不出现新的病理性 Q 波;⑤ 单纯乳头肌梗死:可仅表现为 J 点明显压低,伴有 ST 段下凹,T 波向上;J 点轻度压低,ST 段弓背向上,T 波倒置;J 点显著压低,ST 段向上或向下突出。上述变化在前外侧乳头肌梗死时出现在Ⅰ、aVL 及 V$_{4\sim6}$ 导联;后内侧乳头肌梗死出现在Ⅱ、Ⅲ、aVF 及 V$_{1\sim4}$ 导联,但上述图形并无特异性,内膜下梗死、高度心室肥厚、服洋地黄或并发缺钾情况下,也可出现类似图形;⑥ 小灶性梗死:可只表现为缺血型 T 波改变;⑦ 无 Q 波性心肌梗死,包括单纯性心外膜梗死。

5）特殊意义的 QRS 波改变：① 小 Q 波：$V_{1\sim3}$ 导联中出现＜0.4 秒，＜1/4R 波的 Q 波，在排除右束支传导阻滞、右室肥厚，结合病史和酶学变化可诊断为前间隔梗死。并左前分支阻滞时，$V_{1\sim3}$ 中的小 Q 波应加做低 1～2 肋间的 $V_{1\sim3}$，若 Q 波消失，则非心肌梗死，反之则应考虑；② 细 r 波：前壁或下壁梗死，如不伴有室间隔梗死，则 $V_{1\sim3}$（前壁梗死）或 Ⅱ、Ⅲ、aVF（下壁梗死）导联中仍可见室间隔除极波，表现为暂时小 r 波，并有相关的 ST - T 动态改变；③ $RV_1＞RV_2＞RV_3$：正常人 $V_{1\sim3}$ 的 R 波自右向左逐渐增高，在前间隔或前壁梗死时，因横面 QRS 向量移向后、右，可丧失此正常变化，造成 $V_1\sim V_3$ 的 R 波增高不良现象，笔者发现多例 AMI 仅有此改变。但此现象也见于右室肥厚、右束支传导阻滞、A 型预激综合征及少数正常变异；④ $RV_{1\sim3}$ 增高：见于正后壁梗死，但必须排除右室肥厚、右束支传导阻滞、A 型预激和左中隔支传导阻滞，以及正常人心电图逆钟转位；⑤ QRS 波振幅突然较前降低：见于内膜下多发性、广泛性梗死，尤其在发病早期；⑥ 原有梗死图形消失：见于复发性梗死部位恰与原梗死部位相对应，如正后壁与前间壁梗死。必须指出，病理性 Q 波并非心肌梗死所独有，如急性肺梗塞、扩张型心肌病、肥厚型心肌病和重症心肌炎等，有时也会出现病理性 Q 波，应注意鉴别。同理，ST 段抬高也可见于变异型心绞痛、心室壁瘤、急性心包炎、早期复极综合征和严重电解质紊乱等，也应注意鉴别。

6）血清酶学检查　迄今，血清肌酸激酶（CK）、乳酸脱氢酶 LDH、天门冬氨酸转氨酶（AST）等浓度序列变化，仍是诊断 AMI 的主要酶谱和手段，尤其是 CK 和 LDH 以及同工酶 CK - MB、LDH_1；但目前对上述酶的诊断特异性已引起争议，因上述酶除心脏外还存在于其他器官内，特别是骨骼肌中，在非 AMI 时，上述酶活性也可升高，且上述酶对 AMI 早期诊断（6 小时内）阳性率不高。笔者发现在创伤救治中 CK - MB 可高达 500 U/L。此外，诊断窗口时间较短，对发病 3～4 天的 AMI 易漏诊。因此，对不典型病例有条件的单位应开展心肌特异性肌钙蛋白 T（cTnT、cTnI）检测，可弥补酶学之不足，若能同时进行 CK - MB 和 cTnI 或 CTnT 检测，则将大大提高 AMI 诊断正确率，减少误诊和漏诊的发生。

8. 嗜铬细胞瘤误诊为"急性心肌炎"（尸解）

〔案例〕王某，女，21 岁，大学生。近几周来夜间突然感到胸闷、心悸，有时需坐起，过去无心脏病史，饮食欠佳，呕吐两次，去附近医院就诊未测血压，仅按心功能不全处理，回家后病情再次加重，去另一医院（二甲）就诊，血压 120/80 mmHg 或 16/10.7 kPa（笔者最近会诊该院询问病情时，得知患者高血压 150～250/90～130 mmHg（20～33.3/12～17.3 kPa），持续 6 小时用速尿和硝酸甘油扩血管均无效），心率快（150～180 次/min），呼吸急促，仍按心肌炎心功能不全处理，当时血清钾 3.2～3.3 mol/L，心电图提示有 U 波，血红蛋白 19 g，红细胞压积 52%，提示血液有浓缩。由于诊断不明，治疗效果不佳又转入上海某三级医院急诊抢救，因心率过快，与心内科商量后采用心律平治疗，随即发生心律减慢，血压下降，心脏骤停两次。CPR 后出现高热（40.5℃）中枢性抽搐，加重脑损害，笔者的意见已处于严重脑衰竭。其病因与低血钾有关，心脏有无其他疾病有待进一步检查。经 10 天脱水降温保护脑细胞,升压药和呼吸机支持等治疗,脑功能无好转,经有关检查符合"脑死亡";家属愿意将器官移植(结膜、肝、肾),取肾时结果发现为较大的嗜铬细胞瘤(直径 3 cm),病理报告为"嗜铬细胞瘤",其他脏器未见异常。

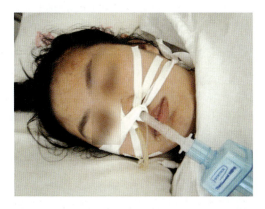

图 8-1　心脏骤停达 50 分钟,CPR 后出现高热、抽搐,临床处于脑死亡

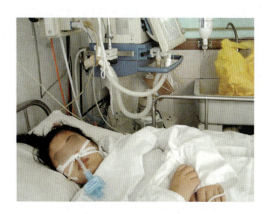

图 8-2　抢救过程中

【讨论】嗜铬细胞瘤(pheochromocytoma)为起源于肾上腺髓质、交感神经节或其他部位的嗜铬组织的肿瘤,这种肿瘤能持续或间歇地释放大量儿茶酚胺[肾上腺素(E)和去甲肾上腺素(NE)],引起持续性高血压或阵发性高血压及其他器官的功能障碍和代谢紊乱。

嗜铬细胞瘤 80%～90%位于肾上腺,其中 90%为良性,恶性者仅约 10%。80%以上为单侧单个腺瘤,双侧腺瘤约占 10%。发生于肾上腺外的嗜铬细胞瘤约为 10%,以位于腹主动脉旁的最多(约占 10%～15%),其他部位包括肾门、肾上嵴、肝门区、左右腰椎旁间隙、腹腔神经丛、胰腺处、直肠后、卵巢、膀胱内、纵隔、颈部等处。

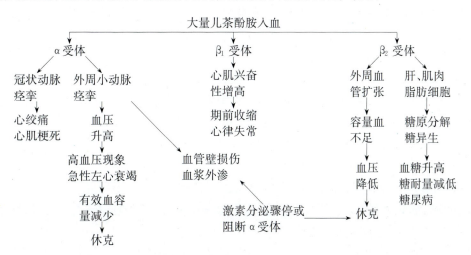

嗜铬细胞瘤危象发病机制图示

嗜铬细胞瘤变化多端,以下急症为主要表现:

（1）高血压危象　诱因可为体位突然改变、情绪激动、按压肿瘤、腹压增加、吸烟、饮酒、使用某些药物(如组胺、自主神经阻滞剂胍乙啶、利血平、甲基多巴、单独使用β受体阻滞剂)等，出现血压骤升，可达 250～300/150～210 mmHg(33.3～40/20～28 kPa)或以上，同时伴有头痛、面色苍白、大汗淋漓、恶心呕吐、心动过速、心律失常、心前区紧缩感、视物模糊、四肢发凉等交感神经亢进症状。严重者，可因此出现高血压脑病和脑血管病症候群，如脑出血、蛛网膜下腔出血等，此时可出现剧烈头痛、躁动、抽搐、呕吐、颈强直、意识丧失，甚至死亡。

（2）高血压与低血压休克交替危象　目前观点认为，高、低血压交替发作可能由于肿瘤组织分泌大量儿茶酚胺致血压骤升，同时导致小静脉及毛细血管前小动脉强烈收缩，使组织缺血缺氧，血管通透性增加，血浆外渗，血容量减少；加上强烈收缩的小动脉对儿茶酚胺敏感下降，使血压降低。血压下降又反射性地引起儿茶酚胺释放增加，导致血压再度升高。如此反复，临床上即表现为高血压、低血压交替出现。血压在短时间内有大幅度而频繁波动，忽而极度升高，忽而低下，难以测出，同时心动过速和心动过缓交替出现，并伴有大汗淋漓、面色苍白、四肢厥冷等循环衰竭表现。这种严重的血流动力学改变易引起脑血管意外、急性心力衰竭、心肌梗死、休克等严重并发症，如不及时处理可引起死亡。

（3）发作性低血压或休克——肾上腺髓质功能衰竭　可因肿瘤内发生出血、坏死，使儿茶酚胺分泌骤减或停止；肿瘤主要分泌肾上腺素，兴奋β肾上腺素能受体，血管扩张；大量儿茶酚胺使血管强烈收缩，血容量锐减(可减少 20％～30％)，失去儿茶酚胺作用后，血管床突然扩张，有效循环血容量不足；合并严重心力衰竭或严重心律失常，导致心排血量骤减；应用α受体阻滞剂如酚妥拉明后血管床突然扩张，血容量相对不足。临床上较为少见，以低血压或休克为突出表现，易发生直立性低血压危象。病情凶险，死亡率高。

（4）儿茶酚胺性心肌病　主要与长期高浓度儿茶酚胺直接损害心肌有关，心悸发生退行性变、坏死、炎性细胞灶、弥漫性心肌水肿及纤维变性等。临床上主要表现为急性左心衰竭和严重心律失常。治疗在采用α肾上腺素受体阻滞剂、β肾上腺素受体阻滞剂基础上，与一般肺水肿和抗心律失常治疗原则相同。值得注意的是对洋地黄类强心药特别敏感，因其能增加细胞内钙而诱发室颤，故要慎用。

（5）心绞痛及心肌梗死　由于大量儿茶酚胺突然释放，使心脏突然受到刺激而使冠状动脉负荷增大，或因为发作性的低血压期冠状动脉供血不足，致心肌缺血缺氧发生心绞痛及心肌梗死。

（6）胃肠道急症　因儿茶酚胺可松弛胃肠平滑肌，使胃肠小动脉痉挛、缺血，造成胃肠功能抑制，而导致肠出血、坏死、穿孔；儿茶酚胺还可抑制胆囊收缩，患者表现为剧烈腹痛、呕吐、呕血、血便，严重者出现休克。

（7）低血糖发作危象　临床上少见。主要见于恶性嗜铬细胞瘤者，尤其是已有转移者。有报道，低血糖发作时胰岛素水平正常，但血中发现大量非抑制性胰岛素样活性物质；也可能与瘤体切除后，胰岛素释放增多，且靶器官对胰岛素敏感性增强有关。临床表现为大汗、苍白、烦躁等肾上腺素能亢进症状，易认为只是嗜铬细胞瘤发作，而忽视低血糖的严重危害，故对此类患者应常规监测血糖。

（8）高热现象　由于 NE 可使外周血管收缩，散热减少；而 NE 可每毫克产生 20.1 J 热量，产热增加；加上瘤体出血、坏死及合并感染等，患者可出现高热（常 40℃ 以上），伴有心悸、多汗、面色苍白、手足发凉等。

（9）妊娠期危象　妊娠前可无任何症状，妊娠时由于子宫壁有嗜铬细胞瘤或子宫长大时压迫邻近嗜铬细胞瘤而出现头痛、多汗、恶心、呕吐、焦虑、烦躁、高血压等症状，常与妊毒症、子宫破裂、神经症、甲亢混淆，而造成母婴高死亡率（分别为 48% 和 36%）。无论何时发现肿瘤，均应首选手术切除瘤体。

（10）癫痫大发作　临床少见，机制不明。可在高血压发作时出现，亦可见于持续性高血压者。故不能完全以高血压脑病或高儿茶酚胺脑病解释。手术切除瘤体后，可自行缓解。

高血压是嗜铬细胞瘤突出的临床表现。其特点是：① 阵发性；② 多变性；③ 不典型性：常见的典型三联征为失体重、心率快、多汗怕热。尚可伴有高血糖、发热、白细胞计数升高、ESR 加快、高基础代谢率、低血钾等。低血压、休克和高低血压交替出现的原因是：ⓐ 肿瘤出血、坏死，儿茶酚胺释放骤停；ⓑ 大量儿茶酚胺引起严重心律失常、心功能不全（儿茶酚胺性心脏病），导致心输出量锐减；ⓒ 肿瘤分泌肾上腺素为主，兴奋 β 受体，扩张周围血管；ⓓ 手术切除肿瘤或静脉注射 α 受体阻断药时也可见低血压；ⓔ 血中结合型多巴胺高时血压低，游离型多巴胺高时心率减慢；④ 急症性：表现为急性血压高，心率快，出冷汗，对一般降压药效果不佳，如用 α-受体阻滞剂（如酚妥拉明）反应良好。

嗜铬细胞瘤实验室检查：

（1）血糖　空腹血糖升高和尿糖阳性，特别是在血压持续升高的患者中，常伴有糖耐量的改变，但在阵发性高血压、血液中儿茶酚胺升高时，亦可出现低血糖，这时血清非酯化脂肪酸浓度增高。

（2）脏器的缺血性改变　表现为血中胰腺、肝脏和心肌等脏器酶谱升高，心电图有缺血性改变等，重症病例甚至可以出现儿茶酚胺性心肌病。

（3）血浆和尿儿茶酚胺或其代谢产物的测定　嗜铬细胞瘤患者在持续性高血压或阵发性血压升高时，血浆、尿儿茶酚胺及其代谢产物均升高。正常尿香草扁桃酸（VMA）含量应 < 7 mg/24 h，嗜铬细胞瘤时可高达 14 mg/24 h。血浆去甲肾上腺素水平 > 2 000 pg/ml，肾上腺素 > 200 pg/ml 有诊断意义。

（4）可乐定抑制试验　试验方法：① 试验前 48 小时停用 β 受体阻断药和其他降压药；② 确保患者血容量充足；③ 口服可乐定 30 分钟前平卧位采静脉血测血浆儿茶酚胺水平；④ 口服可乐定 0.3 mg；⑤ 服后每隔 1 小时采静脉血 1 次，共 3 次测血浆儿茶酚胺浓度。

对试验结果的解释：可乐定对神经源性高血压血浆去甲肾上腺素的抑制高峰在服药后的 2～3 小时，正常抑制率在 50% 以上；如果静息状态时血浆儿茶酚胺不升高，则试验无意义。

(5) 定位检查　嗜铬细胞瘤的定位检查十分重要,它决定患者的手术治疗。如 B 型超声波、CT、MRI 及^{131}I-间位碘代苄胍(^{131}I-MIBG)已成为常用的检查。一般嗜铬细胞瘤的瘤体较大,多数直径在 2 cm 以上,较肾上腺的其他肿瘤为大,所以这些检查的阳性率都比较高。本例患者高血压病史没有提供,夜间经常发生胸闷气急、端坐呼吸等心功能不全的表现,而患者没有先心、风心等病史,对心肌炎的诊断属于臆测推论。因年轻人心功能不全,常考虑心肌炎,实质是嗜铬细胞瘤,突然发病故出现血压很高,此乃释放儿茶酚胺去甲肾上腺素所致。鉴于病情进展很快,没有条件做 CT 检查,故出现误诊,值得反思的是临床病史的重要性,要注意临床上的蛛丝马迹的异常迹象,抓住疑点难点进行分析深思,最大限度减少漏诊误诊。

9. 腹痛入院,升主动脉破裂死亡(尸解)

〔案例〕吴某,男,70 岁,退休职工,主诉剑突下疼痛 1 天。患者当日晨起开始感到剑突下疼痛,呈持续状,伴头昏、胸闷,无畏寒、发热,无恶心、呕吐,无心慌、胸痛、晕厥等。经卧床休息,症状无缓解,于下午 4 时入武汉协和医院就诊。

既往有高血压病史,间断使用降压药;否认有冠心病、糖尿病、传染病病史,药物过敏史。体检见体温 36.7℃,脉搏 84 次/min,血压 120/80 mmHg(16/10.7 kPa),神清,口唇无紫绀,皮肤巩膜无黄染,浅表淋巴结无肿大,颈静脉无怒张。颈软,双肺呼吸音清晰,未闻及干湿性啰音。心界无扩大,心率 84 次/min,律齐,心音有力,各瓣膜区未闻及病理性杂音。腹平软,全腹无压痛反跳痛,肝脾肋下未及,Murphys 征阴性,麦氏点无压痛,肠鸣音正常。肾区无叩击痛。双下肢无水肿。实验室检查:血常规 WBC 10.61×10^9/L,中性 91.0%,淋巴细胞 6.6%,RBC 2.62×10^{12}/L,血红蛋白 108×10^9/L,HCT 31.7%,PLT 261×10^9/L。

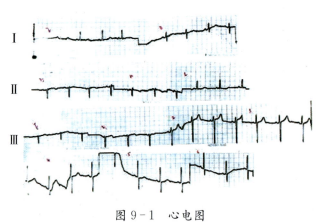

图 9-1　心电图

心电图(图 9-1):① 窦性心律;② 左前分支传导阻滞。心肌酶谱:AST 24 U/L(<45 U/L),乳酸脱氢酶 69 U/L(114~240 U/L),肌酸激酶 42 U/L(38~174 U/L),CK-MB 1.4 ng/ml(<6.6 ng/ml)。

患者入院即告病重、吸氧。经上述检查后,给予奎泰(加替沙星)0.4 g 静脉滴注,下午 5 时 20 分滴注奎泰约 80 ml 时患者家属突诉患者出现眼球上翻,呼之不应。护士发现患者面色苍白,眼球上翻,头偏于一侧,口中涎水流出。立即呼叫医生。医生到场即发现患者心搏、呼吸骤停,即刻行心肺复苏并按常规程序进行抢救。6 时 20 分因抢救无效,宣布患者死亡。

尸检结果:左侧胸腔见 2 950 ml 积血和 520 g 凝血块,右侧胸腔含少量血性液体。

左肺压缩变小,右侧肺门部纵隔见 9 cm×6 cm 软组织出血。

主动脉弓、胸主动脉、腹主动脉、髂总动脉内膜见大量粥样斑块,部分斑块表面破溃形成溃疡。升主动脉见一长 2 cm 横形破裂口通向胸腔,镜下主动脉内膜粥样斑块其表面为大量纤维结缔组织,其下见大量泡沫细胞、脂质及胆固醇结晶,并见内膜下钙盐沉积、单核巨噬细胞及少量中性粒细胞浸润。

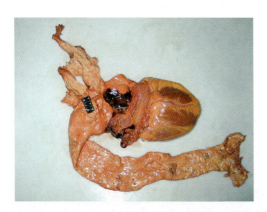

图 9-2　尸解,心脏和升主动脉标本,显示
升主动脉起始处部分断裂

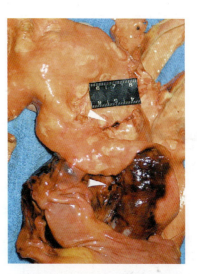

图 9-3　显示出血部位(一)

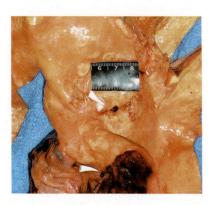

图 9-4　显示出血部位(二)

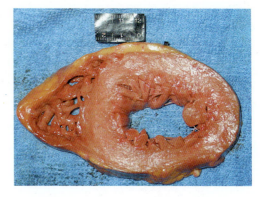

图 9-5　尸解,显示升主动脉破裂

病理诊断:

(1)动脉粥样硬化　升主动脉粥样硬化伴斑块溃疡破裂、左侧胸腔积血(2 950 ml 积血和 520 g 凝血块);主动脉弓、胸主动脉、腹主动脉、髂总动脉、脑底动脉粥样硬化,部分斑块溃疡形成、钙化;冠状动脉粥样硬化性心脏病,右冠状动脉斑块 3 级伴斑块内出血,左前降支及左旋支斑块 4 级。

(2)高血压病　脑、脾、肾、肺细小动脉硬化,其中脾、肾细小动脉管壁可见纤维素性坏死,部分血管纤维素性血栓形成;脑水肿、灶性脑软化及腔隙性脑梗死;颗粒性固缩肾及多发性囊肿形成。

(3) 肺气肿、水肿,灶性淤血。

(4) 慢性肝炎。

(5) 全身各脏器贫血。

患者系因升主动脉粥样硬化、斑块溃疡破裂,致左侧胸腔大量积血而死于急性失血性休克。

【讨论】主动脉尤其是升主动脉破裂,或病理性心脏破裂发生心包填塞时,可以以腹部症状为主要表现而无胸闷等不适。升主动脉破裂及心包填塞表现为腹部症状的机制可能与体循环淤血及自主神经的反射有关。所以在症状不典型、诊断不明确时,除仔细询问病史外,仔细全面的体检尤为重要,能给疾病诊断提供重要的线索。

死者发病时均以腹痛或腹部不适为主诉症状,而无胸闷、气急及咽喉部压迫感等症状,开始时体检,重点检查的部位与器官也偏重于腹部脏器,所以极易误诊为急腹症。

死者为老年人,由于老年人反应迟钝,对痛觉不敏感,常患有高血压、糖尿病和严重的动脉粥样硬化,这些病变导致的慢性心脑血管病变,使一些老年患者的感觉中枢受损害;且老年人对动脉破裂及心包内出血突然形成耐受力差,临床表现为突发心源性休克、昏迷和心搏、呼吸骤停而猝死,使其不能明确表达病情变化,易造成误诊。

死者发病虽以腹部症状为主,但其死亡原因不同。因升主动脉粥样硬化、斑块溃疡破裂,致左侧胸腔内积血而死于失血性休克。

10. 内分泌性休克(漏诊)

〔案例〕王某,男,75岁,退休工人。自觉头痛头晕,全身不适,四肢无力,血压下降80/60 mmHg(10.7/8 kPa),住上海普陀区中心医院 ICU 病房。体温 36.1℃,呼吸 15次/min,四肢温暖,脉搏有力,白细胞检查 5.5×10^9/L,中性 56%,血红蛋白 12.3 g/L,血小板 13×10^9/L,心电图为窦性心律,无 ST - T 异常改变,心肌酶谱正常,肌钙蛋白阴性,肝肾功能无异常,神经系统也无异常的表现,血压下降的原因不十分清楚。笔者会诊考虑夏天老人内分泌功能低下,建议采用少量糖皮质激素,强的松 5 mg,每日 2 次,血压迅速恢复到正常水平(120/80 mmHg 或 16/10.7 kPa),自觉良好,无异常不适,康复出院。

【讨论】该患者属于高龄老人,原基础血压不明,血压下降是休克还是低血压状态有待探索,各种原因引起的休克都不符合,而用糖皮质激素后病情很快稳定好转,症状消失,推测与内分泌功能低下,糖皮质激素减少有一定的关系。但能否诊断为内分泌性休克有待同道们探索。

11. 肾移植并发 ARDS 误诊为"左心心力衰竭、肺水肿"

〔案例〕李某,男,55岁。于1989年5月上海某医院肾移植后 3 个月,尿量正常,肺部有感染,呼吸困难,进行性加重,心率快(120 次/min),律齐。心内科会诊,认为年龄55

岁,可能有冠心病,心跳快,两肺有散在湿性啰音,诊断为左心衰竭肺水肿,经强心利尿扩血管治疗,无效。笔者会诊,患者处于安静平卧,问其是否能坐起,患者回答气急,平卧尚可,不能坐起。试问左心衰竭,喜安静,平卧,有此现象吗?实质为肾移植后引起的肺ARDS。

【讨论】随着器官移植科研工作的深入与发展,出现不少新的课题有待认识与提高。其中 ARDS 的出现亦称"移植肺"。由于器官移植需用排异药物、免疫抑制剂和制酸剂等药,既可引起肺内皮细胞和肺血管、肺泡通透性改变,同时有继发感染的发生,尤其肠原性肺细菌或真菌、病毒等感染,继而 ALI 和 ARDS 发生。肾移植术后发生 ARDS,ARDS病因多达百余种,但感染和休克是主要病因。由于肾移植病人一般情况差及应用免疫抑制剂,更易发生感染,且常伴休克。国外报道其病因包括肺囊虫、巨细胞病毒感染、环孢霉素中毒、静注抗淋巴细胞球蛋白等。吴国明报道临床特点:① ARDS 起病急,多发生在术后 1 周内,从发生感染和(或)休克到出现低氧血症的时间为 1~5 天;② 主要表现为呼吸困难、咳嗽、咳痰和发热,且高热多见,与存在严重感染有关;③ 缺氧严重,吸氧不易缓解,胸片早期表现为间质性改变,随病情加重有斑片状阴影及肺水肿;④ 酸碱失衡多见,且往往因处理不当,导致二重甚至三重酸碱失衡;⑤ 来势凶险,病死率高。据报道 5 例均在发生 ARDS 后 10 天内死亡。

本病例有气急、低氧血症,但喜平卧,专科医生易将呼吸困难、心率快、肺有湿啰音等认为是左心衰竭肺水肿。笔者体会 ICU 中非心源性肺水肿更为多见,但缺氧、心率快乃属代偿性,并非原发性,但心与肺相互影响相互作用,不能机械分割。关于两者的鉴别早在 20 世纪 80 年代笔者就提出,呼吸困难、低氧血症时"喜平卧"和"强迫半卧位"是临床 ARDS 与心源性肺水肿鉴别点之一,此供同道们参考。

根据病因和发病机理,肺水肿可分为高压性肺水肿、高原性肺水肿、神经原性肺水肿、淹溺性肺水肿、复张性肺水肿(大量、快速胸腔抽液抽气诱发)、中毒性肺水肿、过敏性肺水肿和心源性肺水肿等类型。ARDS 属较为棘手的一种肺水肿,应注意鉴别。

12. 特发性肺纤维化误诊为"心包积液"

〔案例〕李某,女,45 岁,肥胖。1984 年 4 月,感冒后呼吸困难进行性加重,在上海闸北区某医院内科住院,三次请上级医院呼吸科和心内科会诊,发现心形扩大,气急明显,诊断为心包积液。笔者被派去做心包穿刺,发现患者呼吸急促,心率较快,奇脉不明显,脉压差 35 mmHg(4.67 kPa),颈静脉稍怒张,外周静脉测压不高。B 超检查,显示心包少量积液,胸片示双侧膈肌明显抬高,肺纹增粗,心脏呈球形,呼吸困难,该院医生认为患者肥胖,腹部胀气膨隆所致。笔者对诊断有疑点,转入上海长征医院心内科诊治。次晨,心脏突然停跳,CPR 失败,后行开胸按压,发现肺的质地坚硬,呈橡皮样感觉,病理报告为"特发性纤维化(Hamman-Rich 综合征)"。

【讨论】特发性肺间质纤维化(idiopathic pulmonary fibrosis, IPF)是一种原因不明的、进行性的、以两肺间质纤维化伴蜂窝状改变为特征的疾病,属于特发性间质性肺炎(idiopathic interstitial pneumonias, IIP)。一组 543 例 IPF 在 1~7 年随访期间 60% 死亡,死亡原因分别诊断为呼吸衰竭(39%)、肺癌(8%)、肺栓塞和肺部感染(各占3%)和其他原因(占18%)。

有研究表明,人类多种肺炎性疾病,如IPF、慢性支气管炎、哮喘、ARDS和博来霉素(BLM)等药物诱导的实验性肺纤维化中均有NF-κB被激活。IPF患者肺组织中支气管和肺泡上皮细胞表面Fas(属于TNF受体)表达增加,局部浸润的淋巴细胞表面FasL表达量也相应上调。有学者指出,FasL可诱导支气管上皮细胞内NF-κB激活,致使IL-8分泌;后者是参与肺炎症、肺纤维化的重要细胞因子。有实验证明IPF的发生和体内氧自由基的水平相关,而Ⅱ型肺泡上皮细胞损伤和凋亡是肺纤维化的重要早期特征;TNF-α受体基因敲除的大鼠不易发生由博莱霉素诱导的肺纤维化。

IPF在病理学特征上呈普通型间质性肺炎(usual interstitial pneumonias, UIP)的组织学征象。低倍镜下表现为不均匀分布的正常肺组织、间质炎症、纤维化和蜂窝样改变。这种变化在周边胸膜下肺实质最严重。间质炎症是片状分布,包括肺泡间隔淋巴细胞和浆细胞浸润,伴有肺泡Ⅱ型细胞增生。在纤维化区域主要由致密的胶原组织构成,也存在分布有增殖的成纤维细胞(所谓的"成纤维细胞灶")。蜂窝肺部分主要由囊性纤维气腔构成。常内衬以细支气管上皮,并充满黏液。在纤维化和蜂窝肺部位常可见有平滑肌细胞增生。该病的肺毛细血管可有不对称性或者偏心性增厚,肺毛细血管床减少。但是IPF病理上是无动脉性血管炎或肉芽肿病变;如有,则应考虑结缔组织疾病或其他间质性肺病。而且,UIP虽然是IPF的病理特征,但两者并不等同,因为UIP还可见于风湿病累及肺组织、石棉肺和药物性肺疾病等。

IPF只发生于成人,典型的则出现在50岁以后。发病隐袭,逐渐出现干咳和气促,气促更明显,大多数呈进行性加重,就诊前6个月就已出现。干咳呈阵发性,镇咳药疗效不佳。80%的患者可闻及"爆裂音",也称"Velcro"啰音。此啰音性质干燥,吸气末出现,肺底部明显。25%~50%的患者有杵状指。晚期可出现发绀、肺心病、右心衰竭等,不发生肺外受累。可有咳嗽、体重下降、不适、疲劳,发热罕见。IPF的慢性病程中有时出现急性加重,症状有发热、咳嗽加剧等,颇似流感样表现,但不能找到任何微生物学病因,其原因尚不清楚,值得引起重视。

实验室检查可出现血沉增快、高丙球蛋白血症、乳酸脱酶(LDH)升高,血清血管紧张素转换酶(sACE)升高或出现某些抗体,如中性粒细胞浆抗体,抗核抗体(ANAs)或类风湿因子(Rf)阳性可出现于10%~25%的IPF患者,但滴度不会很高,如滴度>1:160,常提示结缔组织疾病。细胞因子或炎症介质等检测尚不能确定其临床价值。

影像学检查,胸部X线片,95%的IPF患者出现症状时均有胸片的异常,主要出现在两基底部,周边的网状阴影是其胸片特征。常为双侧、不对称性、伴肺容积减少。如果胸片上存在直径3~5mm的透光区(蜂窝囊腔),提示肺泡结构破坏,对治疗的反应差。通过纤支镜行支气管肺泡灌洗(broncho-alveolar lavage, BAL)在IPF有67%~90%患者显示中性粒细胞或嗜酸性粒细胞或两者均增加,15%患者淋巴细胞增加。

IPF目前尚无特异性治疗药物。糖皮质激素是肺纤维化的传统治疗药物。众多的临床研究显示仅15％～30％的IPF患者对糖皮质激素治疗有反应,且多见于病程一年以内,肺活检显示肺的病理改变以细胞反应而非纤维化为主的早期炎症阶段。一般主张泼尼松40～60 mg/d(1 mg/kg),连续用3个月,经客观评价(包括肺功能、影像学等),有效的病例逐渐缓慢减量,第4个月减至30 mg/d,第6个月减至15～20 mg/d。此后可适当继续减量或改为隔日1次。总疗程至少要1～2年;无效的病例则应减量,并在几周内停用。许多研究者进行了细胞毒药物(环磷酰胺、硫唑嘌呤等)联用小剂量糖皮质激素的临床实验,总体而言,效果优于单用糖皮质激素。有报道在未经治疗的IPF,激素联合环磷酰胺组治疗3年,病死率(3/21)低于高剂量激素单独治疗组(10/22)。但目前对于初治者不推荐联合激素和环磷酰胺,而对于激素治疗有效病例在减量中病情复发或加重者,可以加用免疫抑制剂。试验研究证明,阿奇霉素能影响巨噬细胞生长、趋化及吞噬功能,能抑制NF－κB活性,阻断了NF－κB与TNF－α、TNF－β形成的恶性循环,从而使肺泡炎及纤维化程度减轻。激素联合阿奇霉素治疗可能取得一定的疗效。另外,干扰素、甲苯吡啶酮、N-乙酰半胱氨酸等药物在基础及临床试验中均取得了一定疗效,但尚需要进一步评价。

13. 纤维素性支气管炎误诊为"支气管扩张症"

〔案例〕李某,男,55岁,反复的咯血史。1965年12月住福建南平某院,不发烧,胸片示小片状阴影。咯血量大时,出现呼吸困难,血压下降,需采用垂体后叶素和止血剂等治疗。笔者对患者的咯出血块用水漂洗,发现棕色纤维素性支气管树,病理报告为纤维素性支气管炎。

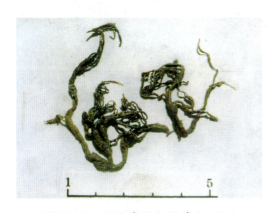

图13-1　纤维素性支气管炎,图示
　　　　血液凝固支气管树

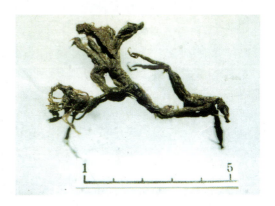

图13-2　咳出的支气管树

【讨论】纤维素性支气管炎(plastic bronchitis or cast bronchitis)又名纤维蛋白支气管炎或者管型支气管炎,临床上以周期性咯血、咯出支气管管型为特点,常引起气道阻塞,严重者可窒息,危及生命。曾有顽固性咯血,甚至咯血不止,常规治疗无效而死亡的报道。笔者在临床中已碰到5例因咯血待查诊断为支扩、肺结核和肺癌等,结果在咳出的血块中均找到"支气管树"。国内相关报道约有百例,其真正的病因、病理及发病机制尚不清楚。它是一种病理形态学改变而不是独立的疾病,临床上以继发性多见,常继发于支气管炎、肺结核等疾病。其发生与变态反应有关,可能是在多种致病因子的作用下,呼吸道黏膜变态反应性增强,使血管壁通透性增加,纤维蛋白渗出,腺体分泌亢进,细胞浸润聚集于管腔内,在组织凝血酶和黏液酶及管腔 pH 值改变作用下,分泌物脱水、浓缩、凝固而形成支气管样管型,又因机体排异作用,管型剥离损伤血管而可能造成咯血;或因呼吸道感染病原菌后,内膜出血,炎性渗出,脱落细胞沉积,聚积在气道内,上述物质酸碱度变化和脱水时易铸成管型。

Seear 将纤维素性支气管炎分为两种类型:① 炎症细胞浸润型:管型主要由纤维素构成,同时伴较多的炎症细胞(如嗜酸性粒细胞、中性粒细胞)的浸润,主要继发于基础的支气管肺疾病所引起的炎性渗出,糖皮质激素治疗有较好疗效;② 非炎症细胞浸润型:主要由黏蛋白组成,纤维蛋白含量较少,不伴有或伴有少量炎性细胞浸润,主要继发于一些先天性心脏病,对糖皮质激素疗效差。

目前尚无统一诊断标准,临床上主要以有反复性、周期性、顽固性咯血,阵发性剧烈咳嗽,咯出特征性树枝(或珊瑚)状、有韧性条索状物质及炎性细胞时可确诊。在未行纤维支气管镜检或无纤维素性物质咯出前诊断困难。临床医生遇到有反复咯暗红色血块者,常规治疗效果不佳时,应注意有无支气管管型的存在。

本病的治疗要依据个体化原则进行,治疗原发疾病可减轻或终止管型的产生。激素可以抑制管型的形成,使炎症的血管反应和细胞反应降低,减少渗出,减轻免疫反应的组织损伤,减轻呼吸道黏膜的充血、水肿、白细胞浸润,降低毛细血管的通透性,可使血小板增多并提高纤维蛋白原浓度,缩短凝血时间;抗感染、止血、解痉、黏液溶解剂、改善呼吸道通畅性,必要时可使用镇静剂。Moser 等认为用纤维支气管镜钳夹管型物或做支气管肺泡灌洗可能有效。Quansney 等用尿激酶治疗因管型引起的呼吸道阻塞取得了较好疗效。一般大部分纤维素性支气管炎经积极治疗原发病及肾上腺皮质激素治疗,咯血 7～10 天即可缓解。对于纤维素性支气管炎大咯血患者,在静脉应用止血药物无效的情况下,及时行纤支镜下钳取官腔内支气管管型及经纤支镜应用 1：1 000 肾上腺素稀释液冲洗治疗,止血作用迅速,是确实有效的抢救手段。

14. "乙状结肠穿孔"误诊为"肠痉挛"

〔案例〕吴某,男,53 岁,上海郊区乡干部。1996 年 3 月早饭后突然左下腹疼痛,不放射,无呕吐腹泻,不发烧,去乡医院就诊。医生检查腹部无异常发现,考虑"肠痉挛",给予杜冷丁 100 mg 肌注,患者感觉疼痛消失;休息半小时后腹部又突然疼痛,该院医生不寻找病因,第二次注射 100 mg 杜冷丁,患者处于嗜睡状态,后出现全身冒冷汗,血压下降到 60/40 mmHg(8/5.33 kPa),心率 140 次/min,急送中心医院。经 B 超发现腹腔有积液,穿刺为混浊性液体,白细胞 $25×10^9$/L,中性 90%,行剖腹探查腹腔,有大量粪水,使用 12 000 ml 生理盐水冲洗,发现乙状结肠穿孔。行造瘘术,术后 6 小时血压虽稳定但呼吸突然困难,严重低氧血症,氧饱和度 80%,氧分压 45 mmHg(6 kPa)。午夜笔者会诊建议立即行经鼻气管插管,呼吸机支持(该院无呼吸机,用麻醉机替代),后转入上海长征医院 ICU,行气管切开,呼吸机支持,罗氏芬抗菌等治疗。一周后脱呼吸机,12 天后康复出院,3 个月后 2 次手术处理结肠造瘘口。8 年后随访恢复良好,无任何后遗症。

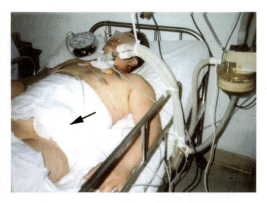

图 14-1　乙状结肠造瘘口,无菌

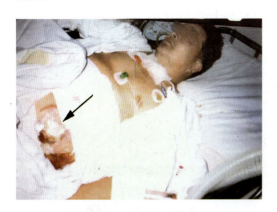

图 14-2　乙状结肠造瘘口

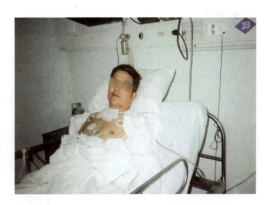

图 14-3　脱呼吸机

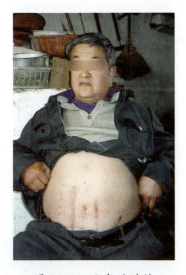

图 14-4　8 年后随访

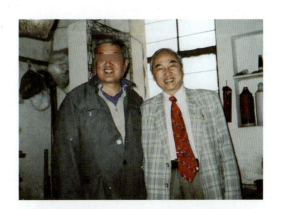

图 14-5　8 年后随访,康复

【讨论】结肠急症有结肠梗阻、结肠出血、结肠癌穿孔及结肠憩室穿孔等。穿孔的类型有:① 急性穿孔:即游离穿孔,常见,因远端结肠梗阻,致近端扩张的结肠产生粪性溃瘘而穿孔，造成严重的粪性腹膜炎；② 亚急性穿孔：漏出粪便形成脓肿或炎性肿块，此种情况常见；③ 慢性穿孔：结肠与邻近器官粘连，致慢性穿孔，造成各种结肠瘘。

本病例的病因不明，根据术者所见，认为鱼骨穿破结肠造成穿孔。在处理过程中乡医院医生违反医疗原则，对不明原因的腹痛不能用杜冷丁、吗啡之类的止痛药物，第二次腹痛发作时，医生未进一步检查和分析，主观认为该患者个子高、身体胖重，一针杜冷丁剂量不够，又追加 100 mg，又一次违反医疗原则。

结肠穿孔的急性并发症有：① 局限性腹膜炎；② 局限性结肠周围或盆腔脓肿；③ 结肠周围或盆腔脓肿穿破后致弥漫性腹膜炎；④ 继发于结肠游离穿孔的弥漫性腹膜炎。Hinchey(1978)提出类似 4 期分类，第一期为结肠周围或肠系膜脓肿；第二期为包裹性盆腔脓肿；第三期为弥漫性化脓性腹膜炎；第四期为弥漫性粪性腹膜炎。粪性腹膜炎虽少见，但这种游离性穿孔最严重，因可迅速发展成弥漫性粪性腹膜炎，死亡率很高。临床表现为患者突然发生腹痛及腹胀，检查时呈急性脓毒性休克病容，伴有发热、心率快及低血压；腹部检查有腹胀、压痛、腹肌紧张及板样腹；白细胞增高；若是老年患者，又用过激素，则腹膜炎的表现可以很轻或无；腹部 X 线平片可显示游离气体。CT 检查对诊断具有重要意义。本患者虽然有粪性腹膜炎但未发生严重并发症，主要在于中心医院发现早，并立即手术，取得了较理想的治疗效果，此误诊病例应引以为戒。

15. 巨大胆结石肠梗阻误诊为"膀胱结石"

〔案例〕董某，女，48 岁。2005 年 3 月，间歇性腹部绞痛伴胆汁样胃液呕吐 15 天，在某院，腹部平片影像科报告为"巨大膀胱结石"，后因症状加重而行手术。术中发现腹腔大量积水 1 000 ml，肝肾隐窝处有大网膜明显粘连，近端小肠高度扩张，肠壁增厚散在多处出血点灶。肠壁充血，距回盲端 30 cm 处有巨大结石（胆结石，3 cm×4 cm），远端空虚，梗阻处小肠色黑坏死。切除吻合取出结石。血小板从 $41×10^9/L$ 降至 $3×10^9/L$，PT 21.5 s，KPTT 183 s，凝血酶时间 153 s，诊断 DIC，术后临床出现腹部膨胀，肠鸣音消失，手术创面、脑、皮肤、尿大量出血死亡。

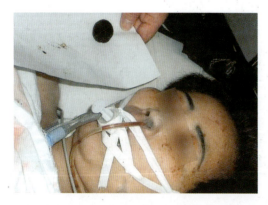

图 15-1　巨大胆石引起小肠梗阻，压迫，
肠坏死，肠出血

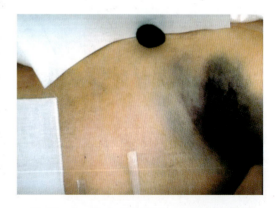

图 15-2　术后全身出血，腹壁皮肤更明
显，腹壁上巨大胆结石

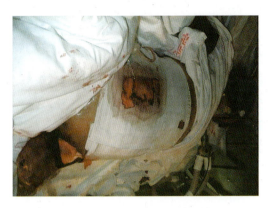

图 15-3　全身广泛出血

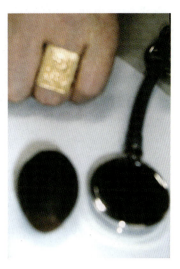

图 15-4　胆石大小如同听筒

【讨论】胆石病临床表现取决于胆石的大小、性质、动态、所在部位和并发症。① 胆道内移行的胆石：胆石从胆囊移行至胆囊管或胆总管，或从扩张的胆总管移行至壶腹部时，往往产生嵌顿。由于胆囊或胆总管平滑肌弛张或痉挛，将胆石排出，因此产生胆绞痛。胆绞痛大都发生在饱餐或进高脂肪餐后数小时内，或在腹部受到震动（例如在崎岖山路上骑车或骑马）后发作。疼痛加重至难以忍受的剧痛程度，患者常坐卧不安、弯腰、打滚、用拳头紧压腹部，甚至哭喊；

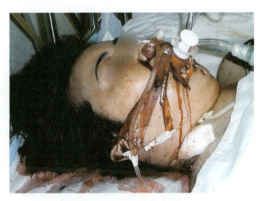

图 15-5　消化道、气道、皮肤、脑广泛出血死亡

疼痛常放射至右肩胛处或右肩部。痛时常大汗淋漓、面色苍白、恶心及呕吐。发作多较短暂，很少超过数小时。胆石退入胆囊或进入十二指肠管，疼痛可完全消失；有时因胆囊管局部扩张而减轻，直至胆石移动位置时再度发作。有些病例反复发作，另一些则经数年的缓解期后再复发。低脂肪饮食可减少发作；② 胆囊内结石：一般不产生绞痛症状的称为静止性胆石（slient gallstone）；③ 胆囊管内的结石：胆石闭塞胆囊管时，除产生绞痛外，可引起胆囊膨胀；④ 胆总管内的结石：除产生绞痛外，常伴有梗阻性黄疸征象；⑤ 胆石嵌入乏特壶腹：持久性梗阻黄疸为其典型表现。在黄疸发生前常有绞痛，但黄疸持续存在，绞痛却常消失；⑥ 肝内胆管的结石：可原发于肝内，也可继发于胆总管结石或其他原因所致的肝管狭窄。直径超过 2.5 cm 的巨大结石由胆道进入肠道时，可能引起肠梗阻。

本病例为典型巨大结石引起肠梗阻，在急诊留观时未明确诊断和及时手术，7 天后发生休克、DIC，才行手术，为时太晚，以至死亡。笔者亲属患同样病，因手术及时，成功治愈。

16. 白血病误诊为"感冒"

〔案例〕吴某,女,37岁,某公司会计,于 2005 年 10 月因反复发热伴齿龈疼痛出血,经甲氧西林及感冒药治疗无效。半月后突然发生心搏骤停,CPR 后发现全身皮肤弥漫性出血,触之皮肤伴有结节的感觉,CT 检查颅内弥漫性广泛出血,颅内高压,脑疝形成,白细胞高达 $24×10^9/L$,单核白细胞占 45%,经骨髓检查确诊为急性单核细胞白血病。全身各器官浸润,尤其是颅内出血而死亡。此类误诊并不少见,应提高警惕。

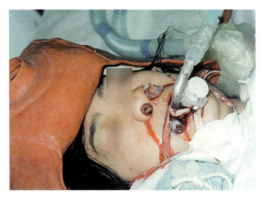

图 16-1　急性单核细胞白血病误诊为感冒,引起消化道、呼吸道、泌尿道和皮肤等出血死亡

17. 蛛网膜下腔出血误诊为"肺梗塞"

〔案例〕林某,男,42岁,"腰痛伴右下肢酸麻半个月"诊断为"腰椎间盘突出症"于 2007 年 5 月 16 日住福建某医院骨科。5 月 19 日行"腰椎后路减压内固定术",术后第 6 天佩带腰围下地活动,于当天 22 时 30 分时突然出现面色发绀,胸闷,呼吸困难,少量咯血,查体见颈静脉怒张。心电图显示:① 心房颤动;② SⅠ、QⅢ;③ 不完全性右束支传导阻滞。胸片未见异常。全院会诊,诊断为"急性肺梗塞"。22 时 58 分给予溶栓(NS 100 ml＋尿激酶 100 万 U)静滴,阿司匹林 3 片嚼服。23 时 05 分突发四肢抽搐,意识不清,呼吸停止,心跳减慢至停止,双侧瞳孔散大固定 5 mm,对光反应消失,当即予以胸外心脏按压,紧急气管插管,球囊辅助呼吸,静推肾上腺素 3 mg,阿托品 1 mg,静滴碳酸氢钠纠酸。氧饱和度 70%～85%。至 23 时 50 分患者心跳、自主呼吸逐渐恢复,氧饱和度

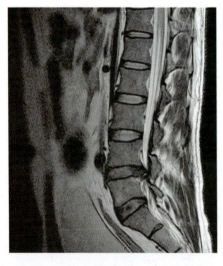

图 17-1　腰椎 MRI 矢状位 T_2 加权像显示 $L_{4/5}$ 椎间盘突出(5 月 26 日)

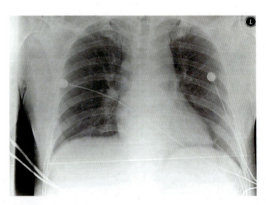

图 17-2　胸片无异常发现(5 月 26 日)

短时间内升至 96%，双侧瞳孔缩小，等大等圆，直径约 3.5 mm，对光反射迟钝。以呼吸机辅助呼吸，血氧饱和度稳定于 98% 以上。但患者病情不稳定，于次日凌晨 5 时 30 分再次出现呼吸变慢至消失，血压进行性下降至 75/50 mmHg(10/6.67 kPa)，心搏骤停。生命体征不稳定。为进一步治疗，转入 ICU。笔者会诊时患者深昏迷，自主呼吸和一切反射均消失。静脉注射 2 mg 阿托品，心率不增快，认为患者接近脑死亡状态，建议除加强脱水外采用大剂量纳洛酮 8 mg/次和乌司他丁 100 万 U，每 6 小时 1 次，冲击治疗。次日出现瞳孔缩小，有对光反应，后转为双侧瞳孔不等大，但出现自主呼吸，有疼痛反应，立即做 CT 检查，发现蛛网膜下腔出血，脑水肿，脑疝形成，胸部未见肺梗塞征象。后转他院治疗。

CT 检查：2007 年 5 月 16 日腰椎 MRI 显示：① L$_{4/5}$ 椎间盘向右侧后方突出伴椎管狭窄；② L5/S1 椎间盘向后正中突出。

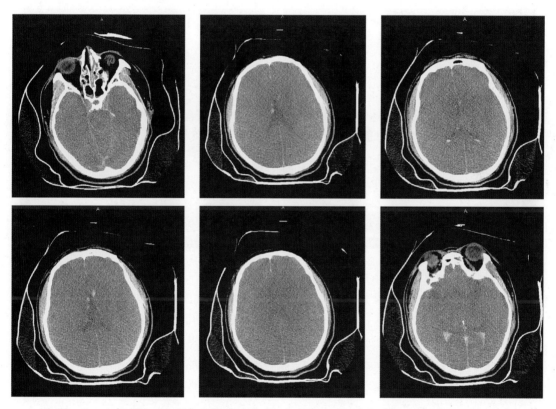

图 17-3　头部 CT：显示蛛网膜下腔出血，脑室内积血，脑水肿，脑疝形成(5 月 28 日)

【讨论】美国每年数千名住院患者中，有数百名罹患肺栓塞(PE)和深静脉血栓形成(DVT)。肺栓塞血液动力学方面最常见的三项重要症状——难以解释的气急、咯血和胸痛，通常有助于心血管病专家考虑本病而作出诊断。心脏科医生对其 PE 进行根治——溶栓或在导管室用机械的方法去除静脉内血块。

静脉内凝血的三要素是血管壁的局部创伤、高凝和血液瘀滞。传统上将 PE 的发病机理分为两种，少见的"遗传性"(原发性)，或是常见的"获得性"(继发性)的危险因

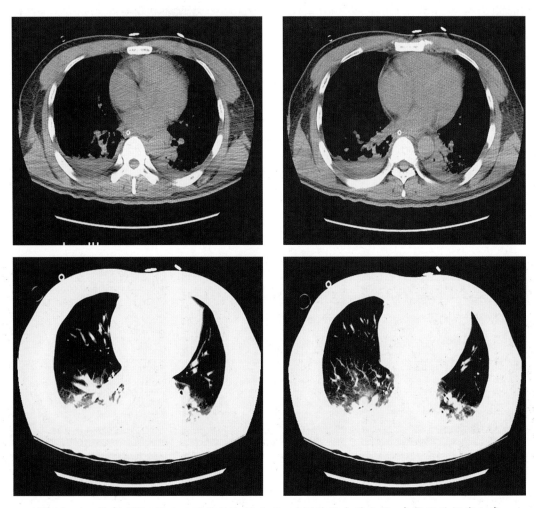

图 17-4 胸部 CT：显示双下肺坠积性改变、双侧胸腔少量积液，未发现肺梗塞征象

子。临床怀疑 PE，以本病的诊断性检查最为重要。对既往无心肺疾病的患者来说，呼吸困难是 PE 最常见的症状，通常呼吸困难、晕厥或紫绀预示有致死性危险。胸痛则表示栓子较小，位于肺动脉远端靠近胸膜脏层。低血压患者出现一些情况应怀疑 PE：① 存在静脉血栓形成的征象或倾向；② 临床存在明显的急性肺心病表现（急性右心衰竭），诸如颈静脉怒张，第三心音奔马律，右室过度充盈，心动过速或呼吸急促；③ 心电图有显著的急性肺心病表现，新发生的 S_1-Q_3-T_3，不完全右束支传导阻滞或右心缺血。肺栓塞的鉴别诊断有肺炎、心肌梗死、充血性心力衰竭（"左向"）、心肌病（扩张性）、原发性肺动脉高压、哮喘、心包炎、胸内癌症、肋骨骨折、气胸、肋软骨炎、"肌肉骨骼疼痛"、焦虑等。

　　本例在溶栓治疗中意识丧失、抽搐，呼吸先停止，以后心脏停搏，提示颅内出血加重，颅高压脑疝形成。笔者会诊时患者已"接近脑死亡"，采取脱水、大剂量 UTI 和纳洛酮治疗后有所苏醒，通过 CT 检查后才明确诊断。

18. 结核性脑膜炎误诊为"散发性脑膜炎"

〔案例〕李某,男,48岁,山东某市武装部长来沪出差,感冒后突然意识丧失。住感染科经 CT 和脑积液检查,考虑散发性脑炎,后又发生心脏呼吸骤停,转至 ICU 病房救治。在 ICU 中发现病情加重,且体温持续不退,血沉快(90 mm/h),白细胞 $15×10^9$/L,中性50%,淋巴 45%,脑脊液反复培养,有抗酸杆菌;经抗痨治疗,两个月后高压氧舱治疗,痊愈出院。

【讨论】结核性脑膜炎(Tuberculous menigitis)是最常见的中枢神经系统结核病,占神经系统各部位结核病的 70%左右。1987 年美国结核性脑膜炎占结核病总数的0.9%,结核性脑膜炎病死率为 0.7/10 万,儿童为 0.8/10 万。成人结核性脑膜炎也有 3/4 患者存在有其他器官的结核,主要是肺外结核。至于脑膜下结核灶是由于过敏反应前、结核性菌血症期结核杆菌的种植,还是脑膜外慢性结核病血行播散而来,尚有争议。

病理上脑膜病变最显著。早期表现为充血、水肿,大量白色或灰黄色渗出物沿大脑基底、延脑、脑桥、脚间池,在脑外侧裂、视交叉向外蔓延。脑膜表面尚有多数散在的以单核细胞及淋巴细胞浸润为主的细小结节。颅底渗出物粘连、增厚和机化,常导致脑脊液通路阻塞和脑积水。因脑膜波及病变,脑实质浅层亦出现炎症,严重者可出现结核结节、结核瘤。下丘脑病变常引起植物神经功能紊乱,脑血管受累,产生动脉内膜炎或全动脉炎,血栓形成则引起脑梗塞。中脑动脉最易累及,导致偏瘫;较小动脉栓塞则引起类似大脑炎的各种症状。脊髓蛛网膜和脊髓实质亦常出现渗出、结节和干酪样坏死。

临床表现:

(1)一般症状　起病缓急不一,以缓慢者居多。低热,或为高热,常伴畏寒、全身酸痛、乏力、畏光、精神萎靡、食欲减退等。小儿结核性脑膜炎的临床表现多较隐匿,缺少特征性。

(2)神经系统症状与体征　① 脑膜刺激征;② 颅内压增高征象;③ 脑神经损害征象:多见于面神经,次为外展神经、动眼神经、视神经,或为单侧、或为双侧;④ 脑实质损害征象:表现多变,有瘫痪、去大脑强直、手足震颤与徐动、舞蹈样运动等不同表现,取决于病变损害部位;⑤ 植物神经受损征象:表现为皮质-内脏联合损害,如呼吸、循环、胃肠和体温调节紊乱等。亦可出现肥胖、尿崩症或抗利尿激素增高综合征;⑥ 脊髓受损征象:可出现脊神经受刺激或脊髓压迫、椎管阻塞等症状、体征。脑脊液检查压力增高,细胞数$(100～500)×10^6$/L,少数可达 $1 500×10^6$/L,初期以中性粒细胞为主,以后淋巴细胞和单核细胞比例升高;蛋白质增高,糖和氯化物降低,其中氯化物显著,并持续降低是结核性脑膜炎较为典型的改变。脑脊液上层薄膜或离心沉淀涂片找抗酸杆菌及结核杆菌培养非常重要。CT 揭示脑实质粟粒性结节、结核瘤和基底池的渗出物,对脑积水、脑水肿及脑梗死等间接改变也能提供可靠诊断依据。诊断关键是与其他脑膜炎的鉴别。非特异性脑膜炎是指近年来国内较多见并可能与感染有关的急性脑病综合征。临床上先后提出过散发性病毒性脑膜炎、非典型脑炎、急性播散脑脊髓炎、急性脱髓鞘脑病等多种名称。其中相当一部分就是病毒性脑膜炎,有的可能是病毒或其他感染后的变态反应,有的则可能为多发性硬化的初次发病。本病例为干部,生活条件较好,起病无特异性改变,先住感染科,后因颅高压脑疝 CPR 后转入 ICU,按病毒性脑炎治疗效果差,脑脊液培养出结核杆菌后才改变诊断与治疗。笔者发现临床常将脑膜炎昏迷误诊为不典型散发性脑炎的为数不少,故应强调诊断的准确性。

19. 猝死,蛛网膜下腔出血误诊为"AMI"

〔案例〕李某,男,71 岁,于 2004 年 4 月 5 日因眩晕来浙江某院门诊,突然昏倒,呼吸心跳停止。经 CPR 后转 ICU 继续救治,心电图除偶发室性早搏外 ST - T 波无异常改变。全院会诊一致认为是急性心梗猝死,杭州专家会诊同意该诊断,两天后笔者去会诊,追问病史发现患者近 3 天有眩晕而血压不高,猝死时抢救医生明确的叙述呼吸先停后心脏停搏。笔者认为不符合急性心肌梗死引起的心脏骤停,怀疑为颅内病变引起的可能,建议做头颅 CT 检查,排除脑血管意外。结果 CT 显示蛛网膜下腔大量出血(SAH),符合本患者的病情的演变,排除了急性心肌梗死。

【讨论】老年猝死的常见病因为 AMI。一般先有急性 AMI 先兆,但本病例的疑点是:① 近期有眩晕史,反映脑血管有病变;② 猝死时呼吸先停,其原因可能由颅高压或呼吸道梗阻等引起;③ AMI 时一般有先兆的征象,如胸闷胸痛气急,全身不适,休克,心力衰竭等表现,但亦可能是恶性心律失常,发生突然心脏骤停。而临床医生常认为老年猝死都归于 AMI,但脑干梗塞、颅内出血,或其他脑血管意外也可发生猝死。本病例不做 CT 检查就诊断为 AMI 猝死,认识欠缺。笔者认为,病史提供要确切,病情变化观察要仔细,分析思路要辩证,尽量按循证医学来明确病因。

冯国栋报道过非典型蛛网膜下腔出血(SAH)误诊 63 例,其中 4 例误诊心绞痛,2 例心肌梗死。对非典型 SAH 突出首发症状分型如下:

(1)上呼吸道感染型　多为老年人,早期突然轻度头痛、低热、咳嗽等,缺乏脑膜刺激征和意识障碍,当不能用上呼吸道感染解释时应密切观察。

(2)癫痫型　出血性卒中尤以 SAH 发生癫痫者为多。据报道,SAH 中癫痫发生率为 10.6%～26.2%,SAH 致死病例中癫痫发生率为 27.8%～43.5%。突然颅内压力增高、脑血管痉挛及 SAH 血液对脑的化学刺激可能是导致 SAH 癫痫发作的原因。对既往无癫痫病史者突然发生癫痫性头痛、意识障碍,或排除妊娠子痫引起的癫痫发作、昏迷,亦应想到出血性卒中。

(3)精神障碍型　国内有人统计 SAH 中 50%～90% 有精神异常,多以兴奋躁动和呆滞为主,常误诊为精神病、散发性脑炎等。Andrew 发现老年人脑细胞减少 10%～17%,有的甚至减少 25%～30%,同时出现下视丘-垂体神经内分泌功能紊乱,对 SAH 应激耐受性差而出现精神症状。有人认为与额叶受损有关,从生理解剖和实验研究推测,可能是大脑前动脉或前交通支动脉瘤破裂出血压迫额叶,使脑组织缺血缺氧,导致多巴胺代谢功能紊乱所致。对于有高血压病史出现原因不明的精神症状时,即使无头痛和(或)脑膜刺激征,也应想到 SAH 的可能。

(4)眩晕型　老年人可有剧烈眩晕,可能出血致椎基底动脉系反射痉挛,或该系统本身的动脉瘤破裂出血引起缺血。本型以眩晕起病,因缺乏对 SAH 的认识,而被眩晕、耳鸣、眼震等症状迷惑造成误诊,故对此应早行 CSF 或 CT 检查。本病例乃属此型,眩晕 3 天突发心跳呼吸骤停,并以呼吸先停,更应考虑 SAH。

(5) 颈肩腰腿痛型 本型均在活动中发病,可能因体位关系,出血后很快坠入椎管,刺激神经根所致。由于老年人多有颈腰椎骨和椎间盘的退行性变,故本型出血早期极易误诊为枕大神经痛、颈椎病、坐骨神经痛等,遇此应密切观察,若出现不能用上述疾病解释的症状时应想到 SAH 的可能。

(6) 脑内脏综合征型 可能是出血刺激了第三脑室底部及丘脑下部的植物神经中枢,使交感肾上腺髓质系统功能紊乱,儿茶酚胺类物质分泌过多,致内脏功能及其代谢功能紊乱。胃肠型在早期以恶心、呕吐、腹痛、腹泻、呃逆、消化道出血为主,不伴或相继出现脑部症状。心脏型以心前区疼痛和 ECG 改变起病,伴或不伴脑部症状,本型 1 例尸检方得证实。肺型则有 2 例均以气喘、咳粉红色泡沫痰起病,诊断为肺水肿,最后昏迷、脑疝死亡。其中 1 例伴头痛经腰穿证实,另 1 例尸解证实。所以以脑内脏综合征表现起病者,出血量大,病情较重。对突然起病不能单纯用心、肺、胃肠病解释或伴脑部症状者,应想到 SAH。

(7) 高血压头痛型 多为高血压伴头痛,呈局限性或弥散性、波动性或钝痛,患者多清醒,有时精神差、嗜睡,脑膜刺激征不明显,易误诊为高血压脑病、偏头痛等,经降压止痛无效时应尽早做脑脊液(CSF)或 CT 检查。

(8) 视力障碍型 SAH 可引起视物模糊或失明,可能是突发 SAH 引起颅内压力急骤升高使视网膜中央静脉回流受阻、破裂出血,或蛛网膜下腔的动脉血直接沿视神经鞘向眼底方向扩散,造成视网膜出血、玻璃体膜下出血及玻璃体出血。本型死亡 1 例,经尸解证实。对本病具有特征意义的玻璃体膜下出血缺乏认识,是造成误诊的原因。因此,对突然视力障碍伴头痛者,应高度警惕 SAH。

● 早期诊断应注意的几个问题

头痛是 SAH 常见症状,但少量渗血引起的局限性或弥散性头痛不是 SAH 所特有的,许多疾病均可引起头痛。但对既往无头痛病史而在非典型症状出现同时伴有明显头痛,一时又无法解释,尽管无脑膜刺激征,亦应考虑 SAH。对有慢性头痛病史者,则应注意头痛性质的改变,有必要尽早行腰穿或 CT 检查。无头痛者亦不能排除 SAH。

脑膜刺激征是 SAH 一个重要体征,是诊断 SAH 的重要线索。但老年人可不出现脑膜刺激征,故无脑膜刺激征者不能除外 SAH。颈项强直不是 SAH 所特有,如颅内炎症、慢性颅高压、先天性颅底畸形,颈椎异常等常有颈项强直。有颈项强直者应注意是否同时伴有克氏征、布氏征,或头痛及其他非典型症状,必要时配合 CSF 和 CT 检查。

血性 CSF 是 SAH 最可靠的诊断依据,但应与穿刺损伤鉴别。因血性 CSF 于出血 4～6 小时后循环到蛛网膜下腔,所以发病 6 小时以内的拟诊患者可作颈椎侧方穿刺或小脑延髓池穿刺检查。出血 2～3 天,CSF 可呈无菌性炎症反应,此时常伴吸收热(38～39℃),应与脑膜炎鉴别。对于颈肩腰腿痛者若腰穿为血性 CSF,应与小脑延髓池 CSF 比较或者行头颅 CT 检查,除外自发性脊髓蛛网膜下腔出血。

CT 应用以来,使 SAH 误诊减少,但经腰穿诊断为 SAH 而头颅 CT 正常者亦不少见,过分依赖 CT,忽视必要的腰穿检查也是造成误诊的一个原因。CT 正常者可能为出血量少,血液均匀分布于脑蛛网膜下腔并很快被吸收而无血肿形成;另一原因可能与病后 CT 检查时间有关。有人报道从发病至 CT 检查时间间隔越长,阳性率越低。SAH 当天 CT 阳性率为 90.6%,3 天后为 66.7%,所以诊断为 SAH 的,应尽早争做 CT,但应注意 CT 正常者亦不能除外 SAH。

20. 创伤后盆腔出血感染引发脓毒症(漏诊)

〔案例〕张某,男,52 岁。于 2006 年 10 月车祸,闭合性脑受伤,肋骨骨折,血气胸,骨盆骨折出血,股骨干骨折,脾破裂,肠系膜挫伤。经手术治疗,病情一度稳定。一周后出现发热(39℃),白细胞 26.0×10^9/L,中性 95%,经胸片和上腹部 CT 检查,多次会诊未找到原因。经加强抗生素治疗无效果,笔者会诊前电告立即做全腹部 CT,尤其是下腹部 CT,结果盆腔存在 7 cm×10 cm 的大脓肿,正在会诊时患者心脏突然停搏死亡。骨盆骨折出血易发生感染,应注意感染部位有可能在盆腔、下腹部,CT 检查不可缺少。

21. 流行性出血热误诊为"感冒"

〔案例〕薛某,女,50 岁,江苏启东。2004 年 5 月因畏寒发烧,去附近诊疗,服用感冒药无效,并出现少尿,无尿,而后皮肤广泛出血,因诊断不明转至上海长征医院 ICU 救治。由于肾肝肺出血严重,经流行性出血热抗体等检查,明确该病,采用肝素抗凝、活血化瘀,保护各器官,病情得到控制,尿量不断增多,肾功能恢复,痊愈出院。

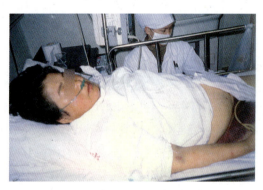

图 21-1　发热,小便进行性减少,伴发皮肤严重出血

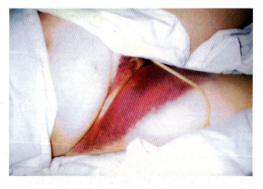

图 21-2　大腿、腹股沟皮下出血

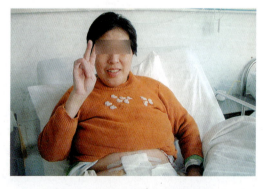

图 21-3　经抢救,成功救治

【讨论】本病的主要病理变化是全身小血管和毛细血管广泛性损害,临床上以发热、低血压、出血、肾脏损害等为特征。该病潜伏期 8～39 天,一般为 2 周。10%～20% 的患

者有前驱症状,表现为上呼吸道卡他症状或胃肠道功能失调。临床上可分为发热期、低血压期、少尿期、多尿期、恢复期五期,但也有交叉重叠。

本病例为典型流行性出血热,符合其诊断。

流行性出血热(Epidemic hemorrhagic fever,EHF)是病毒引起的自然疫源性疾病。1982年世界卫生组织(WHO)定名为肾综合征出血热(hemorrhagic fever with renal syndrome,HFRS)。表现为全身小血管和毛细血管广泛性损害,临床上以发热、低血压、出血、肾脏损害等为特征。以鼠类为主要传染源。国外研究证实通过带病毒鼠的排泄物可传播本病。病理表现为体液免疫反应亢进、补体下降、细胞免疫反应受抑制,循环免疫复合物迅速形成。III型变态反应参与发病。

低血压休克是全身小血管和毛细血管损害,血管通透性增加,血浆外渗,有效循环血量下降所致。在疾病早期,补体旁路径被激活,促使肥大细胞和受损血小板释放出血管活性物质、凝血因子等,引起早期血管扩张和通透性增加等变化。血小板表面有特异性免疫复合物沉积,引起血小板聚集和破坏,导致血小板数急剧下降,在血循环中出现大量巨大血小板。血管壁损害,又可激活凝血系统,导致DIC,DIC的形成消耗大量凝血因子和血小板,引起失凝性出血和继发纤溶,导致出血加重。

肾小球和肾小管基底膜有免疫复合物沉积,前者引起肾小球基底膜间孔增大,负性电荷丢失,促使蛋白漏出,加上肾小管对蛋白再吸收功能障碍,导致大量蛋白排除体外,这是造成蛋白尿的原因;后者可损害肾小管上皮细胞,导致肾脏功能衰竭。由于进入肾脏的血流量下降,肾脏缺血,加重肾小管上皮细胞损害,坏死的上皮细胞脱落后,堵塞管腔,造成少尿或者尿闭。肾间质水肿,压迫管腔,使肾小管阻塞加重,并刺激肾素,血管紧张素II增高,可刺激肾上腺皮质分泌醛固酮,加强肾曲管对水、钠的重吸收而引起内分泌性少尿。引起高血容量综合征,有发生肺水肿、心力衰竭等倾向。本病的基本病理变化是全身小血管(包括小动脉、小静脉和毛细血管)广泛性损害,血管壁内皮细胞肿胀变性,重者管壁可发生纤维蛋白样坏死和破裂等,内脏毛细血管高度扩张淤血,管腔内可见血栓形成,引起各组织和器官的充血、出血、变性、甚至坏死;肾脏、脑垂体前叶、肾上腺皮质、右心房内膜、皮肤等处病变尤为显著。右心房有特征性的内膜下大片状出血,左心房和左心室的出血较右心房为轻,可能与右心房压力较低、心房壁小血管容易出血有关。脑垂体特点是前叶出血坏死。肾上腺主要表现为皮质束状带细胞类脂脱失,偶有散在性灶性坏死。气管和支气管黏膜有散在出血点,镜下见肺泡壁毛细血管极度扩张淤血,部分有微血栓形成。肺泡腔内有大量浆细胞和红细胞渗出。胃黏膜呈弥漫性出血,十二指肠和空肠上段亦有散在出血点,小肠下段和结肠出血点显著减少。腹膜后胶冻样水肿是本病的特征,乃毛细血管静脉压力升高和血管通透性增加,大量血浆渗漏所导致。

本病误诊率较高,新老疫区及不同等级的医院误诊率差别较大,在10.3%～67.0%,平均误诊率为18.7%。由于流行性出血热病变范围较广,受累器官较多,临床表现多样,故其误诊范围极广,误诊病种已达61种,常见的有以下几种。

(1)上呼吸道感染　约占误诊总数的42.3%。流行性出血热早期表现多不典型,有发热、头痛、咳嗽、周身不适、咽部充血等，与上呼吸道感染不易区分。本病例即误诊为此类。

（2）急性胃肠炎　占误诊总数的 7.9％。有发热、恶心、呕吐、腹痛、腹泻，是出血热的另一组早期表现，若对此认识不足，极易误诊为急性胃肠炎。

（3）急腹症　约占误诊总数的 6.9％。由于出血热患者可有后腹膜及肠管充血、水肿、出血，约 85％的患者在有恶心、呕吐、腹泻的同时还可出现不同程度和不同部位的腹痛，依疼痛部位的不同，常误诊为急性阑尾炎、急性胰腺炎、急性胆囊炎或急性腹膜炎等。

（4）急性肾炎、急性肾盂肾炎　占误诊总数的 6.5％。肾脏损害是流行性出血热的基本特点之一，发病早期即可出现尿蛋白，血尿，眼睑和颜面浮肿，腰痛，部分患者可出现尿频、尿急，与急性肾炎等不易鉴别。

（5）病毒性肝炎　占误诊总数的 3.4％。出血热时患者肝脏亦可发生充血水肿，肝细胞变性、坏死，可有肝肿大，谷丙转氨酶有 47.5％～75％的患者增高，若不能全面分析各项检查结果，常误诊为病毒性肝炎。

（6）流行性脑脊髓膜炎　占误诊总数的 2.6％。由于脑血管的充血扩张及脑组织水肿，出血病热患者常有较显著的头痛，加之恶心、呕吐、皮肤有出血点，易与流脑相混淆。

（7）感染性休克　占误诊总数的 2.5％。在发热后期，由于血浆外渗、血管麻痹、DIC、心肌损害等原因，有 30％～60％可发生低血压，3％～10％可出现休克。

（8）其他　由于流行性出血热的临床表现极为复杂，还可以误诊为其他疾病，如肺炎、钩端螺旋体病、急性细菌性痢疾、脓毒症、消化道出血、白血病等。

本病例以发热为首发症状，随即发生休克、少尿、急性肾功能衰竭，皮肤、呼吸道、消化道出血，DIC 等表现，实验室特异性抗体阳性，实为较典型 EHF，由于县医院诊治条件有限，转上海长征医院救治成功。

22. 发热血行播散性结核误诊为"放线菌病"（尸解）

〔案例〕李某，女，15 岁，因发热全身不适，心悸气急 1 个月由江西农村转至上海某医院。体检见体温 38～39℃，急性病容，口腔嘴唇黏膜糜烂、溃疡，皮肤无皮疹，心肺听诊无异常，腹软，肝脾未触及；白细胞 $12 \times 10^9/L$～$18 \times 10^9/L$，血沉 32 mm/h，胸片显示肺下部少量小片状阴影，心脏不大。因病因不明，多次会诊，有专家提出"放线菌病"诊断。经抗菌（罗氏芬）、甲硝唑等治疗，最后因发热呼吸循环衰竭而死亡，经尸解明确诊断血行播散性结核。

【讨论】放线菌病多为放线菌引起慢性化脓性肉芽肿性病变，易向邻近组织蔓延，并形成窦道，常累及面、颈、胸部、腹部，也可播散到皮肤、骨、脑、肝及肾脏。放线菌病变表现以多发性脓肿和瘘管形成、分泌物含有"硫磺颗粒"脓液为特征。

从脓液或痰等分泌物中发现"硫磺颗粒"，将颗粒加水或氢氧化钾液镜检，可见排列成放射状的菌丝，其末端呈膨大棒状。革兰染色阳性，抗酸染色阴性（与奴卡菌不同，奴卡氏菌抗酸染色阳性）。本病需与结核病、肺脓肿、肺癌、阿米巴病学和其他真菌病鉴别。

结核病的临床和 X 线表现酷似许多疾病，必须详细搜集临床及实验和辅助检查资料,综合分析,并根据需要采取侵袭性诊断措施和必要的有限期的动态观察,或进行试验性抗结核治疗,以作出正确诊断。

本病例为血性播散性结核,重度毒性症状而早期X线征象不明显时需与伤寒、脓毒症等非结核性感染和其他各类发热性疾病鉴别。从X线改变来看,非结核性肺部感染、支气管肺泡细胞癌、肺淋巴管癌变、各类肺泡炎和弥漫性肺间质纤维化等都属鉴别范围。

本病例来自江西农村,经济生活条件较差,起病后未能做全面仔细的检查,来上海就诊主诉发热,无关节和皮肤疼痛,经治疗体温持续不退,血尿培养无细菌生长。多次会诊未能明确诊断,但有专家提出为"放线疾病"。因口腔溃烂,查硫磺颗粒,呈阴性。死亡后尸解发现肺、肝、肾等脏器均有结核灶,实为血行播散性结核。笔者1973年10月在上海诊治21岁女性下放知青病例,主诉胸闷、气不够用,不发热、不头痛、不腹痛。多家医院就诊,由于心肺等检查无异常,胸透未发现异常改变,均确诊为"癔病"。笔者认为必须拍胸片排除有关疾病,结果为"粟粒性肺结核",即住院治疗,3天后因呼吸衰竭而死亡。此病例误诊实为沉痛的教训。当前在急诊与ICU救治中发现结核病又有抬头的趋势,值得临床医生高度警惕。

23. 长期发烧,将红斑性狼疮误诊为"肺部感染"

〔案例〕李某,女,76岁,因反复发热3个月,有高冠心病史,心肺功能不全,夜间不能平卧,仅能俯趴在桌边入睡,入辽宁抚顺某医院心血管科。笔者于2003年11月会诊,由于患者体质差,消瘦,白细胞正常,血沉52 mm/h,尿蛋白(±),发现病程中曾有一次高热(39.5℃),肌注地塞米松5 mg,效果良好。笔者认为要高度考虑非感染性的发热,尤其是红斑性狼疮等风湿性疾病,此后经一系列检查确诊为系统性红斑狼疮。在会诊过程中因心功能Ⅳ级,建议用白蛋白+速尿治疗,但该科医生表示异议,笔者采用白蛋白10 g,静脉快速滴注,后用速尿20 mg,并加用吗啡5 mg,整个夜间睡眠良好,解小便5次,尿量达1 500 ml,次晨患者感觉很好,想起床活动。此患者明确诊断后加用激素治疗痊愈,随访3年,患者未有发热的表现,能独立自主生活。

【讨论】发热是内科疾病常见的临床症状之一。在各种疾病中,发热可有多种表现形式,如持续高热、持续低热、间歇发热等。

风湿性疾病的临床表现有多种多样,其中发热是常见的症状。容易出现发热的疾病包括系统性红斑狼疮(SLE)、类风湿关节炎、成人型Still病、多发性肌炎、皮肌炎、系统性血管炎、干燥综合征,以及以痛风为代表的结节性关节炎等。这些弥漫性风湿性疾病和结节性关节炎的发热可轻可重,持续时间可长可短,可以是首发临床表现,亦可能是在病程中出现。当患者出现发热时,必须加以分析,从总体上说,有以下三种可能性:① 发热是风湿性疾病病情加重、疾病处于活动期的一种征象;② 该患者常接受肾上腺皮质激素或(和)免疫抑制剂的治疗,机体免疫功能低下,容易并发微生物感染,所以,不少患者的发热原因属于继发性感染;③ 少数也可能由于合并其他疾病而引起发热,因此发热的病因鉴别极其重要,不同病因所引起的发热,必然要采取截然不同的治疗措施,否则,不仅治疗无效,还会耽误病情。

在鉴别诊断上,要注意有无关节痛、肌肉疼痛、口腔溃疡、脱发、皮疹等风湿性疾病较常见的临床表现。体检时要观察有无皮疹、皮肤红斑、皮下结节、淋巴结肿大、关节红肿、肝脾增大、胸腔或腹腔积液等体征。实验室检查时须注意有无贫血,白细胞和血小板减少、尿蛋白或显微镜血尿,血浆免疫球蛋白含量、蛋白电泳、血沉等。更需要进行一些免疫学指标的测定,如抗结核抗体及可提取性抗原抗体、补体含量等。

SLE是弥漫性风湿性疾病的原型,免疫复合物性血管炎是其基本病理改变。在早期SLE患者中,以发热为主要临床表现者占60%左右。起病时可能仅以发热为主要临床症状,或者发热的同时伴有浆膜炎、肾炎、关节炎的临床表现。因此,容易误诊为结核性胸膜炎、泌尿系感染、肾小球肾炎或类风湿关节炎。

24. 血管炎误诊为"急腹症"手术

〔案例〕李某,男,52岁,工人。患有血管炎5年。本次发生不明原因的腹痛,以脐部为主,呈绞痛性,不放射,不发热,白细胞 $13 \times 10^9/L$,中性85%,以腹痛待查住入普外科。体检神志清楚、心肺无异常,腹稍有抵抗,有压痛,似有反跳痛,于2005年5月16日在上海某医院行剖腹探查术,术中无异常发现,亦无腹水,肠系膜血管颜色正常,肠管无扩张,色无异常。由于无特殊发现而关腹观察,经保守治疗康复出院。

【讨论】血管炎是一组不同病因引起血管壁有炎症甚至坏死样改变的临床疾病。临床上常出现组织供血不足或淤血的症状。血管炎若是原发性病变,称为系统性血管炎(systemic vasculitis)或血管炎病(vasculitis),如结节性多动脉炎、韦格内肉芽肿、大动脉炎等。血管炎若为诊断肯定疾病的多种症状之一,如继发于类风湿关节炎、系统性红斑狼疮等自身免疫病的血管炎或继发于某些传染病、恶性肿瘤的血管炎,则为继发性血管炎,当时称之为结节性动脉周围炎(periarteritis nodosa),现已改名为结节性多动脉炎(polyarteritis nodosa,PAN)。在推测当抗原抗体组成的免疫复合物在血管壁局部沉积时,与补体结合激活了的补体的代谢产物C5a,C3a等,引起中性粒细胞向局部受损部的趋化作用,又通过粘连于局部血管内皮细胞的作用,游移出血管腔而聚集在损伤部位。当它们吞噬抗原(外来或内生的)时释放炎性介质,如花生四烯酸及其代谢物,蛋白酶,自由氧基等造成血管壁及其周围的炎症。除了免疫复合物介导的血管炎以外,其他的异常免疫反应也可以损伤血管,如细胞介导的免疫反应也可以引起某些类型的血管炎。从组织形态上看,肉芽肿性血管炎是由大量纤维母细胞介导的免疫反应所致。

血管炎症的病理可因浸润细胞的不同和构成的形态而分为白细胞破碎性血管炎、淋巴细胞肉芽肿性血管炎、巨细胞性血管炎、坏死性血管炎等。不论哪种炎症均会造成血管壁增厚、血栓形成而致管腔狭窄。当动脉的肌层受累时,则因弹力纤维和肌层的破坏而出现动脉瘤,有的则仅有血管壁坏死。当临床症状出现有紫癜样皮疹、多发性神经炎、关节痛(炎)、发热原因不明、消瘦、原因不明腹痛、年轻者出现心血管病变、多系统病变、肾小球肾炎、血沉增快、不明原因的白细胞升高、贫血、抗中性的细胞胞浆抗体阳性等时应考虑血管炎的可能。对怀疑为系统性血管炎的患者应做组织活检、血管造影和抗中性粒细胞抗体等检查,以便得到确诊。

本病例已有血管炎的病史，但因有腹痛的发生，故应考虑与此病有关。由于医生缺乏认识，未考虑到患者因血管炎引发急腹症，术前也未做 CT 和相应的检查，匆忙手术，结果发生漏诊误诊，应引以为戒。

25. 血卟啉病剧烈腹痛误诊为"急腹症"手术

〔案例〕王某，男，40 岁，工人，不明原因的脐周围剧烈腹痛，呈绞榨样，在床上打滚，腹软有压痛，反跳痛不明显，肠鸣音不亢进，有呕吐，为胃内容物，无腹泻，不发热，白细胞 13×10^9/L，中性 85%。由于腹痛原因不明，于 1964 年 5 月在福州某医院行剖腹探查术，术中无异常发现，术后检查胆色素原（PBG）呈红色，为阳性。确诊急性间歇性血卟啉病。

【讨论】血卟啉病（porphyria）系由血红素生物合成途径中特异酶缺乏所致的一种卟啉代谢紊乱代谢病，可分先天性和后天性两类，其主要病理生理为卟啉和（或）卟啉前体的产生增多，并在体内积聚。其临床表现主要是有光感性皮肤损害、腹痛及神经精神三大症状。

卟啉主要在红骨髓和肝内合成，根据卟啉代谢紊乱出现的部位，血卟啉病可分为两大类。① 红细胞生成性血卟啉病：骨髓内卟啉代谢紊乱所致，所以也称骨髓性血卟啉病。骨髓内幼红细胞和红细胞中有过量和不正常的卟啉生成。按生成卟啉的不同，又分为原卟啉型、尿卟啉型和粪卟啉型，以原卟啉型较多见；② 肝性血卟啉病：肝内卟啉代谢紊乱所致。肝内有过量和不正常的卟啉产生，主要为卟啉前体 △-氨基-r-酮戊酸合成酶（△- ALA - S）和卟胆原（PBG），常有肝功能损害。根据不同临床表现又分为急性间歇型、迟发性皮肤型、混合型和遗传性粪卟啉型，以急性间歇型最多见。

急性间歇型血卟啉症（AIP）是一种常染色体显性遗传疾病。由于 PBG 脱氨酶（以往称尿卟啉原Ⅰ合成酶）缺乏所致。起病常在 20～40 岁，15 岁以前和 60 岁以后极为罕见。男女发病比例为 2∶3。患者主要表现为间歇腹痛、植物神经功能失调和神经精神症等，或两者兼有。其特点是：① 周期性剧烈腹绞痛发作，常伴有恶心和呕吐；② 顽固性便秘；③ 神经过敏或精神异常；④ 神经肌肉障碍，死亡率高。由于患者体内卟啉并不增高，故无光感性皮损。此外有些患者可出现胸前区疼痛，可有低热、出汗、血压正常或增高，也可出现体位性低血压。心动过速每于发作时出现，特别多见于神经症状发生时，缓解时消失，因此可作为本型活动的指征。发作期尿多呈红色；有些患者新鲜尿颜色正常，但经阳光暴晒或酸化煮沸 30 分钟后，则转为红色（非卟啉色素），这对诊断有一定意义。

患者在缓解期间可因服药物而诱发，特别是巴比妥类和磺胺类，可诱导 △- ALA - S，使之明显增多，PBG 合成增加而激发；饮酒、饥饿或低糖饮食、感染、创伤、精神刺激等也可诱发，或在发作期症状明显加重。女性患者的发作可与月经、妊娠有关。

部分患者仅是尿中卟啉前体增多而无症状，病程隐匿者称隐匿型。当高度怀疑本病时可进行 PBG 定性和定量测定。在急性发作期，PBG 排泄量高达 200 mg/d（正常范围为 0～4 mg/d），ALA 排泄量为 20～100 mg/d（正常范围为 0～7 mg/d）。

本病与急腹症的鉴别是急腹症急性间歇型腹痛发作时，常被误诊为急性阑尾炎、胆囊炎、胰腺炎、肠梗阻、肾绞痛等，甚至进行剖腹探查。但急腹症有其临床特征，腹部有固定的压痛及反跳痛、腹肌强直等体征。尿液经暴晒、酸化加热后不变红色，PBG试验阴性。红细胞生成性血卟啉病在针对皮肤损害的预防治疗时要避免阳光照射和创伤。

肝性血卟啉病的腹痛发作时应对症治疗。① 镇静剂及止痛剂：氯丙嗪对减轻腹痛及缓解神经精神症状有效。对严重腹痛以及四肢腰背疼痛的病例可用阿司匹林和丙氧基苯，有时可采用冬眠疗法；② 一磷酸腺苷：每 12 小时肌注 125 mg，对疼痛有效；③ 普鲁卡因：0.1％ 400 ml 静脉滴注（需做过敏试验）。

笔者认为该病的误诊率高，有些临床医生对该病未注意鉴别，常出现漏诊误诊。20世纪 60 年代笔者在福州地区诊治 7 例血卟啉病，没有发生漏诊误诊，望同道们注意鉴别诊断。

26. 毒鼠强中毒误诊为"散发性脑炎"

〔案例〕李某，女，37 岁，身体健康，于 2003 年 5 月傍晚看电视突然发生抽搐，从床上摔下，急送浙江某医院。全院会诊考虑"散发性脑炎"引起的频繁抽搐，邀请杭州专家会诊，同意"散发性脑炎"的诊断。次日笔者会诊提出下列几个问题：① 该患者发病前无任何神经系统症状；② 起病前后无发热征象；③ 腰穿压力不高，脑脊液透明，蛋白、糖无异常改变，细胞数正常；④ 按脑炎处理尤其脱水治疗，抽搐未能控制。笔者大胆提出是否为灭鼠药中毒，当时最多见的为毒鼠强，建议将呕吐物——青菜粉丝做毒物鉴定，以待排除。结果毒物检查报告呕吐物中有毒鼠强成分，后按毒鼠强中毒处理，逐渐好转，无任何后遗症。

【讨论】

● 误诊的原因

毒鼠强中毒多不易发生漏诊误诊，由于该病例属于个别散发，且无不洁饮食史，生活工作环境较好，不易怀疑毒鼠强中毒，故临床医生常按不典型"散发性脑炎"的表现考虑。笔者从事急救医学，对临床诊治中的疑点均作进一步探索，仔细分析，注意鉴别诊断，排除有关疾病。在疑难杂症救治中，希望多学科参与讨论探索。

27. 枪击伤并发腹腔感染(漏诊)

〔案例〕王某，男，32 岁，海南某县刑警队长。于 2001 年 5 月 2 日带队执行逮捕逃犯进入住处时被对方开枪击中右胸下部和上腹部，查见：① 右下胸部穿透肺组织，血气胸；② 击中上腹部肝左叶，经脾脏，又将横结肠穿破。行左肝及脾脏切除，横结肠修补手术。在当地救治后转海口某医院 ICU，由于腹部有活动性出血，两次手术。术后第 3 天，高热持续不退，血压不稳定，白细胞 $23×10^9/L$，中性 95％，肠鸣音消失，腹胀，多次 B 超腹腔未见出血及脓肿。卫生部组织专家组赴海口参加抢救，大会诊时专家们对腹腔存在的问题有异议。笔者因飞机延误而迟到，阅病例和检查患者后大胆提出该患者的脓毒血症 MODS 的直接原因是感染,其部位不是肺而是腹腔,B 超由于腹部胀气常分辨不清,应尽快做"CT"检查,并需准备手术。由于多种因素未同意做 CT 检查,专家组北京协和医院于健春教授提出由于患者伤情太重,生命体征不稳定,无法搬动,在 ICU 打开缝线,简易探查;结果发现切口上下均有脓腔,放出黄色脓液 150 ml,生命体征渐稳定。次日做 CT 后提示腹腔有脓腔,再次手术,发现有大小脓腔 6 个。术后病情逐渐稳定,体温下降,实验室各项指标渐处于正常。

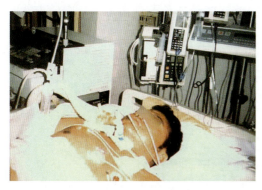

图 27-1　受伤手术(两次)后一周

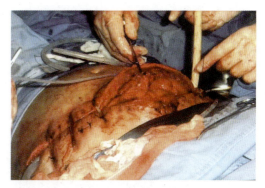

图 27-2　在 ICU 行切口简易探查发现脓腔并盲目空肠造瘘

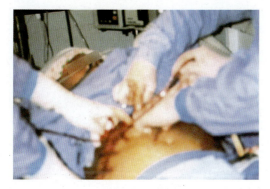

图 27-3　ICU 行简易切口探查

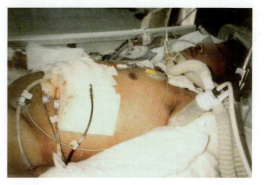

图 27-4　术后腹部膨隆明显,无肠鸣音,血压不稳定,低氧血症,MODS

【讨论】
● 枪弹伤的特点及误诊漏诊的原因
　　研究弹丸等投射物在体内的致伤效应和致伤原理的学科,称为创伤弹道学。速度较快的投射物击穿人体后,在伤道内可形成暂时空腔,腔内压力瞬间可高达 100 个大气压,由此造成软组织的挤压、撕裂和挫伤,并可发生粉碎性骨折。在高压作用下,还可将组织碎屑挤压至血管内,从而造成肺、脑等并发症。暂时空腔回缩后形成负压,此时可将入口和出口处的污物吸入到伤道内部,引起严重感染。暂时空腔内的高压和随之出现的负压,仅持续数毫秒,以后即缩小成为永久性伤道。一切火器伤都是污染的。"枪弹是热的,不带细菌"这种说法已被否定。清创术要求在伤后尽早(6～8 小时)进行,并力求彻底。清创术主要包括切开深筋膜以减轻筋膜间隙内的压力,切除失活组织,取出异物,彻底止血和充分冲洗伤道,以减轻污染程度。

● 投射物的致伤原理

(1) 直接损伤作用 直接穿透、离断或撕裂组织,形成所谓原发伤道或残留伤道。如动能很大,可产生贯通伤。如动能较小,或速度较大但投射物质量很轻,在其未贯穿人体以前已将能量耗尽,则投射物存留于体内而形成盲管伤。如投射物沿切线方向擦过体表,则形成切线伤或体表挫伤。

(2) 空腔形成作用 由于组织的弹性回缩,此空腔迅速消失或萎缩。因其存在的时间极短(约数毫秒),故称为暂时伤道或暂时空腔。

(3) 体内继发性投射物效应 弹丸等投射物击穿人体后,将能量传给伤道内的组织,这些组织(主要是骨组织)的碎片,接受能量后以接近于原发投射物的速度向各个方向扩散,由此击伤其他组织和脏器,增加了损伤范围。

● 细菌来源、数量、种类和毒力

战争开放伤可有多种细菌污染,这些细菌来自:

(1) 伤员的衣着、皮肤、毛发、泥土或其他被带进伤口的异物。

(2) 伤员体内的细菌也是造成污染的重要来源。

(3) 在医院环境中,接触伤部的人和器械,都可能带来新的继发性污染和医院中的交叉感染或院内污染。

有人研究,经皮内、皮下或肌肉注入葡萄球菌时能在正常人体形成感染临界数量是106个细菌。

开放性伤口中的菌群不是静止不变的,而是常有菌种的变换。一般说,初期污染的细菌以厌氧性梭形芽孢杆菌为主。在伤后 3～4 天的伤口中,需氧菌,特别是化脓性球菌,成为主要优势菌,如感染继续发展,伤后两周左右,化脓性球菌的优势常被腐败性杆菌所取代而形成混合感染。近年来战伤感染的细菌有中假单胞铜绿杆菌、大肠埃希菌、变形杆菌、产气杆菌和克雷伯菌族。其中以克雷伯菌属(如肺炎杆菌)、肠杆菌(如产气杆菌)、赫夫尼亚菌属、沙雷菌属居于重要地位。

● 腹部伤的分类与病理生理

腹部伤分为开放性伤及闭合性伤两类,除少部分为单纯腹壁伤外,大多数均有腹内脏器损伤。影响伤员治疗效果的因素主要是确定性手术治疗时间的早晚、内出血程度、脏器损伤程度的轻重、损伤脏器数目的多少、合并伤的严重性,以及治疗措施的正确与否。腹内大出血应列为最先手术的适应证,边抗休克边行手术。最容易忽略的是结肠的腹膜后部分、靠近肠系膜边缘的肠穿孔和十二指肠。腹部战伤除少数单纯腹壁伤外,绝大多数为腹腔穿透伤,造成腹内脏器损伤,引起出血、休克和腹部感染。因而,防治休克、控制感染是治疗腹部战伤的关键。

腹部伤主要病理生理变化是腹腔内出血和感染。在野战条件下腹部战伤的诊断与平时腹部外伤相比较,其特点是,战时对腹部伤不易确诊为某一脏器伤或某些脏器伤,但只要肯定有内脏伤即应尽早进行剖腹探查术。临床检查难以排除腹内脏器伤的伤员,可做诊断性剖腹探查术,切不可冒险将疑有腹部内脏伤的伤员后送。

● 腹部伤诊断方法与治疗

(1) 负伤史。

(2) 腹痛　腹痛持续或进行性加重,则腹内脏器伤的可能性加大。

(3) 压痛和腹肌紧张。

(4) 肠鸣音减弱或消失。

(5) 气腹　气腹为胃肠道穿孔的有力证据,特别多见于含气量多的胃和结肠穿破伤,而小肠含气少,穿破后可无气腹,小的穿孔或穿孔处迅速被大网膜或邻近脏器覆盖,逸入腹腔内的气体也可能少。胸腹联合伤进入腹腔的气体可迅速经膈肌破口进入胸腔内,腹膜后的十二指肠及结肠穿破,气体只限于腹膜后蜂窝组织内。

(6) 诊断性腹腔穿刺术　其阳性率可达 $83\% \sim 97.9\%$,但阴性结果不能排除腹内脏器伤的可能性。

本病例属于枪弹伤,贯穿的部位及损伤脏器有胸、肺、腹、肝左叶、脾、横结肠等,初次手术往往不彻底,且易遗漏,第 2 次手术较为彻底,但子弹贯穿的组织易被感染,术后如没有足够认识,自认手术做的彻底,且客观检查仅依靠 B 超,由于腹部胀气,B 超难以探清各个脏器的异常变化,常可漏诊,笔者认为应行腹部 CT 的检查,确定是否手术及手术方法和范围,以免漏诊而造成严重腹腔感染的后果。

● 常见漏诊与误诊的分类

(1) 诊断错误。

(2) 延误诊断。

(3) 漏诊。

(4) 病因判断错误。

(5) 疾病性质判断错误。

王伟雄报道在 78 例漏诊中,严重多发伤引起漏诊的主要因素有两个方面。一方面占 $46.2\%(36/78)$ 与患者伤情有关,即客观因素:① 有的患者认为自己的病情较轻,或其他病症延迟的临床表现,未行相关辅助检查;② 有些患者因某种情况,如意识水平的变化(使用镇静剂、颅脑损伤、酗酒)、精神疾患,年龄较小又无陪伴,诊治不合作;或因呼吸和循环不稳定、病情较重,来不及给患者行相关辅助检查;另一方面是医生的原因,即主观因素,占 $53.8\%(42/78)$:① 因粗心大意使最初和入院后评估不充分,未给患者仔细全面的查体;② 没有安排适当的检查和技术原因造成部分影像学资料、判断错误。如发现有大骨折而忽略了有小骨折存在等;③ 虽然给患者做了相关辅助检查,影像医师受业务水平限制,而急诊科医师又未亲自阅片而致漏诊。

多发伤的特点之一是损伤部位多,闭合性损伤与开放性损伤常同时存在,明显外伤与隐蔽性损伤同时存在,由单一致伤因素造成的多部位+多脏器的严重损伤,常伴有休克(大出血)和严重的生理功能紊乱;因多数患者不能诉说伤情,对病史及受伤机制了解不清,医生缺乏经验,导致严重多发伤漏诊是不可避免的。有文献报道,漏诊率15.12%。漏诊病例最多的部位依次是四肢、脊柱、骨盆、胸部、头部及腹部,脊柱损伤的漏诊会造成永久性残废;而胸腹部伤的漏诊如不能及时发现,常使患者失去抢救的机会。因患者意识改变 GCS 较低或高休克率是造成漏诊非常危险的因素之一。复查时还应注意以下几点：① 腹膜后脏器有无损伤：因其腹部体征出现较缓，早期不易确诊；② 隐性出血：如迟发性血气胸、迟发性颅内血肿及腹膜后大血肿是否存在；③ 躯干软组织损伤是否并发邻近内脏破裂。在影像学方面，判断错误是主要因素。在对创伤患者的治疗中，为了避免临床失误，应该注意细微的症状和体征。同样，对于发现隐匿的损伤，重复的影像学检查对治疗的评估是非常重要的。在患者入院后 24 小时内，临床相关科室与放射专家协作进行重新评估所有影像学资料，能够及时发现和治疗隐匿损伤。

附　录

重视和发展危重病医学

景炳文

危重病医学(critical care medicine)是一门跨专业新型边缘学科,亦是急诊医疗服务体系(EMSS)加强监护的最后治疗阶段,为急诊医学的知识技能和设备集中场所。它反映我国医院的综合救治水平,是当前医学发展必然产物和社会发展对医学的需求。为此,加强发展危重病医学是当务之急。卫生部对医院等级评定,明确将 ICU 列为评审内容。目前 ICU 规模、专业队伍、救治水平等全国发展不平衡,其模式有综合、专科和混合型等格局。从我国 20 多年临床实践分析,部分医院建立脑外科、胸外科、心内科、呼吸科、新生儿等专科 ICU,虽对专科发展有一定作用,但多无从事危重病专业医生,未能达到加强监护治疗目的。根据我国医院经济实力医疗设备和人力等情况,建立综合性ICU,不仅符合国情,将有限设备和人力集中使用充分发挥其最大效益,亦是发展医院危重病医学较好模式。当前不少医院将"急诊-综合性 ICU"联系在一起,有利于培训和专业水平提高,这是成功之路。为了更好更快理想发展危重病医学,现将有关学术问题粗谈些个人看法。

一、重视营养支持

危重病常有感染、炎症反应、高代谢、负氮平衡,由于营养不良造成体质下降、免疫功能受损、缺乏抗感染力。以往认为危重病人常因胃肠道出血、

功能衰竭,肠内营养(EN)有困难,故注重肠外营养(PN),此法起到较好营养支持。但是,大量临床实践发现,长期深静脉 TPN 易发生血源性感染,而禁食和使用制酸剂又可诱发胃肠黏膜屏障破坏发生肠源性感染,细菌与毒素易位吸收导致全身性脓毒症。故目前观点是提倡尽量使用 EN,其方法可经鼻空肠管或空肠造口喂养,既符合生理要求,又能保护肠黏膜屏障功能。

二、改善微循环

当前 ICU 重视生命体征,尤其血压支持,一旦休克发生,不少临床医生只注意用血管收缩剂,以维持血压。这对微循环改善和脏器灌注尚不够理想,易发生多器官功能障碍。因此,抗休克救治首先应注意扩容(心源性休克者需谨慎)。笔者体会,除低血容量休克外,一般根据血流动力学特点,选用血管活性药,要重视血管扩张剂和活血化瘀药应用。

三、院内感染防治

危重病人直接死亡原因多为感染,而肠源性感染和肺部感染比例最高。广谱抗生素应用必然诱发体内菌群失调,深部霉菌感染发生,病原体产生耐药性,给治疗带来复杂化。最近发现结核病有抬头趋势,应予警惕。当前 ICU 多在抗生素领域下工

注:附录内容为笔者历年撰写的部分论文。

夫,而对病房环境、空气净化、医疗器械的消毒重视不够,呼吸机相关性肺炎的发生很突出,而医护人员不注意冲洗双手,容易发生医源性感染。

四、呼吸机操作须规范化、科学化

由于缺乏从事危重病医学专业队伍,对不同病因、不同病理生理改变、不同临床情况,对呼吸困难、低氧血症、心功能不全缺乏具体分析,采用大潮气量治疗急性呼吸窘迫综合征(ARDS)造成气压伤;对高龄、心肺功能不全、慢性阻塞性肺病(COPD)、行大手术后即在麻醉室早期拔管,以致诱发通气障碍,导致严重低氧血症;对使用和脱离呼吸机指征掌握不好,呼吸机各项指标调节和气道湿化与管理等系列问题不够规范和合理,治疗上未能达到理想效果。因此,国外医院内多配备呼吸机医师是有其道理的。

五、医疗上缺乏整体观念

随着科学发展和社会进步,学科越分越细,研究内容越来越深入。然而,临床上遇到多发伤、复合伤、脓毒症、全身炎症反应、多器官功能障碍综合征(MODS)、内环境紊乱等急危重病人,在医院又无ICU和从事危重病专业医生情况,主要依靠各专科会诊来解决。但各专科医生常从本专业角度提出见解,其结果在诊治上缺乏整体性、主次性、脏器间相关性和治疗的连贯性,而将ARDS误诊为急性左心衰竭肺水肿,将心源性休克误为感染性休克,将脂肪栓塞综合征错当肺挫伤、脑挫伤来治疗,这类临床病例不断出现,其教训甚多。故重视和发展危重病医学迫在眉睫,望各级领导从医院管理和学术水平上予以足够重视。(2000年2月撰写)

心脏骤停的当代救治

解放军急救医学中心
第二军医大学长征医院 (上海,200003)　景炳文

心脏骤停亦称循环骤停,临床表现为意识丧失、抽搐、听不到心音、无大动脉搏动,尔后呼吸停止、瞳孔散大固定,无睫毛反射及对光反应。心电图多为室颤,继之心室静止和心电机械分离。在救治中需注意下列问题。

1. 祛除病因

1.1　心脏骤停中,老年者多为急性冠脉供血不足或心肌梗死,儿童与青年可能由急性心肌炎引起,救治前者应加强冠脉供血供氧,后者须重视糖皮质激素的应用。

1.2　严重电解质紊乱:高血钾多发生在肾脏疾患少尿者,而临床上低血钾引起心脏骤停更为多见,尤其在禁食、大量体液丧失、频繁呕吐、腹泻,大剂量排钾利尿剂和长期较大剂量肾上腺皮质激素的应用,体外循环心脏手术后等,当室颤开始可自动复律,注意常有先兆心电图表现,如快速性心律失常、ST-T改变、Q-T延长、巨大U波和U波交替电压、巨大倒T和尖端扭转型室速等变化,在救治上应快速补钾,同时补镁,以25%硫酸镁20~50 ml/d与钾盐一起静滴。高血钠、高血钙可加重低血钾,严重酸中毒促使细胞内钾外移,掩盖低血钾症,误认为高血钾症,需警惕。

1.3　创伤:随着交通工伤事故日益增多,创伤引起心脏骤停亦频频出现。主要原因为失血、连枷胸、血气胸、心包填塞、心脏破裂等,救治上应阻断致病环节,必要时开胸按压,避免胸外按压以免加重病情。

1.4　其他:麻醉意外已减少,青霉素过敏时有发生,洋地黄、胺碘酮等毒副作用偶有遇见,某些(如冠脉造影、PTCA等)诊断和治疗性操作引起意外。在急诊中雷击、电击、淹溺、中暑、急性中毒、脑血管意外、急性重症胰腺炎等引起心脏骤停常可见到。救治上除按常规外,电击时行心肺复苏(CPR),过去将肾上腺素列入禁用,现今主张应用;淹溺易发生迟发性肺水肿、心脏骤停应注意防治;吸毒和酒精过量可用大剂量纳洛酮(0.4~0.8 mg,每1~2小时1次),过敏性休克除给氧、肾上腺素外应给予大剂量激素和快速性补液及血管收缩药。

2. CPR中争议的问题

在CPR救治上如能及时,正确采取高效措施,患者CPR成功率高达80%,但至今CPR处理上仍有不同观点,现就以下有关争议问题粗谈个人看法。

2.1　胸前区拳击:鉴于心脏骤停多为室颤,有力拳击可产生20~25 J,在1分钟内很易复跳,成功率高,操作简便,应予提倡,但拳击仅能1~2次,反复拳击有损心肌。

2.2　CPR程序:常规为ABC,有的提出CAB,此问题与国外学者商讨,认为临床和院前发生心脏骤停

病因以非心脏性较多,故仍应遵循 ABC,但在心血管病房怀疑冠心病等心脏疾病引起原发性室颤时应首先使心脏复跳,才能有效行 CPR,可按 CAB 进行。

2.3 肾上腺素剂量:各类"三联针"已弃用,晚近提倡应用大剂量肾上腺素,以文献报道统计和笔者体会,过大剂量未能提高 CPR 成功率,虽然该药能增加周围血管阻力,提高主动脉舒张压和冠脉灌注,有利于 CPR。但肾上腺素使心肌耗氧量增加,心内膜下血管收缩,加重心肌缺血。笔者鉴于小剂量不易使心脏复跳,大剂量副作用大,故建议每次注射肾上腺素以 2~6 mg 较宜。

2.4 心内注射是否弃用:鉴于此法可造成中断 CPR,并发气胸、心包积气积血、心肌撕裂伤、刺破冠脉和乳内动脉、药物注入心肌内诱发难治性心律失常等缺点,故主张改为上肢或颈部静脉给药。但在未建立静脉和气管通道情况下,仍可行心内注射。

2.5 碳酸氢钠用法:心脏骤停后组织进行无氧代谢,存在代谢性酸中毒(代酸),当呼吸循环未建立前,静注碳酸氢钠后,不但未能达到纠正代酸目的,而碳酸氢钠分解出来的 CO_2 无法从呼吸道排出,其结果又造成呼吸性酸中毒,并可使血钠过高形成代谢性碱中毒和高渗血症,不利于心脏复苏,故主张一旦心脏复跳,人工辅助呼吸建立,给予碳酸氢钠,根据血气分析可以反复给药。

2.6 脱水剂选择:甘露醇对脑水肿脱水效果较强,但对肾实质有损害,尤其老年动脉硬化患者更明显,在临床上发生肾功能衰竭屡见不鲜,故每日给药量不宜超过 500 ml,当脑水肿高峰期过后尽早减量;肾上腺皮质激素通过减低毛细血管通透性作用而减轻脑水肿,此外激素尚有稳定溶酶体膜保护脑细胞以及抗休克、抗炎、抗毒素、退热等作用,根据我科动物实验和临床观察,在 CPR 救治中以每 6 小时 1 次静脉给药较宜,一般用地塞米松每日 10~20 mg,1 日总量不超过 100 mg。脑水肿高峰期过后减量,超大剂量易引起难治性高血糖症、免疫抑制、细菌、真菌感染,尽量避免使用;速尿和白蛋白脱水有一定疗效,性质温和易控制,可与上述药物交叉应用。50%葡萄糖溶液用于脱水现已少用。脱水疗法要防过度,以免造成血容量不足和血压不稳定。

2.7 酸碱失衡:在 CPR 中,酸碱失衡常是复杂问题,组织低灌注产生代谢性酸中毒,当有低血钾、低血氯或高血钠时,又可引起代谢性碱中毒;当呼吸骤停,血中 CO_2 排不出去又可造成呼吸性酸中毒,这样呈现复杂的三重性酸碱失衡,而血气分析不易全面反映出来,需要结合临床予以识别,在救

治上各方兼顾,同时纠正。

2.8 血管活性药:心脏骤停后行 CPR,低血压休克必然存在,需用血管收缩药以维持血压。笔者认为在扩容、补足有效血容量基础上加用血管扩张剂,对于减轻心脏前后负荷,改善微循环,增加心、脑、肾等重要脏器灌注和解除支气管痉挛,降低肺高压等可有裨益,尤其适用于冠心病心肌梗死。方法:采用多巴胺、多巴酚丁胺、阿拉明加酚妥拉明联合静滴法,笔者曾救活多例,且无不良反应。

2.9 人工辅助呼吸维持时间:当 CPR 成功后,部分病人恢复自主呼吸,但往往较微弱,说明脑水肿或脑干受损伤较重,但不少医务人员就停用皮囊呼吸或机械呼吸支持,而采用呼吸兴奋药可拉明、洛贝林等刺激脑呼吸中枢,但如剂量过大,会引起抽搐,其结果加重脑缺氧、脑水肿,使病情恶化。此时应予保护而不是刺激损伤脑细胞,故仍应机械辅助呼吸,以保证脑和全身充分给氧,等待病人清醒,生命体征稳定,自主呼吸有力,血气分析符合条件,方可停用呼吸机,并严密监测 PaO_2 与 $PaCO_2$ 及 SaO_2 的动态变化。

2.10 渗透压变化:在 CPR 中血尿渗透压变化是一新课题。影响血渗透压的电解质成分有 Na^+、K^+、Ca^{2+}、Mg^{2+}、Cl^-、HCO_3^- 等,非电解质成分有葡萄糖、尿素等。CPR 中应用脱水剂使血液浓缩,电解质普遍性相对升高,产生高渗血症;又因补充大剂量激素和葡萄糖,可出现高血糖症,加重高渗血症,使机体内环境紊乱,脑和其他脏器功能难以恢复。应用胰岛素降血糖有良好疗效,在输液中葡萄糖与胰岛素按 4~2 g:IU 的比例配制,高血钠、氯、钾症可给 5%葡萄糖等渗液。

2.11 气道误吸肺损伤:呕吐误吸窒息可引起心脏骤停,但在 CPR 过程发生气道误吸,大量胃酸破坏肺泡表面活性物质,肺组织损伤,继而发生 ARDS(急性呼吸窘迫综合征),造成缺氧,脑损害加重,应予警惕。可给予大剂量肾上腺皮质激素(地塞米松每次 5 mg,每 2~4 小时 1 次,气管内注入或静脉给药),呼吸机支持供氧,抗生素预防感染。

2.12 气管切开:CPR 先采用经口或鼻行气管内插管,保证气道通畅和气体交换。是否改做气管切开取决于:① 预测 CPR 能否在 3 天内清醒、自主呼吸强弱;② 气道管理能否达到要求;③ 呼吸道有无感染,痰液能否清除;④ 病人对经口或鼻插管能否耐受;⑤ 呼吸机预设指标和血气分析参数能否符合拔管要求。达不到上述条件需做气管切开。

2.13 脑复苏与脑功能预后判断:CPR 主要

难点,亦是当前研究热点。脑低温可降低脑代谢且有保护脑细胞的功效。目前临床上采用以头部为主降温法,温度不宜低于 31℃,以免诱发室颤,避免寒战和血管收缩,防止中枢性或感染性高热,必要时采用冬眠疗法,这有利于防治抽搐。目前,判断脑预后仍以临床指标为主,当心脏复跳,呼吸循环建立,患者能在 24 小时内有自主呼吸,瞳孔缩小有对光、睫毛反射,听、痛觉出现,四肢可活动等,提示脑功能有可能恢复,如在脑水肿高峰期过后仍不出现上述变化,预计大脑皮质功能很难恢复,但尽早行高压氧治疗有助于脑苏醒。胞二磷胆碱、脑复新、脑复康、醒脑净等对改善脑代谢,仅起一定辅助作用。尽早行高压氧治疗。

2.14 开胸心脏按压:该方法一度在 CPR 救治中被弃用,但其疗效确切,晚近又提倡,尤其在胸腹穿通伤、肋骨、胸骨骨折、血气胸,胸廓畸形、心包填塞、肺动脉栓塞等情况下可尽快开胸、心脏按压,而采用胸外按压反使病情加重。内科疾患当胸外按压超过 6 分钟无效时,尽早开胸按压,尚有成功的希望。

2.15 防治多器官功能障碍综合征(MODS):心脏骤停组织无灌流,循环建立产生再灌流损伤,再加上感染时炎性介质、细菌毒素等作用,可引起重要脏器损害,出现 MODS,应注意监测与防治。

虽然 CPR 技术不断改进,监测手段有所加强,救治措施有提高,但心搏骤停复苏成功率仍有待提高。"植物人""脑死亡"仍然可见,应加强各项救治措施,深入探索 CPR 中难点,以提高 CPR 尤其脑复苏的成功率。(1996 年 10 月撰写)

老年人扭转型室性心动过速 16 例分析

景炳文　吴玉祥　范淑芳　陈琴珍

摘要 报道 16 例老年人扭转型室速的临床资料。年龄 60～94 岁,平均 72.9 岁。病因:低血钾 8 例,病窦综合征 3 例,低血钙和胺碘酮过量各 2 例,颅内血肿 1 例。经异丙基肾上腺素、心脏起搏和补充 K^+、Mg^{2+} 等治疗,治愈 6 例,死亡 10 例。对病因、先兆心电图特征和治疗进行了讨论。

关键词 室性心动过速,扭转型,病因,治疗

扭转型室性心动过速(torsade de pointes,TDP)是一种特殊类型的快速室性心律失常,其病因、心电图特征和治疗方法均不同于一般室速与室颤,常因临床医生对该型缺乏认识和处理经验不足,导致死亡。有关老年人 TDP 报道甚少,我院 1975～1985 年间收治 24 例 TDP,现将其中老年人 16 例(66.6%)的临床资料分析如下。

资 料 分 析

一、一般资料

男性 7 例,女性 9 例。年龄 60～94 岁,平均 72.9 岁。60～69 岁 6 例,70～79 岁 8 例,80 岁以上 2 例。TDP 发作前已安装起搏器者 5 例(固定频率型 1 例,按需型 4 例)。

二、诊断标准

按 Horowitz 等提出的心电图诊断标准:① 阵发性节律不规则室速,平均心率 200～250 次/min;② QRS 振幅呈进行性改变,在 5～10 个 QRS 波后电轴改变,波形围绕等电线扭转;③ 持续数个综合波或几分钟后自行终止,各次发作 QRS 形态和持续时间不一;④ 偶尔演变为形态一致的室速或室颤。本组病例以往均未发现室速和 TDP 心电图改变。

三、心电图特征

QTc 间期为 0.37～0.68 s,平均 0.51 s;≤0.40 s 2 例,0.41～0.50 s 和 0.51～0.60 s 各 5 例,>0.61 s 4 例。Ⅲ度或高度房室传导阻滞(AVB)8 例。频发或多源性室早 7 例,其中 R-on-T 4 例。巨大 T 和 U 波各 2 例。U 波交替电压 3 例(图 1)。

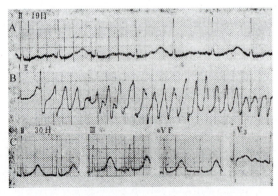

图 1 低血钾时心电图:A. TDP 前 U 波交替电压;B. TDP;C. 恢复后

四、电解质测定

血清钾 2.4～4.6 mmol/L(2.4～4.6 mEq/L)，平均 3.53 mmol/L(3.53 mEq/L)，≤3.4 mmol/L(3.4 mEq/L)8 例，3.5～4.6 mmol/L(3.5～4.6 mEq/L)7 例，1 例标本溶血。低血钙 2 例(血清钙分别为 1.98 和 2.02 mmol/L，3.96 和 4.04 mEq/L)，其余正常。血镁未查。

五、病因

低血钾 8 例；病窦综合征 3 例；低血钙 2 例；外伤引起颅内血肿 1 例；胺碘酮过量 2 例，其中 1 例口服胺碘酮 0.4 g/d 和地高辛 0.25 mg/d，5 天后心率减慢至 52 次/min，继服胺碘酮 3 天，发生 TDP (图 2)，另 1 例 78 岁Ⅲ度 AVB 患者，安装临时起搏器后出现室速，静注胺碘酮 150 mg 连续两次即出现 TDP。本组病例临床均诊断冠心病，其中陈旧性心肌梗死 2 例。

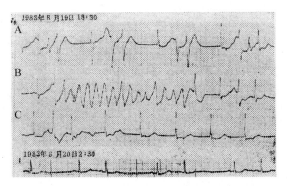

图 2　胺碘酮过量时心电图：A. TDP 前室早 R-on-T；
B. TDP；C. 室早 QT 延长；I. 恢复后

六、治疗与转归

1. 电解质：低血钾者 8 例静滴氯化钾 3～6 g/d，最大剂量 24 小时静滴 12.3 g 并口服 8 g，其中 2 例同时静滴硫酸镁 2.5～5 g/d。2 例低血钙病因未明确前，即发生室颤死亡，未能补钙治疗。

2. 药物：静脉点滴异丙基肾上腺素(异丙肾)3～30 μg/min 8 例；每 10～60 分钟静脉推注利多卡因 50～100 mg 4 例；其他肌注阿托品 2 例；静脉推注异搏停和口服慢心律各 1 例。

3. 心脏起搏和电复律：TDP 发作后经静脉心内膜起搏 5 例(4 例存活，1 例死亡)；TDP 发作时行同步电复律 1 例，无效，因室颤死亡。

4. 转归：治愈 6 例，死亡 10 例(62.5％)。

讨　论

TDP 是介于室速和室颤间的快速性心律失常，严重威胁老年人生命，本组病死率高达 62.5％。随着心电监护和 Holter 的应用，TDP 的发现比以往明显增多。Sclarovsky 等于 1971～1977 年在冠心病监护病房的 5 000 例患者中发现 TDP 34 例。我院 1984、1985 年两年中发现 TDP 11 例，其中老年人 8 例，占心内科住院患者总数 1 140 例的 0.7％，并不罕见。

冠心病在 QT 延长、电解质紊乱时，易诱发 TDP，Griffin 等提出亦可发生在 QT 不延长的患者，本组有 2 例。急性心肌梗死(AMI)发生 TDP 较罕见，Griffin 等曾报道，我院近 10 年 300 例 AMI 患者中，未发现 TDP，可能与及早使用极化液和缺乏连续监护有关。本组 2 例陈旧性心肌梗死伴Ⅲ度 AVB 和 3 例病窦综合征发生 TDP，因此，对老年人严重缓慢心律失常者应予警惕。本组低血钾者占 50％，多因长期使用排钾利尿剂和呕吐、腹泻等所致，常可伴低血镁。K^+、Mg^{2+} 缺乏，心肌复极延迟和不均匀，易产生折返激动，是 TDP 发病的重要因素。Tzivonl 等报道硫酸镁治愈 3 例 TDP(1 例下壁 AMI)，本组 2 例获得疗效。当 AMI 不宜使用异丙肾时，补 Mg^{2+} 成为纠正 TDP 的主要措施，需予重视。低血钙导致 QT 延长，亦能诱发 TDP。随着抗心律失常和抗精神失常药增多，药物引起 TDP 也日渐增加。胺碘酮在老年人肝、肾功能减退时，体内分解排泄更加缓慢，易积蓄过量。Forfar 等报道 1 例停用胺碘酮 16 天，血中浓度仍达治疗量(1.7 mg/dl)，在轻度低血钾时即诱发 TDP。本组 2 例血钾偏低(分别为 3.4 mmol/L 和 3.5 mmol/L)，其中 1 例同时服地高辛；另 1 例反复室速，静脉推注胺碘酮 300 mg 即出现 TDP，室颤死亡。因此，使用胺碘酮时，应注意保持血钾正常水平。中药紫金龙、乌头等亦可引起 TDP。颅内血肿发生 TDP 乃属罕见，可能由于血肿压迫下丘脑，左右交感神经不平衡产生巨大 T 或 U 波，诱发 TDP，谓"脑-心卒中"；也可能因脱水治疗，引起继发性低血钾所致。

本组资料显示除高度 AVB、QT 延长、室早 R-on-T 外，巨大 T 或 U 波表现较突出。3 例出现 U 波交替电压，可考虑为 TDP 先兆心电图。

TDP 常因心肌复极延迟和不均匀所致，当 QT 延长时不宜使用心肌抑制药，尤其是奎尼丁类。异丙基肾上腺素具有提高心肌兴奋性、阻断折返作用，疗效较好，我们认为可作首选药物。Burket 等报道利多卡因过量诱发 TDP，本组 4 例静脉推注该药未见病情恶化，可能与用量偏小有关，但此药可与异丙基肾上腺素、氯化钾联合使用。Shah 等报道慢心律治愈 4 例 TDP，本组 1 例未见疗效。心脏起搏器能治疗和预防 TDP 发作，我院 203 例老年人安装后有 5 例发生 TDP，这是少见并发症。Fontain 等认为起搏频率减慢、感知失灵而产生竞争心律，起搏脉冲落在 T 波降支而导致 TDP，因此，提高起搏频率（120～140 次/min）是控制 TDP 的关键。本组 1 例电池耗竭、2 例起搏频率减慢、2 例在低血钾情况下发生，故在低血钾时即使安装起搏器，仍可发生 TDP。用直流电复律治疗意见不一，在严重传导阻滞、QT 延长和低血钾时应慎用。（1988 年 5 月撰写）

心肺复苏救治中争议问题的商榷

景炳文　王一镗

心搏骤停救治方法历来受到医学界的关注与重视，2000 年心肺复苏急救国际指南（简称"指南"）采用循证医学标准，鉴别、评估等方法来制定指南，这是有其先进性、科学性和实用性的，值得很好地学习与借鉴。笔者聆听有些专家讲解心肺复苏（CPR）进展，受益匪浅。但当前对 CPR 的认识和观点并不一致，处理也比较混乱，现就临床存在问题结合国情和个人体会与同道们商榷。

1."指南"主要是由美国心脏病学会（AHA）专家并邀请其他国家和专业的教授共同撰写，对心源性猝死篇幅较多，而对交通事故、各类创伤、中毒和肺脑疾病等引起心搏骤停救治内容较少，两者既有共性亦有个性差异，救治方法上有一定区别。由于国情不一，救治条件与环境差异，为此不能盲目机械搬用"指南"。

2."口对口"人工呼吸是否取消？鉴于美国艾滋病发病率高，调查了消防队员、交通警察、医护人员甚至目击者大多不愿做"口对口"人工呼吸，以防止自身感染艾滋病，故"指南"上并未明确规定作"口对口"人工呼吸，但临床上仅作胸外按压能提高复苏成功率吗？而"指南"第三章成人基本生命支持中仍提出"口对口"、"口对鼻"、"口对气管造瘘口"、"口对面罩"等人工呼吸方法。值得注意挪威 Laerdal 公司等已制造出"单向活瓣面帐"用于口对口呼吸，既可避免艾滋病等传播，又保证了 CPR 中充分供氧。作者建议将"取消"改为"改进口对口"人工呼吸更合适，且不致误导。

3. CPR 时"AEDs"使用和胸前捶击取消。自动体外除颤器（automated external defibrillators，AEDs）被"指南"定为生存链关键一环，计划在公共场所、社区中推动达到第一目击者要能识别室颤并使用 AEDs 除颤，使救治成活率提高。因为在欧美心搏骤停初始多以冠心病室颤多见，而室颤最有效的救治措施为电除颤，其成功率可能性随时间延长而减小，一旦超过 5 min 可能转复为心室停搏，所以能早期使 AEDs 常可取得理想效果，Washington 报道成活率自传统 7％提高到 26％。由于美国经济发达，可在机场、交通要道、公共场所等配备 AEDs。而我国距离此要求甚远。室颤（VF）猝死 2 min 内心肌应激性良好，即时采取有力胸前捶击常有可能转律成功，因捶击可产生 20 J 电能，能达到心室除颤目的，使复苏存活几率提高，这种操作简便又不需设备，不花钱，且争取救治时间，为什么要废弃？而"指南"中 ACLS 流程，高级心血管生命支持中一旦成人心搏骤停时亦主张进行适当胸前捶击。

以往对猝死者行盲目除颤，"指南"认为很少是必要的，因现在手提式除颤器几乎都配备有快速显示监视器，提供鉴别是否室颤。如果心室停搏，进行电除颤则有弊而无利。"指南"还提出极少患者在某些导联呈粗 VF 而在正交导联上波动很小（称"隐性"），VF 误认心室停搏而不行电除颤，致使失去复律机会。当技术失误（电源和导联奉接、增益设定过低和不正确选择导联等）心电图呈现一直线时称"假性心室停搏"，误认为猝死而贻误抢救时机，应予注意。

4. 在 CPR 初期（BLS），"指南"中提出 BLS 三个环节——早期呼救、早期 CPR、早期除颤，这三个生存链紧密相连，可提高 CPR 成功率。有的学者过分强调，先打电话呼救，笔者认为应同时进行，按猝死发生场所、医疗条件、患者实情而定，不必规定哪个环节在前。值得注意的是不要因打电话呼救而耽误 CPR 抢救的黄金时间，应以现场行 CPR 救治为前提。

5. BLS 顺序是 A（气道开放）、B（人工呼吸）、C（胸外挤压建立循环）、D（早期除颤）还是 D、C、B、A？如果心源性猝死，室颤应该以 DCBA 顺序救治；如果是创伤、脑、肺等疾患引起心搏骤停应按

ABCD。2002 年美国 AHA 出版《高级心血管生命支持手册》(ACLS) 提出 CPR 中初步 ABCD (primary ABCD) 和高级 ABCD(secondary ABCD)，后者强调行气管插管呼吸机支持，氧饱和度和呼气末 CO_2 分压监测和有效循环支持，要重视血压和抗心律失常处理，而"D"含义不是电除颤，而是病因鉴别诊断(differential diagnosis)，这对临床有指导意义。笔者认为不能机械分割 ABCD 流程，应同时紧密结合进行，才能提高 CPR 成功率。

6. 院前心搏骤停立即就地复苏还是搬上救护车边复苏边送至医院作 CPR? 后者形式上尽早送医院，实际情况未能达到有效复苏效果，尤其心搏骤停未能复跳情况下，进行匆忙搬运，其结果常导致 CPR 失败。笔者认为应先就地 CPR，训练院前急救医生应掌握气管插管，使心搏骤停患者能得到有效供氧，一旦心脏复跳、血压测到再转送，才能达到安全高效。

7. CPR 亚低温。有关低温在 CPR 中作用历来有争议，"指南"提出体温要控制，每升高 1℃脑代谢率增加 8%耗氧，当 CPR 的体温升高至正常水平以上，可产生氧供需之间显著失衡并损害大脑复苏；而体温过低可增加血液黏滞度，减少心输出量和增加感染易感性。故"指南"提出 CPR 后应轻度低温，即>33℃，具有降低脑氧代谢，保护血脑屏障，抑制内源性毒性产物和兴奋性氨基酸对脑细胞损害，减轻自由基损伤和细胞内钙超载等功效。笔者实验研究局部脑内温度降低对脑复苏有裨益，而患者一旦高温且持续时间长，常导致脑复苏失败而告终，这一救治环节应高度重视。

8. 终止复苏和不开始 CPR 标准。"指南"明确提出如果连续抢救成人 30 min，新生儿 15 min 未能恢复自主循环，则可以停止复苏，这是符合临床一般情况的；但老龄各器官功能已衰竭，家属表示理解，不必延长复苏时间；反之青壮年突然猝死(如电击、溺水、交道工伤事故和不明原因等猝死)则应加强力度，继续复苏直至家属认可方可终止复苏，笔者 ICU 中有一例家族性心肌病室颤心脏停止持续 66 min 时才转律，脑和各脏器功能未损害，复苏成功。"指南"提出下列情况不需作 CPR：① 患者有效和明确不要复苏遗嘱；② 患者有不可逆死亡体征如尸僵、断头或尸斑等；③ 预测不能得到生理上益处，如严重脓毒症感染性休克和心源性休克已进行最积极的有效治疗，重要脏器功能仍不断恶化者。对于后者，笔者认为所谓"不可逆休克"和"脏器衰竭"等目前尚无确切标准，一旦加强救治力度

和有效措施，在 ICU 中部分患者仍有逆转可能性，故不能作为不开始 CPR 标准。"指南"提出"心搏骤停应用 CPR 和 ACLS 恢复自主循环后不能重新清醒，第三天仍无瞳孔对光反射，对疼痛无自主反应；第一周末还无双侧皮层体感诱发电位情况下，撤消生命支持，在伦理上允许"。可是，在我国尚无相应法律保证和医学支持，不能搬用此项规定，况且 CPR 第三天正是脑水肿高峰，脑损伤最严重时期，提出撤消生命支持是不适宜的。

9. 胸外按压与人工呼吸。理论上动物和人类的研究资料支持在 CPR 过程中胸外按压，以每分钟>80 次速率可得到最满意前向血流，"指南"提出 100 次/min，考虑到临床上由于人工呼吸、插管等因素，实际挤压次数要减少，故推荐 100 次/min 较合适。以前 BLS 单人 CPR 挤压和人工通气比率为 5∶1，"指南"有证据提示 15 次不间断胸外按压所产生冠状动脉和脑灌注压比 5 次要高，CPR 存活率亦有提高，故建议采用 15∶2 比率。"指南"还提出在胸外按压时为了获得有效的压力血流，患者必须背靠坚硬的平面，呈平仰卧，如头高于心脏，脑部血流将会减少或消失，应予重视；但要注意胸外按压时可能会引起肋骨、胸骨骨折，两者分离、气胸、血胸、肺挫伤、肝脾破裂和脂肪栓塞等并发症，故应注意监测，尽量避免。

10. 抽搐。在 CPR 中有 10%发生抽搐，尽管抽搐很少致命，但所致外伤(如骨折、脱臼、脑震荡、硬脑膜下出血、颅内出血、牙损伤和舌咬伤等)均可发生。"指南"对反复严重抽搐加重脑缺氧、脑水肿、脑细胞损害，增加了脑复苏难度未予详述，而在 CPR 中要采取积极有力治疗措施，制止抽搐，保护脑功能。

11. 药物。心肺复苏中使用的药物主要有以下几种。

11.1 肾上腺素 以往推荐用大剂量，其结果病死率未下降，因为静脉内给予大剂量肾上腺素，虽可提高冠状动脉灌注压并使心脏复跳，但可恶化复苏后心肌功能不全，未能改善存活率和脑功能。"指南"提出盐酸肾上腺素推荐剂量为每 3~5 min 静注 1 mg，而后给予 20 ml 生理盐水冲洗，确保药物送进中心静脉内。笔者历来反对在 CPR 中使用大剂量肾上腺素，而常规剂量有时效果不理想，应适当加量，"指南"亦提出如常规剂量未成功，可加大剂量直至 0.2 mg/kg，但不被推荐，越来越多的证据说明大剂量肾上腺素有害。此外"指南"谈到气管内给肾上腺素的剂量为外周静脉注射剂量的 2~

2.5倍。对于心内给予肾上腺素只应用于开胸按压或无其他给药途径时,为什么不首先行心内注射?因此法会使心外按压暂停,并可使冠状动脉撕裂、心脏压塞、气胸,药物注入心肌可诱发心律失常等并发症弊端。目前开胸按压临床开展甚少,但对有胸部创伤、连枷胸、心脏破裂、心脏压塞等引起心搏骤停情况,提倡紧急开胸救治。

11.2 胺碘酮 为"指南"在复苏中受到重视的有效药物,Dorian报道胺碘酮与利多卡因在难治性室颤中的比较,从发病至药物应用间隔时间平均24 min的患者中入院存活的,胺碘酮组为27.7%,而利多卡因组为15.3%,结果胺碘酮治疗组入院存活率明显提高($P=0.05$)。胺碘酮属Ⅲ类抗快速心律失常药,亦是多通道(钾、钠、钙)阻滞剂,抑制窦房结和房室结自律性,还具有非竞争性阻断α和β受体、扩张冠脉性增加心脏供血、减少心肌氧耗、扩张外周血管阻力、轻度降压、不影响心排量的作用。静脉给药对Ⅰ、Ⅱ、Ⅳ类抗心律失常作用明显,心电图可无PR和QT间期延长表现,相对安全。ACLS手册中提出在VF 3次电除颤无效时即静注胺碘酮300 mg,与"指南"和"手册"其他章节内容不一致,这样容易造成治疗上混乱,故"指南"明确提出"总之,证据支持在静脉注射肾上腺素后静脉注射胺碘酮用于治疗VF或无脉搏VT所致难以电击复律的心搏骤停"是合适的。关于胺碘酮剂量,"指南"主张首次300 mg,第一天总量可达2.2 g,国内推荐剂量首次150 mg(3~5 mg/kg)10 min注入。相隔10~15 min可重复应用,随后1~1.5 mg/min静滴6小时,以后根据病情逐渐减量至0.5 mg/min,24小时总量不超过1.2 g。亦有报道24小时总量高达3.0 g,如此大剂量应谨慎,尤其在低钾、低镁情况下胺碘酮过量可诱发尖端扭转性室速,而后发生VF。而中华心血管学会指出在ARREST试验结果表明,在采取标准心肺复苏措施的过程中,静脉应用胺碘酮300 mg可以提高院外心搏骤停患者的入院成活率。电复律虽然有效,但对屡除颤屡复发者静脉用胺碘酮尤为重要。笔者建议剂量要掌握个体化。

11.3 利多卡因 是用于室性心律失常有效且安全的药物,价格低廉。在CPR中"指南"统计利多卡因复苏生存率不如胺碘酮,和肾上腺素之间随机对比显示应用利多卡因后有更高心室停搏发生率,且提高除颤阈值,降低了VF转复成功率。预防性急性心肌梗死(AMI)时可减少VF发生率,但并不降低病死率,反而增加严重心律失常的发病率,故在CPR中不属首选药。

11.4 血管加压素(Vasopressin) 又称加压素抗利尿素(ADH),是非肾上腺素外周血管收缩剂,直接刺激平滑肌V_1受体,使血管和胃肠道平滑肌收缩,半衰期(10~20 min)比肾上腺素(3~5 min)要长,CPR时加压素可增加冠脉灌注压和大脑氧输送。反复给药不增加心肌氧需求量,对CPR存活与肾上腺素无区别性差异,当严重中毒削弱肾上腺素作用时,而加压素未变化。该药可用于VF,对心室停搏或无脉搏活动也有效,"指南"推荐加压素剂量40 U静注,最近有认为加压素疗效不如肾上腺素。

11.5 碳酸氢钠 以往认为此药加重酸中毒无助于CPR,实践证明CPR早期使用碳酸氢钠确实不利于CPR,如果心搏骤停超过10 min,已气管插管行人工呼吸有效通气,此时由于机体缺血缺氧必然存在代谢性酸中毒,对心肺复苏脑功能恢复不利,"指南"中提出如已知存在高钾血症,三环类抑郁剂、阿司匹林等过量应即给碳酸氢钠予以对抗并碱化尿液,同时指出长时间心搏骤停且已插管通气者,此时建议给碳酸氢钠对CPR血压维持、代谢改善、脑保护等均有裨益。

11.6 纳洛酮 鉴于心搏骤停时,脑首先缺血缺氧,当复苏后又受再灌注损伤,β-内啡肽大量产生有损脑细胞,而纳洛酮是吗啡受体拮抗剂,具有大脑和脑干功能保护作用。"指南"明确将此药列入CPR和脑复苏救治药物,剂量宜大。

11.7 生长激素 笔者临床研究发现,生长激素对脑复苏和各脏器恢复有一定作用。在动物实验中发现生长激素组与对照组相比明显减少脑细胞凋亡,此药值得进一步探讨。

11.8 其他 "指南"还指出提倡"院外溶栓"。缺血性胸痛主张用硝酸甘油等冠脉扩张剂和吗啡止痛药。此外,β-阻滞剂尤其艾司洛尔(Es molol)为短效药(半衰期2~9 min),选择性$β_1$阻滞剂用于室上速和多形VT评价肯定。对腺苷类、钙受体阻滞剂及普鲁卡因酰胺、索他洛尔(Sotatol)等药尚需进行探讨。(2004年3月撰写)

心肺复苏中忌讳问题商榷

景炳文

ICU 外发生心肺骤停经心肺复苏(CPR)存活而无脑损害者不足 10%，其主要原因是复苏延迟，在第一黄金时间(心脏骤停 5 min 内)未行有效 CPR，操作技能不规范，未能达到迅速复苏、减轻脑和其他脏器损害，改善预后，提高生存、生活、工作质量的目的。但临床上一旦心脏复跳，立即进 ICU 行进一步复苏。但治疗中由于认识有限，经验缺乏，措施不力，治疗偏差，结果有希望成功病例没有成功救治，现提出下列忌讳问题供商榷。

1. 忌高热

体温调节中枢位于下丘脑前部和视前区(POAH)，一旦受损则出汗、皮肤血管扩张受障碍，产生高热。当体温每升高 1℃，脑部代谢增加 8%，耗氧量增加 15%。基础研究和临床实践证明，要想显著减轻心脏骤停后脑损伤，有赖于保护血-脑屏障，减轻脑水肿，降低脑和各组织氧耗，延迟酶反应，抑制去甲肾上腺素和 5-羟色胺产生，抑制兴奋性氨基酸(甘氨酸、天门冬氨酸)毒性释放和自由基产生(4~5 倍)，保护脂蛋白膜流动性，减轻细胞内钙超载和细胞内外酸中毒，保护机体细胞免受损害等功效。亚低温(33~36℃)，操作简单，临床有效，基本无诱发心律失常、血液凝固和继发感染等副作用。Takasu 结论，心脏骤停后早期高温与脑死亡有关。

CPR 后高温常见病因是中枢受损，但少数与感染有关。Gaussorgues 和 Gueugniaud 发现，CPR 12 h 内 39% 患者有 2 次以上血培养阳性，与吸入性肺炎、胃肠缺血、黏膜屏障损害及细菌移位有关。

处理：积极采用物理降温(冰毯、冷帽和酒精擦浴等)，冬眠疗法在严密监护下可以采用，且能防治抽搐。如有条件采用连续性肾替代疗法(CRRT)，既可降温又可脱水，还可清除炎性介质、细胞因子、内毒素，并能调节内环境稳定，合理应用抗生素防治感染。

2. 忌抽搐

多为脑损害所致，亦可由代谢障碍(低血糖、低血钙、低血镁、肾上腺皮质功能不全等)、中毒(灭鼠药、铅、汞、苯、氯乙烯和蕈类等)引起，而 CPR 后抽搐尤其是强直-阵挛性抽搐和抽搐持续状态会使脑代谢增加 300%~400%，加重脑缺氧、脑水肿，并使体温进一步升高，加重脑细胞损害，需紧急控制。超过 2 h，可导致脑衰竭死亡。因此，在 CPR 过程中需高度认识抽搐对脑损害的危害性，救治要及时有力。

处理：可选用安定(地西泮)10 mg 或咪唑安定(咪达唑仑)5 mg 静注，此后用咪唑安定 30 mg＋250 ml 生理盐水静滴维持；亦可采用苯妥英钠 0.25 g 静注，或苯巴比妥钠 0.3 g 肌注；必要时用肌松药，如卡肌宁 25 mg，万可松 4 mg 静注，同时加强脱水治疗。

3. 忌高渗

水盐代谢主要受下丘脑-垂体后叶下属肾素-血管紧张肽-醛固酮系统和抗利尿激素(ADH)来调控，而 ADH 由下丘脑的视黄核和室旁核神经元合成，运送至神经垂体释放，以提高肾远曲小管和集合管上皮细胞对水通透性改善，增加重吸收量，减少尿量，调节晶体渗透压。CPR 后由于缺血和再灌注导致上述系统功能紊乱，醛固酮合成与分泌上调，肾小管对 Na$^+$ 和 Cl$^-$ 主动重吸收加强，K$^+$ 排出增加，造成高血钠高血氯和低血钾。又由于 CPR 后交感神经兴奋，儿茶酚胺分泌增多，肾上腺功能亢进，胰岛分泌减弱及糖皮质激素的应用，临床上出现高血糖，使机体内环境呈现高渗状态(高糖、高钠、高氯)。此时继续使用渗透性利尿剂 20% 甘露醇，这是一种火上加油、雪上加霜的治疗方法，易再次发生心脏骤停。

处理：采用 5% 等渗葡萄糖，加大胰岛素剂量，并补充氯化钾、硫酸镁和胃肠道补水，使高渗状态逐步下降，有条件可行 CRRT，同时行适当脱水治疗。有人提出静脉输注蒸馏水，这是非常危险的措施，会导致颅内渗透压骤降，血细胞溶解，内环境不稳定等变化，临床已有血的教训。

4. 忌脑水肿反跳

从基础研究和临床实践观察发现，在 CPR 中应每 6 h 进行一次高渗性脱水，否则会出现脑水肿反跳。常用 20% 甘露醇，该药不能透过血脑屏障，能使水分自脑细胞移出而进入细胞外液，降低脑脊液，改善脑水肿，但也引起脑血流量和脑氧耗量增加。由于甘露醇用量大、时间长会造成急性肾功能衰竭(ARF)，少尿无尿屡见不鲜。目前，取得共识的是，125 ml 和 250 ml 20％甘露醇的临床效果相当；此外，快速输注大剂量白蛋白＋速尿临床效果亦很理想，且无副作用。CPR 救治中防治脑水肿反跳采用 20％甘露醇 125 ml 和白蛋白 20 g，15 min 快速滴完，紧接速尿 20～40 mg 静注，1 次/6 h 交叉进行。3～5 d 脑水肿缓解后，可将甘露醇改用甘油果糖，可防 ARF 的发生。鉴于 50％高渗葡萄糖易产生高血糖，临床较少应用。值得注意的是，迟发性脑水肿的反跳，尤其行高压氧舱脑复苏过程中，在 CPR 半月甚至 1 月后，仍可以突然发生剧烈脑水肿甚至出现脑疝而呼吸骤停，此时应当机立断用大剂量甘露醇(250 ml)脱水可以迅速缓解，其机制不明，可能与下丘脑受损有关。

5. 忌自由基损伤

CPR 救治中由于脑缺血/再灌注后产生氧自由基，对脑组织损伤必然存在，虽然甘露醇、巴比妥钠类有一定抗氧自由基作用，对于维生素 C、维生素 E，超氧化合物歧化酶等作用尚无确切定论。晚近发现，多种水解酶抑制剂乌司他丁(UTI)具有抑制钙内流和自由基释放，并能下调内皮细胞黏附分子表达，改善白细胞附着血管壁所引发毛细血管堵塞和血管通透性增加，有利改善脑细胞损害，减轻脑组织水肿作用。Yano 报道，UTI 对脑缺血/再灌流损害有保护作用；张华芳等提出，这与其抗自由基、抑制脑细胞凋亡有关。黄唯佳等认为，UTI 可抑制 TNF-α，IL-6 过度释放，增加抗炎作用的 IL-10 释放，对 CPR 后组织器官有保护作用。Abe 等报道，UTI 能抑制神经细胞延迟死亡。作者在 CPR 救治中应用 UTI，20 万 U～40 万 U/6 h，获得裨益，此药对 CPR 救治中脑保护的作用机制值得进一步探索。

6. 忌低血氧

由于心脏骤停脑呈弥漫性缺氧，尤其大脑皮层经不起缺氧打击。正常温度下循环突然停止 10～20 s 脑内葡萄糖和 ATP 贮备耗竭，15 s 意识丧失，3～5 min 细胞膜泵停止工作。脑再氧合作用需要恢复有效能量供给，而复苏后 PaO_2 理想水平需得以保证，CPR 后应保持血液一定氧浓度($PaO_2 >$ 100 mmHg)，以避免短暂呼吸暂停引起脑和其他组织损害，不至于让已损害组织再一次受到缺氧打击。是否需给纯氧？Liu 等比较了狗吸入不同浓度氧对神经功能恢复疗效，结果发现，再灌注 24 h 后 21％氧较之于 100％纯氧更能减少脑磷脂产生和促

进神经功能恢复。作者建议：给适当氧浓度同时机械辅助呼吸，并加用 PEEP 使 $PaO_2 >$ 100 mmHg，临床可取得更佳疗效(见表 1)。

表 1　吸氧浓度对脑神经功能恢复影响

结　果	21％～30％氧	100％纯氧	P 值
总皮质脑磷脂量(mg)	1.7±0.1	3.12±0.78	<0.05
神经缺陷评分	45.1±3.6	58.3±3.8	<0.05

高压氧在脑复苏中的意义是当代最积极、最有效、最合理的治疗方法，其原理：① 能有效地提高血氧张力，增加血氧含量，动脉血氧张力在高压氧舱下可从常压下 100 mmHg 增加到 1 808.3～2 187.8 mmHg，血浆物理溶解氧量从 0.3 ml/100 ml 提高到 5.4～6.6 ml/100 ml，其幅度达 17～20 倍，而脑组织氧分压提高 7～15 倍，使血中氧经弥散作用进入脑组织细胞；② 阻断脑缺氧-脑水肿恶性循环，高压氧既降颅内压，又增加脑组织氧分压；③ 使椎动脉扩张，增加脑血流，使脑网状结构激活，脑干氧分压增加；④ 高压氧能增强核苷酸活动，激活细胞色素氧化酶，抑制糖分解，使高能磷酸键增多，提高脑生物能供给；⑤ 有效纠正组织缺氧和酸中毒，防止肺水肿和肝肾功能不全；⑥ 结合亚低温更有利脑缺氧的纠正。但传统概念认为，没有自主呼吸的患者严禁入高压氧舱治疗。笔者尝试在血压、心率、体温稳定下，家属理解配合下，采用简易呼吸囊或气压式呼吸机在高压氧舱行人工呼吸，有医护人员或家属的监护陪伴，防止窒息、血压下降和心脏骤停，从而使一部分认为脑损害无希望病例获得挽救，减少致残率。

7. 忌低灌注

脑灌注压(CPP)＝平均动脉压(MAP)-颅内压(ICP)，即 90～100 mmHg-30＝60～70 mmHg。大脑有自身调节作用维持脑灌注压，全脑血流量 45～60 ml·min^{-1}·100 g^{-1}，如低于 20 ml·min^{-1}·100 g^{-1} 则脑功能损害，低于 8～10 ml·min^{-1}·100 g^{-1} 则导致不可逆损害。心脏骤停最初无血流，继 CPR 后出现低血流、低灌注，又由于心脏停搏后中性粒细胞和吞噬细胞聚集阻塞毛细血管，释放自由基，使已肿胀呈球状的血管内皮细胞进一步损害，造成毛细血管无血流状态，是脑损害主要机制之一。在防止血压下降情况下，适当应用扩张脑血管药(如尼莫通、硝普钠、酚妥拉明等)有益。在缺血、缺氧情况下，纳洛酮能改善脑血流，提高脑灌注，逆转内源性吗啡样物质继发的脑损

害,有利于脑复苏。美国复苏指南中强调纳洛酮在CPR后有脑保护作用。有条件的还可采用颈动脉内输注肝素及活血化瘀药,以改善脑复苏的预后。

8. 忌脏器损害

CPR后心、肺、肝、肾等脏器因缺血/再灌注损害易发生功能障碍,此外,药物使用不当,如甘露醇引起急性肾功能衰竭,尤其老年患者,在脑复苏成功的情况下,仍有少数死于ARF等脏器衰竭;由于CPR后无咳嗽反射,呼吸机相关性肺炎的产生,加重肺循环旁路开放,使通气弥散功能障碍,导致ARDS发生,进一步加重缺氧导致脑和各脏器损害;又因采用大剂量胃酸抑制剂和糖皮质激素,可出现应激性溃疡出血、高血糖、免疫功能低下、菌群失调、肠源性感染,从而引发高热、高代谢、高分解,加之细菌毒素、炎性介质、细胞因子等作用,往往造成多器官功能障碍综合征(MODS),加重脑损害。笔者在基础动物实验研究和临床观察中发现,生长激素具有保护脑细胞和减少脑细胞凋亡等作用,有利于脑复苏,同时促进各脏器组织修复,功能改善,防治复苏后多器官功能障碍综合征发生。方法:生长激素4 U,皮下注射,每日1次,需监测血糖变化,防止高血糖产生。尚需强调的是,CPR救治具有全面复杂、综合交叉的特点,整个过程中需严密监测、不断调整,应由专业人员承担,在ICU中进行,才能提高CPR成功率,减少致残率。(2006年3月撰写)

乌司他丁在急危重症临床应用的进展

景炳文

关键词 乌司他丁,危重症,治疗

乌司他丁(ulinastatin,UTI)是从人尿液中提取精制而成的糖蛋白,分子质量为67 000 Da,能抑制胰蛋白酶、α-糜蛋白酶、透明质酸酶、弹性蛋白酶、组织蛋白酶G等多种水解酶的活性。UTI分子中还具有与细胞膜受体识别和结合的位点,加上第10位丝氨酸上带负电荷的硫酸软骨素糖链,使其表现出稳定细胞膜和溶酶体膜的生理功能。UTI静脉给药半衰期约为40 min,不与血浆蛋白结合,给药后在肾脏与肝脏迅速积累,5 min达到峰值;主要通过肾脏排泄,给药后12 h,通过尿和粪便的排泄率分别为73.0%和2.3%,72 h达到83.0%和4.1%,30 min时主要以原形排泄,4 h尿中几乎全部为降解产物。

目前全球市场上销售的UTI成品制剂有日本持田制药公司的Miraclid,以及国内广东天普生化医药股份有限公司的天普洛安,剂型分别为水针和冻干粉针,以下均统称UTI。现就国内外对该药的基础和临床研究做一简要综述。

1. UTI的药理作用

1.1 抑制过度的炎症反应:UTI对创伤和疾病状态下释放至血液中的大量水解酶具有明显的抑制作用,减轻水解酶对正常组织器官的伤害,消除致炎因子、缓解炎症反应。据报道,UTI对单核/巨噬细胞、中性粒细胞过度释放的炎性介质有抑制作用。Tani等报道UTI可以明显改善脓毒性休克犬1周存活率。Okano等观察到UTI对脓毒症动物血流动力学、花生四烯酸级联代谢产物及肺表面活性物质有改善趋势。Htwe等在盲肠结扎穿孔术(CLP)诱导革兰阴性(G^-)菌败血症小鼠中观察到脂质过氧化反应明显减弱。

1.2 改善循环与器官灌注:UTI可阻断缺血/再灌注时钙超载所致的磷脂酶激活途径,保护细胞膜;抑制内皮细胞黏附分子表达的过度升高,改善白细胞嵌塞所引发的毛细血管堵塞、血管通透性增加等病理变化;抑制炎症反应所致前列腺素H_2合酶-2(PHS-2)表达过度升高,降低血栓素B_2(TXB_2)浓度,维持内源性血管活性物质的平衡。UTI还能抑制心肌抑制因子(MDF)的生成,减少脏器缺血。

1.3 对组织器官的保护作用:UTI的药理作用针对由水解酶、过度炎症反应、缺血和缺氧等造成的组织细胞损害,并显示了确切的脏器保护疗效。

1.3.1 保护心肌细胞,减轻缺血/再灌注损伤:Cao等在兔心脏温血灌注模型中研究了UTI对心肌的保护作用,结果显示UTI组心肌收缩性改善,冠状动脉(冠脉)内皮损伤减轻。Masuda等报道,UTI能抑制心肌细胞线粒体氧化磷酸化能力的减弱,维持线粒体功能,较快恢复细胞能量供应。

1.3.2 保护脑细胞,减少脑细胞凋亡:Nagai

等报道,UTI能减少缺血对运动神经传导速率(MNCV)的影响,并能抑制延迟性神经细胞死亡。国内学者亦观察到使用 UTI 预防和治疗能减轻脑组织水肿,阻止脑细胞凋亡。

1.3.3 保护肺脏,维持呼吸功能:Ito 等报道,UTI 对急性肺损伤(ALI)大鼠肺部肿瘤坏死因子-α(TNF-α)、髓过氧化物酶(MPO)水平的急剧升高具有一定的抑制作用,能明显改善肺泡间隔炎性细胞浸润、水肿以及出血症状。动物实验表明,UTI 对脓毒症诱导的 ALI/急性呼吸窘迫综合征(ARDS)具有明显的改善作用,能减少炎性细胞激活,降低肺湿重/干重比值,维持血氧分压。

1.3.4 保护肾脏,维持肾小管和肾小球的功能:Nakakuki 等报道,UTI 对庆大霉素诱导的肾脏生化及组织学变化有改善作用,并呈剂量依赖性,使用 5 天后肾损伤减轻了 45%~80%。UTI 对缺血损伤肾脏细胞的线粒体也有保护作用,有利于再灌注后离子泵功能恢复。

1.3.5 保护肝脏,抑制转氨酶升高:UTI 能抑制缺血/再灌注所致的丙氨酸转氨酶(ALT)、天冬氨酸转氨酶(AST)水平升高,减轻肝组织瘀血。

1.3.6 保护肠黏膜屏障,减少肠道细菌移位:杨连粤等研究报道,经 UTI 干预的脓毒症大鼠小肠上皮细胞水肿减轻,细胞排列整齐,线粒体清晰可见,肠黏膜通透性的增高受到明显抑制,故认为 UTI 保护肠黏膜屏障的机制可能与其抑制肠黏膜和全身循环中过量的炎症介质、氧自由基及某些酶的产生有关。

1.3.7 对免疫功能的影响:静脉注射 UTI 能抑制手术刺激导致的小白鼠脾脏产生抗体细胞数,以及腹腔内巨噬细胞对羊红血球的吞噬率降低,能提高腹腔接种致死剂量变形杆菌小白鼠的存活率。临床经验显示,UTI 对手术后各项免疫指标下降表现出了明显的抑制作用,有利于机体免疫力的恢复。

2. UTI 的临床应用

2.1 全身炎症反应综合征(SIRS)、多器官功能障碍综合征(MODS):SIRS 和 MODS 时常存在低血压与氧利用障碍、心肌抑制、内皮细胞肿胀、血管通透性增加、血液高凝、微血栓形成等病理生理变化,最终造成对心、肺、脑、肾、肝等重要脏器的损伤,是临床急危重症患者的主要致死原因,现已成为全球急救医学研究的热点。Damas 等报道,SIRS 和 MODS 时血浆 TNF-α 白细胞介素-1β(IL-1β)、IL-6 和 IL-8 等促炎细胞因子水平的升高与死亡相关。临床上观察到,MODS 患者使用 UTI 后,TNF-α、IL-1β、IL-6 水平与对照组相比均显著降低,SIRS 患者临床症状、MODS 的发生率、住重症监护室(ICU)时间、疾病存活率等方面也优于对照组。

2.2 脓毒症:脓毒症一直被认为是导致 MODS 的主要危险因素之一。它是机体免疫系统受到强烈刺激,进而引起多种生物级联反应所致,包括炎症反应过程、凝血-纤溶系统改变等,其中过度炎症反应发生较早,且占据了重要地位。铃木宏昌等报道,UTI 对增加感染性休克患者肺泡-动脉血氧分压差[P(A-a)O_2]显示出了有益的影响。方强等用 UTI 治疗重症脓毒症患者,结果显示,UTI 治疗组急性生理学与慢性健康状况评分 II(APACHE II)改善快,28 天病死率显著低于对照组,同时血清促炎细胞因子水平较对照组显著降低,而抗炎细胞因子 IL-10 明显升高。

2.3 休克:休克时可发生微循环和一系列脏器功能障碍。林晃纪等报道,UTI 能快速恢复并稳定低血容量性休克患者的血压,维持其脉搏平稳,并能增加尿量。张红璇在临床应用中发现,UTI 组休克患者 2 周内行连续性肾脏替代疗法(CRRT)的比例较对照组明显减少,对急性肾功能衰竭(肾衰)有明确的预防作用。UTI 在治疗心源性或创伤性休克方面鲜有报道,临床使用该药有利于改善休克时的微循环,保护心、肺、肝、肾功能。

2.4 弥散性血管内凝血(DIC):多种原因(创伤、休克、感染及大量输血等)均可导致弥散性微血管内血栓形成,继之因凝血因子及血小板被大量消耗及纤维蛋白溶解亢进而发生出血等。体外试验发现,UTI 能调节凝血因子 Xa、XIIa、VIII 的激活以及血管舒缓素的释放,有利于凝血机制的改善。UTI 对凝血因子的抑制呈剂量依赖性,随剂量加大,疗效更明显,该药能维持血管正常舒缩功能及内皮细胞的完整性,因而对凝血-纤溶系统平衡具有一定的调理作用。

动物实验结果与体外试验结果类似,观察到 UTI 对 DIC 状态下的活化部分凝血活酶时间(APTT)延长、纤维蛋白降解产物(FDP)升高、血小板计数降低、纤维蛋白原水平下降及凝血酶原时间(PT)延长均有改善,对全血凝血弹性描记图(TEG)各指标也表现出明显的改善作用。对于隐性 DIC,UTI 也有良好的防治作用。Aramoto 等认为,UTI 能改善血液高凝状态,对深静脉血栓形成具有一定的预防作用。

2.5 ALI/ARDS:SIRS 发展成 MODS 过程

中,最先出现功能障碍的器官通常是肺。ALI/ARDS 是感染、创伤、休克、DIC、烧伤等所诱导 SIRS 在肺的表现。

Kawai 等临床应用 UTI 治疗 12 例 ARDS 患者,其中 10 例效果满意。2004 年湖南湘雅医院、上海新华医院的基础研究表明,UTI 对 ALI/ARDS 均有良好的治疗作用。

2.6 多发伤:多发伤是由单一致伤因素所造成的 2 个以上部位和器官受损,可危及生命。严重创伤患者病情往往易进展为器官急性炎症变化甚至坏死。UTI 可稳定细胞膜和溶酶体膜,对全身炎症反应有一定抑制作用,急性创伤反应期应用具有较佳的临床疗效。国内学者报道,UTI 对严重创伤患者的平均住院时间、并发症发生率、病死率及病情稳定恢复所需时间均有明显改善。

重型颅脑损伤后,常常发生脑肿胀、昏迷、代谢紊乱、水和电解质紊乱、消化道出血、肺部感染等严重全身反应。动物实验结果证实,UTI 能抑制缺血/再灌注导致的脑细胞凋亡,减轻脑水肿。张平等报道,对 20 例重型颅脑损伤患者使用 UTI 治疗,无一例出现消化道出血,预后较好;该组患者使用大剂量质量分数为 20% 的甘露醇脱水,无一例发生肾功能损害,推测可能与 UTI 改善肾脏血液循环、保护肾功能作用有关。

2.7 器官移植:UTI 对低温保存的肝脏具有良好的保护作用,可减少肝脏细胞空泡化和肝窦内皮细胞的脱落。肝移植围术期应用 UTI,能减轻围术期的炎性反应和新肝再灌注损伤,降低肝移植患者的 AST、ALT 和血清总胆红素(TBL)水平,已获公认。

UTI 在肾移植领域亦已广泛应用。研究表明,对于移植肾热缺血时间 8~12 min 的肾移植患者,与对照组相比,UTI 组能有效促进移植肾功能恢复。

2.8 体外循环(CPB):国外研究报道,在 CPB 中应用 UTI,能抑制粒细胞弹性蛋白酶水平升高以及肺血管外水体积(EVLW)增加,减轻术后肺水肿,改善术后肺气体交换,防治肺功能恶化。徐康清等观察到,UTI 能抑制 CPB 后呼吸指数(RI)增加及肺顺应性下降,减轻亚临床性肺功能损伤,缩短上机时间。临床中 UTI 对于 CPB 造成的肾脏损伤也具有改善作用,能减少肾小管功能障碍发生,改善肾血流,减少速尿用量。

2.9 围手术期:大型外科手术作为治疗手段的同时,其创伤对机体也是一种不同程度的损伤。

手术打击会导致机体免疫力下降,增加感染机会,生物体趋向负氮平衡,不利于创口愈合和代谢恢复,尤其是对于老年择期手术患者,术后并发症的发生率更高。一项对老年危重外科术后早期应用 UTI 的研究显示,UTI 在预防应激性溃疡、改善 SIRS 症状、减少蛋白分解方面的疗效,以及患者术后精神状态改善上明显优于对照组。对心、肺、食管及腹腔手术者应用 UTI,具有显著的器官保护作用。

2.10 重症急性胰腺炎(SAP):UTI 最早用于 SAP 治疗,实验研究显示,UTI 具有良好的促进胰腺创面愈合作用;并能改善急性坏死性胰腺炎(ANP)动物胰外器官如心、肺、肾、肠组织中的血流量。临床研究报道,使用 UTI 可明显缓解多种胰腺炎的临床症状,抑制胰酶,减轻炎症介质对胰腺功能的损害,大幅度降低了 SAP 患者的 APACHE II 评分值,减少急性肾衰、胸水等并发症的发生率。笔者体会,加大 UTI 剂量对 SAP 疗效更显著。

2.11 烧伤:对烧伤动物模型研究结果显示,使用 UTI 后烧伤动物死亡率、皮肤含水量、血清 IL-6、TNF-α 含量均明显降低,丙二醛(MDA)、超氧化物歧化酶(SOD)水平、乳酸/丙酮酸比值得到维持。胡骁桦等在 40 例严重烧伤患者的治疗中使用 UTI,结果显示,UTI 组用药后机体过度炎症反应减轻更快,心、肝、肾功能得到较好的保护。

2.12 防治肿瘤放、化疗不良反应:据国外研究报道,UTI 对手术后肿瘤的转移具有抑制作用,能减轻肿瘤负荷及腹水的生成。UTI 对肿瘤发生、发展的抑制作用被认为与其调控 T 细胞亚群的细微平衡,维持免疫系统稳定有很大关系。在癌症患者的放、化疗中,肝、肾功能易受到损伤。有动物及临床研究证实,UTI 对顺铂肾毒性有明显的抑制作用,在顺铂化疗期间联合使用 UTI,能降低尿中 β_2-微球蛋白及 N-乙酰葡萄糖苷酶(NAG)水平,抑制钠排泄分率(FeNa)升高,有确切的护肾作用。在肝动脉栓塞化疗及门静脉化疗中使用 UTI,亦观察到了 UTI 能减轻化疗药物对肝脏的损伤。

3. UTI 的不良反应和正确用法

UTI 在使用过程中安全性好,不良反应少。目前国内报道的文献中,仅有几例出现皮疹,未见过敏性休克和重要脏器损害。UTI 临床使用剂量厂家推荐为 100 万~200 万 U/d,溶于 100 ml 质量分数为 5% 的葡萄糖或生理盐水中静脉滴注,必要时可溶于生理盐水 10 ml 中缓慢静脉注射。由于该药几乎没有不良反应,随着剂量加大,作用更加明显。

笔者曾给车祸闭合性颅脑损伤、右侧脊柱旁 4～8 肋骨骨折、双肺严重挫伤、气道内涌出鲜红色泡沫样痰、严重低氧血症、休克、心率慢(50 次/min)的患者大剂量 UTI(每次 1 000 万 U，连用 3 次，以后 400 万 U，6 小时 1 次)，可使患者迅速好转，痊愈出院，未发现不良反应。笔者认为，该药半衰期短(40 min)，用于急危重症患者治疗时疗效与剂量成正相关，且无明显不良反应，建议 UTI 用量定为 200 万～400 万 U/d，6 小时 1 次较为合理。其最佳用药剂量还有待进一步探索。(2005 年 3 月撰写)

老年急危重病救治中争议问题商榷

景炳文

在生命进程中，随年龄增长，机体诸器官功能逐渐下降，内环境稳定性和对感染防御能力降低。老年人表现为"机体活力衰退"、"生物效能减低"、"环境适应力减弱"、"器官应激能力迟钝"等。老年急危重病人常出现多器官功能衰竭，病情错综复杂纵横交叉，涉及多学科、多专业、多领域。救治中观点不一，矛盾重重，主次不分，程序错乱。根据国内外文献和笔者临床体会，现就老年急危重病救治中争议问题浅谈个人认识，以供商榷。

一、增强与负性心肌药物

老年患者有心功能不全者采用增强心肌收缩力(洋地黄类和中药人参、附子等)和减轻心脏负荷(控制液体应用，利尿剂和血管扩张剂)为主要治疗药物。对负性肌力的 β 受体阻断剂，过去一直禁用于心力衰竭。晚近发现该药：① 可使受抑制 β 受体在高浓度儿茶酚胺作用下心肌获得保护，并能增加 β 受体密度，提高心肌收缩力；② 降低交感神经兴奋性，减轻儿茶酚胺对心肌损伤；③ 减慢心率，降低心肌耗氧量；④ 心功能不全肾素-血管紧张素系激活，血管收缩，水钠滞留，增加心脏前后负荷，而 β-阻滞剂可抑制这一病理环节；⑤ 具有抗血小板聚集，降低血液黏滞度。大样本统计应用 β-阻滞剂可降低病死率 36%。需注意应从小剂量开始，先以目标剂量 1/6～1/8，每 1～2 周增加一次，6～8 周达到目标剂量，才会产生有益血流动力学效应。但在急性心肌梗死、心功能不全时，应用对心脏疗效快半衰期短的 β-阻滞剂——比索洛尔缓慢静注，亦可取得良好疗效。最近推出的"新活素(rhBNP)"。临床效果佳，但价格昂贵。

二、血管收缩药与扩张剂

老年各类休克的患者，其病因和发病机理及血流动力学并不完全相同，如果病因是脓毒症、感染性休克，其发病早期常存在高排低阻，使用去甲肾上腺素等 α 受体兴奋药是有益且合理的。随着病情发展，全身微循环障碍、四肢厥冷、内脏供血不良，持续用 α 受体兴奋剂弊多利少。从外院转来的感染性休克、多器官功能障碍综合征(MODS)患者，持续用去甲肾上腺素升压，笔者在 Swan-Ganz 导管血流动力学监测下改用多巴胺、多巴酚丁胺、阿拉明合用酚妥拉明、硝酸甘油后，血流动力学指标明显改善，肢体转暖，尿量增多。心源性休克采用 α-受体兴奋剂，不利于心血管功能改善，故建议在非低血容量休克，可以用血管收缩剂与扩张剂合理搭配使用。2006 年 4 月在阿根廷布宜诺斯艾利斯召开的美洲急救会议上有专家提出多巴酚丁胺联合硝酸甘油救治感染性休克能提高治愈率。此与笔者观点相符。

三、止血与抗凝

老年创伤、感染、休克、MODS 患者中出现消化、呼吸、泌尿道和皮肤软组织等出血，其原因究竟是创伤或局部受损，还是 DIC 引起需作鉴别。一般情况下创伤或手术后早期应以止血为主，一旦有血小板进行性下降，DIC 可能发生时，则要抗凝、活血化瘀等治疗，此种情况下笔者建议可应用小剂量肝素(25～50 mg/d)，并采用补充血小板血浆凝血因子、低分子右旋糖酐、丹参和局部止血等中性治疗。DIC 纤溶期理论上不用肝素，但临床实践中各促发因子不断出现，DIC 各期有交叉重叠，故仍可用肝素，但剂量宜小。抗凝剂目前推荐低分子肝素，但 DIC 中肝、肾等功能已有损害，该药剂量易过量，一旦诱发出血倾向，尚无理想对抗药物，为此我们曾付出过血的代价。而普通肝素，医生容易掌握，如果过量可用鱼精蛋白锌对抗，且可节省药品费用；反之老年患者大手术后易发生出血倾向，但大剂量使用止血剂而诱发心肌梗死、脑梗塞、肺梗塞的为数不少，应引以为戒。

四、高渗与低渗

老年人的甲状腺刺激素(TSH)和醛固酮随年

龄增加而减少,胰岛素受体数量亦减少而敏感性降低。在急危重病人各脏器功能障碍,下丘脑、垂体、肾上腺等又发生损害,继而造成水电解质、糖等平衡失调,出现高血糖、高钠、高氯等高渗现象,结果造成全身性高渗状态,使病人处于高渗性昏迷。笔者曾尝试用低渗盐水(0.45%),但操作复杂,效果不佳。有学者从静脉内滴注蒸馏水治疗高渗,此法风险大,结果多以死亡而告终。笔者采用输5%等渗葡萄糖并加大胰岛素剂量(葡萄糖与胰岛素比例为2∶1~3∶1),使葡萄糖氧化为水,以稳步降低渗透压,常获成功,合并用氯化钾、硫酸镁有利于对抗高钠。值得注意的是低血糖对脑损害比高血糖严重得多,一旦脑功能受损难以恢复,需严密监测尽快纠正。低钠、低氯、低蛋白亦可造成低渗,对脑、心、肺、肝、肾、肠等均可造成水肿,故需采用高渗盐水、白蛋白、血浆和利尿剂及 CRRT(连续性肾替代疗法)等措施逐步使之改善。

五、高钾与低钾

钾在正常人体内总量约150 g(45 mmol/L),多在细胞内(98%)维持细胞内渗透压,控制细胞内液含量和酸碱平衡。老年人细胞内液显著减少,而血清 Na^+ 逐渐增加。由于摄入不足,呕吐、腹泻,服排钾利尿剂、糖皮质激素、肾小管功能障碍等导致低钾,反之引起高血钾。K^+ 与 Na^+、Ca^{2+}、Mg^{2+} 保持一定比例,保证神经肌肉正常兴奋性和应激性,维持心肌舒缩功能,改善心功能。临床上测定血清钾与心电图有时和临床表现不一致,如何分析处理?因血清钾高低受下列因素影响:① 失水血液浓缩测得血钾升高;② 缺氧酸中毒细胞内钾外移,血钾升高,碱中毒钾移至细胞内易出现低血钾;③ 慢性失钾病人有耐受性,临床不明显;④ 补钾中或后即检验血清钾的结果难以准确反映,要求半小时后抽血;⑤ 当抽血前拍打按摩手臂亦可使血钾值升高;⑥ 血浆钾要比血清钾低 0.5 mmol/L,因为凝血时血小板与其他细胞内钾排入血清中,钾测定要高;⑦ 严重感染时组织细胞破坏,机体细胞内钾总量低,但由于外移血清钾可明显升高,仍应按高血钾处理。故临床医生应综合分析,注意各种因素引起血清钾"假性升高"。笔者体会应以临床为主,紧密结合血清钾和心电图改变。在处理低血钾时注意 Mg^{2+} 相应变化。有主张严重低血钾时可静脉直接推注钾盐,笔者认为有可能引起心跳骤停,故建议滴注或输液泵缓注为宜。高钾处理除补 Ca^{2+}、Na^+ 对抗外,葡萄糖胰岛素疗法可使细胞外钾转入细胞内,当前采用血液净化疗法更合理,更确切。

六、生长抑素与生长激素

老年人下丘脑是"老化钟":促生长激素分泌减少,垂体广泛纤维化,生长激素(GH)昼夜分泌节律及对低血糖反应均降低。在脑血管意外和颅脑伤等急危症采用生长抑素,该药对胃、胰、胆、肠等有抑制分泌作用,对应激性溃疡出血有防治作用,但较长时间应用对机体产生不利,影响对消化吸收和胃肠动力学及肠黏膜屏障功能损害,故使用时间不宜太长,一般不超过一周。生长激素(GH)有利于体内蛋白质合成,创伤愈合,免疫抵抗力增加,尤其对急性胰腺炎、胃肠穿孔、肠瘘等感染引起 MODS 更合理,对脑复苏亦有效。本科动物实验发现生长激素能明显减少脑细胞凋亡,有报道生长激素提高胃肠血流,保护肠黏膜屏障的功能,能防止肠源性感染。但注意使用 GH 时氨基酸底物需充分供应并监测血糖。

七、肠内营养(EN)与肠外营养(PN)

随着年龄增长消化道腺细胞萎缩和平滑肌张力减弱,消化功能降低。一旦发生急危重病或大手术时,EN 与 PN 一直存在争议。当出现消化道出血胃肠动力学障碍,无法行肠内营养,只好 PN;但脂肪乳剂单独使用不够合理易发生氧化代谢不全、肺小血管栓塞、肝损害等副作用,故有专家提出需要 24 h 内平均给予。何时开始 PN,临床常在创伤或大手术 1~2 周后才开始,笔者意见为期太晚,建议术后 1~3 天内就可以使用。EN 很重要,但如何操作,临床存在困惑,建议复杂腹腔手术需作空肠造瘘或行鼻空肠管进行早期肠内营养是一合理方案,使机体尽早得到充分营养,增加免疫抵抗力,减少抗生素应用,保护胃肠正常功能。笔者建议:老年急危重病患者应肠内、肠外营养结合应用,但以肠内营养为主。

八、胶体(白蛋白、血浆)与晶体

老年人消化吸收功能减退,一旦患严重感染,使机体处于高代谢高分解状态,肝功能损害,营养不良,合成蛋白障碍,出现低蛋白血症,血胶体渗透压下降;再者缺氧、炎性介质、细胞因子的作用使毛细血管通透性增加,水和晶体外渗到组织间隙出现"间隙综合征"(compartment syndrome)。当心功能不全,ARDS 出现时,传统概念是使用白蛋白反指征,加重心脏负担和肺泡液体渗出,加重低氧血症。但临床深入探索与上述观点不完全一致,尤其在复杂手术中扩容过量,肺间质和各组织水肿、低氧血症时使用大剂量白蛋白(20 g/次)较快速度滴入,并随即用速尿等利尿剂,即使在心肺功能不全时亦可取得较佳疗效。崔乃杰教授在 ARDS 动物研究使用同位素标记白蛋白在初期时有渗出现象，随着时间推移，白蛋白剂量加大起到很好的保护治疗作用。此与国外学者观点不一致，可能与实验时间太短、白蛋白剂量不足而又滴速缓慢所造成差异有关。血浆不但补充胶体，而且有各种凝血因子和抗体，并可吸附炎性介质、细胞因子，可起到良好治疗作用。晶体在 MODS 中为基本输液成分，但每日输液量与葡萄糖、氯化钠以及各种电解质、微量元素等因老年人临床变化而及时调整，做到出入量平衡，糖水与盐水可按 2∶1～3∶1，但临床往往出现晶体液过多，胶体液欠少倾向。

九、抗生素与抗真菌药

院内或院外感染是老年人急危重病直接或间接发病因素，抗生素"降阶梯治疗"观念有利于严重脓毒症感染性休克治疗。但临床上被随心所欲应用高档广谱抗生素作为预防性感染治疗，显然不合理。笔者发现老人肺部有感染，在病原体未找到情况下使用"泰能＋马斯平"，结果造成真菌性脓毒症而死亡的沉痛教训。当有混合感染时抗生素与抗真菌药需同时合用，但真菌感染发病因素除病情重，抵抗力低外，往往与盲目不合理应用高档广谱抗生素有关，从远期观察还增加了细菌耐药性。国内外均发现铜绿假单胞菌和鲍曼不动杆菌对所有抗生素（含碳青霉烯类）耐药的可怕情景。由于老年人肝肾功能衰退，代谢低下，抗生素剂量宜减。

十、益生菌微生态制剂

老年患者由于各器官功能不佳，机体活力衰退，免疫低下，反应迟钝，感染是个突出问题。大量广谱、高档抗生素应用，真菌生长繁殖，侵入性深部真菌病和真菌性败血症发病率甚高，常是造成死亡的直接杀手，而肠道菌群失调使肠源性感染严重。笔者 20 世纪 80 年代开始应用乳酸杆菌、双歧杆菌等益生菌产品（如高博特盐水瓶、培菲康等），有利于胃肠道菌群平衡、营养吸收、肠黏膜屏障保护，为老年人提供安全治疗，取得较好效果。这是采用以机体有益菌来对抗有害菌，符合机体要求，无副作用，且有增加食欲、帮助消化、增强免疫力的效果。

十一、制酸剂与胃肠动力学

老年人一旦发生车祸、外伤、脑血管意外，应用 H_2 受体拮抗剂或 H^+-K^+-ATP 酶（酸泵）抑制剂对减少胃酸分泌，有利于预防应激性溃疡出血，促使胃内止血；但急性胃黏膜病变的发生机理是胃肠道小血管痉挛，旁路开放，造成消化道黏膜缺血缺氧，继而黏膜受损出血，故应重视活血化瘀，改善微循环治疗，以利于各脏器供血改善。再者胃酸正常（pH2）时，胃内无细菌生长。如 pH4 可有细菌存在，pH6 大量细菌生长繁殖，故制酸剂应用剂量大、时间长，结果造成老年肠道菌群失调，肠黏膜屏障破坏，细菌移居，毒素吸收，肠源性感染随之发生，加剧 MODS 发展。有专家提出"胃酸是人类天然消化道杀菌剂"观点值得深思。笔者建议对严重创伤、脑血管意外等可以用制酸剂，但时间不宜过长，根据胃液 pH 高低调整，一般不要超过 3～5 天。老年急危病研究重点、热点转移到胃肠功能衰竭的防治，尤其胃、肠麻痹胀气，影响呼吸循环、肝、肾等功能，目前尚无理想药物和医治方法。我急救科 20 世纪 80 年代开始研究中药生大黄对胃肠动力学作用，该药不仅有活血止血、改善微循环、保护肠黏膜屏障、增强胃肠动力学、清除毒素等作用，对胃肠出血、麻痹和肝肾功能衰竭有良好防治作用，对肠源性肺损伤亦有防治疗效。方法与剂量可按 5～10 g/次胃管内注入 1～3 次/d 或用灌肠法 30～50 g/次。我科应用 20 年来临床观察未见明显毒副作用。

十二、糖皮质激素与乌司他丁

前者具有抗炎、抗毒素、抗过敏、抗休克等作用，有利于抑制过度炎症反应保护各脏器功能，但同时具有抑制免疫和疤痕愈合，增加糖原异生和蛋白质分解，促进胃酸分泌，易发生急性胃黏膜病变、上消化道出血、真菌感染等不良作用。晚近研究老年危重病患者死亡并不完全由于过度炎症反应所致，有一些患者出现低下炎症反应即所谓"免疫麻痹"（immunoparalysis），使感染无法控制；应用免疫增强剂 γ-干扰素取得良好效果，由此产生免疫营养概念。笔者近 5 年应用蛋白酶抑制剂乌司他丁（ulinastatin，UTI）在急危重病人中替代糖皮质激素发现 UTI 有相似作用，而且有增强免疫抑制炎性介质细胞因子对各脏器损害及脑、心、肺、肝、肾等功能有保护作用且无糖皮质激素副作用，但 UTI 用量需大（80 万～160 万 U/d）疗效才明显，值得推荐。对糖皮质激素应用笔者认为能不用就不用，能小剂量就小剂量。但当生命危急、休克、ARDS 等状态下需使用大剂量短疗程冲击疗法，可起到短、频、快作用，甲基强的松龙每日 500～1 000 mg 或地塞米松 80～160 mg，仅用 1～3 天争取 7～10 天撤完，减少其副作用发生。糖皮质激素使用方法除注射或口服外，还可采用气道内给药法（地塞米松 5 mg，甲基强的松龙 40 mg 每 1～4 h 1 次），对气道误吸、溺水、ARDS 等有较好疗效。有主张用氢化可的松、笔者认为该药注射液含 50%乙醇,影响中枢神经和血流动力学,增加肝脏毒性功能,应宜少用。

十三、血液净化(BP)

应用机械装置理化原理清除体内、尤其血液和体液内过多积聚水和有害毒性物质,它不仅有肾脏替代治疗(CRRT)作用,而且起到净化血液、调节稳定机体内环境和心肺功能,对 MODS 起着不可忽视的治疗作用。对脑复苏的脱水、亚低温和"间隙综合征"内脏器官水肿及其他水电解质失衡等具有理想调节作用,对内毒素、炎性介质、细胞因子具有吸附、滤过、排出作用,笔者在心肺脑复苏(CPCR)、脓毒症、MODS 和中毒等应用中取得良好疗效,故老年急危病治疗要充分利用这一手段。

十四、脑细胞保护

老年患者猝死复苏后除脱水、降温(亚低温<33℃)外,各类脑细胞营养药疗效在临床多未肯定,美国《心肺复苏指南》只提到纳洛酮在脑复苏中的作用,而 UTI 可避免自由基对脑损害并有催醒作用。笔者认为高压氧尽早应用有利于脑复苏成功,但要注意脑水肿反跳,此时急用甘露醇脱水剂常有效,在 CPCR 救治过程中忌讳发生高热、抽搐、高渗(高糖、高钠、高氯)、低氧、低灌注及自由基、炎性介质、细胞因子等,会加重对脑的损害。

十五、呼吸衰竭药物治疗

传统用可拉明、洛贝林等治疗呼吸衰竭,实践中不管是心源性或支气管哮喘、ARDS、创伤血气胸等引起呼吸衰竭虽不合理,但对老年 COPD 呼吸衰竭者可以小剂量静脉滴注。呼吸衰竭治疗应按其病因和发病机理医治,应用支气管解痉剂和血管扩张剂、祛痰药等是合理的,缺 O_2 与 CO_2 潴留都可影响脑和各脏器功能,威胁生命,但往往缺 O_2 是主要矛盾,故氧疗与机械辅助无创或有创通气应必备。急性呼衰类型除Ⅰ型(缺 O_2 无 CO_2 潴留)、Ⅱ型(缺 O_2 并有 CO_2 潴留)外,笔者发现临床有时存在血气 PaO_2 正常或接近正常,而 $PaCO_2$ 升高的类型,推理是因小气道黏膜水肿,气道狭窄,当吸气时胸廓容量扩大,胸腔负压加大,使小气道扩张,气体还可进入,当呼气时形成小气道闭塞,CO_2 难以排出,致 $PaCO_2$ 升高,治疗则用气道内或静脉用糖皮质激素及抗过敏药。

在老年急危重病患者救治中,笔者体会:① 整体性:防止各专科诊治局限性;② 主次性:要抓住病因和触发因子,主要矛盾兼顾次要矛盾治疗;③ 连续性:ICU 中急危重症应行昼夜监测与救治,发现新矛盾及时分析处理,重视各项指标动态改变;④ 预见性:临床医生应考虑下一步会发生什么并发症和新的矛盾,需抓紧预防和处理。总之,老年急危重病救治主要是祛除病因,严密监测,综合救治。(2006 年 3 月撰写)

急性呼吸窘迫综合征的临床表现与救治

景炳文

1. 概述

急性呼吸窘迫综合征(acute respiratory distress syndrome,ARDS)是由多种病因导致肺血管阻力增高、肺顺应性降低、肺泡萎陷、分流量增多、低氧血症等特点的一种急性进行性呼吸衰竭。此综合征早在 1945 年第一次世界大战的随战军医首次记载 ARDS 临床与胸部 X 线表现及病理改变,曾被命名"创伤后肺衰竭"、"肺透明膜病"、"肺微栓塞"、"休克肺"、"白肺综合征"等 40 余种名称(表1)。到 1967 年 Aschbaugh 观察 12 例患者临床表现、X 线胸片及病理改变均类似婴儿呼吸窘迫综合征(IRDS),为区别后者提出"成人呼吸窘迫综合征"(adult respiratory distress syndrome,ARDS),但本征亦发生在青少年,且为急性发病,在 1992 年西班牙召开的 ARDS 欧美联席会议上,提出以急性(acute)代替成人(adult),并将急性肺损伤(ALI)引入为 ARDS 前期,而 ARDS 为重度 ALI 概念。在美国每年约有 15 万 ARDS 患者,其病死率仍达 40%~70%,若伴脓毒血症则高达 90%。虽然 ARDS 共同基础是肺泡-毛细血管急性损伤,通透性增加,透明膜生成和肺泡萎陷,造成通气与血流比例失调,分流量增加,但其原发病多达 100 余种。有按对肺损伤关系将病因分为直接和间接两类,前者包括误吸、肺脂肪栓塞、肺部感染等称原发性 ARDS,后者包括严重感染、创伤、休克、全身炎症反应综合征(SIRS)等称继发性 ARDS。大量研究表明,80%以上 ARDS 发生于原发病后 24~48 小时,而脓毒血症多于 6 小时内并发 ARDS。ARDS 常是

附　录

337

多器官功能障碍综合征(MODS)肺衰竭的临床　表现。

表1　ARDS 的同义名词

1. 湿肺	11. 进行性肺僵硬	21. 呼吸功能不全综合征
2. 伤后肺	12. 成人呼吸窘迫综合征	22. 进行性肺功能不全
3. 灌注肺	13. 进行性呼吸窘迫	23. 空气栓塞综合征
4. 泵肺	14. Melrose 肺	24. 肺微栓子栓塞综合征
5. 休克肺	15. DaNang 肺	25. 白肺综合征
6. 氧中毒肺	16. 低氧性过度换气	26. 脂肪栓塞综合征
7. 呼吸器肺	17. 外伤后肺不张	27. 肺水肿
8. 充血性肺不张	18. 外伤后肺功能不全	28. 输血后综合征
9. 出血性肺不张	19. 肺挫伤	29. 成年透明薄膜病
10. 出血性肺综合征	20. 低血流肺综合征	30. 移植肺

2. 病因

ARDS 的病因复杂多样性如身体各部位外伤、感染性疾病、血液学紊乱、病理产科、各种手术后、代谢紊乱性疾病、放射性或肺动脉栓塞溶栓治疗及特殊检查后、各种药物中毒、误吸、癌症等。发病机制、病理变化和临床过程基本相似。ARDS 病理生理和临床过程与多种因素有关,且错综存在,互为影响。其途径可为通过吸入有害气体或酸性胃内容物(pH<2.5)直接损害肺泡和毛细血管壁,使血管通透性增加;严重肺挫伤使肺泡和肺脏小血管破裂,肺间质和肺内出血;因长骨骨折,脂肪栓塞于肺毛细血管,被肺脂肪蛋白酶转化为游离脂肪酸,可破坏血管膜,灭活肺表面活性物质。ARDS 最常见的病因是多发性创伤和脓毒血症,前者有约 5%~8%并发 ARDS,后者有 25%~42%并发 ARDS。总之在发病机制上除炎性介质、细胞因子、缺血-再灌注等作用外,要注意全身性炎症反应(SIR)与代偿性抗炎症反应(CAIR),氧供(DO_2)与氧耗(VO_2)、肠黏膜屏障破坏与细菌移居和毒素吸收等失衡与 ARDS 产生密切相关。

3. ARDS 临床表现

起病多急骤,典型临床经过可分 4 期:① 损伤期:在损伤后 4~6 小时以原发病表现为主,呼吸可增快,但无典型呼吸窘迫。X 线胸片无阳性发现。② 相对稳定期:在损伤后 6~48 小时,经积极救治,循环稳定。而后逐渐出现呼吸困难、频率加快、低氧血症、过度通气及二氧化碳分压($PaCO_2$)降低,肺体征不明显,X 线胸片可见肺纹理增多、模糊

和网状浸润影,提示肺血管周围液体急骤增多和间质性水肿。③ 呼吸衰竭期:在损伤后 24~48 小时,呼吸困难、窘迫和出现紫绀,常规氧疗无效,也不能用其他原发心肺疾病解释,呼吸频率加快可达 35~50 次/min,胸部听诊可闻及湿啰音、爆裂音。X 线胸片两肺有散在斑片状阴影或呈毛玻璃样改变,可见支气管充气征。血气分析氧分压(PaO_2)和 $PaCO_2$ 均降低,常呈代酸呼碱。笔者临床观察 ARDS 患者多喜安静平卧位而左心力衰竭肺水肿为烦躁不安半卧位。④ 终末期:极度呼吸困难和严重紫绀,出现神经精神症状如嗜睡、谵妄、昏迷等。X 线胸片示融合成大片状浸润阴影,支气管充气征明显。血气分析严重低氧血症、CO_2 潴留,常有混合性酸碱失衡,最终可发生循环功能衰竭。由于临床医生往往在发病 I 期处理不够及时有力,在 II 期又缺乏认识,III、IV 期出现典型表现才认识为时较晚,故晚近提出在 ARDS 早期有 ALI 概念,应在此阶段抓紧救治。同时强调重视肠黏膜屏障破坏与细菌移位,毒素吸收加剧 ARDS 发展。

4. 鉴别

4.1　ARDS 误诊急性左心衰竭肺水肿:两者鉴别见表2。ARDS 时由于严重低氧血症,机体高代谢引起心肌缺氧,代偿性心率加快,心排量可降低,加重肺高压和低氧血症,故肺与心两者互相影响,互为因果,但矛盾主要在肺,不是心脏。

4.2　与急性肺栓塞鉴别:多见于手术后或长期卧床者,血栓来自下肢深静脉或盆腔静脉。起病突然,常有咳嗽、胸痛、咯血、烦躁、冷汗、晕厥、恶心

呕吐等症状。体征：气急、脉细速、发绀、肺部湿啰音、哮鸣音、胸膜摩擦音、P_2亢进、血栓性浅表静脉炎体征和急性右心衰竭体征。

4.3 与严重肺炎鉴别：严重肺炎可引起ARDS，有些肺炎(如军团菌肺炎)有呼吸困难、低氧血症，但未发生 ARDS，鉴别点为此类肺炎 X 线胸片有肺实质大片浸润性炎症阴影，感染症状明显，氧疗有改善，用敏感抗生素可治愈。

4.4 与慢性阻塞性肺病鉴别：当肺有感染时，亦可出现呼吸困难、低氧血症，但常有慢性支气管炎、支气管哮喘反复发病过程，肺功能进行性减退，有小气道阻塞、肺气肿等临床表现，注意不要与ARDS 相混淆。

4.5 与特发性肺间质纤维化鉴别：此病常为慢性过程，但亦可呈亚急性发展有 I 型呼吸衰竭表现，尤其在合并肺部感染加重时，与 ARDS 表现相似，故有主张应属 ARDS，但本病 X 线胸片呈网状、结节状或蜂窝状改变，病程发展较 ARDS 缓慢，肺功能为限制性通气障碍等可作鉴别。

5. ARDS 诊断标准

国内外曾多次修订但未统一，而 1992 年美欧ARDS 专题会议制定了标准。1997 年 7 月中华急诊医学会和呼吸学会在长春联合召开 ARDS 研讨会，提出要与国际接轨。此次会议提出的诊断标准如下：① ARDS 原发病或诱因：如脓毒症、多发伤、胃内容物误吸、肺挫伤、重症肺炎、淹溺和急性胰腺炎等，多呈急性起病；② 呼吸困难甚至窘迫；③ 氧合指数<200 mmHg，不管呼气末正压(PEEP)水平的高低，但 FiO_2 最好在呼吸机密闭环路中测定；④ X 线胸片表现为肺纹理增多，边缘模糊，斑片状或大片阴影等间质性肺泡性改变；⑤ 肺毛细血管楔压<18 mmHg 或临床排除急性左心功能不全。

上述标准的氧合指数<300 mmHg 应诊断 ALI。

6. ARDS 与酸碱和电解质失衡

ARDS 早、中期表现为严重低氧血症常伴低碳酸血症呈现代酸呼碱，随着病情发展，各脏器损伤衰竭和电解质失衡可出现复杂双重或三重型酸碱失衡。危重病患者的酸碱失衡往往比较复杂，当代酸时 HCO_3^- 下降，但呼酸+代酸时 HCO_3^- 可无变化。在高氯性代酸并代碱时血 Cl 和 HCO_3^- 可以正常。当腹泻呕吐并存时亦可发生酸碱失衡相互抵消。为此在诊断酸碱紊乱时需注意：① 除同步查血气与电解质外，需查尿素氮(BUN)、肌酐(Cr)、乳酸、葡萄糖和渗透压等；② 危重病时有代谢和呼吸变化，应查明哪个是原发哪个是继发；③ 注意动态观察和自身前后对照；④ BUN/Cr 比例明显升高时，往往提示失水。

7. ARDS 救治

祛除病因是最关键最主要环节，亦是最棘手最困难问题。鉴于 ARSD 常由严重创伤、感染、休克、吸入性的肺损害、弥散性血管内凝血(DIC)等因素引起，故 ARDS 常是 MODS 重要组成部分，而增加机体免疫力，加强抗感染，保护胃肠黏膜屏障和呼吸道功能甚为重要。ARDS 本身救治如下：

7.1 机械通气：是目前 ARDS 最重要且无可替代手段之一。当发生 ARDS 时常仅有 20％～30％肺泡可以通气，采用常规潮气量(10～15 ml/kg)可致通气肺泡过度扩张而致肺泡泄漏、肺间质气肿和系统性气体栓塞等并发症，造成肺泡上皮和血管内皮过度牵拉伤和高通透性肺泡水肿和肺气压伤，故建议采用小潮气量(4～7 ml/kg)。最近发现常规潮气量可造成肺部细菌等病原体被动逆行进入血流，故需注意避免气压-容积伤。通气模式国内外一致公认呼气末正压通气(PEEP)是有效合理模式，有利于防止呼气肺泡萎陷，提高 PaO_2(肺泡氧分压)，改善氧合，增高肺顺应性，但不宜过高，否则会产生气压伤，影响心排量。为此提出"允许性高碳酸血症"概念和寻找"最佳 PEEP 值"，压力宜渐升缓降，防止吸痰和脱管时压力骤降的严重不良反应。此外需加强气道湿化和气道管理。

7.2 药物治疗：① 液体量：一般应适当控制，以最佳有效血管内容量来维持有效循环功能，使肺处于相对"干"状态，使肺小动脉楔嵌压(PAWP)维持 10.3～10.8 mmHg。必要时可用利尿剂。② 肾上腺素糖皮质激素：在 ARDS 早期使用中至大剂量(地塞米松 10～20 mg，每 6～8 小时静注 1 次，3～4 天后迅速减量，1～2 周内撤毕)，危急时亦可气管内给地塞米松 5～10 mg，每 1～2 小时 1 次，或用甲基强的松龙。一般用短疗程冲击疗法，但亦有主张长疗程。③ 强心与血管扩张剂：心与肺机制两者相互依赖、相互影响、相互作用，当ARDS 低氧血症时必然造成心肌缺氧、心功能不全，继而引起肺淤血、肺高压、肺水肿等加重ARDS。强心药可改善心功能，增加心排量。血管扩张剂不仅减轻心脏前后负荷，改善微循环，更重要的是降低肺高压，减少肺循环短路开放，解除支气管痉挛等有利于通气改善和纠正低氧血症。一般采用多巴胺+多巴酚丁胺(必要时加阿拉明)和酸妥拉明+硝酸甘油分别联合静滴。④ 晶体与胶体：补液性质存在争议，ARDS 早期宜补高渗晶体液

（如 10％葡萄糖液，1.3％～1.5％氯化钠液），以避免肺水肿加重。胶体在 ARDS 的应用看法不一，有主张不宜补胶体，防止毛细血管渗漏加重；有认为 ARDS 患者多有低蛋白血症，胶体渗透压下降加重肺水肿，尤其补充白蛋白等胶体是有益的；还有研究认为 ARDS 时白蛋白作为一种保护代偿机制应予输注。当然一旦出现全身性渗漏综合征则补胶体可能无效，反使渗漏加重。

表 2　ARDS 与心源性肺水肿鉴别

项　　目	ARDS	心 源 性 肺 水 肿
临床表现	起病慢	走病快
	呼吸极度窘迫	呼吸较快
	发绀明显	发绀轻至中度
	精神状态安静，能平卧	不安、焦虑、不能平卧
痰	血样泡沫	白色或粉红色泡沫
胸部体征	湿啰音少，呈爆裂样	多、小、中等湿啰音，肺底多
X 线改变	比体征出现早，且重于体征，周边部明显	X 线改变与体征同时出现，近肺门部明显，治疗后吸收快
血气分析	低氧血症明显，吸氧改善慢	轻度低氧血症，吸氧改善快
肺楔压(kPa，1 kPa＝10.20 cmH$_2$O)	＜24 kPa	＞24 kPa，如＞3.3 kPa 可肯定
气道分泌物蛋白浓度	高	低
气道分泌物蛋白含量/血浆蛋白比值	＞0.7	＜0.5
治疗反应	对强心、利尿剂、扩血管药的即刻疗效不明显	对强心、利尿、扩血管药治疗反应好

7.3　治疗新进展：晚近国外对 ARDS 采用下列新疗法：① 部分液体通气（partial liquid ventilation，PLV）：采用每日向气管内滴入全氟碳液（perfluorocarbon，PFC），剂量 3 ml/kg，使之完全或部分代替空气进行呼吸。其作用机制：PFC 有较高的携带 O$_2$ 和 CO$_2$ 能力，是较理想的肺内气体交换媒介，可改善肺顺应性，提高 PaO$_2$ 和存活力。② 一氧化氮（NO）吸入治疗：由于 NO 可选择性扩张有效通气区域的肺血管，从而改善通气与灌注比（V/Q），提高 PaO$_2$，当 NO 进入血液循环后迅速与血红蛋白结合而灭活，对体循环无影响，故对 ARDS 治疗安全有效。③ 由于 ARDS 患者多仰卧位，根据 ARDS 时静脉压效应重力依赖性肺水肿，CT 显示背侧肺密度增高，俯卧位对 ARDS 低氧血症有明显改善作用，其作用机制为改善血流和通气再分布，使背侧局部肺不张而得到复张，有利于气道分泌物清除。Dupont 等报道俯卧位比吸入 NO 疗效还好，但两者亦可结合治疗。④ 体外膜肺（ECMO）替代治疗：鉴于 ARDS 肺难以进行气体交换，运用体外循环原理与装置进行膜肺方式工作，以改善低氧血症，若长期应用并发症较多。⑤ 肺表面活性物质（PS）：ARDS 治疗较早提出，在新生儿呼吸窘迫综合征（IRDS）已有成功报道。在成人 ARDS 采用 PS 滴入气道或气溶胶吸入，短期内能改善肺顺应性，提高 PaO$_2$，但目前尚存在价格昂贵、操作不便、有过敏反应等问题。⑥ 静脉内气体交换（intravascular gas exchange，IVGE）：采用血管内氧合器（IVOX），即将 IVOX 管从股静脉送至上腔静脉，通过特制纤维网套进行气体弥散与交换，为晚近开展的一项创伤性救治技术，以解决 ARDS 肺衰竭和严重低氧血症问题，但有感染、凝血块、血栓等并发症有待进一步改进。⑦ 其他：寻找炎性介质，细胞因子单克隆抗体，如何提高机体免疫功能，控制感染和恢复 SIRS/CARS 平衡等方法，以提高 ARDS 救治成功率。（2000 年 9 月撰写）

加强对急性呼吸衰竭的救治

景炳文

急性呼吸衰竭(简称呼衰)是急诊科和ICU中常见的疾患,多因缺氧、CO_2潴留等造成脑、心等重要器官损害。一旦出现,必须寻找和消除病因,然后根据临床区分呼衰类型:Ⅰ型为低氧低碳酸血症,Ⅱ型为低氧高碳酸血症。治疗则要根据发病机制的不同进行救治。病理生理常见4种情况:① 呼吸泵功能障碍:肺本身功能良好,常因脑、脊髓神经、肌肉和胸廓胸膜等疾病造成呼吸驱动力不足或呼吸运动受限,引起呼衰;② 肺弥散功能障碍:多见于肺本身或肺循环障碍、肺间质肺泡弥散障碍;③ 肺氧合功能障碍:常由于肺动静脉短路开放,通气/血流(V/Q)失衡,肺静脉血氧减少而不能在肺内氧合;④ 通气障碍:由于气道阻塞、支气管痉挛使氧和二氧化碳不能自由进出。但患者常为多种障碍混合存在,故应注意综合分析。紧急救治时,在消除病因的基础上,应按病理生理变化进行处理。

1. 药物选择

1.1 呼吸兴奋药(可拉明、洛贝林等)

传统上认为对呼衰均可使用呼吸兴奋药,但从病理生理来认识,大多缺乏合理性。因为气管堵塞导致通气困难、肺部炎症、间质肺泡水肿,甚至ARDS肺动静脉短路开放、血气胸等引起的限制性呼吸障碍都不适合使用呼吸兴奋药,而且,心源性急性肺水肿呼吸衰竭的处理需用吗啡等镇静呼吸抑制药。如今在欧美,呼吸兴奋药基本被淘汰,但在我国仍普遍使用。目前临床上仅对既缺氧又有二氧化碳潴留的COPD患者应用,在应用呼吸机又害怕发生呼吸机依赖性和相关性肺炎时,可以考虑小剂量使用呼吸兴奋药。

1.2 支气管和血管扩张剂(酚妥拉明、茶碱、硝酸盐和硫酸镁制剂等)

这类药物能改善肺和心的供血供氧,在急性呼衰治疗中应用较合理,疗效较好,但要注意对血压下降和心率增快等进行监测。

1.3 抗生素

急性呼衰患者常伴肺内或肺外感染,在未找到确切病原体前,按经验使用抗生素。有的医生一开始就采用高级别、大剂量的三代、四代头孢和碳青霉烯类(如泰能、美平等),而且对于极严重感染合并休克、MODS行"降阶梯治疗",结果造成细菌、真菌、病毒等混合感染。笔者认为寻找感染部位性质和病原体,采用手术、穿刺引流和敏感抗生素,同时加强院内感染的预防,重视营养,增强免疫,利用对机体有益微生态制剂,对抗肠源性肺感染。总之,对抗菌药物的选择要严格,使用要合理,针对性要强。

1.4 糖皮质激素

这类药物具有抗炎、抗毒素、抗过敏、抗休克等作用,在急性呼衰中应用较频繁,较广泛,有时具有良好速效作用;但在使用时要掌握适应证,以及用与不用,剂量大或小,疗程长或短等问题。临床上应强调指征要严,不能随便作退热药,一般不宜大剂量运用。对严重低氧血症,如呼吸道误吸、ARDS、哮喘持续状态、呼衰伴休克等患者,应采用大剂量冲击疗法,一旦生效,则快速减量。笔者认为在急性呼吸衰竭时应用气管插管呼吸道给药法常可取得较好疗效。

近年研究表明,内源性一氧化氮在病理情况下可过量生成,呼吸道高浓度的一氧化氮使血管通透性增加,黏膜充血。吸入地塞米松能阻止细胞因子诱导支气管上皮细胞诱生型一氧化氮合酶的合成,从而降低气道内一氧化氮含量。因此,气道内注入地塞米松有利于提高肺的顺应性,降低气道压力,提高动脉氧分压,明显改善呼吸功能。局部应用糖皮质激素同样能达到抗炎保护细胞膜稳定、降低毛细管通透性的目的。同时可以最大限度地减少大剂量激素的不良作用。

2. 呼吸机使用

2.1 指征与方式选择

凡急性呼吸困难、低氧血症、鼻导管或面罩给氧不能纠正者,均适用机械通气。对有创或无创通气的选择:经鼻(ICU患者尽量避免经口)插管或气管造瘘术机械通气的优点是吸痰容易且疗效可靠,缺点是与呼吸机相关性肺炎和肺部感染发生率甚高;由于无创通气技术不断改善,使得并发症不断减少,但对急性肺损伤(ALI)、ARDS和严重低氧血症患者还应采用有创机械通气。

2.2 机械通气策略

2.2.1 潮气量

为避免肺气压伤,潮气量宜小不宜大,一般采用 $8\sim12$ ml/kg。尤其在 ARDS 被称为"小肺"或"婴儿肺"时,由于大量肺泡发生水肿和萎陷,常有 $70\%\sim80\%$ 肺组织受累或不张,顺应性下降,常规潮气量必然引发肺气压伤,故宜采用 $4\sim7$ ml/kg 小潮气量。

2.2.2 吸呼比

吸呼比调整与"允许性高碳酸血症"一般为 $1:1.5\sim1:2$,按照发病原因和病理生理变化及血气分析调整吸呼比。吸气延长有利供氧,且可形成内源性 PEEP(PEEPi),这有助于肺泡保持复张状态,改善 V/Q 比值。在心血管功能允许情况下,必要时采用反比呼吸,容易造成二氧化碳潴留。研究显示,实施"允许性高碳酸血症"($PaCO_2<100$ mmHg)有利于 ARDS 治疗。

2.2.3 最佳 PEEP 值

PEEP 虽然可防止呼气末肺泡塌陷,增加残气量,改善肺顺应性和 V/Q,提高 PaO_2 值,但可使胸内压增加,回心血量和心排量均减少,加重组织缺氧,故必须寻找最佳 PEEP 值,解决上述矛盾。并注意在气道湿化吸痰、换套管时 PEEP 骤降的危险,需强调 PEEP 宜渐升缓降,以避免发生心功能不适应的危险性。

2.2.4 气流模式选择

呼吸机使用模式多为容量控制、压力支持 SIMV 等。经研究减速气流可改善 V/Q 比值,改善氧合,使患者易耐受,减少人机对抗。

《容积标限压力控制通气时吸入沙丁胺醇对呼吸衰竭患者通气参数的影响》一文,是介绍一种闭环控制机械通气技术,即对每一次通气进行双重控制原理的通气技术,它包括压力调节容器控制(PRVC)、自动交流(autoflow)和容积标限压力控制(VTPC)等通气模式,研究目的是对接受机械通气治疗的呼吸衰竭患者在吸入沙丁胺醇(支气管扩张剂)前后的相关通气参数变化进行观察。结果显示,VTPC 可在较低气道压的情况下完成预期的通气目标,人机协调性更佳。VTPC 时气道压的高低取决于静态顺应性,且不受气道阻力的影响。目前 VTPC 通气技术临床应用不多,有待今后进一步实践。

2.2.5 纠正低氧血症

难治性低氧血症是严重 ARDS 的突出特点,有时机械通气还不能完全缓解。一旦出现 ARDS,患者要接受一系列的加强治疗,如各种机械通气模式,不同水平的 PEEP,有时使用允许高碳酸血症性通气,有的 ICU 采用俯仰通气、液体通气、NO 吸入治疗等,但仍然有不少患者因肺部气体交换严重障碍而不能纠正低氧血症。目前对体外膜氧合器(ECMO)的研究较多。ECMO 的使用是不依赖于肺的功能,可以显著改善低氧血症;尽管在患儿发生 ARDS 时应用可降低病死率,但多中心随机研究指出,用 ECMO 治疗成人的生存率与传统通气治疗相比,差异无显著性意义。蒋进军等研究结果显示,ECMO 能改善急性肺损伤的氧供,但是对肺动脉压力的升高,没有降低作用,而且血浆中多种细胞因子(IL-6、IL-8 和 IL-9)显著升高。因此,为了更合理的使用 ECMO,应该从两方面处理:一是改变 ECMO 的纤维表面涂层,使之与血液相容性更好,以减少炎性反应;二是通过清除血浆中炎症因子,如联合进行血液净化治疗。这个研究可能代表了未来 ARDS/ALI 的一种治疗思路。另外,肺泡表面活性物质用于新生儿呼吸窘迫综合征获得较好疗效,成人 ARDS 的救治运作深入探索亦有进展,望临床不断总结。

3. 必要措施

当前较普遍存在着湿化不够、痰痂痰块丛生不断、肺不张屡见不鲜。由于"层流"设备缺乏,肺部感染无法控制而造成死亡。为此,如何加强改善气道湿化和翻身叩背是 ICU 中突出课题。

肺泡塌陷、肺容积减少是急性肺损伤的病理生理特点,吸痰可加重肺泡塌陷和低氧血症,因此,吸痰后必须采取一定的措施,以促进吸痰所导致塌陷肺泡的复张。由陈永铭等报道的《控制性肺膨胀对急性肺损伤绵羊吸痰后肺复张容积的影响》一文,证实吸痰后可加重肺泡塌陷,使肺容积减少,而实施控制性肺膨胀则可明显促进肺泡复张。控制性肺膨胀能复张塌陷的肺泡,改善肺的顺应性,减少吸痰导致的低氧血症。因此,吸痰后予以控制性肺膨胀,操作简单,易于实施,在临床上有很大的推广价值。

总之要提高急危重患者救治成功率,如何加强呼吸衰竭诊治显得格外重要,望同道们共同努力。(2004 年 5 月撰写)

急性呼吸窘迫综合征(ARDS)

景炳文

1. 概述

早在 1945 年,第一次世界大战的随战军医首次记载 ARDS 临床与胸部 X 线表现及病理改变,曾被命名"创伤后肺衰竭"、"肺透明膜病"、"肺微栓塞"、"休克肺"、"白肺综合征"等 40 余种名称。

表1　ARDS 的同义名词

1. 湿肺	16. 低氧性过度换气
2. 伤后肺	17. 外伤后肺不张
3. 灌注肺	18. 外伤后肺功能不全
4. 泵肺	19. 肺挫伤
5. 休克肺	20. 低血流肺综合征
6. 氧中毒肺	21. 呼吸功能不全综合征
7. 呼吸器肺	22. 进行性肺功能不全
8. 充血性肺不张	23. 空气栓塞综合征
9. 出血性肺不张	24. 肺微栓子栓塞综合征
10. 出血性肺综合征	25. 白肺综合征
11. 进行性肺僵硬	26. 脂肪栓塞综合征
12. 成人呼吸窘迫综合征	27. 肺水肿
13. 进行性呼吸窘迫	28. 输血后综合征
14. Melrose 肺	29. 成年透明薄膜病
15. DaNang 肺	30. 移植肺

直到 1967 年,Aschbaugh 观察 12 例患者临床表现、胸片及病理改变均类似婴儿呼吸窘迫综合征(IRDS),为了区别后者提出了"成人呼吸窘迫综合征"(adult respiratory distress syndrome,ARDS),但本征亦发生在青少年,且为急性发病,于 1992 年在西班牙召开 ARDS 欧美联席会议上,提出用急性(acute)代替成人(adult),并将急性肺损伤(acute lung injury,ALI)引入为 ARDS 前期,而 ARDS 为重度 ALI 概念。在美国每年约有 15 万 ARDS 患者,其病死率仍达 40%～70%,若伴脓毒症则高达 90%。虽然 ARDS 共同基础是肺泡-毛细血管急性损伤,通透性增加,透明膜形成和肺泡萎陷,造成通气与血液比例失调,分流量增加,但其原发病多达 100 余种。有的按对肺损伤关系将病因分为直接和间接两类,前者包括误吸、肺脂肪栓塞、肺部感染等,称原发性 ARDS,后者包括严重感染、创伤、休克、全身炎症反应综合征(SIRS)等,称继发性 ARDS。大量研究表明,80% 以上 ARDS 发生于原发病后 24～48 小时,而脓毒症多于 6 小时内并发 ARDS。ARDS 常是多器官功能障碍综合征(MODS)肺衰竭的临床表现。

2. 病因和发病机制

ARDS 的病因复杂多样性(见表 2)。但发病机制、病理变化和临床过程基本相似。ARDS 病理生理和临床过程与多种因素有关,且错综存在,互为影响。其途径可为通过吸入有害气体或酸性胃内容物(pH<2.5)直接损害肺泡和毛细血管壁,使血管通透性增加;严重肺的挫伤可使肺泡和肺脏小血管破裂,肺间质和肺内出血;因长骨骨折,脂肪栓塞于肺毛细血管,被肺脂肪蛋白酶转化为游离脂肪酸,可破坏血管膜,灭活肺表面活性物质。ARDS 最常见的病因是多发性创伤和脓毒症,前者有 5%～8% 并发 ARDS,后者为 25%～42%。

表2　ARDS 的各种致病因素

1. 外伤	烧伤
胸部伤:肺挫伤	脂肪栓塞
头部伤	休克(出血性或创伤性或感染性、过敏性或心源性)
其他部位多发伤	2. 疾病
骨折	(1)感染

细菌性肺炎	肺动脉栓塞溶栓治疗后
病毒性肺炎	6. 特殊检查后
霉菌性肺炎（罕见）	用乙碘油淋巴造影术后
革兰阴性脓毒症	7. 药物
脓毒性休克	胺碘酮
（2）血液学紊乱	氯氮（利眠宁）
DIC	巴比妥类
体外循环长时间灌注后	右旋糖酐 40
血液透析后	秋水仙碱
用尼龙纤维作白细胞分离后	环孢菌素
（3）病理产科	海洛因
妊娠期间急性肾盂肾炎	白细胞凝集素（Leuko-agglutinin）
妊娠绒毛膜上皮癌栓塞	美沙酮
羊水或空气栓塞	水杨酸盐类
妊娠高血压综合征	链激酶
子宫瘤	噻嗪类
死胎	8. 误吸
3. 手术后	胃呕吐物（pH<2.5）
体外循环下心脏手术后	濒死性溺水
肺移植后	9. 气体吸入
门腔静脉分流术后	氧中毒、二氧化氮（NO_2）
4. 代谢紊乱	烟雾、氨、光气
急性胰腺炎	10. 其他
糖尿病酮体酸中毒	肺栓塞
尿毒症	肺源性感染
5. 治疗	颅内压增高
有限胸部放射治疗后	癌症

2.1　前炎症反应细胞因子（proinflammatory response cytokines，PIC）与巨噬细胞　目前认为 PIC包括 TNFα、IL-1、IL-2、血小板活化因子（PAF）、IFN-γ 和 PLA_2 等，其中主要为 TNFα。PIC进一步激活多核白细胞（PMN）和内皮细胞等效应细胞，并释放氧自由基（OR）、蛋白酶等加速花

生四烯酸(AA)代谢,释放血栓素(TXA$_2$)、前列环素(PGI$_2$)等炎症介质。TNFα激活 PMN、内皮细胞、血小板等,则进一步释放 OR、脂质代谢产物、溶酶体酶等炎症介质,形成瀑布效应(cascade effect)。巨噬细胞(Mφ)为多功能细胞,主要来自骨髓内多核细胞,在机体的防御中起重要作用。肺内巨噬细胞根据所在部位不同,分为不同的亚型,包括肺泡巨噬细胞(AM)、肺间质巨噬细胞(IM)、肺血管内巨噬细胞(PM)、胸膜 Mφ、血管 Mφ、支气管壁 Mφ和树突状细胞等。① AM 主要分布在肺泡腔内,匍行在肺泡膜表面的游离细胞和常驻的吞噬细胞(resident phagocyte),位于肺泡上皮表面的一层衬液中,是体内惟一能与空气接触的细胞群,组成肺组织的第一道防线。AM 产生抗病原体炎症介质的能力较强,若产生和释放适量的 TNFα、IFN-γ、OR 和 NO 等;这些炎症介质与 AM 的吞噬功能相辅相成,有效杀灭侵入机体的病原体。因此,AM 具有较强地杀灭病原体的功能。严重感染时,TNFα、IL-1、IL-2、IL-8、PAF、IFN-γ 等是 AM 最早期大量释放的炎症介质。② IM 因与间质内其他细胞及细胞外基质密切接触,具有很大的调节功能,形成肺脏防御的第二道防线。IM 的吞噬细胞和释放炎症介质(如 TNFα、IFN-γ、OR 和 NO 等)的能力明显低于 AM,但却有较强的分泌 IL-1、IL-6,表明 AM 杀伤能力较强,而 IM 却以免疫功能为主。IM 分泌的各种炎症介质与 AM 的吞噬功能相辅相成,有效杀灭入侵的病原体。③ PIM 是晚近才发现的,它不仅参与 ALI 的发病过程,而且还证明 PIM 也产生 OR、溶酶体酶、前列腺素(PGs)、白三烯(LTs)等炎症介质,在引发 ALI 的过程中发挥一定的作用。

2.2 二次打击学说与瀑布效应　1985 年 Deitch 提出严重创伤、烧伤、严重感染、大手术、脓毒性休克、肠道细胞移位(translocation)、失血后再灌注、大量输血(液)等均可构成第一次打击,使机体免疫细胞处于被激活状态;如再出现第二次打击,即使程度并不严重,也可引起失控的过度炎症反应。首先 Mφ 的被激活,并大量释放 PIC;然后又激活 Mφ、PMN 等效应细胞,并释放大量炎症介质,再激活补体、凝血和纤溶系统,产生瀑布效应,形成恶性循环,引发 ARDS。机体处于高代谢状态、高动力循环状态及失控的过度炎症反应。其次,OR 本身形成恶性循环。OR 是重要的炎症介质之一,Mφ 和 PMN 等细胞被激活后,可释放大量 OR,而 OR 又可使 Mφ 和 PMN 在炎症区聚集、激活,并释

放溶酶体酶等,损伤血管内皮细胞。OR 包括超氧阴离子(O$_2^-$)、羟自由基(·OH)和单线态氧(^{1}O$_2$)。H$_2$O$_2$ 虽不是 OR,却是一种毒性氧。当呼吸爆发时,吞噬细胞所摄取的几乎全部为还原的 O$_2$,而80％的 O$_2$ 又被歧化为 H$_2$O$_2$,又形成毒性极强的·OH;机体对 H$_2$O$_2$ 又无相应的清除剂。H$_2$O$_2$ 可在髓过氧化酶(PMO)的作用下,转化为次氯酸等有害物质。

2.3 氧供(oxygen delivery,DO$_2$)与氧耗(oxygen consumptin,VO$_2$)　DO$_2$ 表示代谢增强或灌注不足时血液循环的代偿能力。VO$_2$ 表示组织耗去的氧量,是检测病人高代谢率最可靠的指标。生理条件下,氧动力学呈氧供非依赖性(oxygen supply indepndent)VO$_2$,即血液通过组织时,依靠增加氧的摄取以代偿之。但在病理条件下,如严重休克、感染、ARDS 等,由于失去代偿而出现组织摄氧障碍发生缺氧。因为① 微血管自主调节能力丧失,DO$_2$ 与 VO$_2$ 不匹配;② 微血栓使毛细血管的数量减少;③ 因组织水肿,使氧进入细胞内的距离加大,时间延长。由于 ARDS 患者的微循环和细胞线粒体功能损伤,DO$_2$ 与 VO$_2$ 必然发生障碍。正常情况下,DO$_2$ 与 VO$_2$ 是血液循环中一对密切相关的有机整体,其主要功能之一就是氧运输(oxygen transport),并保持 DO$_2$ 稳定;当 ARDS 发生高代谢状态时,VO$_2$ 随 DO$_2$ 的升高而升高,DO$_2$ 不能满足需要,导致组织灌注不足,氧运输和氧摄取发生障碍;此时即使 DO$_2$ 正常或增加,仍然发生氧供依赖性 VO$_2$。危重病人如出现 VO$_2$ 降低,示意死亡率的升高。当抢救 ARDS 病人时,如血流动力学和氧运输模式(pattern)良好,代偿能力也好,则存活率高。提示这些指标是 ARDS 和危重病人对组织灌流和氧合的代偿反应能力。VO$_2$ 或 DO$_2$ 持续降低,是预后不良的重要预警指标。

脑内葡萄糖和糖原的贮量极少,一旦脑血断流2~4 分钟,无氧代谢便停止。5 分钟后三磷酸腺苷(ATP)便耗尽,所有需能反应(如钠泵和钙泵功能、蛋白质、核酸和脂质合成等)便全部停止。当缺氧再灌注后,下丘脑-体-肾上腺轴功能受损,血中 ACTH 明显升高,机体内环境平衡紊乱。

2.4 肠黏膜屏障衰竭与细菌移位　胃肠黏膜的完整性是分隔机体内外环境,使免受细菌和毒素侵袭的天然免疫屏障。创伤、休克、应激、缺血再灌注和禁食等均可导致胃肠黏膜损伤,引起炎症反应中持续性刺激,造成胃黏膜屏障衰竭与细菌移位,这已得到证实。胃肠黏膜的供血有两个特征,一是

胃肠黏膜的血管袢中"发夹状",易出现动静脉短路分流;另一因血管多呈直角状分支,如血流过快时,红细胞可有"跳跃"现象,使血管内的血含氧量下降。因此,胃肠黏膜对缺氧再灌注的反应非常敏感,而又极易出现缺氧现象,故往往在危重病人的早期阶段,便发生胃肠黏膜屏障衰竭和细菌移位。故发病早期,胃肠道是易受损的器官之一,尤其是胃肠黏膜屏障功能受到破坏后,导致胃肠道内的细菌和内毒素的吸收,激活效应细胞并释放大量的炎症介质,引发 SIRS 和 ARDS。因此,胃肠黏膜屏障功能失调、肠源性脓毒症和失控的全身炎症反应与 MODS 之间呈因果关系。

2.5 全身炎症反应(SIR)与代偿性抗炎症反应(compensatory antiinflammatory response,CAIR)两者是机体对立的两个方面,如保持平衡,则机体内环境得以稳定,免疫功能良好;否则,机体如发生严重创伤或感染的早期,SIR 占优势,效应细胞被激活并释放大量炎症介质,引发 SIRS 和 ARDS。因此,应如何增强机体 CAIR,也是目前研究的热点。如能阻断 SIR 的发展是十分重要的,对预防和减轻 ARDS 的病情,具有临床的治疗意义。探索抗 TNFα 抗体、抗 TNFα 受体抗体、抗白三烯(LTs)受体拮抗剂等在动物实验方面虽取得一些进展,但迄今在临床方面尚无突破性的进展,是前进中的一个难点。

3. ARDS 临床表现

起病多急骤,典型临床经过可分 4 期。

3.1 损伤期:在损伤后 4～6 h 以原发病表现为主,呼吸可增快,但无典型呼吸窘迫。X 线胸片无阳性发现。

3.2 相对稳定期:在损伤后 6～48 h,经积极救治,循环稳定,而逐渐出现呼吸困难、频率加快、低氧血症、过度通气、$PaCO_2$ 降低肺体征不明显、X 线胸片可见肺纹理增多、模糊和网状浸润影,提示肺血管周围液体急骤增多和间质性水肿。

3.3 呼吸衰竭期:在损伤后 24～48 h 呼吸困难、窘迫和出现发绀,常规氧疗无效,也不能用其他原发心肺疾病来解释;呼吸频率加快可达 35～50 次/min,胸部听诊可闻及湿啰音。X 线胸片两肺有散在斑片状阴影或呈毛玻璃样改变,可见支气管充气征。血气分析 PaO_2 和 $PaCO_2$ 均降低,常呈代酸呼碱。作者临床观察 ARDS 患者多喜安静平卧位而左心衰肺水肿为烦躁不安半卧位。

3.4 终末期:极度呼吸困难和严重发绀,出现神经精神症状,如嗜睡、谵妄、昏迷等。X 线胸片示融合成大片状浸润阴影,支气管充气征明显。血气分析严重低氧血症、CO_2 潴留,常有混合性酸碱失衡,最终可发生循环功能衰竭。由于临床医生往往在一期原发病处理不够及时有力,在二期又缺乏认识,三、四期出现典型表现才认识,已为期较晚,故晚近提出在 ARDS 早期有急性肺损伤(ALI)概念,应在此阶段抓紧救治。同时强调重视肠黏膜屏障破坏与细菌移位,毒素吸收加剧 ARDS 发展。实验证明中医所谓"肺与大肠表里"是有一定理论根据的。

4. 鉴别与诊断

由于对 ARDS 认识不足,经验不够,容易误诊漏诊,将 ARDS 误诊急性左心衰竭肺水肿,两者鉴别见表3。

表3　ARDS 与心源性肺水肿鉴别

	ARDS	心源性肺水肿
临床表现	起病慢	快
	呼吸极度窘迫	较快
	发绀明显	轻至中度
	精神状态安静,能平卧	不安、焦虑,不能平卧
痰	血样泡沫	白色或粉红色泡沫
胸部体征	湿啰音少,呈爆裂样	多、小、中等湿啰音,肺底部多
X 线改变	比体征出现早,且重于	与体征同时出现,近肺门部
	体征,周边部明显	明显,治疗后吸收快
血气	低氧血症明显,吸氧改善慢	轻度低氧血症,吸氧改善快

	ARDS	心源性肺水肿
肺楔压	<18 mmHg(2.4 kPa)	>18 mmHg,如>25 mmHg 可肯定
气道分泌物蛋白浓度	高	低
气道分泌物蛋白含量/血浆蛋白	>0.7	<0.5
治疗反应	对强心、利尿剂、扩血管药的即刻疗效不明显	对强心、利尿、扩血管药治疗反应好

注意在 ARDS 时,由于严重低氧血症,机体高代谢引起心肌缺氧,代偿性心率加快,心排量可降低,加重肺高压和低氧血症,故肺与心两者互相影响,互为因果;但矛盾主要方面在肺,不是心脏。

此外尚需与下列疾病鉴别。

(1)急性肺栓塞:多见于手术后或长期卧床者,血栓来自下肢深静脉或盆腔静脉。起病突然,常有咳嗽、胸痛、咯血、烦躁、冷汗、晕厥、恶心呕吐等症。体征:气急、脉细速、发绀、肺部湿啰音、哮鸣音、胸膜摩擦音、P_2 亢进、血栓性浅表静脉炎体征和急性右心衰竭体征。

(2)严重肺炎:可引起 ARDS,但亦有些肺炎(如军团菌肺炎)有呼吸困难、低氧血症,但并未发生 ARDS,鉴别此类肺炎摄 X 线胸片,显示有肺实质大片浸润性炎症阴影,感染症状明显,氧疗有改善,应用敏感抗生素可获治愈。

(3)慢性阻塞性肺病:当肺有感染时,亦可呼吸困难、低氧血症,但常有慢性支气管炎、支气管哮喘反复发作过程,肺功能进行性减退,小气道阻塞,肺气肿等临床表现,注意不要与 ARDS 相混淆。

(4)特发性肺间质纤维化:此病常为慢性过程,但亦可呈亚急性发展,有 I 型呼吸衰竭表现,尤其在合并肺部感染加重时,与 ARDS 表现相似,故有主张应属 ARDS;但本病 X 线胸片呈网状、结节状或蜂窝状改变,病程发展较 ARDS 缓慢,肺功能为限制性通气障碍等可作鉴别。

ARDS 诊断标准:国内外曾多次修订但未予统一,而 1992 年美欧 ARDS 专题会议制定了标准。1997 年 7 月中华急诊医学会和呼吸学会在长春联合召开 ARDS 研讨会提出与国际接轨,现将诊断标准列于下:

(1)ARDS 的原发病或诱因,如脓毒症、多发伤、胃内容物误吸、肺挫伤、重症肺炎、淹溺和急性胰腺炎等,多呈急性起病。

(2)呼吸困难,甚至窘迫。

(3)氧合指数 PaO_2/FiO_2 <26.7 kPa,不管 PEEP 水平的高低,但 FiO_2 最好在呼吸机密闭环路中测定。

(4)X 线胸片表现为肺纹理增多,边缘模糊,斑片状或大片阴影等间质性肺泡性改变。

(5)肺毛细血管楔压<18 mmHg(2.4 kPa)或临床排除急性左心功能不全。上述标准的氧合指数<300 mmHg(40.0 kPa)应诊断 ALI。

5. ARDS 与酸碱和电解质失衡

ARDS 早、中期表现为严重低氧血症,常伴低碳酸血症,呈现代酸呼碱,随着病情发展,各脏器损伤衰竭和电解质失衡可出现复杂双重或三重型酸碱失衡,现将主要变化特点作一简要阐述。

5.1 呼碱并代碱:ARDS 早期,过量使用碱性药物、排 K^+ 利尿剂和糖皮质激素等因素引起代碱。当 HCO_3^- 代偿性下降误认为代酸而不适当补碱,势必造成呼碱基础再合并代碱,严重者可危及生命,需注意“低钾性碱中毒,碱中毒并低钾”,故当血 HCO_3^- 下降同时伴血 K^+ 下降,应想到有呼碱的可能。呼碱并代碱特点:① 呼吸深、大、快,过度换气;② $PaCO_2$ 多下降;③ HCO_3^- 多升高或正常;④ pH 极度升高;⑤ 血 K^+ 下降;⑥ 血 Cl^- 下降或正常;⑦ 血 Na^+ 下降或正常;⑧ PaO_2 下降;⑨ AG 阴离子间隙(anion gap,AG 即 AG＝Na^+－(Cl^-＋HCO_3^-),正常值 8~16 mmol/L),正常或轻度升高。

5.2 呼酸并代酸:在 ARDS 病程晚期出现。特点:① 临床上常有休克、微循环障碍、心肺肾等功能损害、感染、高代谢和呼吸浅快等;② $PaCO_2$ 多升高或正常;③ PaO_2 下降或正常;④ pH 极度下降;⑤ 血 K^+ 升高;⑥ 血 Cl^- 多升高或正常;⑦ 血 Na^+ 下降或正常;⑧ PaO_2 下降。

5.3 呼碱并代酸:危重病救治中代酸是主要的,而呼碱常是继发代偿,但 ARDS 早期应首先救治低氧血症伴呼碱。特点:① 临床可有休克、低氧血症、脏器缺血功能受损、呼吸深、大、快;② pH 可正常；③ $PaCO_2$ 下降；④ HCO_3^- 多下降；⑤ PaO_2 下降；⑥ ABE 常负值；⑦ AG 升高。

5.4 呼酸并代碱：此多在重症 ARDS 合并低钾低氯高钠等变化。特点：① 临床病情危重多行机械通气；② pH 可正常；③ $PaCO_2$ 升高；④ HCO_3^- 升降均可；⑤ PaO_2 下降；⑥ ABE 常为正值；⑦ 血 K^+、Cl^- 下降，Na^+ 可升高。

5.5 代酸并代碱：代酸合并严重呕吐或补碱过多，血 pH 可正常，BE、BB、$PaCO_2$ 均可互相抵消，但 AG>16。

5.6 三重酸碱失衡（TABD）：晚近提出新型混合型酸失衡，即三重酸碱失衡（triplex acid-base disorders，TABD）。因 ARDS 病人严重缺氧、休克、肝肾功能损害、使用糖皮质激素、排 K^+ 利尿剂、不适当补碱和上消化道出血时均可出现呼碱型 TABD，即呼碱＋代酸＋代碱。特点：① $PaCO_2$ 多下降；② HCO_3^- 多下降或正常；③ pH 升高或正常；④ 血 K^+ 多下降；⑤ 血 Cl^- 升高或正常；⑥ 血 Na^+ 下降或正常；⑦ AG 升高；⑧ PaO_2 下降。而呼酸型 TABD 即呼酸＋代酸＋代碱在 ARDS 晚期亦可发生，但较少见。

总之，危重病人的酸碱失衡往往比较复杂，当代酸时 HCO_3^- 下降，但呼酸＋代酸时 HCO_3^- 可无变化。在高氯性代酸并代碱时血 Cl^- 和 HCO_3^- 可以正常。当腹泻呕吐并存时亦可以发生酸碱失衡相互抵消。为此在诊断酸碱紊乱时需注意下列：① 除同步查血气与电解质外，尚需查尿素氮、肌酐、乳酸、葡萄糖和渗透压等；② 危重病时有代谢和呼吸两因素变化外，查明谁是原发或继发？③ 注意动态观察和自身前后对照；④ 当 BUN/Cr 比例明显升高时，往往提示失水。

6. ARDS 救治

祛除病因是最关键最主要环节，亦是最棘手最困难的问题。鉴于 ARDS 常由严重创伤、感染、休克、吸入性肺损害、DIC 等因素引起，故 ARDS 常是 MODS 重要组成部分，而增加机体免疫力，加强抗感染，保护胃肠黏膜屏障和呼吸道功能甚为重要。ARDS 本身救治叙述如下：

6.1 机械通气：是目前 ARDS 最重要且无可替代的手段之一。当发生 ARDS 时，常仅有 20%～30% 肺泡可以通气，采用常规潮气量（10～15 ml/kg）可致通气肺泡过度扩张而致肺泡泄漏、肺间质气肿和系统性气体栓塞等并发症，造成肺泡上皮和血管内皮过度牵拉伤和高通透性肺泡水肿和肿气压伤。最近研究证实可造成肺部细菌等病原体被动进入血流，故需注意避免气压-容积伤（baro-volutrauma）。通气模式选择一般分两类：① 触发型：需患者触发，呼吸机就提供全额压力或容积；② 压力支持通气（PSV）、容积支持通气（VS）或比率辅助通气（PAV）等模式。患者除触发通气外，还通过自身呼吸肌作功，主动参与通气过程，与呼吸机的支持压力或容积共同影响潮气量与气流大小，这样更接近生理状态，属部分辅助通气模式。目前呼吸机通气模式繁多，除控制通气、辅助通气、辅助/控制通气外，常用有间歇指令通气（IMV）与同步间歇指令通气（SIMV）、压力支持通气（PSV）、容积固定压力支持通气（volume assure pressure support，VAPS）、指令分时容积通气（MMVV）、持续气道正压通气（CPAP）、气道双正压通气（BIPAP）、压力释放通气（pressure rentilation，PRVCV）、容积支持通气（VSV）、高频正压通气（HFPPV）、高频射流通气（HFJV）、高频振荡通气（HFOV）等，但国内外一致公认呼气末正压通气（PEEP）是有效模式，有利于防止呼气肺泡萎陷，提高 PaO_2（肺泡氧分压），改善氧合，增高肺顺应性，但不宜过高，否则会产生气压伤，影响心排量。为此需寻找"最佳 PEEP 值"，压力宜渐升缓降，防止吸痰、脱管时压力骤降的严重不良反应。此外需加强气道湿化和气道管理。

6.2 药物治疗

（1）液体量：一般应适当控制，以最低有效血管内容量来维持有效循环功能，使肺处于相对"干"状态，使肺小动脉楔嵌压（PAWP）维持在 1.37～14～16 cmH_2O（1.57 kPa）。必要时可用利尿剂。

（2）肾上腺素糖皮质激素：在 ARDS 早期使用中至大剂量地塞米松 10～20 mg，每 6～8 h 静注 1 次，3～4 d 后迅速减量，1～2 周内撤毕。危急时亦可气管内给地塞米松 5～10 mg，每 1～2 h 1 次，或用甲基强的松龙按相应剂量给予。

（3）强心与血管扩张剂：心与肺机理两者相互依赖、相互影响、相互作用，当 ARDS 低氧血症时必然造成心肌缺氧、心功能不全，继而引起肺淤血、肺高压、肺水肿等加重 ARDS。强心药可改善心功能，增加心排量。血管扩张剂不仅减轻心前后负荷，改善微循环，更重要的是降低肺高压，减少肺循环短路开放，解除支气管痉挛有利于通气改善和纠正低氧血症。一般采用多巴胺＋多巴酚丁胺（必要时加阿拉明）和酚妥拉明＋硝酸甘油分别联合静滴。

（4）晶体与胶体：补液性质存在争议，ARDS

早期宜补高渗晶体液（如 10% 葡萄糖液，1.3%～1.5% 氯化钠液），以避免肺水肿加重。胶体在 ARDS 应用看法不一，有主张不宜补胶体，以防止毛细血管渗漏加重，笔者认为 ARDS 患者多有低蛋白血症，胶体渗透压下降加重肺水肿，尤其补充白蛋白等胶体有益。崔乃杰教授研究 ARDS 白蛋白作用，认为是一种保护代偿机制，应予输注。一旦出现全身性渗漏综合征，则补胶体可能无效，反使渗漏加重。

7. 治疗展望

晚近探索 SIRS 占优势者采用 IL-2、IL-4、IL-10 及炎症性细胞因子单克隆抗体等抑制炎症反应的措施，以抑制 SIRS。当 CARS 占优势时采用 γ-干扰素、IL-12 及 PGE_2 合成抑制剂，以提高机体免疫功能，恢复 SIRS/CARS 平衡，如一味强调抑制 SIRS，其后果只能使 SIRS/CARS 失衡，加重免疫功能损害，使干扰扩散难以控制，亦会加重 ARDS，故需注意 SIRS/CARS 平衡。目前开展一氧化氮（NO）及液体通气、体外膜肺（ECMO）、血管内氧合技术（IVOX）等治疗 ARDS 取得一定效果并深入探索。（1999 年 8 月撰写）

多器官功能障碍综合征（MODS）

景炳文

概述

早在第一、二次世界大战时人们注意休克与急性肾功能衰竭的防治，尔后在平战时多发伤、复合伤危重病人首先发生 ARDS（成人呼吸窘迫综合征），接踵而来的心、肾、肝、消化道、脑和造血等器官衰竭，故在 20 世纪 70 年代提出多器官衰竭（multiple organ failure，MOF）概念，并进行临床和基础探索。近 10 年文献中该综合征名称繁多，如多系统器官衰竭（multiple system organ failure，mSOF），多器官系统衰竭（multiple organ system failure，MOFS），多器官衰竭综合征（multiple organ failure syndrome，MOFS），多内脏衰竭综合征（syndrome of multivisceral failure），多器官功能障碍（Multiple organ dysfunction，MOD），继发性器官功能障碍（Secondary organ dysfunction）和多脏器衰竭、多脏器功能不全、多器官功能不全等，由于临床大多存在失控炎症反应，亦有提出全身炎症反应综合征（systematic inflammatory response syndrome，SIRS）。笔者认为此类病人早期存在多系统器官功能不全，晚期进入衰竭。鉴于此病征既不是一个独立疾病，也不是单一脏器演变过程，乃是涉及多个器官病理变化，是个复杂综合病征，但为了方便临床诊治，建议用多器官功能障碍综合征（multiple organ dysfunction syndrome，MODS）较合适。

MODS 概念上需强调：① 原发致病因素是急性继发受损器官可在远隔原发伤部位；② 致病与发生 MODS 必须间隔一定时间（>24 h）；③ 机体原在器官功能基本健康，功能损害属可逆性；一旦发病机制阻断，器官功能可望恢复。MODS 病死率

可高达 60%。四个以上器官受损几乎 100% 死亡，故是当前急救危重病医学中一个复杂棘手难题。

病因

1. 组织损伤：创伤、大手术、大面积深部烧伤及病理产科。

2. 感染：为主要病因，尤其是脓毒症、腹腔脓肿、急性坏死性胰腺炎、肠道功能紊乱、肠源感染和肺部感染较为常见。

3. 休克：尤其是创伤出血性休克和感染性休克。凡导致组织灌注不良，缺血缺氧均可引起 MODS。

4. 诊疗失误：在危重病的处理中使用高浓度氧吸入使肺泡表面活性物质破坏，肺血管内皮细胞损伤；在应用血液透析和床旁超滤吸附中造成不均衡综合征，引起血小板减少和出血；在抗休克过程中使用大剂量去甲肾上腺素等血管收缩药，继而造成组织灌注不良，缺血缺氧；手术后输液、输血过多引起心肺负荷过大，微小凝集块出现、凝血因子消耗、微循环障碍等均可引起 MODS。

近年来证实老年人的器官功能多处于临界状态，许多不很严重的应激诱因即可导致 MODS，临床上应予注意。

发病机理

有关 MODS 发病机理探索较多，但仍未清楚，一般公认有下几点。

1. 微循环障碍：微血管的白细胞黏附造成广泛微血栓形成，组织缺氧能量代谢障碍，溶酶体酶活性升高，造成细胞坏死。

2. "再灌流"损伤：当心肺复苏、休克等控制

后,血流动力得以改善,但血液对器官产生"再灌流",随之而来的细胞线粒体内呼吸链氧自由基泄漏,中性粒细胞激活后发生呼吸爆发,产生大量氧自由基,此外"再灌流"时将次黄嘌呤经黄嘌呤氧化酶作用分解为尿酸,在此过程生成大量氧自由基。

3. 炎性反应:致病微生物及其毒素除直接损伤细胞外,主要通过炎性介质如肿瘤坏死因子(TNF)、白介素(IL-1,IL-2,IL-4,IL-6,IL-8)、血小板活化因子(PAF)、花生四烯酸、白三烯、磷脂酶 A_2(PLA$_2$)、血栓素 A_2、β-内啡肽、缓激肽和血管通透性因子等作用下,机体发生血管内皮细胞炎性反应,通透性增加,凝血与纤溶,心肌抑制,血管张力失控导致全身内环境紊乱。

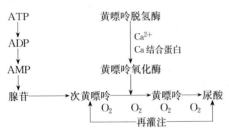

"再灌流"后生成氧自由基(O$_2$)

MODS 的发病机理中 Deitch 等提出"两次打击"假说,初步阐明 MODS 从原发打击到器官衰竭的病理过程,这是基本符合临床演变规律的。在 MODS 变化过程中应抓住:① 过度的炎性反应与免疫功能低下。② 高动力循环与内脏缺血。③ 持续高代谢与氧利用障碍。而肠黏膜屏障功能损害、肠源性脓毒症、全身性失控炎性反应与 MODS 之间属因果关系。

临床表现和诊断标准

MODS 的演变常为序贯性变化过程,多以某一器官开始,尔后其他器官发生病变,呈多米诺效应(domino effect)。有关 MODS 诊断标准国内外尚未统一,参考国内外文献和临床提出如下诊断标准:

1. 呼吸功能衰竭 MODS 早期存在低氧血症,呈现急性肺损伤(acute lung iniury, ALI),以后发展为成人呼吸窘迫综合征(adult respiratory distress syndrome, ARDS)。根据临床资料,此病不仅发生在成人,而且青少年、儿童同样多见,故建议"adult"改为"acute",命名为急性呼吸窘迫综合征(acute respiratory distress syndrome, ARDS),既可体现"急",避免与慢性呼衰混淆,又可不受年龄限制。诊断标准:呼吸窘迫>28 次/min,常安静平卧,$PaO_2 \leqslant 60$ mmHg(8 kPa),$PaO_2/FiO_2 < 300$(PaO_2 单位为 mmHg),需人工机械呼吸支持 3 天以上,$PaCO_2$ 在 ARDS 早期呼碱而低,晚期呼酸而高。临床需排除急性左心衰竭引起肺水肿呼吸衰竭。

2. 肾功能衰竭 常因肾小球缺血,血流量减少或肾微血管堵塞造成少尿或无尿;又因肾小管缺血变性坏死,回吸收能力下降,以致肾髓质的渗透压梯度减少和尿浓缩降低,出现低渗尿和等渗尿。晚近报道非少尿型肾衰发生率高于少尿型肾衰,其主要原因是速尿等利尿剂的早期大剂量应用,使少尿型转变为非少尿型,同时加强对肾功能监测,使非少尿型肾衰检出率提高。诊断标准:血尿素氮>14.3 mmol/L(40 mg/dl),肌酐>353.6 μmol/L(4 mg/dl),尿比重低<1.010,尿 pH 上升,尿量一般少于 500 ml/d,但非少尿性肾衰尿量可大于 1 000 ml/d。

3. 肝功能衰竭 在 MODS 中出现较早,由于肝脏受损造成代谢和解毒功能障碍促使 MODS 发展。诊断标准:血胆红质>34.2 μmol/L(2 mg/dl),ALT(SGP)或 AST(SGOT)为正常 2 倍,白蛋白≤25 g/L。

4. 胃肠功能衰竭 在严重创伤、休克感染等影响下,胃肠动脉痉挛,发生缺血缺氧,加上炎性介质作用下易引起胃肠黏膜溃疡、出血和坏死。鉴于 MODS 患者胃酸多低下,易诱发肠源性感染,肠黏膜屏障功能破坏,细菌移居、毒素吸收、肠管扩张、蠕动减弱或消失,进一步促使 MODS 恶化。诊断标准:应激性溃疡出血,24 小时需要输血 400 ml 以上,腹胀、肠蠕动减弱或麻痹。可以出现无结石性胆囊炎和坏死性小肠结肠炎。

5. 心血管功能衰竭 据统计 MODS 的发生率以肺、肾、肝、胃肠多见,在我院 ICU 中 MODS 常伴有心衰、休克、微循环障碍。诊断标准:① 机械功能障碍:血压下降平均动脉压(MAP)<50 mmHg(6.6 kPa)需用血管活性药维持,心搏量减少,心脏指数(CL)<2.5 min·m^2,左心功能不全,肺小动脉楔嵌压(PAWP)>18 mmHg(2.4 kPa);② 心电活动障碍:有室性心动过速、室颤或心动过缓<55 次/min 甚至停搏;③ 血 pH<7.24 但 $PaCO_2$<49 mmHg,说明心功能障碍造成代谢性酸中毒。

6. 凝血功能衰竭 MODS 时常激活凝血系统,消耗大量凝血因子和血小板,使循环内广泛地形成微血栓,导致播散性血管内凝血(DIC),组织缺血缺氧,同时激活纤蛋白溶解系统,产生继发性纤溶,出现各器官、皮肤和黏膜广泛出血,故 DIC 既可能是 MODS 的触发始动因子，又可能是 MODS 临终前表现。诊断标准：血小板急剧进行下降可 $<50\times10^9/L$，白细胞 $<5.0\times10^9/L$（$<5\ 000/mm^3$）或 $>60.0\times10^9/L$（$>60\ 000/mm^3$），凝血酶原时间（PT）$>15s$，活化部分凝血活酶时间（APTT）$>60\ s$，血浆纤维蛋白原 $<2\ g/L$，纤维蛋白降解产物（FDP）$>20\ \mu g/ml$。

7. 脑功能衰竭　影响脑功能因素多见且复杂，如缺氧、高碳酸血症、酸碱水电质失衡、血渗透压改变以及镇静药物等作用，都可影响判断脑功能受损程度，目前又缺乏有效监测手段，故一般采用 Glasgow 昏迷记分法，在排除影响因素不用镇静药情况下 ≤6 者，临床诊断急性脑衰。

8. 代谢功能衰竭　尚无标准，作者提出难治性高血糖，需用外源性胰岛素 20 U/d 以上，高乳酸血症 $>2.5\ mmol/L$，高渗透压血症 $>320\ mosm/L$（$280\sim310\ mosm/L$），严重酸碱失衡。

救治和预防

MODS 救治上应以祛除病因、控制感染、止住触发因子、有效地抗休克、改善微循环、重视营养支持、维持机体内环境平衡、增强免疫力、防止并发症、实行严密监测、注意脏器间相关概念，实行综合防治。

1. 改善心脏功能和血液循环　MODS 常发生心功能不全、血压下降、微循环淤血、动静脉短路、开放血流分布异常、组织氧利用障碍，故应对心功能及其前、后负荷和有效血容量进行严密监测，确定输液量、输液速度、晶体与胶体、糖液与盐水、等渗与高渗液的科学分配，血管活性药要合理搭配，在扩容基础上联合使用多巴胺、多巴酚丁胺和酚妥拉明，对血压很低患者加用阿拉明，老年患者宜加扩冠药。白蛋白、新鲜血浆应用，不仅补充血容量有利于增加心搏量，而且对维持血压胶体渗透压，防止肺水肿均有裨益。全血输注宜控制，血球压积在 40% 以下为好。血管扩张剂使用有利于减轻心脏前、后负荷，增大脉压差，促使微血管壁黏附的白细胞脱落，疏通微循环。洋地黄和中药人参、黄芪等具有强心补气功效。纳洛酮对各类休克均有效，尤其感染性休克更适用。

2. 加强呼吸支持　肺是敏感器官，ARDS 时肺泡表面活性物质破坏肺内分流量增大，肺血管阻力增加，肺顺应性下降，导致 PaO_2 降低，随着病程迁延，炎性细胞浸润和纤维化形成，治疗更棘手。呼吸机辅助呼吸应尽早使用，PEEP 是较理想模式，但需注意对心脏、血管、淋巴系的影响，压力宜渐升缓降。吸氧浓度不宜超过 60%，否则可发生氧中毒和肺损害。加强气道湿化和灌洗是清除呼吸道分泌物，防治肺部感染，保护支气管纤毛运动的一项重要措施。避用呼吸兴奋药，而激素、利尿剂、支气管解痉药和血管扩张剂合理应用，对 ARDS 治疗有好处。晚近开展液体输氧和一氧化氮（NO）治疗。

3. 肾功能衰竭防治　注意扩容、血压维持，避免和减少用血管收缩药，保证和改善肾血流灌注。多巴胺和酚妥拉明等扩张肾血管药物，具有保护肾脏，阻止血尿素氮、肌酐上升的作用。血液透析和持续动静脉超滤（CAVHD）及血浆置换内毒素清除具有较好效果。速尿等利尿药对防治急性肾衰有一定疗效，但过大剂量反而有损于肾实质。

4. 胃肠出血、麻痹和肝功能衰竭处理　MODS 的研究热点转移至消化道，其难点是肠源性感染及其衰竭。消化道出血传统采用西咪替丁、雷尼替丁等 H_2 受体拮抗剂，但对于 MODS 胃酸低下者不利，反而促使肠道细菌繁殖、黏膜屏障破坏、毒素吸收、细菌移居、加剧 MODS 发展。笔者采用中药大黄经临床和基础研究证明具有活血止血、保护肠黏膜屏障、清除氧自由基和炎性介质、抑制细菌生长、促进胃肠蠕动、排出肠道毒素等作用，对胃肠道出血、衰竭和防治肝肾功能均有较好疗效。大剂量维生素 C 对保肝和体内清除氧自由基有益。

5. DIC 防治　需早检查早医治，肝素不仅用于高凝期，而且亦可在纤溶期使用但剂量宜小，给药方法采用输液泵控制静脉持续滴注，避免血中肝素浓度波动。血小板悬液、新鲜全血或血浆、凝血酶原复合物和各种凝血因子等补充以及活血化瘀中药均有较好疗效。

6. 营养与代谢管理　MODS 机体常处于全身炎性反应高代谢状态，热能消耗极度增加，由于体内儿茶酚受体、肾上腺素、胰高血糖素等升血糖激素分泌亢进，而内源性胰岛素分泌减少，又因肝功能受损，医治中激素应用和补糖过多导致难治性高血糖症和机体脂肪利用障碍，造成支链氨基酸消耗过大，组织肌蛋白崩解，出现负氮平衡。救治中需增加胰岛素和氨基酸量。晚近采用中长链脂肪乳剂可避免肺栓塞和肝损害，且能提供热量防治代谢衰竭。深静脉营养很重要，但不能完全代替胃肠营养，需合理掌握，重视酸碱、水电解质失衡纠正。

7. 免疫与感染控制　由于 MODS 患者细胞、体液免疫、补体和吞噬系统受损，易产生急性免疫功能不全，增加感染几率。应选用抗革兰氏阴性杆菌为主广谱抗菌药，注意真菌防治。丙球使用有利于增强免疫机制。结核菌在 MODS 有抬头趋势。预计 TNF 单克隆抗体、IL 和 PAF 受体拮抗剂以及 SOD 等药出现,对 MODS 救治疗效能有提高。

总之对 MODS 防治要考虑脏器相关概念,注意保护各脏器功能和内环境稳定。感染常是 MODS 的"二次打击"因素,促发 MODS 的发生,故应严格控制、加强监护,实行综合防治。(1997 年 4 月撰写)

化学中毒事故抢救中的心、肺、脑复苏术

景炳文

随着国家工业发展、经济腾飞,化学物泄漏事故屡屡频出,引起呼吸道窒息和心搏呼吸骤停病例时有发生,为此救治化学事故致死致残的重要性已被人们普遍重视与关心。

心搏呼吸骤停称为猝死,常见病因为冠心病心肌梗死等,而化学伤后发生的心搏呼吸骤停,与心肺疾患所致心脏骤停有较大不同。

一、致心搏呼吸骤停的化学毒物

1. 经呼吸道吸收 有害化学气体如氯气、氨气、氰化氢、气态甲醛、硫化氢、砷化氢、磷化氢、氮氧化物、一氧化碳、二硫化碳、汽油和军事毒气(光气、沙林、塔崩等)经气管、支气管至肺造成窒息,或经过肺泡入血循环。由于人体的肺泡总面积很大(约 80～90 m^2),肺部毛细血管丰富,血循环充分,所以有害气体能迅速直接进入血液,循环至各器官组织,引起心肺骤停。

2. 经消化道吸收 液态或固态的化学毒物(如苯、甲醇、二硫化碳、四氯化碳、苯胺等液态毒物,金属毒物铅、汞、锰、镉、铍、磷、钡、氰化物等固态毒物及各类农药)多因随食物或误食而进入消化道,主要在肠道吸收入血,经循环至全身,继而呼吸循环衰竭而死亡。

3. 经皮肤和黏膜吸收 正常皮肤有一层类脂质层,对水溶性毒物有一定防护作用。但一些脂溶性毒物(如汽油、甲醇、二硫化碳、氰化物、磷等),可以穿过表皮到达真皮层,经血管和淋巴管吸收,当皮肤充血或损伤,或在高温、高湿度环境中作业,将加快毒物的吸收。毒物经黏膜吸收较为快速,多与呼吸道有毒气体吸收中毒同时出现,造成心肺骤停更易发生。

此外,化学毒物偶有引起过敏反应,亦可造成心搏呼吸骤停,应引以为戒。

化学工业事故发生,除化学毒物本身作用外,常伴有工伤、物理机械创伤,造成心肺骤停。其诱因有:气道阻塞、血气胸、连枷胸、肺挫伤、心脏破裂、心包压塞、胸部大血管伤、失血性休克、颅脑损伤、急性呼吸窘迫综合征(ARDS)、脂肪栓塞综合征、诱发急性心肌梗死(AMI)、严重精神创伤等。

二、心搏呼吸停止的临床表现

除化学毒物中毒症状和体征外,心搏骤停临床表现:意识突然丧失,可伴抽搐,称阿斯综合征,大动脉(股、桡、颈动脉)搏动消失,无血压,随之呼吸停止、全身发绀、瞳孔散大固定、对光反射消失。心电图示心室颤动(90%)、心室停搏或心电机械分离。

在复苏过程中探索心肺脑复苏(CPCR)疗效,将死亡阶段分为临床死亡与生物学死亡,前者表现为心跳呼吸停止、意识丧失、瞳孔散大,对光反应消失等征象,但呼吸循环中断时间尚未超过脑细胞不可逆转极限,一般指脑完全缺血缺氧 4 分钟以内。生物学死亡大多公认为心脏停跳导致脑完全缺血缺氧超过 6 分钟,致使脑神经元发生不可逆转病理改变。晚近动物实验结果显示超越此界限,脑细胞还可以出现可逆性改变,但未被临床医生普遍接受。根据笔者体会心搏呼吸骤停 10 分钟以内,有较好较快复苏条件,尤其对脑采取系列保护措施,使脑复苏还有可能获得成功。

心搏骤停时间与机体变化关系

停搏时间	机体变化和临床表现
15 s	意识丧失、可伴抽搐
30 s	呼吸停止、发绀明显
60 s	瞳孔散大固定、对光反应消失
4 min	糖无氧代谢停止
5 min	脑内 ATP 枯竭、能量代谢完全停止
6 min	脑神经元发生不可逆病理变化

三、心跳呼吸骤停的鉴别方法与诊断

首先鉴别心脏先骤搏还是呼吸先停止,此有利于病因诊断和处理。心脏先停者起病突然,意识丧

失快,多伴抽搐,而呼吸尚可维持片刻;呼吸先停止者多伴有气道阻塞、血气胸、肺挫伤、出血等表现。化学事故引起者以气道阻塞更多见。

由于化学事故发生突然、病情变化急骤、情况不明、缺乏客观资料,常以成批伤员出现,所以只凭医生简要理学检查要作出较准确诊断非常困难,但应尽量做好下列几点:

1. 做好病史询问　了解毒物成分、性质、作用途径、机理,有利于伤情判断和处理。

2. 体检要有重点　动作要快、轻、准,化学伤病情多危、急、重,常伴休克、呼吸循环衰竭等严重并发症。对重要器官脑(意识、瞳孔、对光反应、神经反射及有无瘫痪等)、心血管(血压、心音、心律、脉搏强弱快慢、心电改变)、肺(两侧呼吸音对比、异常呼吸音、气管是否移位、肋骨骨折等)、腹部(腹壁软硬、抵抗感、压痛、反跳痛、肠鸣音、腹腔穿刺液检查等)、皮肤和黏膜颜色、水疱、糜烂破溃等进行检查。为了防止误诊、漏诊,防止病情剧变,以致发生心脏呼吸骤停而死亡,应严密观察病情,立即行现场急救并尽快送入急诊室或 ICU 作生命器官抢救与监测。

3. 急诊仪器检查　伤员进入急诊抢救室后立即进行有关生命器官理学检查。首先注重血压、心音、心电图、呼吸、瞳孔变化和 PaO_2 监测。同时作血气分析、毒物检查、血尿常规、胸 X 线摄片等检查,但须注意在搬运中发生休克加剧和心脏呼吸骤停。在救治中疑有水、电解质和酸碱失衡引起心脏、呼吸骤停者应及时作血生化和血气分析检查。必要时行 CT、MRI 检查,以防误诊、漏诊。

四、急救与处理

在化学事故现场如何实施 CPR 是每一医护人员必须掌握的急救知识与技能,其主要步骤是判断意识是否存在,心脏有无搏动,呼吸是否停止。一旦确定呼吸、心跳骤停应立即以"空心拳头"猛捶心前区(胸骨下部),能产生 5 焦耳电能,对于心脏骤停一分钟时限内可以起除颤转复作用,无效者一方面寻找和祛除病因,另一方面立即进行有效生命支持,行 CPR 术:

基本生命支持(basic life support,BLS)

BLS 目的是保证心、脑、肾等重要脏器供血、供氧,保证其功能恢复。现场或临床多采用徒手操作,以保证心脏有一定输出量,肺有一定换气量,使氧合血液供给各重要脏器。操作步骤按 A、B、C 次序进行。

1. A(airway)保持气道通畅

采用头后仰—下颏上提,头后仰—颈部上提或双手抬颌等方法使舌离开咽后壁,避免舌根下坠,使气道获得开放,同时用手清除口腔和咽喉部异物或采用吸引器将口、咽、气道内血液、分泌物和其他异物吸出,对于误吸或溺水病人亦采用背部拍击法,以清除肺内液体,保持呼吸道通畅。

2. B(breathing)人工呼吸

多采用口对口、口对鼻或口鼻人工呼吸。口对口常用于成人,用在呼吸道畅通而发生呼吸停止的患者。当有牙关紧闭不能张口或口腔有严重损伤时可用口对鼻人工呼吸。在抢救婴儿时,因其口鼻开口均较小,位置都很靠近,抢救者可用口贴婴儿口与鼻的开口处,行口对口鼻人工呼吸,此外尚用口对气管切开人工呼吸。晚近有学者提出鉴于艾滋病的流行,为避免病人口、鼻腔分泌物进入抢救者口腔而感染,建议采用较长口咽吹气管或面罩吹气法进行人工呼吸。在进行 A、B 步骤时如有条件应尽早行气管内插管,实施人工球囊或机械呼吸器辅助呼吸。

3. C(circulation)人工循环

(1) 胸外心脏按压操作方法

首先触摸大动脉(颈动脉或股动脉)搏动是否消失?心音能否听到?如无意识、无呼吸、瞳孔散大、面色紫绀或苍白,再加上触不到脉搏、听不到心音,可以判断心脏已停止跳动,立即行胸外心脏按压,让病人躺在硬质地面上或在病人背部垫一块硬板,定位于胸骨中 1/3 与下 1/3 交界处,抢救者双臂绷直,双肩在患者胸骨上方正中,利用上半身体重和肩、臂部肌肉力量,垂直向下用力按压,频率为 80～100 次/分。胸外按压与人工呼吸比率单人复苏为 15∶2,双人复苏为 5∶1;按压深度:成人为 4～5 cm,5～13 岁为 3 cm,婴幼儿为 2 cm。按压方式:平稳不间断有规律地进行,下压向上放松的时间相等,当按压至最低点处应有一明显停顿,在放松时定位手掌根部不要离开胸骨定位点,但又不使胸骨受压,按压注意避免冲击式猛压法。

(2) 胸外心脏按压并发症

① 按压是除手掌根部贴在胸骨外,手指不压胸壁,否则容易发生肋骨或软骨骨折,导致气胸、血胸、心包积血;② 按压定位不正确偏下时,造成剑突受压骨折而致肝破裂;③ 按压用力不垂直,尤其摇摆式按压,既是按压无效,又可造成肋骨骨折;④ 按压放松时抬手离开胸骨定位点,造成下次按压部位偏移,易引起骨折;⑤ 按压速度过慢或过快都可影响回心血量和心搏出量;⑥ 胸外按压常有胃内容物返流可造成误吸或窒息;⑦ 对已安装心脏起搏器或

人工瓣膜的患者行 CPR 时可引起损坏或脱离,导致严重心律失常。

(3) 有关胸腹交替加压法应用

近年有不少文献提出,在 CPR 时当按压胸廓放松时,采用腹部加压,以减少膈肌下移,以增加胸内压力,达到改善心、脑血流目的,但需注意腹部按压有可能引起胃内容物返流而导致误吸,同时腹部加压不当造成腹内脏器损伤等并发症,故需谨慎对待。

(4) 除颤与起搏

电除颤是救治心室颤动最有效方法,在现场急救时应尽早进行非同步电除颤。一般使用手按开关式电极板,其直径婴幼儿为 4～5 cm、儿童为 8 cm、成人为 10～13 cm。首次除颤电能小儿选用 2 J/kg,若无效改用 4 J/kg;成人为 200 J,若无效选用 300、360 J 依次除颤。起搏对于完全性房室传导阻滞、心室停搏、窦性静止等情况常可获得良好效果,而无创性快速心脏起搏是适用于化学事故现场、转运途中和急诊室及 ICU 的心脏骤停而无胸部创伤的患者。(1999 年 4 月撰写)

多器官功能障碍综合征救治中争议问题的商榷

景炳文

【关键词】 多器官功能障碍综合征;治疗;病理生理学

多器官功能障碍综合征(MODS)是当前急危重症造成死亡的直接病因,鉴于有多个器官的损害,病情错综复杂、纵横交错,涉及多学科,常常观点不一,救治中矛盾重重,往往顾此失彼,造成临床医生的困惑。根据国内外文献和笔者的临床体会,现就 MODS 救治中的争议问题浅谈个人认识,以供商榷。

1. 血管收缩药与扩张剂

MODS 的病因和发病机制以及血流动力学并不完全相同,如果病因是脓毒症、感染性休克,其发病早期常存在高排低阻,使用去甲肾上腺素等 α 受体兴奋剂是有益且合理的。但随着病情的发展,全身微循环障碍,四肢厥冷,内脏供血不良,持续用 α 受体兴奋剂弊多利少。我们所接受的从外院转来的感染性休克伴 MODS 且持续使用去甲肾上腺素升压的患者,在 Swan - Ganz 导管血流动力学监测下改用多巴胺、多巴酚丁胺、阿拉明、酚妥拉明合用后,血流动力学指标明显改善,肢体温暖,尿量增多,临床情况好转,故血管收缩剂与扩张剂合理搭配使用较适宜。

2. 止血与抗凝

止血与抗凝在创伤、MODS 的治疗中矛盾较大,临床上,消化道、呼吸道、泌尿道和皮肤软组织等出血的原因是创伤或局部受损引起还是弥散性血管内凝血(DIC)引起需作鉴别。一般情况下创伤或手术后早期用以止血为主,如果出现 MODS 则可能发生 DIC,需要抗凝、活血化淤等治疗,故未搞清情况前可以采用补充血浆、凝血因子、低分子右旋糖酐、丹参和局部止血等中性治疗。DIC 纤溶期理论上不用肝素,但 MODS 时各促发因子不断出现,DIC 各期有交叉重叠,故仍可用肝素,剂量宜小。目前抗凝剂推荐用低分子肝素,但因 MODS 中肝、肾等脏器损害致代谢障碍,剂量易过量,一旦诱发出血倾向,尚无理想的对抗药物,为此会使许多患者付出血的代价。而用普通肝素治疗,医生容易掌握剂量,如果出现过量可用鱼精蛋白锌对抗,且可节省药品费用。

3. 高渗与低渗

在急危重症伴各脏器功能障碍,尤其是下丘脑、垂体、肾上腺等损害造成水、电解质、糖等平衡失调时,出现高血糖、高血钠、高血氯等,结果造成全身性高渗状态,使患者可能处于高渗性昏迷。有学者从静脉内滴注蒸馏水治疗高渗,其结果多以死亡而告终。我们曾尝试用低渗盐水(0.45%)治疗,效果不佳;而采用静脉输入质量分数为 5% 的等渗葡萄糖+大剂量胰岛素(葡萄糖:胰岛素为 2:1～3:1)治疗,使葡萄糖氧化为水,以稳步降低渗透压,常获成功。低血糖对脑的损害比高血糖严重得多,一旦受损神经功能难以恢复,需尽快纠正。低钠、低氯、低蛋白亦可造成低渗,均可造成脑、心、肺、肝、肾、肠水肿,故需采用高渗盐水、白蛋白、血浆和利尿剂等治疗措施,以逐步改善。

4. 高钾与低钾

正常人体内 K^+ 与 Na^+、Ca^{2+}、Mg^{2+} 保持一定比例,保证神经肌肉正常兴奋性和应激性,维持心肌舒缩,改善心功能。临床上测定血钾有时与心电图(常反映细胞内钾状态)和临床表现(神经、肌肉、心脏应激性和酸碱失衡等)不一致,应如何分析处理? 血钾高低受下列因素影响:① 失水使血液浓缩,血钾升高;② 缺氧、酸中毒使细胞内钾外移,血钾升高,碱中毒,钾移至细胞内易出现低血钾;③ 患者对慢性失钾有耐受性,临床症状不明显;④ 补钾中或补钾后即刻检验难以反映正确的结果;⑤ 取血前拍打按摩手臂亦可使血钾升高;⑥ 血浆钾要比血清钾低 0.5 mmol/L,这是因为凝血时血小板与其他血细胞内钾排入血清中;⑦ 严重感染时组织细胞破坏,细胞内钾总量低,但由于钾外移血钾可明显升高,仍按高血钾处理。因此,临床医生应综合分析,注意各种因素引起血钾的假性升高,应以临床为主,紧密结合血清钾和心电图改变。在处理低血钾时注意镁的相伴变化。有主张在严重低血钾时可静脉直接推注补钾,但有可能引起心搏骤停,故建议静脉滴注或输液泵缓注为宜。高钾处理除补钙、钠对抗外,葡萄糖胰岛素疗法可使细胞外钾转入细胞内。当前所采用的血液净化疗法更合理,且疗效更确切。

5. 生长抑素与生长激素

生长抑素对胃、胰、胆、肠等有抑制分泌作用,可用来治疗胃、胰、胆、肠等疾病,对应激性溃疡出血亦有防治作用,但较长时间应用会影响消化吸收功能和胃肠动力。晚近提出,用生长激素(GH)除有利于体内蛋白质合成、创伤愈合、免疫抵抗力增加外,对治疗急性胰腺炎、胃肠穿孔、肠瘘等引起的MODS更为合理。但应注意使用 GH 时,氨基酸底物需充分供应并监测血糖。

6. 肠内营养(EN)与肠外营养(PN)

一直存在争议:MODS 时常有消化道出血、胃肠动力障碍,无法进行 EN,只好用 PN。但脂肪乳剂单独使用不够合理,易发生氧化代谢不全、肺小血管栓塞、肝损害等不良反应。该何时开始 PN? 目前临床上常在创伤或大手术后 1～2 周开始。笔者认为太晚,建议 1～3 d 内就可以使用。EN 很重要,但如何操作临床存在困难,复杂腹腔手术作空肠造瘘或行鼻空肠管进行早期 EN 是一合理方案,可使机体尽早得到充分营养,增加免疫抵抗力,减少抗生素应用。MODS 的营养观点应是肠内营养与肠外营养相结合,以肠内为主。

7. 胶体(白蛋白、血浆)与晶体

鉴于 MODS 患者常处于高代谢、高分解状态,肝功能损害,营养不良,合成蛋白障碍,会出现低蛋白血症和血浆胶体渗透压下降;缺氧及炎性介质、细胞因子的作用还会使毛细血管通透性增加,水和晶体外渗到组织间隙出现间隙综合征;有人提出出现心功能不全和急性呼吸窘迫综合征(ARDS)是白蛋白使用的禁忌证,白蛋白会加重心脏负担、ARDS 的肺泡液体渗出和低氧血症。但临床实践与上述观点不完全一致,尤其在复杂手术中扩容过量、肺间质和各组织水肿、低氧血症时,使用大剂量白蛋白和利尿剂可取得较佳疗效。血浆不但补充胶体,而且有各种凝血因子和抗体,对 MODS 亦可起到良好作用。晶体为 MODS 中的基本输液成分,但每日输液量、葡萄糖、氯化钠以及各种电解质、微量元素等的量,应因人而异,要做到出入量平衡。糖水与盐水可按 2∶1～3∶1,但临床上往往晶体液过多,胶体液较少。

8. 抗生素与抗真菌药

院内或院外感染是急危重症 MODS 直接或间接的发病因素,抗生素的"降阶梯治疗"观念有利于严重感染脓毒症、感染性休克的治疗。但目前 ICU 中常随心所欲地使用高档广谱抗生素对一般患者进行预防性抗感染治疗,显然不合理。笔者在临床上发现,老人肺部有感染,在病原学未找到的情况下即使用泰能＋马斯平治疗,结果造成了真菌性败血症而死亡,这是一个沉痛的教训。当有混合感染时抗生素与抗真菌药需同时合用,但真菌感染的发病因素除病情重,抵抗力低外往往与盲目应用高档抗生素有关,从远期看还增加了细菌耐药性,不利于合理使用抗生素。

9. 益生菌微生态制剂

MODS 时使用大量广谱、高档抗生素治疗感染,会使真菌生长繁殖,侵袭性真菌病和真菌性脓毒症发病率甚高,常是造成死亡的直接凶手。我们 10 年前开始应用乳酸杆菌、双歧杆菌等益生菌产品(如高博特盐水瓶、培菲康等)治疗肠道菌群失调和严重肠源性感染,对胃肠道菌群平衡、营养吸收、肠黏膜屏障保护常可取得较好效果,且有增加食欲、帮助消化的辅助作用。

10. 制酸剂

对严重创伤患者应用 H_2 受体拮抗剂或 H^+-K^+-ATP 酶(酸泵)抑制胃酸分泌,有利于预防应激性溃疡出血、促使胃内止血。但急性胃黏膜病变的发生机制是胃肠小血管痉挛和旁路开放造成黏膜缺血、缺氧,继而黏膜受损出血,故应重视活血化瘀疗法,以改善微循环。另外,胃液 pH 值为 2 时无细菌生长,如 pH 值为 4 则有细菌存在,pH 值为 6

时胃内有大量细菌生长繁殖；如大剂量、长时间使用制酸剂，会造成肠道菌群失调，肠黏膜屏障破坏，细菌移位，毒素吸收，肠源性感染随之发生，加剧了MODS的发展。建议对严重创伤、休克、上消化道出血等患者使用制酸剂，但要根据胃液 pH 值的高低调整，一般不超过 3～5 天。

11. 胃肠动力学障碍的处理

肠麻痹是 MODS 患者的临终前表现，可影响呼吸、循环，以及肝、肾功能。我们于 20 世纪 80 年代开始研究中药生大黄对胃肠动力学的作用，发现该药不仅有活血止血、改善微循环、保护肠黏膜屏障、清除毒素等作用，对胃肠出血、麻痹和肝、肾功能衰竭也有良好的防治作用。实验研究表明，中药生大黄对肠源性肺损伤亦有良好的治疗作用。

12. 糖皮质激素

糖皮质激素具有抗炎、抗毒素、抗过敏、抗休克等作用，有利于抑制过度的炎症反应，保护各脏器功能，同时具有抑制免疫和瘢痕愈合，增加糖原异生和蛋白质分解，促进胃酸分泌，易发生急性胃肠黏膜病变、上消化道出血、真菌感染等不良反应。笔者体会，治疗 MODS 时糖皮质激素能不用就不用，能小剂量就小剂量，但当病情危急、休克、ARDS 严重缺氧等状态下，需使用大剂量短疗程冲击疗法。糖皮质激素使用方法除注射或口服外，还可采用气道内给药法（地塞米松 5 mg，甲基泼尼松龙40 mg，每 1～4 h 1 次），对气道误吸、溺水、ARDS等有较好疗效。有学者主张用氢化可的松，笔者认为该注射液含 50% 的乙醇，影响中枢神经系统功能和血流动力学，加重肝解毒负担，故在 MODS 时宜少用。

13. 血液净化（BP）

用机械装置理化原理清除体内尤其是血液和体液内过多积聚的水和有害有毒物质，不仅有肾脏替代治疗（CRRT）作用，还可起到净化血液、调节机体内环境的作用；对脑复苏时脱水、亚低温和间隙综合征内脏器官水肿及其他水、电解质失衡等具有理想的调节作用；对内毒素、炎性介质、细胞因子具有吸附、滤过、排出作用，故 MODS 救治中应充分利用这一手段。晚近将蛋白酶抑制剂乌司他丁用于MODS，尤其伴创伤感染时的治疗，可使各脏器免受炎性介质、细胞因子和毒素损害，起到血液净化作用，并可减少或不用糖皮质激素。

14. 脑细胞保护

除脱水、降温（亚低温，>33℃）、高压氧等方法外，各类药物疗效在临床多未肯定，美国 2000 年《心肺复苏指南》只提出了纳洛酮在脑复苏中的作用。我们在临床实践中感觉采用生长激素有帮助，动物研究也发现生长激素有明显减少脑细胞凋亡的作用，此药值得进一步研究。

15. 呼吸衰竭（呼衰）的药物治疗

传统上不管是心源性或支气管哮喘均不用可拉明、洛贝林等呼吸兴奋药，但用于 ARDS、创伤性血气胸等引起的呼衰更不合理，故此药基本已淘汰，仅对慢性阻塞性肺疾病呼衰者，可小剂量静脉滴注。呼衰治疗应按其病因和发病机制采用不同的措施，应用支气管解痉和血管扩张剂、祛痰药等是合理的，但缺 O_2 与 CO_2 潴留都可影响脑和各脏器功能，往往缺 O_2 是主要矛盾，故氧疗与机械辅助通气应必备。急性呼衰的类型除有 I 型（缺 O_2 无 CO_2 潴留）、II 型（缺 O_2 并有 CO_2 潴留）外，我们还发现临床有时存在血气中动脉氧分压（PaO_2）可正常或接近正常，而动脉二氧化碳分压（$PaCO_2$）升高的类型，推测为小气道黏膜水肿、气道狭窄所致，当吸气时胸廓容量扩大，胸腔负压加大，使小气道扩张，气体还可进入肺泡，当呼气时形成小气道闭塞，CO_2 难以排出，因此治疗上采用气道内或静脉用糖皮质激素及抗过敏药有效。

16. 呼吸机辅助通气

首先采用无创通气以减少呼吸机相关性肺炎和插管损伤，一旦患者无自主呼吸、气道阻塞、昏迷和人机对抗时可行经鼻插管或气管造瘘，尽量避免经口插管，尤其是在患者清醒时常不能耐受经口插管，且口腔护理有困难。对 ARDS 患者使用呼吸机需注意：① 小潮气量（5～7 ml/kg）以防止气压伤；② 在不影响循环功能的情况下延长吸气甚至反比呼吸，晚近提出的允许性高碳酸血症概念是合理的；③ 寻找最佳呼气末正压（PEEP）值达到最理想的给氧；④ 鉴于 ARDS 肺部不均一改变，尽量多变换体位、多拍背；⑤ 加强气道湿化，防止痰液干痂和肺不张；⑥ 纤维支气管镜肺灌洗对肺感染和痰液冲洗及肺不张防治有利，提倡多开展。

MODS 的救治应强调：① 整体性：防止专科诊治局限性；② 主次性：要抓住病因和触发因子这对主要矛盾，兼顾次要矛盾的治疗；③ 动态性：ICU 中急危重症应行昼夜监测与救治，发现新矛盾及时分析处理，重视各项指标的动态改变；④ 预见性：应考虑下一步会发生的并发症和新矛盾，并抓紧预防和处理。总之，MODS 的救治主要是祛除病因，严密监测，综合救治。（2004 年 10 月撰写）

多器官功能障碍综合征发病机制、临床与救治

景炳文

一、概述

早在第一、二次世界大战时人们就注意到对休克与急性肾功能衰竭的防治。而后在平战时多发伤、复合伤危重病患者常首先发生成人呼吸窘迫综合征（ARDS），接着是心、肾、肝、消化道、脑和造血等器官衰竭，故在20世纪70年代提出多器官衰竭（multiple organ failure，MOF）概念，并进行临床和基础研究。近10年文献中，该综合征名称繁多，如多系统器官衰竭（multiple system organ failure，MSOF）、多器官系统衰竭（multiple organ system failure，MOSF）、多内脏衰竭综合征（syndrome of multivisceral failure）、多器官功能障碍（multiple organ dysfunction，MOD）、继发性器官功能障碍（secondary organ dysfunction）、序贯性系统衰竭（sequential system failure）、远隔器官衰竭（remote organ failrue）和多脏器衰竭、多脏器功能不全、多器官功能不全等。由于临床大多存在失控炎症反应，亦有提出全身炎症反应综合征（systematic inflammatory response syndrome，SIRS）。笔者认为此类病人早期存在多系统器官功能不全，晚期进入衰竭，而MOF的发生发展过程还表现为失控炎症反应，高动力循环状态和持续高代谢等临床特征。鉴于此病征既不是一个独立疾病，又不是单一脏器演变过程，乃是涉及多个器官病理变化，是个复杂综合病征，为了方便临床诊治，建议用多器官功能障碍综合征（multiple organ dysfunction syndrome，MODS）较合适。

MODS为同时或相继发生两个或两个以上急性器官功能障碍临床综合征，在概念上强调：① 原发致病因素是急性且继发于受损器官，可在远隔原发伤部位，不能将慢性疾病器官退化失代偿时归属于MODS；② 致病因素与发生MSOF必须间隔一定时间（>24小时），常呈序贯性器官受累；③ 机体原有器官功能基本健康，功能损害是可逆性的，一旦发病机制阻断，及时救治器官功能可望恢复。MODS病死率可高达60%，4个以上器官受损几乎100%死亡，故是当前危重病医学中一个复杂棘手难题。有人提出，由于MODS致病因素不同，分为原发性和继发性两种，前者为某种明确生理性损害

（insult）直接作用结果，如胸创伤引起肺挫伤，大量输血引起弥散性血管内凝血（DIC）等；后者常因原始损伤引起SIRS，继而造成远隔器官功能障碍。

二、病因

1. 组织损伤：创伤、大手术、大面积深部烧伤及病理产科。

2. 感染：为主要病因，其脓毒症、腹腔脓肿、急性坏死性胰腺炎、肠道功能紊乱肠道感染和肺部感染等较常见。

3. 休克：尤其创伤出血性休克和感染性休克。凡导致组织灌注不良，缺血缺氧均可引起MODS。

4. 诊疗失误：处理危重病时使用高浓度氧持续吸入，使肺泡表面活性物质破坏，肺血管内皮细胞损伤；呼吸机使用不当造成气压伤和O_2、CO_2及酸碱失衡；在应用血液透析和床旁超滤吸附中造成不均衡综合征，引起血小板减少和出血；在抗休克过程中使用大剂量去甲肾上腺素等血管收缩药，造成组织灌注不良、缺血缺氧；手术后输液过多引起心肺负荷过大、微循环中细小凝集块出现、凝血因子消耗、微循环障碍等均可引起MODS。近年来证实老年人的器官功能多处于临界状态，许多不很严重的应激诱因即可导致MODS。临床诱发MODS的主要高危因素是复苏不充分或延迟复苏、营养不良和免疫功能低下，持续存在感染病灶，肠道缺血性损伤，外科手术意外事故，基础脏器功能失常（如肾衰），糖尿病，年龄≥55岁，应用糖皮质激素，嗜酒，恶性肿瘤，大量反复输血，使用抑制胃酸药物，严重多发伤复合伤、高乳酸血症等。

三、发病机制

有关MODS发病机制探索较多，一般公认有以下几点：① 微循环障碍：微血管的白细胞黏附造成广泛微血栓形成，组织缺氧能量代谢障碍、溶酶体酶活性升高，造成细胞坏死。②"再灌注"损伤：当心肺复苏、休克控制时，血流动力学改善，但血液对器官产生"再灌流"，随后细胞线粒体内呼吸链受损、氧自由基泄漏，中性粒细胞激活后发生呼吸爆发效应，产生大量氧自由基。此外"再灌流"时将次黄嘌呤经黄嘌呤氧化酶作用分解为尿酸，在此过程

中生成大量氧自由基。③ 炎性反应：致病微生物及其毒素直接作用于中性粒细胞、巨噬细胞，释放大量炎性介质，如肿瘤坏死因子（TNF）、白介素（IL-1，IL-2，IL-4，IL-6，IL-8）、血小板活化因子（PAF）、花生四烯酸、白三烯、磷脂酶 A_2（PLA_2）、血栓素 A_2、β-内啡肽和血管通透性因子等，机体发生血管内皮细胞炎性反应，通透性增加，凝血与纤溶异常，心肌抑制，血管张力改变。

"二次打击"学说与瀑布效应（cascade effect）。1985 年 Deitch 提出严重创伤、烧伤、严重感染、大手术、脓毒性休克、肠道细菌移位（translocation）、失血后再灌注、大量输血等均可构成第一次打击，使机体免疫细胞处于被激活状态；如出现感染等第二次打击，即使程度并不严重，也可引起失控的过度炎症反应，并释放大量细胞因子和炎性介质，再激活补体、凝血和纤溶系统，产生瀑布效应，形成恶性循环，引发 MODS。阐明 MODS 从原发打击到器官衰竭的病理过程，基本符合临床演变规律。MODS 的变化过程：① 过度的炎性反应与免疫功能低下；② 高动力循环与内脏缺血；③ 持续高代谢与氧利用障碍。而肠黏膜屏障功能损害、肠源性感染、脓毒症（sepsis）、SIRS 与 MODS 之间关系应予重视。

SIR 与代偿性抗炎症反应（compensatory antiinflammatory response，CAIR）是机体对立的两个方面，如保持平衡，则机体内环境得以稳定，免疫功能良好；机体如发生严重创伤或感染的早期，SIR 占优势，效应细胞被激活并释放大量炎性介质，引发 SIRS 和 MODS。因此，如何增强机体 CAIR，也是目前研究的热点。如能阻断 SIR 的发展是十分重要的，对预防和减轻 MODS 的病情，具有临床治疗意义。探索抗 TNFα 抗体、抗 TNFα 受体抗体、抗白三烯（LTs）受体拮抗剂等在动物实验方面虽取得一些成绩，但迄今在临床方面尚无突破性的进展。

四、诊断标准

MODS 的演变常为序贯性变化，多以某一器官开始，而后其他器官发生病变，呈多米诺效应（domino effect）。有关 MODS 诊断标准国内外尚未统一，参考国内外文献和结合临床实践提出如下诊断标准：

1. 呼吸功能衰竭：MODS 早期存在低氧血症，呈现急性肺损伤（acute lung injury，ALI），以后发展为成人呼吸窘迫综合征。根据临床资料，此病不仅发生在成人，而且青少年、儿童同样多见，故建议将 adult 改为 acute，命名为急性呼吸窘迫综合征（acute respiratory distress syndrome，ARDS），既可体现"急"，避免与慢性呼衰混淆，又可不受年龄限制。诊断标准：（1）ARDS 的原发病或诱因，如脓毒症、多发伤、胃内容物误吸、肺挫伤、重症肺炎、淹溺和急性胰腺炎等，多呈急性起病；（2）呼吸困难甚至窘迫；（3）氧合指数 $PaO_2/FiO_2 < 26.7$ kPa（200 mmHg），不管 PEEP 水平的高低，但 FiO_2 最好在呼吸机密闭环路中测定；（4）X 线胸片表现为肺纹理增多，边缘模糊，斑片状或大片阴影等间质性肺泡性改变；（5）肺毛细血管楔压 < 2.4 kPa（18 mmHg）或临床排除急性左心功能不全。上述标准的氧合指数 < 40.0 kPa（300 mmHg）应诊断为 ALI。ARDS 临床上常与急性左心衰竭、肺水肿相混淆，两者鉴别见表1。

表1　ARDS 与心源性肺水肿鉴别

临床表现	ARDS	心源性肺水肿
	起病慢	快
	呼吸极度窘迫	较快
	发绀明显	轻至中度
	精神状态安静，能平卧	不安、焦虑，不能平卧
痰	血样泡沫	白色或粉红色泡沫
胸部体征	湿啰音少，呈爆裂样	多，小、中等湿啰音，肺底多
X 线改变	比体征出现早，且重于体征，周边部明显	与体征同时出现，近肺门部明显，治疗后吸收快

临床表现	ARDS	心源性肺水肿
血气	低氧血症明显,吸氧改善慢	轻度低氧血症,吸氧改善快
肺楔压	<18 mmHg(2.4 kPa)	>18 mmHg,如>25 mmHg 可肯定
气道分泌物蛋白浓度	高	低
气道分泌物蛋白含量/血浆蛋白	>0.7	<0.5
治疗反应	对强心、利尿剂、扩血管药的即刻疗效不明显	对强心、利尿、扩血管药治疗反应好

2. 肾功能衰竭:常因肾小球缺血,血流量减少或肾微血管堵塞造成少尿或无尿;又因肾小管缺血变性坏死,吸收能力下降,以致肾髓质的渗透压梯度减少和尿浓缩降低,出现低渗尿和等渗尿。临床上非少尿型肾衰发生率高于少尿型肾衰,其主要原因是利尿剂的早期大剂量应用,使少尿型转变为非少尿型,同时加强对肾功能监测,使非少尿型肾衰检出率提高。诊断标准:血尿素氮>14.3 mmol/L(40 mg/dl),肌酐>353.6 μmol/L(4 mg/dl),尿比重<1.010,尿 pH 上升,尿量一般少于 500 ml/d,但非少尿型急性肾衰尿量可大于 1 000 ml/d。

3. 肝功能衰竭:在 MODS 出现较早,常因循环障碍缺血缺氧和毒素作用等影响,造成肝脏受损,代谢和解毒功能障碍而加剧 MODS 发展。诊断标准:血胆红素>34.2 μmol/L(2 mg/dl),ALT 或 AST 为正常 2 倍,白蛋白≤25 g/L。

4. 胃肠功能衰竭:胃肠黏膜供血其特征即血管多呈直角状分支。当血流过快时,红细胞可有"跳跃"现象,使血管内含氧量下降,同时血管襻呈"发夹状",易出现动静脉短路分流。在严重创伤、休克、感染等影响下,胃肠动脉痉挛加重缺血缺氧,而在炎性介质作用下易引起胃肠黏膜溃疡、出血和坏死。鉴于 MODS 患者胃酸多低下,易诱发肠源性感染,肠黏膜屏障功能破坏,细菌移位,毒素吸收,肠管扩张,蠕动减弱或消失,进一步促使 MODS 恶化。诊断标准:急性胃肠黏膜病变应激性溃疡出血,腹胀,肠蠕动减弱或麻痹。部分患者可以出现无结石性胆囊炎和坏死性小肠结肠炎。

5. 心血管功能衰竭:据统计,MODS 的发生率以肺、肾、肝、胃、肠多见,在我院 ICU 中,MODS 常伴有心衰、休克、微循环障碍。诊断标准:① 机械功能障碍:血压下降,平均动脉压(MAP)<50 mmHg(6.6 kPa),需用血管活性药维持,心搏量减少,心脏指数(CI)<2.5 L·min⁻¹·m²,肺小

动脉楔嵌压(PAWP)>18 mmHg(2.4 kPa);② 心电活动障碍:有室性心动过速、室颤或严重缓慢心律失常,甚至停搏;③ 血 pH<7.24,但 PaCO₂<49 mmHg(6.53 kPa),说明心血管功能不全引起微循环障碍造成代谢性酸中毒。

6. 凝血功能衰竭:MODS 时可激活凝血系统,消耗大量凝血因子和血小板,使循环内广泛地形成微血栓,导致 DIC、组织缺血缺氧,同时激活纤维蛋白溶解系统,产生继发性纤溶,出现各器官和皮肤、黏膜的广泛出血。故 DIC 既是 MODS 的触发始动因子,又可能是 MODS 临终前表现。诊断标准:血小板急剧进行性下降<50×10⁹/L,白细胞<5.0×10⁹/L。(<5 000/mm³)或>60.0×10⁹/L(>6 000/mm³),凝血酶原时间(PT)>15 s,活化部分凝血活酶时间(APTT)>60 s,血浆纤维蛋白原<2 g/L,纤维蛋白降解产物(FDP)>20 μg/ml,D-二聚体增高(>1 mg/L)。

7. 脑功能衰竭:影响脑功能因素复杂,如缺氧、高碳酸血症、酸碱水电解质失衡、血渗透压改变以及镇静药物等作用,均可影响判断脑功能受损程度。目前缺乏有效监测手段,故一般采用 Glasgow 昏迷记分法,在排除影响因素不用镇静药情况下<6者,临床诊断为急性脑衰。

8. 代谢功能衰竭:尚无标准,笔者提出难治性高血糖,需用外源性胰岛素 20 U/d 以上、血高乳酸血>2.5 mmol/L、高渗透压>320 mosm/L(正常 280~310 mosm/L)、严重酸碱失衡等。

五、救治

1. 改善心脏功能和血液循环:MODS 常发生心功能不全,血压下降,微循环淤血,动静脉短路开放血流分布异常,组织氧利用障碍,故应对心功能及其前、后负荷和有效血容量进行严密监测,确定输液量、输液速度、晶体与胶体、糖液与盐水、等渗与高渗液的科学分配,血管活性药合理搭配,在扩

容基础上联合使用多巴胺、多巴酚丁胺和酚妥拉明或硝普钠。对血压很低的患者加用阿拉明,老年患者宜加硝酸甘油等扩冠状动脉药。白蛋白、新鲜血浆应用,补充血容量不仅有利于增加心搏量,而且维持血压胶体渗透压,防止肺水肿,可增加免疫功能。全血的使用,血球压积宜控制在 40% 以下为好。血管扩张剂使用有利于减轻心脏前、后负荷,增大脉压差,促使微血管管壁黏附白细胞脱落,疏通微循环。洋地黄和中药人参、黄芪等具有强心补气功效。纳洛酮对各类休克均有效,尤其对感染性休克更佳。

2. 加强呼吸支持:肺是敏感器官,ARDS 时肺泡表面活性物质破坏,肺内分流量增大,肺血管阻力增加,肺动脉高压,肺顺应性下降,导致 PaO_2 降低。随着病程迁延,炎性细胞浸润和纤维化形成,治疗更棘手。呼吸机辅助呼吸应尽早使用,PEEP 是较理想模式,但需注意对心脏、血管、淋巴系的影响。压力宜渐升缓降,一般不宜超过 15 cm H_2O。潮气量宜小,防止气压伤和肺部细菌或其他病原体向血液扩散。吸氧浓度不宜超过 60%,否则可发生氧中毒和肺损害。最近提出,为了保证供氧、维持一定 PaO_2 水平,$PaCO_2$ 可以偏高,所谓"允许性高碳酸血症"。加强气道湿化和支气管肺灌洗是清除呼吸道分泌物,防治肺部感染,保护支气管纤毛运动的一项重要措施。避用呼吸兴奋药,而合理应用激素、利尿剂、支气管解痉药和血管扩张剂。糖皮质激素使用方法宜大剂量短疗程,气道内给地塞米松有利于提高 PaO_2 水平,对 ARDS 治疗有好处。一氧化氮(NO)、液体通气(liquid ventilation)膜肺(ECMO)和血管内气体交换(IVOX)等治疗,尚在探索中。

3. 肾功能衰竭防治:注意扩容和血压维持,避免或减少用血管收缩药,保证和改善肾血流灌注。多巴胺和酚妥拉明、硝普钠等扩肾血管药物,可保护肾脏功能,阻止血液中尿素氮、肌酐上升。连续性肾脏替代治疗包括连续性静脉-静脉、动脉-静脉超滤和透析,具有排水和降低血肌酐、尿素氮;血浆置换对内毒素、细胞因子、炎性介质清除具有较好效果。速尿等利尿药对防治急性肾衰有一定疗效,但剂量过大反而有损肾实质。

4. 胃肠出血与麻痹和肝功能衰竭处理:MODS 的研究热点转移至消化道,其难点是肠源性感染及其衰竭。消化道出血传统采用西咪替丁、雷尼替丁等 H_2 受体拮抗剂,降低胃酸反而促使肠道细菌繁殖,黏膜屏障破坏,毒素吸收,细菌移位引起肠源性肺损伤,肠源性脓毒症,加剧 MODS 发展。笔者采用中药生大黄经临床和基础研究证明,具有活血止血、保护肠黏膜屏障、清除氧自由基和炎性介质、抑制细菌生长、促进胃肠蠕动、排出肠道毒素等作用,对胃肠道出血、保护胃肠功能、防治肝衰竭均有较好疗效。大剂量维生素 C 对保肝和体内清除氧自由基有益。

5. DIC 防治:一旦血小板进行性下降、有出血倾向,应尽早使用肝素,肝素不仅用于高凝期,而且亦可在纤溶期使用,但剂量宜小,给药方法采用输液泵控制静脉持续滴注,避免血中肝素浓度波动。血小板悬液、新鲜全血或血浆、凝血酶原复合物和各种凝血因子等补充以及活血化瘀中药均有较好疗效。

6. 营养与代谢管理:MODS 机体常处于全身炎性反应高代谢状态,热能消耗极度增加,由于体内儿茶酚胺、肾上腺素、胰高血糖素等升血糖激素分泌亢进,而内源性胰岛素分泌相对减少;又因肝功受损,治疗中大剂量激素应用和补糖过多,导致难治性高血糖症和机体脂肪利用障碍,造成支链氨基酸消耗过大,组织肌蛋白分解,出现负氮平衡。救治中需增加胰岛素和氨基酸量。中长链脂肪乳剂可减轻肺栓塞和肝损害,且能提供热能防治代谢衰竭。重视各类维生素和微量元素补充。深静脉营养很重要,但不能完全代替胃肠营养,需合理掌握,重视酸碱、水电解质失衡的纠正。

7. 免疫与感染控制:重点在于控制院内感染和增加营养。由于 MODS 患者细胞、体液免疫、补体和吞噬系统受损易产生急性免疫功能不全,增加感染几率。应选用抗革兰阴性杆菌为主的广谱抗生药,注意真菌防治。为了减轻抗真菌药的毒副作用,可用两性霉素 B 酯质体。全谱标准化血清蛋白(Biesko)和丙球使用有利于增强免疫机制。结核菌在 MODS 有抬头趋势。预计 TNF 单克隆抗体、IL 和 PAF 受体拮抗剂以及 SOD 等药出现,能提高 MODS 救治疗效。警惕深静脉插管引起感染发热。

总之,MODS 救治上应祛除病因,控制感染,止住触发因子,有效地抗休克,改善微循环,重视营养支持,维持机体内环境平衡,增强免疫力,防止并发症,严密监测,注意脏器间相关概念,实行综合防治。(1999 年 10 月撰写)

创伤与失血性休克

景炳文

休克(shock)是由各种致病因素(创伤、感染、低血容量、心源性和过敏性等)引起有效血容量不足急性微循环障碍、组织灌流不足而导致组织与细胞缺血、缺氧、代谢障碍和器官功能受损为特征的综合征。创伤与失血性休克常由创伤引起。按血流动力学分类,属于低血容量性休克。

一、鉴别与诊断

1. 临床表现:突出的表现有"5P"。即皮肤苍白(pallor),冷汗(perspiration),虚脱(prostration),脉搏细弱(puleslessness),呼吸困难(pulmonary dificiency)。

2. 休克程度分类:休克程度分为四类,见表1。

3. 失血量估计:休克指数(脉搏/收缩压)正常值为0.45;休克指数为1,失血约1 000 ml;指数为2,失血约2 000 ml;收缩压10.7 kPa(80 mmHg)以下,失血相当于1 500 ml以上。

4. 休克早期诊断:休克早期表现为:① 神志恍惚或清醒而兴奋;② 脉搏>100 次/min,或异常缓慢;③ 脉压 30 mmHg(4 kPa);④ 换气过度;⑤ 毛细血管再充盈时间延长;⑥ 尿量<30 ml/h(成人)但注意肾性与肾前性低血量少尿鉴别,见表2;⑦ 直肠与皮温差 3℃以上。若有以上一项须警惕,两项以上即可诊断。

有明显的受伤史和出血征象的伤员出现休克,诊断为失血性休克并不困难。对伤情不重或无明显出血征象者,可采用一看(神志、面色),二摸(脉搏、肢湿),三测(血压),四量(尿量)等方法进行综合分析。此外,尚应与心源性休克鉴别,还要警惕同时存在两种休克的可能。鉴别方法除询问有无心脏病和心绞痛发作史外,可做心电图、心肌酶谱、肌钙蛋白等检查。

表1　创伤与失血性休克程度分类

检查项目	前期	轻度	中度	重度
收缩压(kPa)	正常或偏高	10.7~12.0	8.0~10.7	<8.0
(mmHg)		(80~90)	(60~80)	(<60)
脉压(kPa)	>4.0	2.7~4.0	1.3~2.7	0.0~1.3
(mmHg)	(>30)	(20~30)	(10~20)	(0~10)
脉搏(次/min)	<100	100~200	>120	数不清
脉搏/收缩压(mmHg)	0.5~1	1.0~1.5	1.5~2.0	>2.0
失血量(ml)	<750	750~1 500	1 500~2 500	>2 500
失血量占血容量的百分率(%)	<15	15%~30%	30%~45%	>45%
中心静脉压(kPa)	0.5~1.0	0.5±	0~0.5	0~负数
(cmH₂O)	(5~10)	(5)	(0~5)	
临床表现	无症状	冷汗	呼吸急促	点头呼吸
	皮肤凉	口渴	紫绀	昏迷
		皮肤苍白	烦躁	
		情绪激动		

表2 少尿患者肾功能检查分析

试 验	实 验 值	说 明
静脉注速尿	仍然无尿	急性肾功能衰竭
(40～100 mg)	出现利尿现象	低血容量
尿分析	出现肾小管细胞管型,红细胞、蛋白管型	急性肾小管坏死,改变肾小球滤膜渗透压、出现蛋白或血尿
	<(400 mmol/L)	肾小管浓缩功能差
尿渗透压	>(700～1 000 mmol/L)	肾小管保留水分,浓缩功能好、低血容量
尿钠	<(130 mmol/24 h)	肾小管保钠功能完整
	>(260 mmol/24 h)	肾小管保钠功能丧失
血尿素	>(6.5 mmol/L)	脱水或肾功能衰竭
血清肌酐	>(120 μmol/L)	急性肾功能衰竭
血钾	>(6～10 mmol/L)	急性肾功能衰竭

二、急救与处理

1. 紧急处理:对心跳、呼吸停止者立即行心肺复苏术。采取边救治边检查诊断或先救治后诊断的方式进行抗休克治疗。同时采取:① 尽快建立两条以上静脉通道补液和采用血管活性药;② 吸氧,必要时气管内插管和人工呼吸;③ 监测脉搏、血压、呼吸、中心静脉压、心电等生命体征;④ 对开放性外伤立即行包扎、止血和固定;⑤ 向病人或陪伴者询问病史和受伤史,并做好一切记录;⑥ 采血(查血型、配血、血常规、血气分析);⑦ 留置导尿,定时测尿量;⑧ 全身理学检查,以查明伤情,必要时进行胸、腹腔穿刺和做床旁 B 超、X 线摄片和 CT 等辅助检查明确诊断,在血压尚未稳定前严禁搬动病人;⑨ 对多发伤,原则上按胸、腹、头、四肢顺序进行处置;确定手术适应证,术前做必要准备,进行救命性急诊手术(如气管切开、开胸心脏按压、胸腔闭式引流、开胸、剖腹止血手术等)。

2. 补液疗法:① 补液的质:ⓐ 晶体溶液:最常用的是乳酸钠林格液(含钠 130 mmol/L,乳酸 28 mmol/L),钠和碳酸氢根的浓度与细胞外液几乎相同。补充血容量需考虑 3 个量,即失血量、扩张血管内的容积、丢失的功能性细胞外液,后者必须靠晶体纠正。休克发生后细胞外液不仅向血管内转移,以补充容量的丢失,而且由于细胞膜通透性增加或膜电位降低钠泵功能降低,细胞外液大量向细胞内转移。由于细胞外液是毛细血管和细胞间运送氧和营养的媒介,所以补充功能性细胞外液是保持细胞功能的重要措施。胶体只保留在血管内达不到组织间。相反晶体输入 2 h 内 80% 可漏滤到血管外,因而达到补充组织间液的作用,从而增加存活率和减少并发症。生理盐水能补充功能钠,但含氯过多可引起酸中毒。创伤休克病人血糖常升高,不宜过多补糖,注意血糖监测。ⓑ 胶体溶液:常用的有羟乙基淀粉(706 代血浆)、右旋糖酐 70、全血、血浆等。可使组织间液回收血管内,循环量增加 1～2 倍。但胶体制剂在血管内只能维持数小时,同时用量过大可使组织液过量丢失,且可发生出血倾向;常因血管通透性增加而引起组织水肿,故胶体输入量一般勿超过 1 500～2 000 ml。中度和重度休克应输一部分全血。低分子右旋糖酐更易引起出血倾向,宜慎用。ⓒ 高渗溶液:晚近认为它能迅速扩容改善循环。最佳效果为 7.5% 盐水,输入 4 ml/kg,10 min 后即可使血压回升,并能维持 30 min。实验证明它不影响肺功能,不快速推入不致增高颅内压。仅用 1/10 量即可扩容,因此有利于现场抢救,更适于大量补液有矛盾的病人。缺点是该药刺激组织造成坏死,且可导致血栓形成,用量过大可使细胞脱水发生神志障碍,偶可出现支气管痉挛,因此只适用于大静脉输液,速度不宜过快,安全量为 4 ml/kg。对继续出血者因血压迅速回升可加重出血,应予警惕。② 补液的量:常为失血量的 2～4 倍,不能失多少补多少。晶体与胶体比例为 3 : 1。中度休克宜输全血 600~800 ml。当血球比积低于 0.25 或血红蛋白＜60 g/L 时应补充全血。一般血球比积为 0.3 时尚能完成红细胞的携氧功能。输血量还应根据当时血源的条件,有条件时,也可用全血而不用或少用胶体制剂。③ 补液速度:原则是先快后慢,第一个半小时输入平衡液 1 500 ml,右旋糖酐 500 ml;如休克缓解可减慢输液速度,如血压不回升可再快速输注平衡液 1 000 ml,如仍无反应,可输全血 600~800 ml,或用 7.5% 生理盐水 250 ml,其余液体可在 6~8 h 内输入。输液的速度和量必须依临床监测结果及时调整。④ 监测方法:临床判断补液量主要靠测血压、脉搏、尿量、中心静脉压、血球比积等。有条件插 Swan-Ganz 导管行血流动力学监测。循环恢复灌注良好指标为尿量要＞30 ml/h;收缩压＞100 mmHg(13.3 kPa);脉压＞30 mmHg(4 kPa);中心静脉压为 5.1~10.2 cm H$_2$O(0.5~1 kPa)。如达到上述指标,且肢体渐至温暖,说明补液量已接近丢失液体量。如成人在 5~10 min 输液 200 ml 后血压无改变,可继续补。血压稳定说明补液已足。如此时无出血征象而血压仍低,则说明心肌收缩力差,应给正性肌力药,如多巴胺、多巴酚丁胺,并联合应用血管扩张剂,以减轻心脏前负荷;如血压过高,可减慢补液,并考虑用镇静药,但降压药应慎用。

3. 辅助疗法:血压不稳定采用多巴胺、阿拉明、纳洛酮等,必要时应用大剂量激素,纠正酸中毒,亦可采用抗休克裤等。(1998 年 7 月撰写)